常见疾病
病理诊断与鉴别诊断

冼丽英　高　敏　叶伟标
王　晓　姜　蕾　曲美婷　◎　主编

U0333496

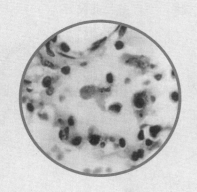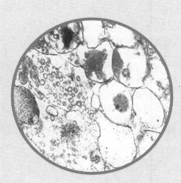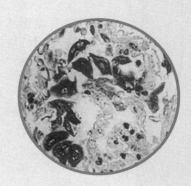

 中国出版集团有限公司

 世界图书出版公司
广州·上海·西安·北京

图书在版编目（CIP）数据

常见疾病病理诊断与鉴别诊断/冼丽英等主编. --
广州:世界图书出版广东有限公司，2023.5
  ISBN 978-7-5232-0153-4

  Ⅰ．①常… Ⅱ．①冼… Ⅲ．①常见病－病理学－诊断
学②常见病－鉴别诊断 Ⅳ．①R4

中国国家版本馆CIP数据核字(2023)第014068号

书　　名　常见疾病病理诊断与鉴别诊断
　　　　　CHANGJIAN JIBING BINGLI ZHENDUAN YU JIANBIE ZHENDUAN
主　　编　冼丽英　高　敏　叶伟标　王　晓　姜　蕾　曲美婷
责任编辑　曹桔方
装帧设计　济南雅卓文化传媒有限公司
责任技编　刘上锦
出版发行　世界图书出版有限公司　世界图书出版广东有限公司
地　　址　广州市新港西路大江冲25号
邮　　编　510300
电　　话　020-84460408
网　　址　http://www.gdst.com.cn
邮　　箱　wpc_gdst@163.com
经　　销　各地新华书店
印　　刷　三河市天润建兴印务有限公司
开　　本　787mm×1092mm　　　　　　1/16
印　　张　25.75
字　　数　629千字
版　　次　2023年5月第1版　　　2023年5月第1次印刷
国际书号　ISBN 978-7-5232-0153-4
定　　价　88.00 元

编　委　会

前　言

　　病理学是研究疾病发生和发展的规律、揭示疾病本质的医学基础理论学科。病理学又是与临床医学联系最为密切的基础理论课程,其除侧重从形态学角度研究疾病外,也研究疾病的病因学、发病学、形态功能改变及与临床表现的关系,是联系基础医学和临床医学的桥梁,是疾病临床诊断和治疗的基础。在很多时候如果没有正确、规范的病理诊断,就不会有恰当、及时的治疗。因此,病理学在当今的医疗实践中起着举足轻重的作用。

　　本书从临床实用的角度出发,主要讲述了常用病理学技术及临床常见疾病的病理诊断与鉴别诊断等内容。本书反映现代病理学的新理念、新知识,具有较强的实用性和指导性。结构严谨、层次分明、内容新颖、专业度高。希望本书的出版能为从事病理学专业的工作人员提供较大的帮助。

　　由于经验与学识有限,书中难免存在不足之处,恳请广大读者及同行提出宝贵意见,以供今后修改完善。

目 录

第一章

常用病理学技术

第一节 细胞学检验技术

一、概述

细胞病理学又称诊断细胞学或临床细胞学,是通过观察细胞的结构和形态来研究和诊断疾病的一门科学,是病理学的分支学科之一,与活体组织的检验关系十分密切。临床上根据细胞标本来源不同,细胞病理学检验目前可分为脱落细胞学检验和细针穿刺吸取细胞学检验两类。前者以生理或病理情况下脱落的细胞作为研究对象,如胸腹水、胃液、尿液、痰液等。后者是用特制针具穿刺病变部位取得细胞作为研究对象,如从淋巴结、甲状腺、乳腺肿块等取得细胞成分。用各种方法采集的细胞标本,常规都要经过涂片、固定、染色,用光学显微镜观察细胞形态,然后做出诊断等技术流程。

细胞学的检查方法简便易掌握,结果又较为可靠。目前已成为临床恶性肿瘤早期诊断的重要方法之一,被广泛应用于临床检查和肿瘤普查。

(一)应用范围

1.诊断某些良性病变

如宫颈涂片诊断滴虫阴道炎,淋巴结穿刺诊断慢性淋巴结炎等。

2.适用于阴道脱落细胞学检验

可判断女性雌激素水平,了解卵巢功能状态和确定卵巢排卵时间。

3.用于癌瘤治疗后的随诊观察

判断肿瘤切除或放疗后的疗效,以及有无复发或转移等。

4.发现癌前病变

及时发现癌前病变,干预癌变过程。

5.用于诊断癌瘤,适于防癌普查

如利用脱落细胞学检验进行大规模人群的肿瘤普查,便于早期发现、早期诊断、早期治疗恶性肿瘤。细胞学检验除了可以用于初步判断肿瘤的性质和恶性肿瘤的病理分类外,还因其简单易行的检查方法,常常可以反复多次地进行检验,因此,可以帮助确定和修正治疗方案,评价疗效和判断肿瘤是否复发、转移等。

（二）细胞学检验的优点与不足

1. 优点

①方法简单易学，容易掌握。

②设备简单、容易推广，费用低。

③安全，患者痛苦少或无痛苦，可反复取材检验，无不良反应。

④制片技术简捷，报告快速，出报告时间短。

⑤癌细胞检出率较高，如技术条件好，采集细胞方法正确，某些肿瘤阳性率可达 $80\%\sim90\%$。尤其是某些无明显临床表现的恶性肿瘤，如隐性肺癌，能够得到早期诊断。

⑥可以对某些器官局部（如宫颈）进行多位点的脱落细胞学检查。

2. 不足

①取材不准，涂片过厚或过薄，影响诊断结果。

②对黏膜表面和体腔抽出液中的脱落细胞，难以分辨其微细结构。

③标本采集的是散在细胞成分，不能全面观察病变组织的结构层次，不利于对肿瘤做组织学分型。

④在某些情况下，不能确定肿瘤发生的具体部位，如尿液中检见的癌细胞，很难知道其来自肾、输尿管还是膀胱，也不能判断肿瘤浸润的程度和病灶范围。

⑤脱落细胞易退变，易受人为因素影响。

（三）注意事项

随着细胞学检验技术的迅猛发展，细胞学检验的应用范围日益扩大，临床医生对细胞学诊断的要求和期望也日益增高。为了做好细胞学检验，必须注意以下问题。

1. 正确采集标本

正确采集标本是细胞学诊断的基本条件。只有采集到病变细胞，才能做出可靠而准确的诊断，如宫颈癌绝大多数起源于子宫颈管的柱状上皮和鳞状上皮交界处，因此，采集标本时必须充分暴露子宫颈外口，先用棉签先拭净黏液，然后用宫颈刮片作 $360°$ 旋转拭刮，最后将所得标本涂片、固定。

2. 保证制片质量

质量上乘的涂片是细胞学诊断的重要保证。质量好的涂片必须做到：

①厚薄适当，分布均匀，涂片过厚会导致细胞互相重叠；而涂片过薄会使细胞数量过少，二者均能影响诊断的准确性。

②及时固定，是保证涂片染色后细胞结构清晰、胞核胞质色泽分明的重要前提。

③涂片避免人为的变化，杜绝在制片过程中因处理不当而出现一些不应有的变化。

④涂片中细胞成分过多时，应设法溶解红细胞，使其他细胞更为突出和清晰。

3. 认真阅片

提高镜下阅片水平是细胞学诊断的关键。由于细胞学检验本身的局限性，癌细胞数量很少或只局限于涂片的某一区域，因此，观察涂片必须认真、细致、有耐心，不要漏掉任何一个可疑的细胞。

4.努力学习,善于总结,不断提高细胞学检验的诊断水平

细胞学诊断只能在对涂片进行全面、客观的观察、分析和思考之后做出。由于细胞学检验细胞成分少,缺乏组织结构的改变,因此,细胞学工作者必须全面掌握各器官和组织正常细胞、良性病变细胞、恶性肿瘤细胞,以及放疗和化疗后细胞的形态特点与病理变化,才能做出正确的诊断。在遇到难以确诊的疑难病例时,应该重复检查、动态观察,反复、比较或做特殊染色及特殊检查,也可建议患者做病理活检,最后确定诊断,切不能因为患者家属、临床医生等急催报告而勉强诊断。有下列情况之一者应重复检查:

①涂片中只有少数可疑癌细胞,难以做出结论性诊断的病例。

②细胞学诊断与临床诊断明显不相符合的病例。

③标本中坏死细胞较多或结构清楚的细胞较少,难以肯定诊断或分型的病例。

④涂片取材不当或制片技术不佳等。

5.加强与临床的联系

临床病史及有关影像学检查和化验结果,是病理细胞学检验做出正确诊断的重要参考依据。因此,询问患者病史,并结合临床各种检验诊断结果,才能做出正确诊断。

6.应用新技术

常规涂片染色是细胞学工作者做出诊断的基础。但是由于许多肿瘤细胞分化差,细胞的形态特征不典型,一般常规染色往往难以判断,尤其是癌细胞的分型,常规染色区分较为困难。恶性淋巴瘤各种淋巴细胞的分型,则需要借助免疫组化检查结果才能明确;胸膜间皮瘤和转移性腺癌的鉴别,有时需要电镜观察才能肯定。因此,只有广泛应用特殊染色、免疫组化和电镜等新技术,才能使诊断细胞学水平不断提高。

二、标本的采集和制片

(一)标本采集

1.标本采集原则

①正确选择采集部位是细胞学诊断的基础和关键。故要求准确选择采集部位,应在病变区直接采集细胞。

②标本须新鲜,尽快制片,防止细胞腐败或自溶。

③避免干扰物混入,如黏液、血液等。

④采集方法应简便易行,操作应轻柔,减轻患者痛苦,避免引起严重并发症和肿瘤扩散。

2.采集方法

(1)直视采集法

直视采集法是细胞病理学常用的采集方法,是指在肉眼观察下直接采集标本。如阴道、宫颈、口腔、鼻咽部等部位,采用刮取、吸取或刷取等方式采集标本;食管、胃、肠道、气管、支气管等部位的标本采集可借助内镜在病灶处直接刷取标本。

(2)自然分泌液采集法

标本自上皮表面脱落并随液体排出,包括:①咳出,如痰液;②排泄或导尿,如尿液;③挤

压,如乳头分泌物等。

（3）穿刺吸取法

通过穿刺吸取法可从充满液体的器官或实体性器官中获得细胞标本,如肿瘤、心包积液、胸腔积液、腹腔积液、脑脊液和玻璃体液等。

（4）灌洗法

向空腔器官或腹腔、盆腔（剖腹探查时）灌注一定量生理盐水冲洗,使其细胞成分脱落于液体中,收集灌洗液离心制片。

（5）摩擦法

用摩擦工具在病变处摩擦,取擦取物直接涂片。常用的摩擦工具有线网套、气囊、海绵球摩擦器等。可对鼻咽部、食管和胃等处病灶取材涂片。

（二）涂片

1.涂片原则

①标本要新鲜,取材后应尽快制片。

②涂片要轻柔,避免挤压,防止细胞的损伤。

③玻片要清洁、光滑、无油渍（先用硫酸洗涤液浸泡冲洗,再用75％乙醇浸泡）。

④涂片须牢固防止脱落。含有蛋白质的标本可直接涂片;而缺乏蛋白质的标本,涂片前应先在玻片上涂一薄层黏附剂,这样可使涂片牢固。常用的黏附剂为蛋白甘油,由甘油和生鸡蛋蛋白等量混合而制成。

⑤一定的涂片数量,每位患者的标本至少应涂3～5张玻片。涂片后在玻片的一端标上编号或姓名。

2.制作方法

（1）传统制片方法

①推片:通常把标本低速离心或自然沉淀后推片。方法是两手各持一张玻片,水平玻片前部涂有样品,然后将样品处与另一手上非水平玻片接触,非水平玻片与水平玻片成40°左右夹角,将水平玻片上的细胞标本匀速推动,做成细胞涂片。注意:由于癌细胞体积较大,常位于细胞涂膜的尾部,因此,推片时不要将尾部推出玻片外。

②涂片法:为细胞学标本最常用的方法,常用棉签棒、针头或吸管将标本均匀涂抹于玻片上,注意涂片动作应轻柔利索,沿一个方向一次涂抹而成。

③拉片法:常把小滴状标本,置于两张载玻片之间,稍加压力,反向拉开,即成两张厚薄均匀的涂片。拉片法制片适用于痰、胸腹腔积液和穿刺细胞标本。

④喷射法:适用于液体标本,方法是在距离玻片2～3cm的高度处,用配有细针的注射器将标本均匀、反复地喷射在玻片上。此法适用于各种吸取液标本的制作。

⑤印片法:此法是活体组织检查的辅助方法。将小块新鲜的病变组织在玻片的不同部位印按3～4次后拿开。

（2）液基薄层制片法

液基薄层制片法是将脱落细胞保存在液体中,并通过特殊设备将红细胞、白细胞、坏死组织及黏液等成分去除,再将需要检测的细胞均匀分散贴附在载玻片上制成涂片的技术。

①液基薄层细胞学检测(TCT)系统:1996年获美国食品药品监督管理局(FDA)批准用于临床。主要操作方法是将宫颈脱落细胞放入有细胞保存液的小瓶中,刮片毛刷在小瓶内搅拌数十秒,再通过高精密度过滤膜过滤后,将标本中的杂质分离,取滤后的上皮细胞制成直径20mm薄层细胞于载玻片上,95%乙醇固定,经巴氏染色、封片,由细胞学专家在显微镜下阅片,按TBS分类法做出诊断报告。

②自动细胞学检测系统:自动细胞学检测系统又称液基细胞学检测(LCT)系统,1999年获美国FDA批准用于临床。基本操作方法是将收集的脱落细胞置于细胞保存液中,通过比重液离心后,使用自然沉淀法将标本中的黏液、血液和炎性细胞分离,收集余下的上皮细胞制成直径为13mm的超薄层细胞于载玻片上。每次可同时处理48份标本,并在全自动制片过程中同时完成细胞染色,能达到更高质量及更高效率。

(三)固定

1.固定时机

根据固定时机可分为湿固定、潮干固定、干燥固定。

①湿固定:一般涂片如宫颈涂片、痰涂片涂好后应立即固定。

②潮干固定:液体很稀,含蛋白量很少的尿液、胸腹水或清水样的乳头溢液,涂片后应待膜周边稍干而中央尚未干时浸入固定液中,此即潮干固定,可避免细胞飘落太多,影响制片质量。若等全片干后再固定,染色后细胞肿胀、核染色质结构模糊不清,这种情况称为人为退变,常严重影响诊断。

③干燥固定:做MGG、瑞氏染色时,细胞涂片须彻底干燥后固定。

2.固定方法

①浸入法:涂片直接浸入固定液内,因固定液充足,固定效果好。但细胞易脱落而发生交叉污染,因此应该一例一瓶,分瓶固定。固定液回收时应过滤。多数标本用此法固定。固定时间为15～30min。

②滴加法:将固定液直接滴加到涂片上盖满涂膜。常用于需作瑞氏或MGG染色的胸腔腹腔积液,尿及穿刺细胞的涂片。一般均于涂片完全干燥后再固定,因此细胞不易脱落,不造成交叉污染。但此种固定方法因固定液量少,效果较差。

3.常用固定液

①95%乙醇:最常用,如加入1%冰醋酸(95%乙醇:冰醋酸=99:1),可增强固定效果,并可对抗乙醇在固定中的收缩作用。

②Carnoy液(纯乙醇:三氯甲烷:冰醋酸=6:3:1):此固定液穿透力强,固定效果好。但价格贵,配制麻烦,一般只在核酸染色、糖原染色和黏蛋白染色等特殊染色中应用。

③乙醚乙醇固定液:由95%乙醇49.5mL,乙醚49.5mL和冰醋酸1mL组成。此液渗透性强,固定效果较好,适用巴氏染色和HE染色。因乙醚易挥发、易燃烧且价格贵,所以用得少。

④丙酮:穿透力强,对酶类固定效果好,常用于酶的组化染色固定。

⑤甲醇:用于瑞氏、MGG染色或免疫组化染色的自然干燥涂片预固定。一般滴加数滴铺满涂片即可。

（四）染色

1. 苏木精-伊红（HE）染色法

HE 染色法是病理切片的常规染色法，也是细胞涂片最常用的染色法。染液配制及染色方法同本章第二节病理组织制片技术，此处不再赘述。

HE 染色特点：只有苏木精、伊红两种染液，染液配制、染色方法都比较简单，同时染色质量也比较稳定，细胞的透明度也好，核浆对比鲜明。病理医生一般习惯看 HE 染色片，所以 HE 染色在细胞学中应用较广泛。但 HE 染色胞质颜色单一，不易观察胞质角化程度，不宜用于雌激素水平的测定。

2. 巴氏染色法

（1）染色液的配制

①苏木精。

a. Harris 苏木精：同组织切片 HE 染色配方。

b. 改良 Gill 半氧化苏木精：苏木精 2g，无水乙醇 250mL，硫酸铝 17.6g，碘酸钠 0.2g，枸橼酸 2g，甘油 50mL，蒸馏水 750mL。

配制方法：将苏木精溶于无水乙醇，硫酸铝溶于蒸馏水，完全溶解后两液混合，依次加入碘酸钠、枸橼酸、甘油。此配方特点：配制时无须加温。配后即可用。性能稳定，基本上消除了过度氧化的苏木精结晶污染涂片的麻烦。缺点是染色时间较长，需 10min 以上。适当加大碘酸钠用量（约 0.23g），可缩短染色时间。

②橘黄 G^6：橘黄 G^6 0.5g，溶于 95％乙醇 100mL，加磷钨酸 15mg。

③EA 染液。

a. EA^{36}：由三种贮备液按比例混合而成。亮绿液：亮绿 0.5g，溶于 5mL 蒸馏水中，再加纯乙醇至 100mL。伊红 Y 液：伊红 Y 0.5g，溶于 5mL 蒸馏水中，再加纯乙醇至 100mL。俾士麦棕液：俾士麦棕 0.5g，溶于 5mL 蒸馏水中，再加纯乙醇至 100mL。将上述亮绿液 45mL，俾士麦棕液 10mL，伊红 Y 液 45mL 混合后，再加磷钨酸 0.2g，饱和碳酸锂水溶液 1 滴即成 EA^{36}。

b. EA^{50}：3％亮绿水溶液 10mL，纯甲醇 250mL，20％伊红 Y 水溶液 20mL，冰醋酸 20mL，磷钨酸 2g（水溶后加入），95％乙醇 700mL。

（2）染色步骤

①经固定的涂片入水、苏木精染核、盐酸乙醇分化、返蓝同 HE 染色。

②70％、80％、95％乙醇逐级脱水各 1min。

③橘黄 G^6 染色 3～5min.

④95％乙醇两缸漂洗各 1min。

⑤EA^{36} 或 EA^{50} 染色 5min。

⑥95％乙醇两缸漂洗各 1min。

⑦无水乙醇两缸漂洗各 1min。

⑧二甲苯两缸透明处理各 1min。

⑨中性树胶封片。

（3）染色结果

核深蓝色,鳞状上皮底层、中层及表层角化前细胞胞质染绿色,表层角化不全细胞胞质染粉红色,完全角化细胞胞浆呈橘黄色,红细胞染鲜红色,黏液染淡蓝色或粉红色。

(4)染色特点

细胞透明度好,结构清晰,涂片色彩丰富鲜艳,能显示鳞状上皮不同角化程度,常用于阴道涂片测定激素水平。宫颈涂片和痰涂片内分化差的小角化细胞鳞癌显示橘黄色胞质,在红色坏死背景中特别突出,不易漏诊。因此宫颈涂片和痰涂片等含鳞状上皮细胞的标本常规用巴氏染色。但巴氏染液多数用95%乙醇配制,成本高,染液配制麻烦,染色步骤多,而且染液易陈旧,染色效果不稳定,因此巴氏染色法在基层医疗单位推广有困难。

3.瑞氏染色法

(1)染液配制

①瑞氏染液:瑞氏染粉1g置钵中,加甲醇(AR)少许,充分研磨,使染料溶解后,置棕色瓶内,再重复以上步骤分次加入甲醇研磨,直至600mL甲醇用完,染液密封保存。

②磷酸缓冲液:1%磷酸氢二钠(Na_2HPO_4)20mL,1%磷酸二氢钾(KH_2PO_4)30mL,加蒸馏水至1000mL,调整pH 6.4~6.8。

(2)染色步骤

①自然干燥的细胞涂片(预先滴加甲醇固定更好)水平置于染色架上。

②滴加瑞氏染液数滴,以盖满涂膜为宜(不能干)。

③0.5~1min后,滴加磷酸缓冲液(染液量的1~3倍),用气囊吹匀。

④10~30min后,用流水冲去染液。

⑤趁湿加盖玻片或待干后镜检。

(3)染色结果

核染紫红色,胞质染紫蓝色,黏液染粉红或淡蓝色。

(4)染色特点

染色方法简单省事,易于推广。细胞结构清晰,特别对胞质及其中颗粒显示较好,但对核染色质及核膜结构,显示不如巴氏染色。此染色法因不经乙醇固定,细胞不收缩,可比HE染色的细胞约0.5倍,特别适用于血细胞涂片染色。细胞病理学用于胸腔积液、腹腔积液、尿及穿刺细胞涂片疑为淋巴瘤时,可作鉴别诊断。但此法对较厚的涂片染色不佳,因此一般不用于痰和宫颈涂片的染色。

4.迈-格-吉(MGG)染色

MGG由May-Grunwald染料和Giemsa两种染料组成。May-Grunwald(迈格林华)的化学名为曙红亚甲基蓝Ⅱ,由伊红和亚甲蓝组成,对胞质着色较好;而Giemsa(吉姆萨)染液对胞核着色较好,因此,MGG染色兼有两者的优点,常用于细胞学涂片染色。

(1)染液配制

①Ⅰ液的配制:在研钵内用5mL纯甲醇将1g迈格林华染料充分研磨成均匀一致的悬液,倒入烧瓶中,加入95mL后置入37℃恒温箱4~6h,每隔半小时研磨半小时,然后放入深棕色瓶内,在室温下保存,2周后使用。临用前取上液40mL,加纯甲醇20mL混合用作工作液。

②Ⅱ液的配制:将吉姆萨染料0.6g溶于50mL甘油内,在研钵内研磨3~4h,使之磨匀,

加入纯甲醇 100mL 后搅拌均匀,置于深棕色瓶内,室温下保存,2 周后即可使用。

③磷酸缓冲液配制:同瑞氏染色法。

(2)染色步骤

①自然干燥的细胞涂片水平置于染色架上。

②将Ⅰ液(用缓冲液或蒸馏水 5～10 倍稀释)滴盖涂片上,10～30min。

③倒弃涂片上的Ⅰ液,并用自来水漂洗干净。

④立即滴盖Ⅱ液(用缓冲液或蒸馏水 5～10 倍稀释)在涂片上染色 10～30min。

⑤倒弃涂片上的Ⅱ液,用自来水漂洗干净。

⑥趁湿加盖玻片或待干后镜检。

(3)染色结果:同瑞氏染色

(4)MGG 染色特点

染色方法简单、省事,且兼有瑞氏染色的优点。胞质、胞核染色效果均好,结构清晰。MGG 染色后细菌、真菌及胆固醇结晶也能清楚地显示,并且涂片可保存十多年而不褪色。染色后的细胞亦比 HE 染色的细胞大,因此细胞病理学中,可用 MGG 染色来鉴别淋巴瘤。

三、常用细胞学检查方法

(一)食管、胃脱落细胞学检查

1.食管脱落细胞学检查

(1)标本采集方法

①食管吞网细胞学检查:利用网囊采集从贲门到距前门齿 20cm 处食管中的柱状上皮细胞。取出网囊,直接涂片,立即固定。

②纤维食管镜刷片:是在内镜直视下,采用洗涤、吸引、涂抹和摩擦取材法。

(2)制片

采集标本后应该立即涂片 4～6 张,如有血丝或陈旧性血液,应重点涂片。

(3)固定

用乙醇乙醚固定液带湿固定 15～30min。

(4)染色

HE 染色或巴氏染色。

(5)禁忌证

食管静脉曲张、食管溃疡、胃及十二指肠溃疡伴出血,疾病晚期或长期不能进食而体质极度衰弱,急性咽喉炎、严重心脏病、高血压等,以及临床医生认为不适宜该检查方法者。

(6)临床意义

①食管炎:涂片中均匀散布着炎症细胞,副基底上皮细胞往往增多。上皮细胞之间的间隙明显增宽,在炎症细胞广泛分布的同时,有组织和细胞的坏死物质、纤维素性渗出物、结缔组织纤维碎片或红细胞等。

②食管鳞状细胞癌:核的结构异常是细胞学诊断癌的主要指标,癌细胞的形态及大小不一

致;核的外形不规则或畸形,胞核比例增大,核质比例失常;核染色质增多,着色深,呈粗颗粒状,其颗粒大小不一,分布不均;核膜增厚或厚薄不一,核失极性。

2.胃脱落细胞学检查

(1)标本采集方法

①人工加压冲洗法:先用含蛋白酶10mg的温水或生理盐水对患者胃部进行冲洗,随后用生理盐水或林格液300～400mL再次冲洗。最后将胃内冲洗液抽出,立即冷却,以3000r/min离心5min,弃上清,取沉淀物涂片,稍干立即固定,常规HE染色。

②摩擦法:用各种摩擦工具在病变区域进行摩擦擦拭,采集细胞标本直接涂片固定染色。常用的摩擦法有网套气囊法(胃球法)、海绵摩擦法、胃刷摩擦法。

③胃镜直视下细胞刷拭法:经胃镜活检孔,插入细胞刷,送到病灶处,直视下有选择地于准确病灶进行刷拭,取出刷头后及时涂片固定或用缓冲液冲洗刷头的洗液,离心取沉淀物涂片固定。

④直视下冲洗法:操作方法基本同上,经器械管道,将塑料管送到病变处,注入冲洗液冲洗,通常用pH 5.6的醋酸缓冲液,一次性注入250mL用力冲洗后通过塑料管抽出缓冲液,立即离心取沉淀物涂片固定。

⑤直视下吸引法:经器械管口道插入直径2mm的塑料管使管顶端接触病灶或疑似恶变的黏膜处,管外口连接一个50～100mL的注射器,用适当的负压抽吸(约40mL)2～3次后退出塑料管,用塑料管和管内吸出的内容物直接涂片固定,再用缓冲液清洗管头和管腔,此液离心取沉淀物涂片固定。

⑥活检组织印片法:胃镜活检组织钳取后,固定前用吸水纸吸出新鲜组织块中的水分,及时在玻片上轻轻按印或滚动制片,固定。印片细胞形态结构比较完整,保持组织结构样的细胞团,方法简便、快捷。活检黏液坏死组织切片中易漏掉癌细胞,印片可补充活检的不足,效果好,是一种常规的辅助活检检查手段。

(2)制片

直接涂片。

(3)固定

乙醚乙醇液带湿固定15～30min。

(4)染色

HE染色。

(5)注意事项

吞胃球过程中如患者吞气囊困难,恶心反应大,可用2%地卡因喷雾麻醉咽喉部,2～3次后再吞咽,气囊取出前,口腔保证充分清洁,在操作中不应吞咽唾液、鼻咽分泌物、痰等杂物。气囊吞入后,按摩腹部,特别是病变部位的按摩是重要的一个环节,关系到细胞学检查结果。

(6)临床意义

①慢性胃炎:又称浅表性胃炎,脱落的细胞多显示核肥大肿胀,染色质疏松浅染,裸核,胞质空泡变,胞膜境界不清,单个或成群的细胞分布在炎症细胞之间,有时可以找到轻度不典型细胞。

②慢性萎缩性胃炎:涂片中大量炎症细胞的背景上,许多脱落的胃上皮细胞呈低柱状圆形化,核小圆形浓染居细胞中心,可见核仁胞质不透明,细胞单个散在或成片,细胞境界清,排列整齐。变性上皮细胞核肿胀,胞质不清或核固缩浓染。往往有肠上皮化生细胞。

③胃息肉:涂片中上皮细胞散在或集群成片,有的细胞核增大浓染,核仁清楚,胞质较多,核质比变化不明显,细胞形态大小较一致,有时出现不典型细胞。

④慢性胃溃疡:涂片背景中有大量的中性粒细胞,上皮细胞重度变性裸核多,散在和成片的碎屑物,核固缩浓染,往往同时有红细胞和陈旧性出血。此背景中有的可见肠上皮化生细胞。

⑤胃癌:核增大,中度到高度畸形,不规则圆形或卵圆形核质增多,颗粒分布不均,着色较深,核仁大,多核或巨核。核质比失常,集群细胞明显大小不等,形态多样,染色不一等。

(二)支气管、肺脱落细胞学检查

(1)标本采集方法

①自然咳痰法:嘱患者清晨咳痰前漱口、刷牙,以避免食物残渣和细菌的污染,要指导患者用力咳出深部痰液,将痰液收集于标本盒内,立即制片,应连续送检3天,以提高痰检阳性率。

②Saccomanno:让患者把痰咳入预先放有50mL固定液(50%乙醇48mL,50%氯乙二醇1mL,利福平注射液1mL)的试管内,摇动试管使液体混合,然后将混合液倒入离心管内,用搅拌机高速搅拌3～4s,如混合液仍是颗粒状,继续搅拌2～3s,直至混合液达到浑浊均匀一致状态,再以1500r/min离心15min,取沉淀物涂片。

③超声波喷雾吸入引痰法:适用于不能咳痰的患者,超声雾化器产生的气溶胶可以达到细支气管和肺泡。要求患者晨起空腹排尽口腔、鼻腔、咽喉的分泌物。引痰时患者应张口深吸气,由鼻孔出气,吸入雾化剂10～15min,随时将痰咳入器皿内。

(2)选材

痰液性状与痰检阳性率关系密切,首先将痰液平铺在玻璃皿中,用竹签或眼科镊子把痰液牵开,用放大镜在黑色背景下仔细观察,选取那些带血丝的痰液,鲜血旁的黏液,灰白色痰丝和那些粗如细丝、呈螺旋卷曲状、牵引时可伸长、放松又缩短的痰丝,这种类型的痰液往往含有癌细胞较多,蛋清状透明的黏液有时也可见大量透明的癌细胞,也可取这样的痰液涂片检查。选材时还应注意有无小块脱落的组织细胞,可用于制作切片或印片。

(3)涂片

用牙签将有诊断价值的痰液约1mL置于玻片上,然后将无用多余痰液刮去,留黏稠液体约0.2mL,用竹签将痰液慢慢铺开,涂膜厚度1～2mm,在整个玻片的2/3区域铺满薄厚均匀的黏液,一次3～4张涂片。如细胞量少可以将痰细胞浓集,去掉痰液中黏液,提取细胞成分,提高阳性检出率。可用电磁搅拌器搅拌打碎,也可用胰蛋白酶消化法,离心取沉淀物涂片做细胞学检查。

(4)固定

由于痰液标本黏稠,晃动玻片时痰液不移动即可带湿固定,固定宜采用渗透性强的乙醚乙醇固定液,固定20min,再放入水中1min,洗去固定液后略加温,使其干燥(固定前不能烘烤)。

（5）染色

HE 染色或瑞氏染色。

（三）泌尿道脱落细胞学检查

泌尿道脱落细胞主要为来自肾、输尿管、膀胱及尿道的脱落细胞，在男性还有前列腺及精囊腺等处的上皮细胞。

（1）标本采集条件

尿液标本要新鲜，尿道脱落上皮在尿液中容易发生变性和自溶，因此应于尿液排出后 0.5～1 小时内涂片，并立即固定。若不能及时制片，可在尿中加入等量 95％乙醇或尿量 1/10 的甲醛溶液。对不能到医院就诊的患者，可嘱其把尿排在装有聚乙二醇保存液 500mL 的标本瓶内（聚乙二醇保存液：500g/L 聚乙二醇水溶液 50mL，75％乙醇 20mL，95％乙醇 430mL）3 天内送检，细胞不致退变。

（2）标本采集方法

①自然排尿法：一般取清晨中段清洁尿液，若怀疑尿道肿瘤则收集前段初始尿，若怀疑膀胱肿瘤则收集末段排空尿。按摩膀胱能增加尿液中脱落细胞成分。

②导尿管导尿法：本法多用于怀疑患有肾盂或输尿管肿瘤的患者。

③膀胱冲洗法：用冲洗液（糜蛋白酶 10mg 溶于 200mL 生理盐水中）冲洗膀胱 5～6 次，获得冲洗液制片。

④细胞刷片法：在膀胱经直视下对可疑病灶刷取细胞成分，其准确率高。

（3）制片

将尿液标本以 1500r/min 离心 5～10min，取沉淀物直接涂片固定。当细胞较少时可用二次离心浓集法，步骤是将尿液混匀倒入 4～6 支离心管中以 1500r/min 离心 5～10min，弃上清，取沉淀物于同一离心管内按上步条件离心取沉淀物涂片固定。

（4）固定

95％乙醇带湿固定，15～30min。

（5）染色

HE 染色或巴氏染色。

（6）临床意义

①膀胱移行上皮肿瘤：不典型增生的尿路移行细胞常见，这种细胞介于正常细胞与癌细胞之间，核质比轻度增大，核浓染。可见于炎症、结石等非肿瘤疾病，也可见于肿瘤疾病。

②鳞状细胞癌：该类癌细胞在尿中特征与宫颈癌的癌细胞相似，癌细胞嗜酸性、角化胞质、核固缩。有时整个核被角化浸没，形成"怪影细胞"。

③腺癌：多数腺癌脱落细胞类似肠腺癌细胞。细胞粒状，胞质空泡，核大，染色质增多。偶尔可见小癌细胞类似印戒细胞型。亦可见透明细胞腺癌型。

（四）女性生殖道脱落细胞学检查

女性生殖器官包括外阴、阴道、子宫、输卵管和卵巢，通过对女性生殖道脱落细胞学检查，对生殖道肿瘤早期防治有着重要意义。

(1)标本采集方法

①子宫颈刮片法:在宫颈外口刮片采集宫颈黏膜脱落细胞是诊断宫颈癌的重要方法,首先用棉棒拭净宫颈口的分泌物,然后用木制小脚刮板在宫颈外口做360°旋转拭刮,将所得制成涂片、固定。亦可在糜烂等可疑病变部位直接采样涂片。

②阴道后穹窿吸取法:用带橡皮球的吸管在后穹窿吸取液体成分,将吸取物喷在玻璃片上,向同一个方向轻轻涂抹,及时固定。

③女性检测内分泌水平时,取材最佳部位在阴道侧壁上 1/3 处,其次是阴道后穹窿部位,未婚女性宜在小阴唇内侧壁取材。

(2)制片

直接涂片 4~6 张。

(3)固定

乙醚乙醇带湿固定 20~30min。

(4)染色

采用巴氏染色法。

(5)注意事项

①测内分泌水平时取材部位应避免接触宫颈,近期无论是局部还是全身均不能应用对阴道上皮有影响的药物,如炎症明显,则不能用于评价激素水平。

②涂片薄厚要均匀,涂片上细胞不少于 300 个。

③一般多用巴氏染色。

(6)临床意义

①宫颈鳞状细胞癌涂片特点:癌细胞大小、形态显著不一致,可以有明显的核和质畸形。可以有明显的单个或多个核仁。涂片背景中常有癌细胞碎屑、坏死和出血。

②宫颈腺癌:a.分化好的腺癌,肿瘤细胞具有明显腺上皮细胞分化特征,还表现为细胞和核异型不明显,细胞质丰富,常见质内空泡,核仁亦可不明显;b.分化差的腺癌,肿瘤细胞无明显腺上皮细胞分化特征。细胞涂片常表现为单个散在(多见)或松散排列,恶性裸核常见,细胞和核的异型性往往明显,核仁常大而突出。染色质增多,粗颗粒状,分布不均匀,常形成染色质凝集点和核内透亮区,核膜增厚不光滑,细胞质稀少,细胞质内空泡少见。

③子宫内膜癌:子宫内膜癌细胞与一般腺癌细胞有相似的基本特征,即具有腺上皮细胞及恶性肿瘤细胞两方面的特点。根据腺癌细胞边界的有无又分为已分化的腺癌细胞和未分化的腺癌细胞。a.已分化腺癌的细胞特征,细胞边界明显,虽不如鳞状细胞癌的边界清楚,仍可看出细胞的轮廓;b.低分化或未分化腺癌细胞的特征,癌细胞较小,边界不清或失去细胞间的边界,排列成合胞体状或紧密成群、相互重叠成不规则片状排列,胞质内空泡不明显,胞核大小不一,核染色质呈明显粗颗粒,核膜明显不均,核仁大而多。

④卵巢肿瘤:以卵巢上皮性肿瘤最多见,细胞学涂片表现为单纯性增生、复合型增生、不典型增生或为腺癌。连续宫腔镜细胞学涂片观察,可见有子宫内膜持续性增生过长或不断进展的增生过长表现。

(五)浆膜腔积液细胞学检查

浆膜腔积液是胸腔、腹腔及心室腔中存在过多的液体,其脱落细胞学检查主要用于寻找有无肿瘤细胞,浆膜腔积液脱落细胞学检查不但能鉴别积液中的良恶性细胞,而且还可根据脱落细胞的形态推测肿瘤的原发病灶,其临床诊断阳性率可达 70%～90%,很少有假阳性,是一种很好的诊断方法。

(1)标本采集

积液采集量一般以 100～200mL 为宜,积液抽出后要先观察颜色、性状并记载。

(2)标本保存

因积液在离体后其中各种细胞会很快自溶破坏,严重影响诊断结果,故抽出的积液必须立即送检。一般不超过 0.5～1h。

如不能立即送检则需要加入标本总量 1/10～1/20 的 40%甲醛溶液固定或加入与标本等体积的 50%乙醇充分混合,置 4～6℃冰箱保存,时间不超过 4h。

(3)制片

倒掉标本瓶上部液体取出 20～40mL 底部沉淀物,置于 2～4 个离心管以 3000r/min 离心 10～15min。取出离心管弃掉上清液,取沉淀物涂片 4～6 张。稍干固定。

(4)固定

待标本尾部或边缘开始变干晃动玻片无液体流动时,浸入 95%乙醇固定 10～15min。

(5)染色

采用巴氏染色或 HE 染色法。

(6)临床意义

①结核性积液:涂片中见成片坏死物伴炎性细胞、淋巴细胞多量,上皮细胞和多核巨细胞或朗汉斯巨细胞,尤其伴纤维素成分,提示结核。

②肝硬化伴门脉高压循环障碍引起的腹腔积液:涂片中细胞成分没有决定诊断的特异成分,可见间皮细胞,少见炎症细胞。

③间皮瘤:大量增生性间皮细胞,可见大片组织碎块,间皮细胞核恶性特征不明显,同一涂片中间皮细胞表现出从正常到异常的过渡形态。

四、涂片的识别

细胞涂片标本是在不同的疾病状态下获得的细胞涂片,制成后即可进行检验,在显微镜下观察细胞形态和结构的变化,识别涂片中各种细胞成分,根据典型细胞做出细胞学诊断,是病理细胞学检验的主要目的。

(一)涂片中的背景成分

涂片中除脱落细胞以外的物质统称为背景成分,对细胞学诊断有一定的提示作用。常见的背景成分分为两大类:

1.非上皮来源的细胞成分

在涂片内常可见红细胞、白细胞、浆细胞、组织细胞、巨噬细胞及多核巨噬细胞等,这些细胞均称为背景细胞。一般情况下,如在背景成分中出现较多的红染无结构的坏死组织碎片,首先应考虑恶性肿瘤,其次是结核性病变。如有大量中性粒细胞和坏死白细胞,则一般为炎性病变。

2. 其他物质

涂片中有时可以见到大小不等深蓝色颗粒或团块状的苏木素沉淀,浅紫红色条状、片状或云雾状的黏液及棉花纤维等污染物质。

(二)炎症时的脱落细胞

在脱落细胞学中可以将炎症分为急性、亚急性、慢性、肉芽肿性炎症 4 种类型。不同类型炎症具有不同的脱落细胞形态特点及背景成分。

1. 急性炎症

脱落细胞以变性、坏死为主,上皮细胞明显肿胀退变,背景成分中有较多坏死组织碎片、纤维蛋白,以及大量的中性粒细胞和巨噬细胞,且吞噬活跃。

2. 亚急性炎症

在涂片中除有退变的上皮细胞和坏死组织碎屑外,还有增生的上皮细胞、中性粒细胞及淋巴细胞。

3. 慢性炎症

主要以细胞的增生、再生和化生为主,涂片中变性、坏死的细胞成分减少,可见较多成团的增生的上皮细胞,其核稍有增大,核仁明显,胞质呈嗜碱性。脱落细胞以淋巴细胞、浆细胞为主,有时可见较多的巨噬细胞。

4. 肉芽肿性炎症

这是一种特殊类型的慢性炎症,在脱落细胞学检查中最常见的肉芽肿性炎症是结核病,其涂片中可见到构成结核结节的各种成分,如上皮细胞、朗格汉斯细胞、巨细胞、干酪样坏死物质及淋巴细胞等。但要明确诊断,还需检验病原体(抗酸染色)。

(三)核异质

核异质是指脱落细胞的核发生异常改变,但胞质分化尚正常。核异质表现为核的大小、形态异常,核染色质增多,分布不匀,核膜增厚,核边界不整齐等,可出现双核与多核。核异质细胞形态上介于良性细胞和恶性细胞之间,所以又称间变细胞,相当于病理组织学上的不典型增生。核异质细胞常按细胞异型性的大小分为轻度、中度和重度核异质细胞。

1. 轻度核异质细胞

细胞核轻度增大,是正常的 1.5 倍,轻度或中度畸形,可见双核或多核,核染色较深,但核染色质颗粒细致、均匀,偶见个别细胞呈粗颗粒状,一般多见于鳞状上皮的表层和中层细胞。由于常在慢性炎症时出现,又称炎症性核异质细胞。多数轻度核异质细胞在外因去除后可恢复正常。

2. 中度核异质细胞

形态特征介于轻度和重度之间。

3. 重度核异质细胞

细胞核体积增大,是正常的 2 倍,有中度以上的畸形,染色质颗粒较粗,核染色更深,由于形态上很接近癌细胞,而且也很可能发展为癌,所以又称癌前核异质。重度核异质细胞常见于底层细胞和部分中层细胞。

(四)肿瘤细胞形态

病理细胞学检验主要是通过观察恶性肿瘤细胞异型性大小而做出良、恶性肿瘤的诊断。恶性肿瘤根据分化程度又分高分化、低分化和未分化三种类型。由于细胞学检验往往是单个散在的细胞出现在涂片中,因此,掌握良性与恶性肿瘤细胞的形态学特征,是提高细胞学检验质量的关键因素。

1.恶性肿瘤细胞的形态特征

(1)核的异型性

核的异型性是诊断恶性肿瘤细胞的依据。

①核体积增大:除未分化癌的小细胞类型外,恶性肿瘤细胞核酸代谢旺盛,核多出现体积明显增大,一般为正常细胞的1~5倍,个别可达10倍之多。

②核质比增大:核质比例增大是恶性肿瘤细胞最重要的形态特征,且分化越低,核质比增大越明显。

③核大小不等:极性消失,癌细胞聚集成堆。

④核畸形:恶性肿瘤细胞核可呈方形、长形、三角形、蝌蚪形、梭形,有时核膜凹陷呈分叶或折叠状。但是分化高的腺癌细胞可无明显核畸形。

⑤核染色加深:癌细胞核的染色质增多、粗糙,常聚集在核膜下,使核膜增厚,核染色加深。

⑥核仁明显:癌细胞生长快,故核仁明显增多,体积变大。

⑦多核:恶性肿瘤生长迅速,核分裂旺盛易形成多核巨细胞。

⑧裸核:恶性肿瘤细胞生长快易发生退变,胞质溶解,形成裸核。

⑨异常核分裂:有时涂片内可见到异常核分裂象,如不对称分裂、三极分裂、四极分裂、多极分裂和不规则分裂等。

(2)胞质的异型性

胞质可反映细胞的分化倾向,并决定细胞的大小和形态。恶性肿瘤细胞的胞质一般有以下特征。

①细胞分化越差,胞质越少。

②胞质多少不等,致使恶性肿瘤细胞形状不一、大小不等(即多形性),如鳞癌细胞可出现圆形、梭形、蝌蚪形等,腺癌细胞可出现大空泡状细胞或印戒细胞。

③胞质嗜碱性增强

由于恶性肿瘤细胞胞质中核糖体增多,故胞质嗜碱性增强,略呈蓝色,即红中带蓝、深染。

④胞质内有时可见吞噬的异物,如血细胞、细胞碎片等。偶见一个肿瘤细胞膜含有另一个肿瘤细胞,称为"封入细胞"。

(3)癌细胞团

癌是上皮组织发生的恶性肿瘤。癌有成巢排列的形态特征。但是,癌细胞的黏聚力明显低于正常细胞,故易成团脱落。成团脱落的癌细胞大小不等、形状各异,排列紊乱,极性消失;由于细胞核增大,有时可见癌细胞的核相互挤压而形成镶嵌状结构。因此,癌细胞团较散在分布于涂片中的癌细胞更具有诊断价值。

（4）涂片中的背景特点

恶性肿瘤易发生出血坏死，故涂片背景中常常可见到较多的红细胞、坏死组织、纤维素和吞噬细胞等。在这种背景中较易找到癌细胞，此背景被称为"阳性背景"。在临床脱落细胞学检查中，此为诊断恶性肿瘤的参考依据之一。

2. 常见癌细胞的形态特征

（1）鳞癌

起源于鳞状上皮，亦可起源于发生鳞状化生的柱状上皮。鳞癌细胞具有核大小不一，核畸形明显，核染色质增多、增粗，核质比例失调等形态特征。鳞癌根据细胞分化程度不同，又可分为高分化鳞癌和低分化鳞癌。

①高分化鳞癌细胞：在涂片中相当于表层的癌细胞，体积较大，胞质较丰富。常单个散在分布，数个成团时，细胞扁平、边界清楚。多数癌细胞胞质有角化，染色鲜红（巴氏染色为橘红色），无角化胞质染暗红色或绿色。癌细胞核染色质粗，深染如煤块状或墨水滴状。核仁多不明显。癌细胞形态多样，呈巨大的圆形、不规则纤维形、长梭形、蝌蚪形。癌细胞的多形性、角化和癌珠形成是高分化鳞癌的标志。

②低分化鳞癌细胞：在涂片中多见，相当于中层和底层的癌细胞，体积较高分化者小，无角化。细胞多以单个或成团出现，以小圆形细胞为主，亦可呈多边形、星形，胞质少，嗜碱性。核比正常基底层细胞大 1～2 倍，大小不一，偶有畸形，核膜增厚，核仁明显，有时可见到巨大核仁。

（2）腺癌

起源于腺上皮和柱状上皮的恶性肿瘤。腺癌细胞有分化黏液的功能，根据腺癌细胞的大小，细胞内黏液的多少，以及排列方式，又可分为高分化腺癌和低分化腺癌两种类型。

①高分化腺癌：癌细胞体积较大，胞质丰富，有黏液空泡。核大，多呈圆形或卵圆形，核染色质颗粒粗、染色深，核仁巨大。癌细胞单个或成排脱落，常形成不规则腺样结构。

②低分化腺癌：癌细胞小，胞质少，嗜酸性，黏液空泡较少见。癌细胞多成团，互相重叠，胞质分界不清，融合呈桑葚样结构。核大小不一，形态不规则、染色质粗糙，核膜明显。

（3）未分化癌

较难确定癌细胞组织发生，是分化程度极差、恶性程度最高的癌。又分大细胞未分化癌和小细胞未分化癌两型。

①大细胞未分化癌：癌细胞体积较大，呈不规则圆形、卵圆形或长形。胞质量中等，嗜碱性。在涂片中常聚集成团，也可散在分布。核大小不一，畸形明显。染色质增多、粗糙，染色很深，有时可见大核仁。

②小细胞未分化癌：癌细胞很小，为不规则圆形或卵圆形，似裸核。核大小不一，呈圆形、梭形、瓜子仁形，染色质增粗，不均匀，有时深染似墨滴。核仁可有可无。小细胞未分化癌细胞应与淋巴细胞鉴别，因淋巴细胞退化时，细胞亦可增大并有畸形（表 1-1-1）。

表 1-1-1　鳞癌细胞、腺癌细胞和未分化细胞的鉴别

癌细胞类型	鳞癌细胞	腺癌细胞	未分化癌细胞
细胞分布	常散在、细胞边界一般较清楚	常成团、细胞边界不清楚	成堆、成群、细胞边界不清楚
细胞排列	单个出现或呈簇状	呈腺腔样排列倾向	典型呈葡萄状排列
细胞形态	形态多样,常出现不规则形、多边形、梭形等	多呈圆形或卵圆形	畸形或圆形、卵圆形
细胞质	厚实、具角化倾向	薄,常有分泌空泡	很少或看不见
细胞核	核畸形	圆形或卵圆形,核膜厚而不匀	圆形、梭形或瓜子形
核染色质	染色质呈块状,深染常呈墨水滴样	染色质呈颗粒状,排列疏松	粗颗粒、分布不匀
核仁	一般难以见到,低分化鳞癌可见明显核仁	核仁大而明显	常见到核仁,小细胞未分化癌则核仁不明显

（4）癌与肉瘤的细胞学区别

癌与肉瘤均为恶性肿瘤,由于组织发生不同,因此细胞形态各有特征（表 1-1-2）。

表 1-1-2　癌与肉瘤的区别

区别	癌细胞	肉瘤细胞
组织发生	上皮组织	间叶组织
细胞分布	成团,多呈巢状,分布不均	常松散分布
细胞形态	形态、大小相差悬殊,具多形性	形态、大小较为一致,呈单一性
核染色质	呈粗颗粒状或固块状,分布不匀	粗网状、分布均匀
核仁	较少或不明显	较多或明显

细胞学检验关键与核心的问题是正确区分良性肿瘤细胞和恶性肿瘤细胞,正确区分核异质细胞和恶性肿瘤细胞的异同。核异质细胞不是恶性肿瘤细胞,只是细胞核发生了异常改变,但胞质尚属正常的细胞,与恶性肿瘤细胞有很多相似之处,如核增大、大小不一,核染色质增多、增粗,核畸形,核质比例失调等。核异质细胞相当于病理组织学上的不典型增生,所以又称间变细胞。核异质细胞包括真正的核异质细胞、部分形态异型性比较明显的炎症变性上皮细胞和数量少、形态又不够典型的癌细胞,因此,当发现核异质细胞时,要抓住鉴别诊断的基本要点,认真区分炎性核异质细胞和癌前核异质细胞,认真检查有无癌细胞,定期复查或进行活检以防漏诊、误诊。

五、细胞学检验的质量控制

一定的涂片质量是保证细胞学诊断准确的前提。因此,在临床细胞学诊断工作中,必须严格依照程序操作,保证涂片质量,从而保证细胞学诊断结果的准确性,杜绝误、漏诊等给患者造成痛苦,防止医疗事故的发生。

（一）严格管理

建立完善的、系统的细胞病理学检查管理制度,严格管理。从标本接收、编号、记录、涂片、固定、染色、镜检、报告、归档等操作流程环节入手,建立和健全各种规章制度,严格遵守操作规程。

（二）规范操作

严格执行细胞病理学检验技术操作规程。

（1）检验师制片要求

①正确采集标本、涂片,防止涂片过厚或过薄。

②及时固定。

③染色清晰、层次分明。

④在固定染色的过程中要防止细胞污染,定期过滤、更新固定液和染色液。

（2）细胞病理学医师阅片要求

①细心阅片,避免假阳性与假阴性的发生。

②减少人为因素的影响,减少技术差错。

（三）坚持复查制度

遇到阳性病例和可疑病例要多人会诊,反复观察,尽量减少误诊。如遇以下问题必须复查:

①涂片中发现可疑癌细胞,难于诊断。

②涂片中坏死细胞过多或细胞成分太少。

③细胞学检查结果与临床诊断明显不符。

④按细胞学检查结果治疗,病情无明显好转或反而恶化。

⑤诊断明确,但病情突然明显恶化。

⑥怀疑技术工作中有差错时,如编号错误、涂片被污染、细胞自溶、染色不良等。

（四）建立室内和室间质控联系

室内质控是细胞学检验质量保证的基础,而室间质控则是室内质控的延续和补充。为保证临床细胞学诊断的准确性,要建立病理细胞学检验的室内室间质量控制标准和管理制度。完善多个医疗机构的科室之间的质控网络体系。为临床病理细胞学检验的质量提供可靠保证。如建立执行双人复检、多人会诊制度;建立岗位责任,检验结果定期抽查、核对制度;规定具体的试剂配制及定期更换条例;制作详细的操作卡片;尽量从管理制度上杜绝质量事故的发生,使实验室工作中每个与质量有关的问题都有记录,有据可依;有专人管理,有章可循。

第二节　病理组织制片技术

一、取材

按照病理检验的目的和要求,切取适当大小和数量的组织块,用于制作组织切片的过程称为取材。取材是病理制片技术流程的第一步,也是病理检验的开始。通过取材,病理医生可以对病变组织进行肉眼检查,并在此基础上确定切取组织块的大小和数量,取材准确与否直接关系到制片的质量和病理诊断的正确与否。

(一)取材的配合

病理检验技术员取材时的职责是:配合病理医师对病变组织进行肉眼检查,准确记录病理医生检查时描述的病理改变,按照病理检验的需要,选择和确定取材的部位和块数。病理检验技术人员要及时对切取的组织进行编号或标记,并在病理送检单上做好记录,以便病理医生镜检时核对。取材后的标本应加足固定液,按编号存放,以备复查之用。

(二)注意事项

1.避免组织结构变形

切取组织的刀、剪应锋利,刀体宜薄,并有足够的长度。切取组织块时,一般从刀的根部开始,向后拉动切开组织,避免用钝刀"拉锯"式地切割组织或用力挤压组织。需要用镊子夹取组织时,应避免使用有齿镊,即使是用平镊夹取组织时动作也应轻柔,以免导致组织结构变形,影响镜检。

2.组织块大小适当

通常切取的组织块厚 0.2~0.3cm。若太厚组织固定欠佳,太薄则切片数量有限。大小以(1.0~1.5)cm×(1.0~1.5)cm 为宜,太大浪费试剂,太小则不能充分反映病变特征。

3.及时取材

为了尽量保持组织在生活状态下的结构,原则上应尽快对送检标本进行取材,但对于送检的胃、肠、肺等器官最好另行固定后再取材。

4.标明包埋方向

对包埋面有特殊要求时,须做记号标明。如包埋皮肤、囊壁等组织时,包埋面必须与表面垂直,以保证皮肤、囊壁等各层组织结构都能被观察。

5.染色、包裹小标本

用内镜钳取或穿刺取得的小标本,由于体积小,不易识别,可用伊红等染料染上颜色后包于绸布或吸水纸、擦镜纸中,以免包埋过程中丢失。

6.充分暴露病灶

取材应避免过多的坏死组织或凝血块,如有手术线结等杂物应拔除。有钙化时,应经脱钙处理后再取材,以免损坏切片刀。如标本上有血液、黏液、粪便等污物,应用水轻轻洗去,以便充分暴露病灶。

7.确定取材部位

原则上凡是可疑处均应取材。通常在病变区域、病变与正常组织交界区域各取一块。如为肿瘤标本,则应在瘤体、肿瘤组织与正常组织交界处、肿瘤的邻近组织(包括表面、基底面和外侧)及外周(食管、胃、肠肿瘤标本则为上下两个断端)切缘分别取材,远离肿瘤病灶的正常组织及组织内的淋巴结均应取材。刮宫取得的宫内膜标本,多为成堆碎片,在测量其总体积后,组织较少时,可包起后全部包埋;组织量多时,可留下一部分。

8.清除多余组织

取材时,应清除组织块周围多余的组织,否则会对以后的切片和观察造成一定影响。

9.重复取材(补取)

第一次取材制片后,不能做出确诊时,应当再次甚至多次取材,并将补取部位、数量详细记录在病理送检单上。

10.认真核对

取材前应核对病理送检单上填写的标本是否与收到的标本相符。取材完毕,应核对所取的组织块数,并签署取材者和记录者的姓名及取材日期。

二、固定及固定液选择

(一)标本固定

在组织制片过程中,必须先将组织充分固定后才能制片,尤其对石蜡切片,这是不可缺少的重要步骤。所谓"固定",就是将组织浸入某些化学试剂或用其他方法,使细胞内的物质(包括抗原)尽可能保持在其原来生活时形态和位置的过程。所用化学试剂称为固定液。良好的固定是制成优质组织切片的基础,也是特殊染色、组织化学、免疫组织化学和组织原位分子杂交等技术方法赖以成功的基础。如组织固定不及时,细胞内的酶类(溶酶体酶)释放,会引起组织细胞自溶破坏,正常结构难以维持,从而影响形态学观察,如有细菌繁殖则易引起组织腐败。固定不良造成的损失,在制片后续的任何阶段皆无法弥补。

1.固定的目的

①阻止离体细胞、组织自溶:迅速阻止离体细胞、组织自溶与腐败,使组织和细胞尽可能保持生活状态时的形态结构。

②凝固蛋白质等物质:凝固或沉淀细胞、组织的蛋白质、脂肪、糖类、酶、色素、微生物等成分,使它们不会溶解或消失,保持原有形态和位置,有利于镜检定位。

③增加组织硬度,便于制片:固定剂能使细胞、组织中的半液体状态的物质变为半固体状态,增加组织硬度,有利于切片。

④增加组织的折光率:固定能使组织中的各种物质对染料产生不同的亲和力,并产生不同的折光率,便于染色、观察。

2.固定的方法

①浸泡固定法:指将标本直接浸入固定液固定的方法,是临床病理最常用的固定方法。用于浸泡固定液的体积不得少于标本体积的5倍。有特殊要求者应事先选定相应固定液,如检查糖原,固定液应选无水乙醇。

②注射或灌注法:指将固定液注射或灌注到血管、腔道内,使整个器官或机体充分固定的方法。多用于整个器官(如经支气管灌注固定肺)或尸体(如经颈总动脉注射固定整个尸体)的固定。

③微波固定法:20世纪70年代,应用微波技术固定组织获得成功。此后被日益广泛地应用到临床病理的快速诊断。微波固定法指用微波使浸入生理盐水或固定液中组织内的极性分

子发生快速运动,产生热量,致使蛋白凝固、组织固定的方法。该方法固定组织具有核膜清晰、染色质均匀、收缩小、无污染等优点,但微波辐射穿透力较弱,大块组织固定时,其中心部位常达不到固定要求。目前主要用于少量或小块组织快速制片时的固定。

④蒸汽固定法:指利用固定剂加热产生的蒸汽对组织进行固定的方法,主要用于可溶性物质、血液或细胞涂片及某些薄膜组织等小而薄的标本的固定。常用固定剂有甲醛、三聚甲醛等。

3.固定的注意事项

①固定组织要及时、新鲜:手术切除标本应及时切开取材,所取组织块应立即放入固定液(越快越好),以便尽可能地保存组织细胞的形态结构和抗原性。组织固定过晚(如夏天超过4h,冬天超过24h),组织就会收缩变形或发生自溶现象。

②固定液量要充分:固定液的量一般应为被固定组织体积的 4～10 倍。装标本的容器宜大些。容器底部应垫以棉花,使固定剂能均匀渗入组织。如果标本因过大或含气体(如肺)而露出液面,组织表面要用被固定液浸湿的纱布或脱脂棉覆盖,以免组织被风干。

③固定时间要适度:应根据组织器官不同性质、大小,固定剂种类、性质、渗透力强弱而定,同时需考虑温度的影响。多数组织固定需 24h,大标本时间更长。固定时间太短,组织固定不充分,达不到固定要求;固定时间过长,如用用福尔马林固定,甲醛会变为甲酸,影响核着色;固定时间过长还会使抗原活性降低。

④固定液浓度要适宜:固定液浓度过低起不到固定效果,过高则穿透性降低,导致组织周边部固定好,而中央固定不良。

⑤防止固定组织变形:对某些柔软或薄的组织,如神经、肌腱、肠系膜等应先平摊于吸水纸上,再放入固定剂中,以防止其固定后变形。对脾、淋巴结等包膜较厚的脏器,应切取小的薄片单独固定,对于宫颈锥切及胃肠等空腔器官标本应及时用钉板展开固定,以保持组织原有形态。

(二)组织固定液

固定液的种类很多,每种有各自的用途和特点,由单一化学物质组成的固定液称为单纯固定液,如甲醛、乙醇、丙酮、冰醋酸、苦味酸、重铬酸钾、锇酸、氯化汞等。由多种化学物质混合配成的固定液称为混合固定液或复合固定液。除甲醛、乙醇及丙酮常用作单纯固定液外,其他多是混合固定液中的一种成分。根据各种固定液的使用情况,还可将固定液分为常用固定液和选择性固定液两大类。

1.常用固定液

(1)浓度 10％福尔马林(浓度 4％甲醛)

甲醛是一种无色,有强烈刺激性气味的气体,易溶于水,极易挥发。一般市售的是含甲醛40％的水溶液,又称福尔马林。作为固定剂常用的是浓度 10％福尔马林,实际只含有 4％的甲醛。其配制方法是取 40％的甲醛 1 份加水 9 份混合即成。该液体久存(特别在寒冷气候下)会形成白色三聚甲醛(又名副醛,加热可重新分解成甲醛)沉淀,过滤后仍可使用。甲醛不能沉淀白蛋白及核蛋白,但能与蛋白质结合,是应用最广,且使用方便的固定液,尤其对脂肪、神经组织固定效果更好。甲醛是一种还原剂,易被氧化产生甲酸,故不能与锇酸、重铬酸钾、铬酸等氧化剂混合。甲酸使溶液呈酸性,影响细胞核着色,可在甲醛溶液中加入少量碳酸镁或碳酸钠中和。

优点:甲醛溶液渗透力强,组织收缩小,固定均匀;固定后组织硬度适当,能保存脂肪和类脂体(故可用于冷冻切片);对染色体、线粒体、高尔基体具有良好的固定作用,又是糖的保护剂,还可增加组织韧性;成本较低,可用于固定和保存大标本。

缺点:甲醛可溶解尿酸盐,故不能保存组织内的尿酸盐类结晶;对于用甲醛固定时间较长的组织,尤以多血的肝、脾组织,甲醛产生的蚁酸在这些组织中与血红蛋白结合可形成棕黑色的福尔马林色素,这种色素不溶于水、乙醇、丙酮等。

用中性或微碱性福尔马林固定能避免福尔马林色素形成,也可用以下方法去除福尔马林色素。①用浓度75%的乙醇200mL,加入浓氨水1mL,将石蜡切片脱蜡后放入该液体中浸泡30min,再用流水冲洗后染色。若色素未被洗去,可延长浸泡时间,此法不损害组织。②用浓度80%乙醇100mL,加入1%氢氧化钾1mL。切片脱蜡后,放入上述液体中浸泡10min,然后流水冲洗2次,每次5min,再加入80%乙醇,然后水洗、染色。

必须指出,目前一般不单独用10%福尔马林固定标本,因为它对抗原的破坏程度强于10%中性缓冲福尔马林,会影响组织中某些抗原的表达,使免疫组织化学检测阳性率明显下降。

(2)浓度10%中性缓冲福尔马林(4%中性甲醛、pH 7.0)

此固定液与10%福尔马林固定液相比,除具有上述优点外,对抗原保存作用更好。能满足常规HE、免疫组织化学及原位杂交等分子生物检测的固定要求,可较长时间保存组织(半年至1年),且不影响制片和染色,无特殊要求标本均可使用,是目前临床病理工作中病理标本首选的固定液。

配制:浓度40%甲醛100mL,磷酸氢二钠13g,磷酸二氢钠4g,加蒸馏水900mL混合而成。

(3)乙醇(酒精)

为无色透明液体,可与水以任何比例相溶,用于固定时80%~95%乙醇的溶度较好。因乙醇的渗透力弱,固定速度慢,细胞核着色不太理想,所以用其固定的标本取材要薄。乙醇对糖原、纤维蛋白和弹性蛋白有良好的固定效果。被乙醇沉淀的核蛋白仍能溶于水,使核着色不良,故乙醇不宜用于染色体的固定。乙醇可溶解脂肪、类脂体,故它们不能用乙醇固定。除固定作用外,乙醇还具有硬化和脱水作用,因此在制片过程中有很多用途。无水乙醇容易挥发,也容易吸收空气中水分,存放时瓶盖必须塞紧;为了吸去其中水分,常在无水乙醇瓶内放入少量无水硫酸铜粉末。乙醇还是一种还原剂,易被氧化为乙醛,再变为醋酸,所以不能与重铬酸钾、铀酸等氧化剂混合使用。

(4)乙醇-甲醛固定液(A-F固定液)

此液同时兼有固定与脱水作用,尤其适用于皮下组织中肥大细胞的固定。固定后可直接移入95%乙醇继续脱水,不必经低浓度乙醇脱水,也不必水洗,因此能缩短脱水时间。

配制:95%乙醇或无水乙醇9份,加40%甲醛1份混合而成。

(5)乙醇-醋酸-甲醛混合固定液(AAF固定液)

此液兼有固定和脱水作用。其特点是固定快速,对脂类、糖类、蛋白质等物质有很好的固定作用,醋酸能防止乙醇引起的组织收缩,福尔马林固定染色效果较好,可避免分别使用三种固定液造成的组织收缩或膨胀。常温下,5mm厚组织固定4h;加温(60℃)时,固定30min。固定后组织直接放入95％乙醇脱水。该液同时也是保存剂,组织可较长时间存放其中以被保存备用。

缺点:对细胞膜蛋白质和细胞内某些结构有一定破坏作用,可能影响免疫组织化学染色效果。固定后不经水洗,组织中会有福尔马林残留。

配制:浓度40％甲醛10mL、冰醋酸5mL加入95％乙醇85mL混合而成。

(6)Zenker固定液

先将重铬酸钾和氯化汞溶于蒸馏水,加温至40～50℃,使其彻底溶解,冷却后过滤,贮存于带盖的棕色玻璃瓶。贮存液若暴露于空气中,该溶液将会被氧化使颜色加深、失效。临用时,取贮存液95mL,加入5mL的冰醋酸,即可使用。

此固定液不能用金属器皿盛放,也不要用金属镊夹取固定后组织,固定12～36h后取出组织,流水冲洗12h以上。切片染色前必须用0.5％碘酒脱汞。该液为组织学及病理学常用的固定液,固定组织的细胞核、细胞质染色清晰(如骨骼肌的横纹清晰),对免疫球蛋白固定效果尤好,对病毒包涵体的固定效果也较好,但此液含有醋酸,不能用于保存含血多的标本,如淤血的肝、脾、肺等。

配制:重铬酸钾2.5g、氯化汞5g、蒸馏水100mL与冰醋酸5mL。

(7)Helly固定液

又称Zenker福尔马林液(Z-F液),此固定液对细胞质固定较好,特别适用于显示细胞质内某些特殊颗粒,对胰岛和腺垂体各种细胞有良好显示效果。对骨髓、肝、脾等造血组织固定效果较好,还可使红细胞保存完好。此液中的甲醛以中性或略偏碱性为宜。

配制:按Zenker贮备液配方,临用前取贮备液95mL加入甲醛液5mL代替冰醋酸即可。

(8)Bouin固定液

此液是一种良好的外科活检标本常规固定液,适用于大多数组织的固定,尤其适用于结缔组织染色。其特点是渗透迅速,固定均匀,组织收缩少;也可作媒染剂使用。该液对结缔组织、脂肪的固定作用较好,是骨髓、结缔组织的优良固定液;用于结缔组织染色,尤其是三色染色较为理想;对骨组织还有一定的脱钙作用,可用于少量骨组织脱钙(如骨髓);对脂肪组织固定效果也较好,适用于含脂肪较多的淋巴结、脂肪瘤、乳腺等组织标本的固定。固定时间以12～24h为宜。该液固定后的组织被染成黄色,必须用流水冲洗4h以上或者经70％～80％乙醇洗涤,然后脱水。此固定液偏酸,而且有一定的毒性,应避免与皮肤接触或吸入,对于需要长期保存的标本不适宜。

配制:苦味酸饱和水溶液75mL、40％甲醛20mL加冰醋酸5mL。

(9)Camoy固定液

该固定液穿透力强,可很好地固定细胞质和细胞核,特别适合于固定外膜致密组织,亦适用于糖原及尼氏小体固定,但不能保存脂类,不适脂肪固定。固定后组织无须水洗即可入95％或无水乙醇脱水。每次用前临时配制,长时间放置会影响固定效果。

配制:无水乙醇60mL、氯仿30mL与冰醋酸10mL。

（10）甲醛-生理盐水固定液

此固定液可保护脂质和细胞核，是常用固定液之一。在进行酸性染色如 V-G 染色或三重染色之前，可作二次固定。

配制：40％甲醛 10mL，生理盐水 90mL。

（11）中性甲醛固定液

此液是染脂肪常用的固定液，组织块固定一般需 6～24h。

配制：40％甲醛 100mL，蒸馏水 900mL，碳酸钙加至过饱和。

2.选择性固定液

（1）醋酸（乙酸、冰醋酸）

醋酸为有刺激性气味的无色气体，低于 15℃时结成冰状结晶，故又名冰醋酸。冬天使用前可用微波炉解冻。醋酸穿透力很强，不能保存糖，不能固定脂肪及类脂，不能沉淀白蛋白、球蛋白，但能很好地沉淀核蛋白，对染色质的固定很快，细胞核显示清晰。一般不单独使用，因它可使组织膨胀，常与乙醇配制成混合固定液，以抵消乙醇所致的组织收缩和硬化。醋酸还可抑制细菌和酶的活性，防止自溶。醋酸固定的组织可不必水洗，直接移入 50％或 70％的乙醇中。

配制：醋酸能以各种比例与水及乙醇混合，固定液浓度为 0.3％～5％。

（2）重铬酸钾

重铬酸钾为橘红色结晶，有毒性，水溶液略呈酸性。它本身不能沉淀蛋白质，但可使蛋白质变为不溶性，对细胞质的固定较好，且能固定类脂质，使其不溶于脂溶剂，所以对线粒体、高尔基体的固定效果很好。若在溶液中加入醋酸后会形成铬酸，也能沉淀蛋白质，使染色质得以保存，但线粒体遭到破坏。固定后的组织必须流水冲洗 12h 以上，否则标本会变硬脆化，不易制成切片。如不能当即制作切片，可将标本保存于福尔马林内。重铬酸钾为强氧化剂，不能与酒精等还原剂混合，与甲醛混合时，需要用前配制，不能久存。

配制：备用液为 5％水溶液，固定液为 1％～3％水溶液。

（3）苦味酸

苦味酸是一种强酸，为黄色晶体，易燃易爆，制成饱和溶液贮藏较安全，能沉淀蛋白，对脂肪和类脂质无固定作用，其酒精溶液可固定糖类。固定后组织收缩明显，但无明显硬化，对皮肤组织有软化作用，因此皮肤组织一般用苦味酸或其混合固定液固定较好，易于制做出完整的切片。固定后的组织必须流水冲洗 4h 以上才能脱水。

（4）氯化汞（升汞）

为白色针状结晶，剧毒，易升华，需严格保管使用。能溶于水和乙醇。氯化汞能沉淀蛋白，用其固定的组织染色时胞质着色较鲜艳，对细胞核结构保存效果也较好，但对脂类、糖固定作用差。但单独使用时，组织收缩明显，故常与拮抗此缺点的醋酸、福尔马林、重铬酸钾等试剂配成混合固定液使用。因其穿透速度慢，只适宜固定薄片组织。用含氯化汞固定剂固定组织超过规定时间会使组织过度硬化，难切成薄片。组织内存有汞盐，切片时会损伤切片刀，所以脱水前应予以洗去。常用方法是切片脱蜡后用 70％乙醇加入少量碘配成 0.5％碘酒浸洗脱汞，再以 5％硫代硫酸钠漂洗脱碘，流水彻底冲洗后再进行染色。用升汞饱和液固定组织时，需临时加 5％冰醋酸，2～3mm 厚的组织块固定 6～18h，然后用水洗 24h，再入 80％乙醇保存。

配制:常备溶液为7%饱和水溶液,固定用浓度常为5%水溶液。

(5)铬酸

铬酸为三氧化铬的水溶液,具有强酸性及腐蚀性,剧毒,易潮解,为强氧化剂,不能与乙醇、甲醛等还原剂混合使用,否则还原为氧化铬失去固定作用。铬酸可沉淀所有的蛋白质,对核蛋白固定效果良好,并可保存糖类,可固定线粒体和高尔基复合体,但对脂肪无固定作用。铬酸渗透力较低,一般组织需固定12～24h。固定后容易使组织收缩,铬酸固定剂固定的组织与用重铬酸钾固定一样也需彻底水洗(≥24h),洗去组织中全部铬酸,否则脱水时铬酸与乙醇反应生成氧化铬沉淀,使组织脆化,且不易着色。铬酸需避光保存。

配制:固定液浓度为0.5%～1.0%。

(6)锇酸

锇酸即四氧化锇,为白色或淡黄色结晶,剧毒。因为是强氧化剂,故不可与乙醇、甲醛等混合使用,主要用于电镜制片的组织固定。能使蛋白质固定均匀,不产生沉淀,能很好地保存细胞细微结构,对细胞核、细胞质,尤其是线粒体、高尔基复合体固定良好,也是脂肪及类脂质的良好固定剂,其固定的脂肪及类脂质呈黑色。锇酸穿透力弱,只适合固定小块组织,且易使组织变硬。锇酸常温下有挥发性,会损伤眼、黏膜、皮肤等,用时要注意防护。由于易还原为黑色沉淀,配制好的储备液需置于暗处冷藏保存。

配制:固定液浓度为1%～2%。

(7)丙酮

丙酮为无色易燃液体,有芳香气味,极易挥发,能沉淀蛋白质,穿透速度快,适用于磷酸酶、脂酶及氧化酶的固定。缺点是引起组织收缩及硬化作用明显,使细胞核染色不佳。但对糖原无固定作用。

(8)B-5固定液(醋酸钠-升汞-甲醛固定液)

此固定液多用于淋巴组织的固定。因含有汞沉淀,染色前要行脱汞处理。

配制:无水醋酸钠1.25g,升汞6g加入蒸馏水90mL,用前加入40%甲醛10mL。

(9)Orth固定液

此液用于胚胎组织、神经组织和脂肪组织的固定,渗透力强,组织收缩较少。固定24h左右,固定后流水冲洗12～24h,可贮放于70%乙醇中。

配制:重铬酸钾2.5g,硫酸钠1g加入蒸馏水100mL,用前加入40%甲醛10mL。

三、脱钙

组织里存有钙盐可妨碍常规方法制作良好切片。骨组织、牙及钙化的组织,经过固定后,必先将钙盐除去使组织软化,才能进行常规切片。如脱钙不全则切片易撕开或碎裂并损伤切片刀刃。脱去钙盐的过程称为脱钙。在脱钙过程中,往往需要用酸处理,酸在脱钙的同时,对骨组织的有机物质会造成一定损害。因此,在脱钙前,先将骨组织或钙化的组织锯成4～5mm的薄片,按常规固定充分,然后进行脱钙。

(一)组织脱钙的种类、方法及应用

脱钙的方法有多种,常用的有以下几种。

1.酸性溶液脱钙

(1)脱钙液的配制

①硝酸-间苯三酚液。

配方:浓硝酸　　　　　　　　10mL

　　　间苯三酚　　　　　　　1g

上述 2 种物质在通风橱内混合,混合时会产生浓的棕黄色双硫磷烟雾混合液中加 10%硝酸加至 100mL。

时间:厚度 5mm 的骨组织块,脱钙时间需要 12～24h。

优点:硝酸-间苯三酚液脱钙速度非常快,大概是所有脱钙液中速度最快的一种脱钙液。

缺点:a.细胞核染色很差;b.如果脱钙时间太长对组织有较大的损害;c.须用 5%硫酸钠液中和,然后充分流水冲洗至少 24h;d.用化学方法测试不能确定脱钙的终点。

②硝酸水溶液。

配方:浓硝酸　　　　　　5～10mL

　　　蒸馏水加至　　　　100mL

时间:厚度 5mm 的骨组织块,脱钙时间需要 12～24h。

优点:a.硝酸水溶液是一种迅速的脱钙液;b.对组织损害较少,细胞核着色比福尔马林-硝酸液要好;c.组织可直接通过 70%乙醇去除酸。

缺点:脱钙时间必须仔细控制,防止过度脱钙损害组织。

③福尔马林-硝酸液。

配方:40%甲醛　　　5mL

　　　浓硝酸　　　　10mL

　　　蒸馏水　　　　85mL

时间:5mm 厚度的骨组织块,脱钙时间需要 1～3 天。

优点:a.福尔马林-硝酸液是一种迅速的脱钙液;b.使用该液脱钙的组织细胞核染色比使用间苯三酚-硝酸液的要好;c.可作为紧急活检脱钙用;d.该液和 5%～10%硝酸水溶液一样对组织几乎没有损害。

缺点:a.该液对细胞核作用较慢,使细胞核着色较差;b.须用 5%硫酸钠液中和,然后充分流水冲洗至少 12h。

④Perenyi 液。

配方:10%硝酸　　　4 份

　　　0.5%铬酸　　　3 份

　　　无水乙醇　　　3 份

时间:厚度 5mm 骨组织块,脱钙时间需要 2～7 天。

优点:a.该液是一种温和的脱钙液,可能由于铬酸和乙醇的存在可以抑制组织泡软;b.细胞核和细胞质微细结构着色均好;c.推荐该液作为常规脱钙使用;d.组织脱钙后不需要碱性液中和和流水冲洗。脱钙组织直接移到 90%乙醇中。

缺点:a.脱钙较慢,因此,紧急情况下不能使用;b.用化学方法测试不能确定脱钙的终点。

⑤Von Ebener 液。

配方:饱和水溶液氯化钠　　　50mL

蒸馏水　　　　　　　　　50mL

浓盐酸　　　　　　　　　8mL

时间:厚 5mm 的骨组织块,脱钙时间需要 3～7 天。

优点:a.细胞核染色相当好;b.不需要水洗,脱水时酸就会首先被脱出来。

缺点:使用化学方法测试不能确定脱钙的终点。

⑥甲酸液。

配方:甲酸　　　　　　　　　10mL

10％福尔马林盐　　　90mL

时间:厚度 5mm 的骨组织块,脱钙时间需要 3～7 天。

优点:a.脱钙同时可以对组织固定;b.对细胞核染色比较好;c.推荐用于小块组织和牙齿脱钙。

缺点:a.脱钙比较慢,不推荐作为常规标本脱钙使用;b.不推荐作为密质骨脱钙使用;c.要用 5％硫酸钠液中和,然后充分流水冲洗至少 18h。

⑦三氯醋酸液。

配方:三氯醋酸　　　　　　　5g

10％福尔马林盐　　　95mL

时间:厚度 5mm 的骨组织块,脱钙时间需要 5～8 天。

优点:a.对细胞核染色好;b.脱钙之后不需要水洗,酸性乙醇可以去除。

缺点:a.脱钙作用慢,仅仅推荐用作骨的细针脱钙;b.不推荐作为密质骨脱钙使用。

⑧Flemming 液。

配方:1％铬酸　　　　　　　15mL

2％四氧化锇　　　　　4mL

冰醋酸　　　　　　　　1mL

Flemming 液虽然是一种固定液,但也可作为微细骨针脱钙用。液体需要新鲜配制,并在容器底部会形成沉淀。脱钙后如果直接通过乙醇可以形成不能溶解的色素。脱钙之后标本必须充分流水冲洗去除过多的铬盐。使用化学方法测试不能确定脱钙的终点。用苏木精染色时细胞核受抑制。

⑨AFIP 甲酸-柠檬酸钠液。

配方:A 液:甲酸　　　　　25mL,蒸馏水　　　　25mL

B 液:枸橼酸钠(结晶)　10g,蒸馏水　　　　50mL

临用时 A 液和 B 液等量混合

AFIP 甲酸-柠檬酸钠液每日换 1 次,因为柠檬酸钠可以和钙离子螯合,具有促进脱钙的作用。

⑩蒋维中液。

配方:盐酸　　　　　　　　　80mL

甲酸	70mL
三氯化钙	50g
冰醋酸	25mL
甲醛	100mL
生理盐水	900mL

蒋维中液脱钙迅速,0.5cm 厚的松质骨 6～20h 就可以完成脱钙。对组织影响极小,染色效果好。配制简便,脱钙后不需要用碱性液中和。

⑪10％盐酸福尔马林液。

配方:40％甲醛　　5mL
　　　浓盐酸　　　10mL
　　　蒸馏水　　　85mL

10％盐酸福尔马林液脱钙比较迅速,对组织影响极小,染色效果好。配制简便,脱钙后流水冲洗。一般用于骨髓或含钙成分较少的组织脱钙。

⑫30％盐酸福尔马林液。

配方:40％甲醛　　5mL
　　　浓盐酸　　　30mL
　　　蒸馏水　　　65mL

30％盐酸福尔马林液脱钙迅速,对组织影响极小,染色效果好。配制简便,脱钙后流水冲洗。

(2)脱钙方法

将组织置于脱钙液中,每日更换新鲜液,最好早晚各一次,直至组织软化为止。脱钙液容积应不少于组织体积的 20 倍。每半日或一日检查组织脱钙程度,及时终止脱钙。致密骨组织一般需 2～3 日。如果不够,可以延长脱钙时间,但不宜过长,否则影响染色。冬季室温过低时可加温脱钙,温度不可超过 40℃,以免损坏组织。

2.螯合剂脱钙

乙二胺四乙酸(EDTA)是一种良好的脱钙螯合剂。为有机化合物,有结合某些金属的能力,能结合钙盐,15％的溶液即起脱钙作用。组织用此方法脱钙,对组织破坏性小,即使放置数月亦不引起对组织的破坏,不产生气泡,不影响染色,如果加温至 37℃,可以加快脱钙速度。

配方:EDTA　　　　　　25g
　　　蒸馏水　　　　　200mL
　　　氢氧化钠(NaOH)　约 2.5g(调整 pH=7.0)

时间:厚度 5mm 骨组织块脱钙时间需要 7～21 天。

优点:①经 EDTA 脱钙的组织染色结果好;②对组织的结构损害小;③用化学方法测试可以确定脱钙的终点。

缺点:①脱钙速度相当慢,不适合常规标本脱钙使用;②脱钙后组织会稍微变硬。

脱钙方法:经 10％中性福尔马林液固定后,将组织移到 20～30 倍体积的用磷酸盐缓冲剂缓冲的 EDTA 脱钙液中,脱钙 10～30 天或更长时间。多数组织脱钙 2 周～3 月即可,每周更换一次新液。

3.电解脱钙法

电解脱钙法是指在脱钙液中通过电流,使之发生电解作用而加速脱钙过程。

配方:25%盐酸　　　50mL

　　　25%甲酸　　　200mL

　　　蒸馏水　　　　750mL

优点:①脱钙速度快;②适用于大多数组织的脱钙。

缺点:①对组织有一定的损害;②脱钙后需用硫酸钠进行碱处理。

脱钙方法:用一个直径约30cm的烧杯或玻璃缸作电解槽,加入电解液。将需脱钙的组织用铂金丝或钨丝一端缠绕数圈,置于一个塑料多孔有盖的容器内,铂金丝或钨丝另一端连接电源正极,在电解液内再放入一根铂金丝或钨丝与电源负极相连,通入6V直流电,电流强度1～2A,可通过调节两电极的距离来控制。电解液温度不宜超过40℃,一般在2～6h即可脱尽。用流水冲洗数小时,入5%硫酸钠溶液进行碱处理。

(二)脱钙后的处理

①脱钙后的组织须经水洗24h,目的是除去组织中经无机酸浸渍后过多的酸,以免影响染色。

②修去锯面的薄层组织,切成适当大小的组织块,进行常规处理。

③用酸性液脱钙后的组织,苏木精染色时间适当延长,伊红染色时间应缩短,可使染色达到较好的对比度。

四、洗涤、脱水、透明

(一)洗涤

组织经过固定处理后,用水或乙醇等将未与组织结合的固定液及沉淀物清洗掉的过程,称为洗涤。

1.洗涤的目的

洗涤的目的是为了去掉未与组织结合的固定液及沉淀物。组织脱水前需用流水冲洗固定后的组织块(使用特殊固定液除外),避免组织中留有较多的固定液而妨碍脱水,甚至在组织中生成沉淀物或结晶而影响染色和观察。对陈旧性标本尤应注意,一定要用流水彻底冲洗,尽可能降低组织的酸性程度,并减少甲醛色素。对使用混合固定液固定的组织更应及时冲洗,不可搁置太久,以有利于后续各程序的进行。

2.洗涤的方法

(1)含水固定液的洗涤方法

常用的含水固定液是甲醛溶液,用自来水冲洗即可。冲洗时将组织块放入广口瓶中,瓶口罩纱布并用线系牢,置于接有橡皮管的自来水龙头下,橡皮管的另一端插入瓶内,让水从瓶底向上缓慢流出而更新。水洗时水流速度不能快,以免冲坏组织的完整性。水洗时间取决于标本种类、组织块大小、固定时间等。尸检组织、大块组织水洗时间约为4h,小块组织冲洗时间为2～4h。固定时间短的新鲜标本,可缩短水洗时间。固定时间较长的组织,则需要长时间流水冲洗。对穿刺组织、脑等细小易碎的组织,为不损坏组织,以浸泡方式洗涤为宜,浸泡时应反复多次换水,浸泡时间应根据具体情况而定。

(2)含乙醇固定液的洗涤方法

用乙醇或乙醇混合液固定的组织,一般不需要洗涤。如果需要洗涤,应使用与固定液中的乙醇浓度相近或略低的乙醇洗涤,不可用浓度相差太大的乙醇冲洗,也不能直接用水冲洗。

(3)特殊固定液的洗涤方法

使用的固定液不同,洗涤的方法也不一样。

铬酸、锇酸固定液,用流水冲洗12～24h,应注意洗涤干净,否则会影响染色。

重铬酸钾固定液,用流水冲洗12～24h或用亚硫酸钠溶液冲洗,也可用1%氨水溶液洗涤。

苦味酸固定液,无论是乙醇溶液或水溶液,都应用流水彻底冲洗,并用50%或70%乙醇浸洗,以洗掉组织内苦味酸所留的黄色。浸洗时可将少量碳酸锂饱和水溶液滴入乙醇中,直至乙醇变色为止。

氯化汞固定液,含氯化汞固定液固定的组织,常常形成菱形结晶(氯化亚汞)或不规则的物质(金属汞),使组织变脆,影响制片和染色质量,因此,必须进行脱汞处理,以除去含汞的沉淀物。具体方法是:组织用自来水冲洗后放入70%或80%的乙醇中洗涤,洗涤时滴入0.5%碘酒(用70%乙醇配制),待棕色消失后继续冲洗,直至脱汞乙醇无色。最后用5%硫代硫酸钠水溶液脱碘。

(二)脱水

将组织内的水分用某些化学试剂置换出来的过程称为脱水。所使用的化学试剂称为脱水剂。

1. 脱水的目的

组织块经固定和水洗后,含有大量水分,而水与苯、二甲苯等透明剂不混溶,故组织在透明前必须用能与透明剂相混溶的脱水剂(如乙醇等),把组织内的水分置换出来,为下一步的透明做准备。

2. 常用的脱水剂

脱水剂能同时以任何比例与水和透明剂混合。常用的脱水剂有乙醇、正丁醇、丙酮等,其中以乙醇最为常用。根据特性的不同,脱水剂可分为两类。

(1)单纯脱水剂

如乙醇、丙酮等,组织经单纯脱水剂脱水后必须再通过二甲苯透明才可浸蜡。①乙醇:为最常用的脱水剂。沸点78.4℃,脱水能力强,能硬化组织,可较好地与二甲苯混合。但易使组织收缩、变脆。故组织在高浓度乙醇(无水乙醇)中留置时间不宜过长,加温脱水时的温度不宜过高,并应先从低浓度乙醇开始,逐渐递增其浓度,一般顺序是:70%乙醇、80%乙醇、90%乙醇、95%乙醇Ⅰ、95%乙醇Ⅱ、无水乙醇Ⅰ、无水乙醇Ⅱ。柔嫩组织的脱水应从50%或30%乙醇开始。脱水时间应根据组织块的大小、性质和类型分别掌握,一般每缸2～4小时。经无水乙醇固定的组织(如进行糖原和尿酸盐结晶染色的标本),更换一次无水乙醇脱水即可。脱水必须在有盖的缸内进行,尤其是高浓度乙醇很容易吸收空气中的水分,而导致浓度下降,影响脱水效果。阴雨、潮湿的天气更应注意。使用无水乙醇时,可加入硫酸铜吸收水分,硫酸铜遇水变蓝,若溶液变蓝,表明无水乙醇中已经含有水,应即刻更换无水硫酸铜或无水乙醇。②丙酮:沸点56℃,可用于染色前后的脱水,对组织的脱水作用、收缩作用均比乙醇强,价格较高,一般很少单纯使用。可用于快速脱水或固定兼脱水时,因沸点低,脱水力强,只需更新两次即可彻底脱水。脱水顺序通常是:丙酮Ⅰ、丙酮Ⅱ、丙酮Ⅲ,每缸1~3h。因脱水速度快,不易退去切片的颜色,故可用于甲基绿派洛宁染色后的脱水,能较好地显示DNA及RNA。③异丙醇:是乙醇的良好代用品,不含水,可替代无水乙醇。对组织的收缩、硬化作用均小。但价格较高,在常规制片中很少使用。与火棉胶和染料不混溶,故不能用于火棉胶包埋和染料配制。

（2）脱水兼透明剂

如丁醇、异丁醇等,组织脱水后即可直接浸蜡,不必经二甲苯等中间溶剂的透明。①正丁醇:为无色液体,沸点100℃～118℃,微溶于水,脱水能力较弱,但能与水、乙醇及石蜡混合,故兼有脱水、透明的作用。组织经脱水后,可直接浸蜡包埋。其最大优点是不易引起组织的收缩与变脆。一般用法是:组织经固定及水洗后,依次移入50%、70%、80%乙醇中脱水,然后移入正丁醇处理12~24h。正丁醇易挥发,吸入后引起头痛,故使用时应加以注意。②叔丁醇:是一种使用较广的脱水剂。属异丁醇的一种,无毒,熔点为25℃,能与水、乙醇、二甲苯混溶,是石蜡溶剂,兼有脱水、透明作用。可单独或与乙醇混合使用,与正丁醇相比,使组织收缩、变硬的作用较小,脱水后的组织经叔丁醇和石蜡（1∶1）混合液中处理,可直接浸蜡而不必透明。制作供电镜观察的切片时,常用作中间脱水剂。③环己酮:沸点140℃,冰点-40℃,无毒,能与苯、二甲苯、三氯甲烷等有机溶剂混溶,能溶解石蜡。不引起组织硬化,可代替纯乙醇脱水不必经二甲苯透明,可直接浸蜡。

3.脱水方法

脱水应循序渐进,不能骤然进行,否则会使组织收缩明显、变形严重,切片质量差。一般把脱水剂配成各种浓度,自低浓度到高浓度依次进行,使组织中所含水分逐渐减少,直至被脱水剂取代。

石蜡制片中一般使用不同浓度乙醇完成整个脱水过程。脱水时,将固定后的组织块放入不同浓度的乙醇中,从低浓度向高浓度过渡,乙醇的量应为组织块的20～50倍,组织在不同浓度乙醇中留置的时间应根据其种类和大小的不同灵活掌握,一般为20～120min。若留置时间太长,会引起组织收缩、变硬,造成切片困难。

4.自动脱水机

当需要处理的组织块或切片较多时,可用自动脱水机来完成。自动脱水机能完全代替人工进行组织块脱水、透明、浸蜡或切片脱蜡、进水、染色、水洗等过程。使用前应按工作程序设置好所经过的各个阶段及所需时间,按顺序在各容器内装好相应的试剂,将组织块或切片放进升降主轴的提篮内,确定无误后方可开机。机器启动后便按预先设置的程序自动完成。组织的处理时间视组织的性质和组织块的大小而定,最好能根据组织块的性质和大小,分类、分批进行处理,以便掌握时间,确保质量。处理组织所用的各种试剂,应根据工作量的大小、试剂消耗等情况,及时更换新液。机器调好后不宜经常变动,并应随时注意运行情况。

若因意外原因导致自动脱水机停止工作时,可按以下方法处理组织块:用二甲苯多次脱蜡后,移入高浓度至低浓度系列乙醇中处理直至水化。如果组织较软,则需重新脱水,经由低浓度至高浓度系列乙醇处理,每种浓度中浸泡30s,干枯的组织经水化后应用1%的冰醋酸软化,水洗后再进行脱水、透明和浸蜡2～4h,之后即可包埋、切片和染色。

(三)透明

用某些化学试剂(如二甲苯等)将组织中的脱水剂置换出来,以利于浸蜡和包埋,因组织块浸入这些试剂后常呈半透明状,故称透明(或媒浸)。所使用的化学试剂称为透明剂。

1. 透明的目的

透明是制片过程中很重要的环节。大多数脱水剂不能和包埋剂(如石蜡)混溶,而透明剂既可与脱水剂混溶,又能和包埋剂(如石蜡)混溶,能起到桥梁作用。脱水后的组织必须通过透明剂置换出脱水剂后才能使石蜡浸入组织块,以达到包埋组织的目的。当组织被透明剂充分浸渍时,光线可透过,组织呈现不同程度的透明状态。如果组织经过透明处理后不透明,可能与组织脱水不彻底有关,需重新脱水。需要特别指出的是,用火棉胶包埋的组织,常用乙醚处理,组织不呈半透明状。

2. 常用的透明剂

可使用的透明剂较多,有苯、甲苯、二甲苯、三氯甲烷、汽油、香柏油等,多数透明剂对人体有害,使用时应注意防护。

①二甲苯:是最常用的一种透明剂。为无色、透明、有毒、易挥发的液体,不溶于水,其透明作用极强,但易使组织收缩、变形、变脆,故组织块在二甲苯液中留置时间不宜太长。小组织块以30min为宜,较大组织块可适当延长,但最好不要超过2h。若组织不透明,呈白色浑浊状态,表明脱水不彻底,应再放入脱水剂中,待彻底脱水后方能透明。若在无水乙醇之后,先用乙醇-二甲苯混合液(无水乙醇∶二甲苯=1∶1)处理,再浸入二甲苯,可减轻组织收缩。透明顺序是二甲苯Ⅰ、二甲苯Ⅱ,每缸浸泡15～20min。

二甲苯必须保持无水,若二甲苯中含有水分,易被组织吸收而影响透明程度。因此,二甲苯透明时应在有盖器皿中进行,钳夹组织块的镊子必须干燥,天气潮湿时更应予以注意。在二甲苯中滴入数滴液状石蜡而呈现云雾状时,表示其中已含有水分,需用无水硫酸铜做脱水处理后,方可使用。

②苯和甲苯:与二甲苯相似,易挥发,吸入后可引起中毒,故操作时应在通风橱或空气较流通处进行。透明较慢,组织收缩小,不易使组织变脆。苯适用于致密结缔组织、肌肉及腺体等组织的透明。甲苯多用于切片染色后的透明。

③三氯甲烷(氯仿):极易挥发,微溶于水,能溶于乙醇、醚、苯等。透明能力差,透明时间可长达24h,不易使组织变脆。多用于大块组织的透明。使用时应在容器内放置无水硫酸铜。

④苯甲酸甲酯:为具有芳香气味的无色油状液体,溶于醚,难溶于水。透明作用较弱,透明时间长12～24h。对组织的收缩及硬化作用极小。经95%乙醇脱水后的组织块可直接移入苯甲酸甲酯中透明。能溶解火棉胶,多用于火棉胶切片的透明。

⑤香柏油:为一种柏树树脂,溶于乙醇,是乙醇脱水后的良好透明剂,透明能力弱,组织收缩、硬化轻微,透明时间可长达24h。不适用于组织块的透明,常用于染色后切片的透明。对

致密结缔组织或硬组织（如皮肤、肌肉等）的透明效果较好。

⑥冬青油：为无色油状液体，易溶于醇、醚及冰醋酸，难溶于水。透明能力弱，透明时间长，需数小时甚至几天。通常将冬青油与苯甲酸甲酯按5∶3的比例混合使用，可用作骨组织石蜡切片的透明剂。

⑦松油醇：可与乙醇混溶。不易收缩、硬化组织。常规处理的组织，脱水至无水乙醇2h后，再换1次无水乙醇脱水1h，移入松油醇进行透明，2～12h后更换松油醇留置过夜，之后用苯漂洗30min，洗去松油醇，然后采用负压浸蜡法浸蜡，让蜡液内的气泡升起、挥发，再浸蜡到预定时间即可包埋。

3. 常用透明方法

将脱水后的组织块先用乙醇-二甲苯混合液处理或直接浸入透明剂中，置换透明剂2～3次即能达到透明目的。透明时间的长短取决于标本的种类和组织块的厚薄，一般活检标本透明15～20min即可。若组织不呈透明状，主要原因是组织脱水不彻底，可能与组织太厚、透明时间不够及组织本身性质有关。

五、浸蜡、包埋

（一）浸蜡

经过透明的组织块在熔化的石蜡中浸渍，使组织中的透明剂被完全置换出来的过程，称为浸蜡。用于浸蜡的石蜡称为浸透剂，临床病理检验中最常用的浸透剂为石蜡，故有"浸蜡"之称。用其他浸透剂（如火棉胶、明胶等）渗入组织内部的过程称浸透或透入。

1. 浸蜡的目的

浸蜡的目的是除去组织中的透明剂而代之以石蜡，并渗入组织内部，把软组织变为适当硬度的蜡块，以便切片。

2. 浸蜡的方法

采用不同的浸蜡剂，其操作方法有所不同，石蜡是最常使用的浸蜡剂。

石蜡有高熔点和低熔点之分，一般使用的是熔点为56℃以上的石蜡。要显示酶和保存抗原活性时，则需要使用熔点为54℃以下的石蜡。常规制片一般用熔点为56～58℃的石蜡。

浸蜡的方法是将组织块经二甲苯透明后，投入到石蜡中。为使石蜡充分渗入到组织块中，常需经过2～3次石蜡浸渍才能完成。在第一次石蜡中加入少量的二甲苯或用低熔点的软蜡，然后再浸入高熔点的硬蜡，这样效果会更好。浸蜡组织从第一道石蜡换到下一道的过程中要有一定时间间隔，以免将第一道中的二甲苯带入下一道影响浸蜡效果。石蜡的更换一般采取倒去第一道石蜡，将后一道前移的方法。更换时间与脱水试剂更换相同。浸蜡时间依据组织大小、厚薄而定，一般每道为1～2h。浸蜡时间过短，蜡没有完全渗入组织，组织会过软，切片困难；时间过长，温度过高，会使组织收缩，变硬变脆，也难以切出理想切片。

最好每天打开第一道石蜡容器盖子，让透明时带入的二甲苯挥发。浸蜡所用的石蜡中有杂质应过滤，以防其附着在组织上，造成切片刀刀刃损坏，切片破碎或划痕增多。

组织块的厚度不同，脱水、透明、浸蜡时间也不尽相同（表1-2-1）。

表 1-2-1 不同厚度组织块的脱水、透明、浸蜡时间

处理步骤	操作步骤	处理时间/h		
		<2mm	2～4mm	4～6mm
脱水	70%乙醇	1	3	3
	80%乙醇	1	3	3
	90%乙醇	1	3	3
	95%乙醇Ⅰ	1	1.5	2
	95%乙醇Ⅱ	1	2	3
	无水乙醇Ⅰ	1	1.5	2
	无水乙醇Ⅱ	1	2	3
透明	二甲苯1	0.5	1	2
	二甲苯Ⅱ	0.5	1.5	2
浸蜡	蜡Ⅰ	0.5	1.5	2
	蜡Ⅱ	1	2	3

（二）包埋

浸蜡后的组织埋入石蜡或其他包埋剂制成组织内、外韧度和硬度相同、便于在切片机上夹持及切片的方块状蜡块的过程称为包埋。石蜡包埋法是最常用的包埋方法。

1.包埋的目的

用包埋剂将经过浸蜡剂浸透的组织块包起,可使组织具有一定的硬度和韧性,有利于切成薄片,也有利于组织块的妥善保存。

2.包埋方法

主要有以下几种相应的方法。

（1）常规石蜡包埋法

包埋过程:①将熔石蜡倒入包埋框中;②用加热的镊子,夹持浸好蜡的组织块,选择好包埋面,将其包埋面向下埋入熔蜡中;③用镊子轻轻按压组织,使其紧贴包埋框底部;④把组织号标签放到熔蜡一侧;⑤待包埋盒表面石蜡凝固后放入冷水或冰箱中加速凝固;⑥蜡块完全凝固后,取出蜡块进行修整。

包埋面选择:①通常将组织最大面或病灶切面作为包埋面;②囊壁及胃、肠、血管等囊管状结构组织应以横断面作为包埋面;③皮肤组织或有被覆上皮的组织,包埋面应垂直于上皮面;④小块多个组织,应尽量聚拢包埋,并保证都在同一平面;⑤特殊标记的组织应按预先标记包埋面包埋。

注意事项:①包埋用石蜡有杂质应过滤后再使用;②包埋时,可用镊子轻压组织块拱起部,使之平贴于底部;③夹持组织块的镊子温度不能过高,以免损伤组织;④包埋盒(框)要比组织块大,以保证包入蜡块组织的四周都有蜡边;⑤包埋石蜡的温度要比组织的温度高3～5℃,以

免倒入包埋盒后很快冷凝与包埋组织分离(尤其是在气温较低时);⑥组织包埋后要与取材时的记录相核对,如组织数量、形状,发现问题应及时解决。

(2)液体标本的石蜡包埋

痰液、胃液、尿液、胸腔积液、腹腔积液等体液标本一般不用石蜡包埋和切片,但如做病理切片检查,也可用石蜡包埋。①痰液标本:可选有血或较为实性的可疑部分用擦镜纸包好,经AAF液或10%中性福尔马林固定,然后脱水、透明、浸蜡,最后包埋;②新鲜胃液、尿液、胸腔积液、腹腔积液等液体标本,先倒去上面液体,取底部浑浊部分放入试管,以2000~3000r/min离心15min,取沉淀物用擦镜纸包好,经AAF液或10%中性福尔马林固定,然后脱水、透明、浸蜡和包埋。

(3)胃镜标本的包埋

胃镜标本常较小,如同时将多块组织包在一起,不易包在同一平面,包埋方向有时也难以掌握。因此,应将已固定的组织放在滤纸上,使黏膜面与滤纸垂直,用擦镜纸包好,按常规石蜡切片进行脱水、透明、浸蜡;然后用加热后的无齿镊子,在预先制好的蜡块表面熔出许多小洞,取出擦镜纸中已浸蜡的组织块,按黏膜面(事先已标记或根据组织的形状判断,如带有黏膜肌,因其收缩,组织常呈马蹄形,凸面即为黏膜面)与蜡块垂直方向放入洞中,将蜡面烫平即可。

(4)快速石蜡切片法

快速切片诊断是在0.5h左右制成切片并做出诊断的方法,适用于不具备冷冻切片条件的单位或因组织块太小太碎,不适合用冷冻切片机制片时。制作快速石蜡切片时,切取的组织应薄而小,固定、脱水、浸蜡的全过程都要加温,此过程使用的丙酮、乙醇等试剂均易燃烧,有一定危险性。该方法目前已经很少使用。

3.包埋常见问题及对策

在组织包埋过程中常会遇到一些问题,影响切片的质量,应仔细查找原因,及时加以解决(表1-2-2)。

表 1-2-2　包埋常见问题及对策

问题	原因	对策
包埋后组织不在同一平面上	组织块太薄,脱水、透明过程中组织收缩、扭曲	重新取材
	浸蜡和包埋时石蜡温度过高,致组织收缩、扭曲	降低石蜡温度
	组织块漂浮	包埋时用镊子压平组织块,使其紧贴包埋框底部
组织块与石蜡间有裂隙	包埋时组织块在空气中停留时间过长	加快包埋速度
	组织块脱水、透明不彻底	延长脱水、透明时间或更换脱水剂和透明剂
	浸蜡的温度低	提高浸蜡的温度

续表

问题	原因	对策
蜡块松软或有异物、杂质	石蜡质量不佳	购买专门的生物制片石蜡
	用过的石蜡未熔化过滤	将用过的石蜡熔化过滤,定期清洁熔蜡容器
	新购石蜡未做处理	使用前反复熔化几次,充分沉淀后再用

第三节　组织切片染色技术

一、染色概述

未加染色的切片在显微镜下除了能够辨认细胞和胞核的轮廓以外,看不清楚其他任何结构。即使由于组织内部各种物质的折射指数不同,从光线的明暗上能使我们看到一些组织结构,但也是极其简单而有限的。远远不能满足观察和诊断的要求。我们不仅要通过显微镜视野来看到组织和细胞的形态结构,而且还要通过组织和细胞的形态变化来研究它的发生和发展。因此染色的技术才逐渐发展成为制片过程中的一个重要环节。它较固定、脱水、包埋、切片等步骤远为复杂,理论性强,技术要求严格,已经成为一门独立的科学,它在组织学,病理学等学科中已占有相当的地位。

(一)染色的概念

染色就是利用染料在组织切片上给予颜色,使其与组织或细胞内的某种成分发生作用,经过透明后通过光谱吸收和折射,使其各种微细结构能显现不同颜色,这样在显微镜下就可显示出组织细胞的各种成分。

(二)染色的目的

任何冰冻切片、石蜡切片等如果不经过染色,在显微镜下只能看到细胞及其他组织成分的轮廓,即使由于组织内部各种物质的折射指数不同,从光线的明暗上能观察到一些组织结构,但也是极其简单有限的,远不能满足观察和借以诊断的目的。染色的目的,是将染料配制成溶液,将组织切片浸入染色剂内,经过一定的时间,使组织或细胞及其他异常的成分被染上不同深浅的颜色,产生不同的折射率,便于在光学显微镜下进行观察。因此,染色在组织形态学,特别是病理形态诊断、科研和教学工作中,都具有非常重要的意义和实用价值。

(三)染色原理

染色就是染色剂和组织细胞相结合的过程。有关两者结合的原理,尚未完全清楚,而一般认为是物理作用和化学反应。

1. 染色的物理作用

(1)溶解作用:

这种染色最典型的例子就是脂肪染色,苏丹类染色剂为脂溶性染料,它可以被脂质溶解,使脂质着色,就是利用染色剂在脂质中的溶解度大于在乙醇等溶剂中的溶解度这一特性。因此,当苏丹类的乙醇溶液与组织细胞中的脂质接触时,染色剂就从乙醇溶液中"转移"到脂质中去,而使脂质着色。

(2)吸附作用

较大物体有从周围介质吸附小颗粒到自身的特性。有些染色则是染色剂分子通过渗透和毛吸管作用而被吸收或沉淀到组织、细胞的小孔中去而着色的。例如活性炭吸附各种分子,甚至胶质和微生物等较大的颗粒。

2.染色的化学反应

酸性染料和碱性染料的染色作用常是对立的,而不是一致的。任何染料均可电离,离解出阳离子或阴离子。酸性染料中的酸性部分有染色作用的是阴离子;碱性染料中的碱性部分有染色作用的是阳离子,细胞内同时含有酸性和碱性物质,酸性物质与碱性染料中的阳离子相结合,如细胞核(含有核酸)、黏液和软骨基质呈酸性部分被盐基性染料苏木素所染、反之碱性物质与酸性染料的阴离子相结合,如细胞质及其内部的某些颗粒物质被酸性染料伊红所染。染料的颜色基不是在阳离子,就是在阴离子上,这些离子将因组织反应不同而发生化学结合,如显示含铁血黄素的普鲁士蓝反应是最典型的例子。但是,大量染色的化学反应并不像铁反应那样明确,实际情况远为复杂。这是因为蛋白质分子是分子量自几万至几百万的大分子,每个分子中含有很多阳离子和阴离子基因,在等电点时能形成游离的两性离子,如:

$$P \begin{array}{c} COOH \\ \\ NH_2 \end{array} \quad \rightleftharpoons \quad P \begin{array}{c} COO^- \\ \\ NH^{+3} \end{array}$$

P 为蛋白质,是具有两性的胶体物质。它呈酸性或碱性与环境的 pH 有关,如溶液的 pH 小于该蛋白质的等电点则此溶液对该种蛋白质即为酸性,蛋白质就带正电,将被酸性染色剂所着色。反之,溶液的 pH 大于蛋白质的等电点,则此溶液对该蛋白质来说即为碱性,蛋白质带负电,将被带有阳离子的染色剂所浸染。

在日常工作中,长久固定于甲醛的组织切片,往往染色不良,尤其是核的着色欠佳。这是因为固定液甲醛氧化生成甲酸,组织亦随之变为酸性,所以不易被苏木素所着色,补救的办法是,先用流水冲洗组织块,然后用碱性溶液如稀氨酒精等处理使之中和,恢复正常 pH 后再进行染色。

大多数染色的原理至今仍未搞清楚。有些可能是物理的,有些可能是化学的,有些则可能两种机制都起作用,正因为人们对染色的原理还没有完全掌握,所以目前还不能很好地运用原理来控制它。在相当程度上要凭借工作经验。因此"染色"成为技术性很强的一项工作。在进行每一种染色方法时,必须注意不断地有意识地去积累经验,从成功与失败中去真正掌握该染色技术。

3.进行性染色和退行性染色

组织成分着色由浅至深,当达到所需要的强度时,终止染色。这种方法称为进行性染色。一般所采用的染液浓度较低,染色过程中应该不时在镜下观察以进行控制,这样才能得到染色强度适中的效果。此种方法无须"分化",例如卡红染色。退行性染色,则是先把组织浓染过度,超过所需的程度,然后再用某些溶液脱去多余的染色剂,以达到适当的深度,并使不应着色的组织细胞脱色,这个步骤称为"分化"。在分化中进行镜下观察,当然也是必不可少的。HE染色中用苏木素染核就是退行性染色。

4.直接染色、间接染色和媒染剂

有些染色无须第三种物质参加,染色剂和组织即可直接结合着色,为直接染色。直接染色最后达到的深度与染液的浓度和组织细胞对染色剂的亲和力相关。还有一些染色,单独染料本身的水溶液或乙醇溶液,几乎不能与组织细胞结合或结合的能力很弱,必须有第三种成分——媒染剂参与,才能使染色剂与组织细胞有效地结合起来,这种染色方法称为间接染色。

媒染剂通常是双价或三价金属如铝、铁的硫酸盐或氧化物。媒染剂有的加在染液中,媒染作用在染色的同时进行(如 Ehrlich 苏木素染色);有的则用于染色前,媒染剂单独配成溶液,固定液本身就起着媒染的作用(如 Mallory 磷钨酸苏木素染色用 Zenker 或 Helly 固定);有时则用于染色后。媒染剂在染色中起着架桥作用,既能与染料结合又能与组织相结合,达到了促进染色的效果。例如苏木素就需要明矾作媒染剂,才能使组织着色。媒染剂往往在一些间接染色反应中几乎是必不可少的。

5.促染剂

用以加强染料和组织细胞结合能力的物质称为促染剂。如染胞质时伊红液中滴加的冰醋酸,有加强其染色作用,增加了有色酸对蛋白质碱基的结合力。促染剂与媒染剂不同,有时为了加快染色过程,可在染液中加入接触剂促进染料与组织细胞着色,但其本身并不参与染色反应。

促染剂如化学反应中的催化剂,少量存在就有明显的促染作用。它们的作用机制也许是降低表面张力或是改变了染液的 pH。

6.分化剂

在退行性染色中,附在组织细胞上多余的染色剂需用某些特定的溶液把目的物以外的部分脱去,从而使目的物与周围组织形成鲜明的对比,同时使目的物本身的色泽也深浅适当。这种选择性地除去多余染色剂的过程称为"分化",所使用的溶液即"分化剂"。

分化剂大致可归纳为三大类。

①酸性分化剂:如冰醋酸和盐酸。它们能与媒染剂(金属)相结合形成可溶性盐类,从而打开了媒染剂和组织细胞的结合,使组织细胞脱色,另外,它能分解和防止形成染料的沉淀色素。如 Ehrlich 苏木素液当酸性时,溶液为褐红色,正是由于色素根与铝化合成蓝色的"沉淀色素",之故,一旦将切片投入碱性溶液,则组织立刻呈现蓝色,说明沉淀色素已经形成,但若以1‰盐酸酒精分化,则又恢复了红色,此即表示沉淀色素又被溶解。

②氧化分化剂:其作用实际上是种简单的漂白,如苦味酸、铬酸、重铬酸钾、高铁氰化钾和过锰酸钾等,这些都是一些氧化剂,可将组织上所有的染色剂无选择地氧化而呈无色,犹如漂白作用。但由于这种氧化作用的速度较慢,首先脱去的必是染色较浅的,染色较深的组织细胞还可保留部分染色剂,这样就达到了分化的效果。

③媒染分化剂:媒染剂能促使组织细胞和染色剂相结合。如果将已染色的切片再放到媒染剂的溶液中,则可使已经和组织相结合的染色剂脱去,这是媒染剂的另一种功能。从这个角度看,又可称之为"媒染分化剂"。它对组织既能使染料附着,又能脱去染料,二者初看似乎矛

盾,其实不然,这是因为染色剂和媒染剂的比例关系不同,当溶液中媒染剂的量超过了染色剂的量时,占有压倒优势的媒染剂就把已经和组织细胞相结合的染色剂夺取过来,使组织细胞脱色,即为分化现象。当然,含染料较少的组织必然先被脱色,而着色较浓的组织随着分化时间的控制,即可保留必要的颜色,从而达到分化的目的。

既然分化剂有脱色的作用,因此分化剂本身也是脱色剂。一张褪色的切片,需要再染时,第一步就是用脱色剂加以处理。在常规染色中,分化剂必须严格掌握,再根据经验进行镜下观察,控制染色效果。

7 正色反应和变色反应

大多数染料可将组织染成同一颜色的不同深度,例如酸性品红总是将组织染成不同色调的红色。这些染色反应最后目的物所呈现的颜色和染色剂的颜色相同,称为正色反应。然而有些组织成分可被某些碱性染料染成与染料不同的另一种颜色,如黏液用甲苯胺蓝可染成红色,而其余组织则染成不同色调的蓝色。此种染色反应最后目的物所呈现的颜色和染色剂当初的颜色不同,则称为变色反应。也叫做异染现象。这种组织称为显示异染性,这种染料叫做异染染料。显示异染现象的主要组织成分有黏液、软骨和肥大细胞颗粒。

(四)染色剂

1.染色剂染色的化学基础

作为一种生物染色剂,必须同时满足两个要求:具有鲜艳透明的颜色,而且能与组织细胞相结合。染色剂分子能够显示颜色的基因,称为发色团。主要的发色团有以下几类。

$$—N=N, \quad —N=O, \quad C=O, \quad C=C$$
偶氮基　　　亚硝基　　　羰基　　　烯基

亚硝基和偶氮基显示的颜色较强,在染色剂中有一个这样的发色团,就可染出颜色。其他的发色团则不是这样,必须有几个发色团,有醌的分子中就有 4 个发色团(2 个羰基 2 个烯基)。

大量的合成染料都是由煤焦油蒸馏得到的,它们都是苯的衍生物,所以苯环是合成染料的基础。苯本身是无色的,但其氢原子为某发色团取代后就带有了颜色。含有发色团的苯环化合物,称为色原。

苯＋发色团＝色原

色原还不能很好地与组织细胞相结合,即使着色也很容易脱去。因此仅仅具有色原还不能成为染色剂,染色剂分子中还需具备促使染色剂与组织细胞相结合的基团,这样的基团又称为助色团。如

$$—NH_2 \quad —COOH \quad —OH \quad —SO_3H$$
氨基　　　羧基　　　羟基　　　磺酸基

氨基在溶液中形成阳离子(＋),为碱性;其他羟基、羧基和磺酸基皆带阴离子(－),故为酸性。如三硝基甲苯是个色原,它虽有发色团——硝基,但因缺乏助色团,所以没有染色作用,不能称为染料。假如三硝基苯分子中的一个氢原子被羟基置换,则所生成的化合物既具有发色团而又得到了助色团——羟基,这就成了常用的酸性染料苦味酸。

这就可以看出,助色团的作用在于使色原形成盐类,可以在溶液中电离成为带电的离子,这样才能与相应的组织细胞的成分相结合。

2.染色剂的分类

(1)按来源可以分为

①天然染色剂:主要是苏木素、胭脂红、地衣红和番红花。

②合成染色剂:是从煤焦油中提取的苯衍生物。在生物染色中还使用一些无机化合物,如硝酸银、氯化金、磺、锇酸和高锰酸钾等。

(2)按主要用途分为

①胞核染色剂:苏木素、胭脂红、甲苯胺蓝、亚甲蓝和孔雀绿等。

②胞质染色剂:伊红、橘黄 G、酸性品红和苦味酸等。

③脂质染色剂:苏丹Ⅲ、苏丹Ⅳ、苏丹黑、硫酸尼罗蓝和油红等。

(3)按染色剂分子中的发色团可分为 9 类

①亚硝基类:发色团为亚硝基(—NO),如萘酚绿-B。

②硝基染料:发色团是硝基(—NO$_2$),如苦味酸。

③偶氮类:发色团为偶氮基(—N═N—),属于这一类的染色剂有橘黄 G、刚果红、俾士麦棕和许多苏丹类的脂质染色剂。

④醌亚胺类:这类染料含有两个发色团,一个是印胺基(—N═)、一个是醌型苯环,如硫堇、亚甲蓝、甲苯胺蓝 O、硫酸尼罗蓝、中性红和碱性藏红花 O、焦油紫等。

⑤苯甲烷染料:发色团是醌型苯环,如孔雀绿、浅绿、碱性品红、酸性品红、结晶紫和甲基绿等。

⑥山叮染料:发色团是醌型苯环,如派罗宁和伊红 Y 等。

⑦蒽醌染料:此类染色剂含有色原蒽醌,如茜素和胭脂虫酸。

⑧噻唑类。

⑨喹啉类。

⑧、⑨类染色剂使用极少。

(4)按染色剂的化学性质分类

染色剂的干粉是稳定的盐类,它们在溶液中则电离成酸性或碱性染色剂。如酸性染色剂,能够产生氢离子(H^+)或其他阳离子(Na^+),而其本身成为带负电荷的阴离子者。这类染色剂一般用于染细胞质,如伊红 Y、苦味酸和橘黄 G 等。碱性染色剂,能产生氢氧根离子(OH^-)或其他负离子(如 Cl^-),而本身成为带正电荷的阳离子者。这类染色剂常用于染细胞核,如碱性品红等。

①酸性染色剂:色原-助色团-Na→[色原-助色团]＋Na^+。常用的如伊红、酸性品红、苦味酸、橘黄 G、刚果红、水溶性苯胺蓝等酸性染料常用以染细胞质等碱性成分。

②碱性染色剂:色原-助色团-Cl→[色原-助色团]＋Cl。常用的如苏木素、卡红、次甲基蓝、甲苯胺蓝、硫堇和亚甲蓝等碱性染料常用以染细胞核等酸性成分。

严格地说,酸性染色剂的溶液并不一定呈酸性。同样,碱性染色剂的溶液也未必呈碱性。所谓酸性和碱性染色剂仅指它们电离后其分子的主要染色部分是阳离子还是阴离子。因此称为阳离子型染色剂或阴离子型染色剂更为适当。

常规 HE 染色中苏木素染液的 pH 约为 7,此时胞核的化学成分电离产生 H$^+$,而其本身成为带负电荷的阴离子,所以被阳离子型的碱性染料剂所着色。伊红染液为弱酸性。细胞质的化学成分从溶液中获取 H$^+$ 而成为带正电荷的阳离子,因此与阴离子型的酸性染色剂(伊红)相结合,染为红色。这就是 HE 染色分别显示核和胞质的机制。

③中性染色剂:这是酸性染色剂和碱性染色剂的复合物,又可称为复合染料。它是由碱性染料(色碱的盐)和酸性染料(色酸的盐)配制而成。其染色剂的分子很大,所以往往水中溶解度较低,需用酒精作溶剂。血液学中的血液涂片经常使用的瑞氏染色剂及吉姆萨染色剂就是这种混合染色剂。其中的各种不同成分可分别使核、胞质和颗粒着色。

(五)常用染色术语

1.普通染色

在组织制片技术中,常规制片最广泛应用的是苏木素和伊红染色,又称为常规染色(HE 染色)。

2.特殊染色

特殊染色就是为了显示特定的组织结构或其他的特殊成分,是常规染色的必要补充,也是染色技术中不可缺少的部分。它在病理诊断中起到辅助作用。

3.单一染色

选用一种染料进行的染色,如用铁苏木素染睾丸生精细胞等。

4.复染色

用两种不同性质的染料进行染色的方法,如用苏木素和伊红分别使细胞核及细胞质染成两种颜色。

5.多种染色

选用两种以上的染料的染色,如 Masson 三色染色法。

(六)染色前后处理

1.染色前的处理

(1)脱蜡至水

凡是石蜡切片必须经过二甲苯脱蜡,各级乙醇至水洗的过程(切片脱蜡、二甲苯Ⅰ、Ⅱ各 5～10min→95％乙醇Ⅰ、Ⅱ各 5min→75％乙醇 5min→自来水洗冲)。二甲苯和各级乙醇必须保持一定纯度,不能混入其他杂质成分,而使染色受到影响。

(2)除去汞盐沉淀物

对于用升汞固定或含有升汞混合固定液的切片,切片脱腊后需脱汞(浸入 5％碘酒精 10min),脱碘(5％硫代硫酸钠)→流水洗→染色。

(3)脱甲醛色素

甲醛固定组织时间较长及温度较高情况下,甲醛易氧化自行分解产生甲酸,导致组织成酸性,此时可能有甲醛色素产生。此种色素无光泽,不溶于水、乙醇和二甲苯等。对于这种色素可用下列方法除去。

①浓氨水 1mL,75％乙醇 200mL。切片脱蜡后置溶液中 30min 或较久→流水洗→染色。

②1％氢氧化钾 1mL,80％乙醇 100mL。切片脱蜡后置溶液中 10min→流水洗 5min→80％乙醇 5min→蒸馏水洗→染色。

（4）除铬沉着物

有些组织用含铬的 Zenker 氏液等固定,有铬沉淀物。可应用盐酸乙醇溶液或用 5％碘酒和 5％硫代硫酸钠水溶液处理。

2.染色后的处理

（1）脱水

对于大多数的切片,染色后必须要经过脱水。95％乙醇Ⅰ、Ⅱ 各 5min→100％乙醇Ⅰ、Ⅱ各 5min。

（2）透明

组织经过脱水和透明后会产生一定的折射率,为防止空气中的有色素的细小颗粒沉淀在组织中,需加透明处理以使组织切片清晰。二甲苯Ⅰ、Ⅱ 各 5min 透明。

（3）封固

组织制片需随时检查和保存,故要用盖玻片封固,通常用中性树胶或加拿大树胶加盖玻片封固。

（七）染色的注意事项

①切片脱蜡应彻底,室温较低时更应注意,以切片在二甲苯中呈透明状或移入乙醇后,片上无白色斑点为佳。

②特殊染色、组织化学反应、免疫组化染色,按各方法的要求进行组织固定处理,以保证效果。做酶反应的组织固定更应严格要求。凡用含升汞固定液固定的组织,于切片脱蜡后,应经脱汞处理,方可染色。其方法为:切片经水洗 2min,浸于 0.5％碘酊溶液中 10min,水洗,0.5％硫代硫酸钠水溶液 5min,用水彻底冲洗,经蒸馏水洗后染色。在脱汞过程中,慎防切片脱落。

③各种染料试剂一般选用化学纯。各种染料着色效果常因生产厂家和批号不同而异,启用任何新品,均应先试染。配成的染液、试液应盛于有色试剂瓶内,瓶签应写明名称、含量、配制年月日,按顺序保存于避光橱中,必要者放入冰箱内。凡需临用时配制者,配量应适当。

④染色各步骤所需的时间,常受温度、切片厚度等影响,可根据镜下观察所见酌情予以调整。但对组织化学反应(尤其是酶),其时间、温度等因素务必恒定,且应做对照片。染液着色力显著减退时应更新,染色反应不正常,应检查染液及试剂是否失效或误用。

⑤染色过程中,勿使切片干燥,以免影响细胞形态。染色完毕后用显微镜检查染色结果是否符合要求,并核对标本种类、号码、数量是否无误。

二、常规染色

（一）常规染色的概念

供组织学诊断用的优秀常规染色剂,不仅须使细胞核和细胞质有选择性着染,也要使结缔组织着色。苏木素-伊红染色的切片适当分色,可使这些结构得以区分,胞核表现为蓝色,胞质和结缔组织纤维呈各种色调的粉红,因此这是一种最常用的常规染色剂。在组织制片技术中,常规制片最广泛应用的是苏木素和伊红染色,称为常规染色(HE 染色),又称普通染色。

(二)苏木素-伊红染色液的配制

在实验室内常用的苏木素染液有以下几种,不同的仅是染色时间。比较每种染色方法彼此的优缺点,各有优劣。

1.苏木素染液的配制方法如下

(1)Harris 苏木素液

甲液:苏木素　　　　　1g

　　　无水乙醇　　　　10mL

乙液:硫酸铝钾　　　　20g

　　　蒸馏水　　　　　200mL

丙液:一氧化汞　　　　0.5g

经典的配制方法是,先将甲液加热溶解后,密封待用,再将乙液加热溶解至沸,去火,待溶液仍处于小沸腾状态时再将甲液徐徐倾入其中,全部混合后,再使溶液在短时间内加热至沸腾,去火,最后,将氧化汞缓慢倾入溶液中(氧化汞一定要慢慢少量分次加入,切忌急躁。因氧化汞倒入后,溶液会迅速膨胀,易沸出容器外而发生危险)。此时液体变为深紫色,待氧化汞全部放入后,再将溶液加温至沸腾片刻,立即将溶液放入流动的冷水中,并缓缓地连续摇晃至溶液完全冷却为止。隔夜后过滤,加入冰醋酸(按 5% 比例)混匀,再过滤后保存于冰箱内备用。

我们在实验工作中摸索了一种 Harris 氏苏木素的配制方法,染色效果很好,特介绍如下。

配方:(配制 2000mL)

　　　苏木素　　　　　　　　　　9g

　　　硫酸铝胺(铵明矾)　　　　200g

　　　氧化汞　　　　　　　　　　7g(5～10g)

　　　无水乙醇　　　　　　　　　100mL

　　　冰醋酸　　　　　　　　　　100mL

　　　蒸馏水　　　　　　　　　　2000mL

器具:3000mL 三角烧瓶　　　　1个

　　　200mL 量筒　　　　　　　1个

　　　1000mL 量筒　　　　　　　1个

　　　漏斗　　　　　　　　　　　1个(大)

　　　滤纸　　　　　　　　　　　1大张

另备脱脂棉、电炉、湿抹布、大称量纸、流水槽等。器具要求达到化学洁净。

配法:

①将苏木素溶于100mL 无水乙醇中,密封备用。

②将 200g 铵明矾溶于2000mL 蒸馏水中,加热至沸。

③去火。加入苏木素酒精搅拌,加热至沸。

④去火。缓缓加入氧化汞。

⑤微火煮至有金属膜产生。

⑥去火。以湿抹布包住三角烧瓶的颈部。迅速放置于冷水浴中冷却,缓缓摇动烧瓶至液体完全冷却为止。

⑦静置避光过夜。棉花过滤。滤液中加入冰醋酸(按 5% 的比例加入),混匀,滤纸过滤,备用。

注意事项:

①配制好的苏木素液,未经使用的可长期置冰箱(冷藏)内保存。

②盛液体的烧瓶要质优并且容积要大,防止去火时破裂和煮沸时液体溢出。

(2)Hansen 氏苏木素液

甲液:苏木素		1g
无水乙醇		10mL
乙液:硫酸铝钾(钾明矾)		20g
蒸馏水		200mL
丙液:高锰酸钾		1g
蒸馏水		16mL

先将甲液加热溶解,然后将乙液加热溶解,将甲、乙两液混合。再将丙液溶解后缓缓滴入,待全部混合后,再次煮沸一分钟,冷却后过滤,即可使用。

(3)Heidenhain 氏铁苏木素液

甲液:硫酸铁铵(紫色结晶)		5g
蒸馏水		100mL
乙液:苏木素		0.5g
无水乙醇		10mL
蒸馏水		90mL

此液要求硫酸铁铵只有紫色的透明结晶才能使用;苏木素是溶于乙醇中然后加水。苏木素液需放置 4~5 周才能成熟。临用时将甲、乙两液等量混合后使用。(也可先将苏木素用无水乙醇配成 5% 的贮备成熟,用时取 10mL 加蒸馏水至 100mL 使成乙液)。

此苏木素液能染许多结构,但只能用于退行性染色法,需要熟练的分化,初学者宜用减半浓度的铁明矾分色,熟悉后再用原浓度分色。

此液与其他的苏木素染色技术有两个不同:①媒染剂与苏木素分开使用;②所用的媒染剂亦用作为分色剂。

(4)Ehrlich 氏酸性苏木素液:

主要应用于一般染色和黏液、骨组织的染色。

配方:苏木素	2g
纯乙醇	100mL
甘油	100mL
蒸馏水	100mL
冰醋酸	10mL
钾明矾	15g

将苏木素溶于纯乙醇,再将钾明矾溶于蒸馏水中,溶解后将甘油倾入混合,然后加入苏木素酒精混合,最后加入冰醋酸,溶液全部混合后,应暴露在日光下使其自然成熟,时间约要三个月。(若加入300mg碘酸钠,使苏木素迅速氧化则可立即使用)此液贮存愈久染色力愈强(可保持数年之久),染色时间5～20min,结果甚佳。

（5）Delafreld 氏苏木素液

主要应用于一般染色及弹力纤维的染色。

甲液:苏木素	4g
纯乙醇	25mL
乙液:饱和铵明矾水溶液(约10%)	40mL
丙液:甘油	100mL
甲醇	100mL

先将苏木素溶于乙醇,再将甲液混合在乙液中,置于白色瓶中并暴露在阳光下约一周,然后过滤,将丙液加入滤液中,待溶液呈暗灰色时再过滤,滤液密封保存。

（6）Mayer 氏明矾苏木素液

主要应用于一般染色骨组织染色及免疫组化染色。

配方:苏木素	0.1g
钾明矾	5g
碘酸钠	0.02g
柠檬酸	0.1g
水合氯醛	5g
蒸馏水	100mL

先将苏木素及水煮沸溶解,加入钾明矾与碘酸钠,搅动直到全部溶解为止。再加入水合氯醛和柠檬酸,完全溶解后染液呈蓝紫色。加热煮沸5min,冷却后过滤即成。

此染液染切片5～15min,不需分化,充分水洗后,可使细胞核显蓝色并且非常细致清晰,通常用于对比染色。

（7）Weigert 氏铁苏木素液

甲液:苏木素	1g
无水乙醇(或95%乙醇)	100mL
乙液:29%三氯化铁水溶液	4mL
蒸馏水	95mL
盐酸	1mL

临用时,取甲、乙液等量混合即可应用。混合时应将乙液加入甲液内,染液呈紫黑色。铁苏木素不能像明矾苏木素一样配制后可放置贮存备用,因铁与染色剂的色素根会化合生成不溶性沉淀,所以铁作媒染液时,必须与染液分别配制和分别保存,染片时临时混合应用。

由于这是一种铁苏木素,它将胞核染成黑色。能抵抗在对比染色液中所含分色剂的脱色作用,且不会被光线褪色,因此比钾矾苏木素染色较为持久。

(8)Mallory 氏磷钨酸苏木素液(PTAH)

配方:苏木素　　　　0.1g

　　　磷钨酸　　　　2.0g

　　　蒸馏水　　　　100mL

将苏木素于 20mL 蒸馏水中加热溶解,再将磷钨酸溶于 80mL 蒸馏水。苏木素液冷却后加入磷钨酸溶液中混合,置放入有阳光处数星期至数月才成熟。此液可久放,若急用时可加入 0.177g 高锰酸钾促其成熟。

该染色剂对神经组织及纤维素是一种较为卓越的染色剂。

(9)Mallory 氏磷钼酸苏木素液

配方:苏木素　　　　　　　　1g

　　　10%磷钼酸水溶液　　　10mL

　　　水合三氯乙醛　　　　　6～10g

　　　蒸馏水　　　　　　　　100mL

暴露于阳光下氧化 1 周,用时过滤。此染色剂主要用于中枢神经系统的染色。

(10)Bohmer 氏苏木素液

配方:苏木素　　　1g

　　　纯乙醇　　　10mL

　　　钾明矾　　　20g

　　　蒸馏水　　　200mL

将苏木素溶于纯乙醇稍加温。钾明矾溶于蒸馏水,两液混合置烧杯或广口瓶中,以纱布或棉花封盖,在阳光下 1～2 个月自然成熟的苏木素液面可见一层金属膜样物。组织切片染色用 5～10min,以盐酸乙醇分化。

2.分化液

1%盐酸乙醇,是最常用的分化液。

配方:70%乙醇　　　99mL

　　　浓盐酸　　　　1mL

3.还原液

(1)氢氧化氨液

配方:浓氨水　　　1mL

　　　蒸馏水　　　99mL

(2)饱和碳酸锂液

配制:碳酸锂　　　　　1g

　　　蒸馏水(冷)　　　78mL

(3)流水冲洗还原

4.伊红染液

伊红为砖红色粉末状或酱红色结晶,是最常用的胞质染料。又名为曙红,它是荧光黄的四溴衍生物。伊红本身溶于醇而不溶于水,也称为醇溶性伊红;它的钠盐、钾盐或铵盐可溶于水,称为水溶性伊红。

配方:伊红 Y(水溶性)　　　0.5～1.0g

　　　蒸馏水　　　　　　　99mL

若取用伊红 Y(醇溶性)应溶于 99mL 75% 或 95% 的乙醇中。若在伊红染液中加入 0.5mL 冰醋酸,可加速其染色过程,并使胞质的色泽更为艳丽。

(三)染色方法

苏木素-伊红染色简称 HE 染色,是组织学技术的常规染色方法。恒定优质 HE 切片应该是红蓝相映,层次浓淡均为分明。

1.石蜡切片人工操作苏木素-伊红染色法的基本步骤

(1)脱蜡

①二甲苯Ⅰ　　　　　　　　10min

②二甲苯Ⅱ(应完全透明)　　5min

(2)逐级降浓度乙醇水化

①无水乙醇Ⅰ(变为不透明)　1min

②无水乙醇Ⅱ　　　　　　　1min

③95%乙醇　　　　　　　　1min

④90%乙醇　　　　　　　　1min

⑤85%乙醇　　　　　　　　1min

⑥水洗　　　　　　　　　　2min

(3)染色

①苏木精染色　　　1～5min

②水洗　　　　　　1～3min

③1%盐酸乙醇分化　20s

④水洗　　　　　　5min,变蓝

⑤蒸馏水洗　　　　1min

⑥伊红染色　　　　20s～5min

⑦水洗　　　　　　30s

(4)逐级升浓度乙醇脱水

①85%乙醇脱水　　20s

②90%乙醇　　　　30s

③95%乙醇Ⅰ　　　1min

④95%乙醇Ⅱ　　　1min

⑤无水乙醇Ⅰ　　　2min

⑥无水乙醇Ⅱ　　　2min

(5)透明

①二甲苯Ⅰ　　　　2min

②二甲苯Ⅱ　　　　2min

③二甲苯Ⅲ　　　　2min

可作透明度试验:在黑色背景下以光线照于切片如果见有乳白色斑片系脱水不足,需再行脱水。

(6)封固

用中性树胶或加拿大树胶加盖玻片封固。

结果:胞核呈蓝色,胞质、肌肉、结缔组织呈红色,红细胞呈橘红色,其他成分呈深浅不同红色。钙盐和各种微生物也可染成蓝色或紫蓝色。

2.石蜡切片自动染色机苏木精-伊红染色程序

①二甲苯Ⅰ 10min。

②二甲苯Ⅱ 10min。

③无水乙醇Ⅰ 1min。

④无水乙醇Ⅱ 1min。

⑤95％乙醇Ⅰ 1min。

⑥95％乙醇Ⅱ 1min。

⑦90％乙醇Ⅰ 1min。

⑧80％乙醇Ⅰ 1min。

⑨水洗 1min。

⑩苏木精染色 1～5min。

⑪水洗 1min。

⑫1％盐酸乙醇分化 30s。

⑬水洗 5min 变蓝。

⑭伊红染色 30s～5min。

⑮水洗 30s。

⑯85％乙醇 20s。

⑰90％乙醇 30s。

⑱95％乙醇Ⅰ 1min。

⑲95％乙醇Ⅱ 1min。

⑳无水乙醇Ⅰ 2min。

㉑无水乙醇Ⅱ 2min。

㉒二甲苯Ⅰ 2min。

㉓二甲苯Ⅱ 2min。

㉔二甲苯Ⅲ 2min。

㉕中性树胶或加拿大树胶封片。

3.冷冻切片苏木精-伊红染色方法

①恒冷箱冷冻切片,粘贴在载玻片上,用 95％乙醇 95mL 和冰醋酸 5mL 的混合液固定 1min,水洗。

②苏木精染色 1～2min。

③水洗 20s。

④1％盐酸乙醇分化 20s。

⑤水洗 20s。

⑥稀氨溶液 30s。

⑦水洗 20s。

⑧伊红染色 20s～1min。

⑨水洗 10s。

⑩85％乙醇 20s。

⑪90％乙醇 1min。

⑫95％乙醇 1min。

⑬无水乙醇Ⅰ 1min。

⑭无水乙醇Ⅱ 2min。

⑮二甲苯Ⅰ 1min。

⑯二甲苯Ⅱ 2min。

⑰二甲苯Ⅲ 2min。

⑱中性树胶或加拿大树胶封片。

(四)染色注意事项

一张优质的 HE 染色切片,绝非仅指染色而言,它包括很多方面,首先应重视"固定"环节,其次注意脱水、透明、浸蜡、包埋和切片等各个步骤。一张因固定、脱水等步骤有所缺陷的切片,染色是不可能鲜艳、透明、层次分明的。但在进行 HE 染色时还应注意以下问题。

①组织切片的脱蜡步骤应彻底,否则无论进行哪种染色都会发生困难。脱蜡时间要充分,若溶蜡剂使用过久应及时更换以免效率降低,若室温过低,可将溶蜡剂置于温箱中进行脱蜡。

②苏木素染液使用一段时间后表面易出现亮晶状漂浮物,这可能是液体表面的过氧化物,必须过滤除去,以防沉渣污染组织切片。苏木素液一般染过三四百张切片后,着色力会减弱,着色不鲜艳,呈灰蓝色时应及时更换新液。

③染色时间的长短需依据染色剂对组织的染色作用、室温条件、切片厚薄、固定液类别和染液的新旧而进行相应调节。所以在染色时必须使用显微镜观察染色程度以利掌握时间。

④分化十分重要。分化步骤的准确与否也是染色成败的关键,若分化失当则必然引起染色不匀、过淡或过深等现象,因此分化后一定要镜检,观察胞核是否清晰,胞质呈淡白色。否则需再次分化,不然一旦复染后,组织会呈紫蓝色即"蓝盖红"现象。

⑤还原液不宜过浓,若碱性太强易使组织脱落,故以淡为宜。

⑥伊红宜淡染,复染过深胞核会不清晰,影响镜检。

⑦若脱水,透明等步骤不够彻底,则组织表面会有一层雾状膜。若有这一现象,应立即更换纯乙醇脱水,再次透明。在潮湿的季节里应注意乙醇的浓度,若降低要及时更换。

⑧染色后的组织切片,要将组织四周的污染物痕迹擦掉,以免影响美观。

⑨封固剂要适量,滴加时应小心倾滴,盖玻片要轻轻放置,以免气泡产生影响镜检。盖玻片大小选择要合适,一般要大于组织块,以防封盖不全,盖玻片要放正,标签贴牢,编号清楚。

从而保证切片的封藏和美观。

⑩染好的切片应妥为保存,更应避免日光照射,否则切片容易褪色。

三、特殊染色

(一)特殊染色的概念

为了显示特定的组织结构或组织细胞特殊成分,用特定的染料和方法对组织切片进行染色,称为特殊染色,通常是指除 HE 染色外的所有染色方法。特殊染色也可理解为"选择性染色",它能选择性地显示组织、细胞中的特殊成分,包括正常成分、异常物质、病变和病原体等,在病理诊断中具有十分重要的辅助作用。

(二)特殊染色的意义

特殊染色是普通染色的必要补充,是染色技术中不可缺少的部分。选用恰当的特殊染色方法,显示或进一步确定病变性质、异常物质及病原体,对于疾病的诊断和鉴别诊断具有十分重要的作用。在实际工作中,一般是先做 HE 染色,通过对切片认真细致地观察,仍不能做出正确的诊断或鉴别诊断有困难时,再进行特殊染色。通常将特殊染色用于肿瘤的诊断和鉴别诊断,如应用网状纤维染色可以区别癌和肉瘤。虽然特殊染色具有十分重要的临床价值,但它不能取代普通染色,而只能作为普通染色的辅助诊断手段。

(三)特殊染色的分类

特殊染色方法的种类很多,一般根据所染对象的不同,分为结缔组织染色、肌组织染色、神经组织染色、脂质染色、糖类染色、色素类染色、病理内源性沉着物染色、病原微生物染色、内分泌细胞染色等。

(四)特殊染色的命名

关于特殊染色的命名,至今没有统一的规定,通常采用以下几种方式命名。

1. 按发明者姓名命名

如 Van Gieson(VG)染色、Mallory 三色染色法、Masson 染色法等。

2. 按所用染色剂命名

如苏丹Ⅲ染色、刚果红染色法等。

3. 按染色对象命名

如网状纤维染色、糖原染色等。

4. 采用混合命名

如 Gomori 银染色法、过碘酸-Schiff(PAS)染色法等。

第二章

呼吸系统疾病的病理诊断与鉴别诊断

第一节 肺部感染性疾病

肺炎通常指肺的急性渗出性炎症,是呼吸系统的常见病、多发病,可以是原发的独立性疾病,也可以是其他疾病的并发症。根据病因的不同,分为细菌性肺炎、病毒性肺炎、支原体肺炎、真菌性肺炎、寄生虫性肺炎等;根据病变性质的不同,又分为化脓性肺炎、纤维素性肺炎、浆液性肺炎、干酪性肺炎及肉芽肿性肺炎等;根据病变累及的范围和部位不同,分为大叶性肺炎、小叶性肺炎、间质性肺炎等。

一、细菌性肺炎

(一)奴卡菌性肺炎

1.定义

奴卡菌性肺炎也称肺奴卡菌病,系由奴卡菌属引起的肺部一种机会性感染性疾病。临床上常表现为亚急性、慢性局限性或播散性化脓性疾病。

2.临床特征

1888年Nacard首次于患慢性鼻疽的病牛体内分离出鼻疽奴卡菌。1890年Eppinger首次描述了表现为肺炎和脑脓肿的人类奴卡菌病。人体奴卡菌病的病原体主要为星形奴卡菌,其他致病菌包括巴西奴卡菌、豚鼠奴卡菌等,可引起局灶性或播散性感染。几乎90%的奴卡菌肺部感染是由星形奴卡菌所引起。本病全球散发,几乎没有暴发流行,也无季节差异。在美国1年诊断本病500~1000例,各个年龄段普遍易感。以成年男性多见,男:女=(2~3):1。肺奴卡菌病的预后较差,病死率为41%左右。播散型奴卡菌病病死率为64%,一旦累及神经系统,死亡率可高达100%。

3.发病机制

奴卡菌属于放线菌属,是革兰阳性的分枝棒状需氧菌,弱抗酸性,呈分枝状的菌丝,广泛存在于土壤、空气、草丛和腐败的植物中,分类学上属于细菌而非真菌,为条件致病菌。奴卡菌可在空气中形成菌丝体,人吸入菌丝片段是主要的感染途径,亦可经破损皮肤或消化道进入人体引起感染。该病常见于免疫功能低下者,如艾滋病(AIDS)、白血病、器官移植受者;60%~80%的患者患有肺部基础性病变,有学者通过研究认为慢性阻塞性肺疾病患者是奴卡菌性肺炎的高危人群,考虑与其使用糖皮质激素有关。细胞介导的免疫反应是机体抵御奴卡菌感染的主要方式。研究证明,特异性 T 淋巴细胞抗原可增强无胸腺裸鼠对奴卡菌感染的致敏性,免疫兔后发现其 T 淋巴细胞可增加巨噬细胞对奴卡菌吞噬及生长抑制作用。因此,宿主免疫防御机制的削弱是该病发生的重要因素。

4.病理诊断

奴卡菌性肺炎主要表现为肺脓肿,常为多发性,大小不一,可互相融合,中心坏死明显,脓肿内含有绿色脓液。病变可累及一个或多个肺叶,也可表现为肺叶实变、多发性粟粒状、结节状病变。胸膜增厚,有纤维素渗出。

镜下急性期表现为显著凝固性坏死及中性粒细胞浸润(图 2-1-1A),渐变为肺脓肿。坏死化脓区可见大量革兰染色阳性的分枝状奴卡菌,菌体细长、直径为 $0.5 \sim 1.0 \mu m$,长为 $10 \sim 20 \mu m$,呈串珠状、杆状,主要为直角分支。周围肺泡间质纤维组织增生。慢性期以肉芽肿性炎症为主,脓肿周围常见类上皮细胞及多核巨细胞形成的肉芽肿。可形成大脓肿和空洞,淋巴细胞、浆细胞浸润。邻近肺泡腔内可见机化灶(图 2-1-1B)。特殊染色:弱酸染色阳性(图 2-1-1C);奴卡菌革兰染色阳性(图 2-1-1D),六胺银阳性。

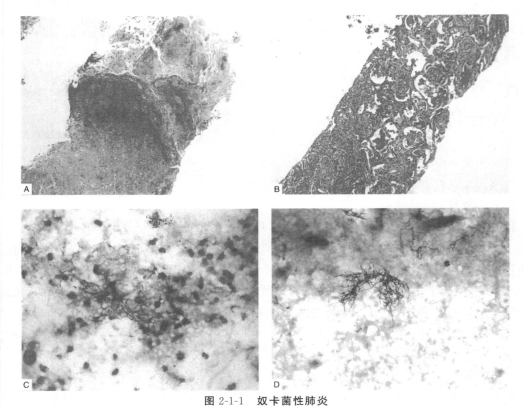

图 2-1-1 奴卡菌性肺炎

大片坏死及炎性渗出物中有嗜碱性的细菌团(A);肺组织可见肺泡腔有机化灶,间质有炎症细胞浸润(B);弱酸染色显示红染有分支的细长菌丝(C);六胺银染色可见蓝色的菌丝(D)

5.鉴别诊断

①肺放线菌病:奴卡菌和放线菌在组织学改变上相似,均为化脓性炎症。弱抗酸染色法可

区分奴卡菌与放线菌,奴卡菌弱酸染色阳性,放线菌为阴性。同时,在脓肿的脓液中找到放线菌有"硫磺颗粒",肉眼见呈淡黄色,显微镜下可见典型结构:中央为大团的革兰阳性菌丝体,菌丝体外包绕呈放射状排列的嗜伊红棒状体。

②肺真菌病:肺真菌病的病变部位可以出现纤维素和中性粒细胞渗出,也可以出现坏死和化脓,有时可见肉芽肿性病灶。但病变中可见真菌孢子及菌丝。PAS 染色和六胺银染色阳性。

(二)肺放线菌病

1.定义

肺放线菌病是由放线菌引起的人兽共患的一种渐进性、化脓性、肉芽肿性的亚急性至慢性感染性疾病。放线菌为革兰阳性厌氧菌或微需氧菌,生长缓慢,菌丝细长,盘绕成团,容易断裂成链状。成熟的菌丝较粗,有分支,周围出现典型的由放线菌菌体、坏死组织碎片构成"硫磺颗粒",颗粒边缘有膨大的小体,外观似棒锤状,呈放射状排列,故称"放线菌"。肺脏罹患放线菌感染,称为肺放线菌病。

2.临床特征

放线菌病由 Langenbeek 在 1845 年首先叙述,我国 1904 年首次在宜昌发现牛放线菌病。放线菌病在世界各地均有发现,均为散发,属内源性疾病,而非传染病。多发于农村,城市发病率为农村的 1/10。肺放线菌病发病率极低,年发病率约为 1/300 000。可发生于各个年龄组,以青壮年发病率最高,男女患病比约为 3∶1。肺放线菌病预后良好且病死率低,治愈率达 90% 以上。

3.发病机制

放线菌常寄生于人体口腔黏膜、牙龈、扁桃体、结肠等处。放线菌是条件致病菌,在正常人体内寄生的放线菌一般不引起疾病。易感因素在感染的发生中起作用,例如口腔卫生差、糖尿病、免疫抑制、营养不良、外科手术、口腔肿瘤或感染、头颈部恶性肿瘤的放疗等。

其发病机制尚不清楚,公认的机制有 3 个:①在正常的寄生部位(主要指口腔及肠道黏膜)的放线菌不致病,但当管腔黏膜破裂或管腔全层破裂,放线菌转移到黏膜下层及体腔,则导致放线菌病,但将体外培养的放线菌注入皮下组织内并不能导致放线菌病,说明上述理论并不完善;②其他细菌辅助感染,放线菌进入到黏膜下通常伴有其他细菌,主要是大肠埃希菌和链球菌等,在这些细菌的协同作用下导致放线菌病的发生;③放线菌可形成生物膜,在生物膜网状结构内保持菌的活性,在一定条件下致病。

4.病理诊断

肺放线菌病为脓肿性病变,在脓液中肉眼可见分叶状或多角形的直径数毫米的黄白色颗粒,称为"硫磺颗粒"。镜下改变为急性化脓性炎症,病灶内可见多发性脓肿、瘘管、肉芽组织和纤维增生。早期,在组织内最先引起白细胞浸润,形成多发性小脓肿,脓肿穿破形成多个窦道。脓肿周围为急性或慢性炎性肉芽组织及纤维化,并形成瘢痕,有的可见大量泡沫细胞和巨噬细胞聚积。病理确诊是有赖于 HE 染色的化脓灶内找到呈嗜碱或嗜中性的"硫磺颗粒",颗粒直径为 100∼300μm,以及革兰染色阳性的纤细分枝菌丝。HE 染色时颗粒中央为致密的嗜碱性均匀物质,边缘呈嗜酸性的疏松的栅栏状短棒样物质(图 2-1-2A)。革兰染色见菌落中央部分

呈致密的革兰阳性物质,周围为革兰阴性的放射状分布的纤细分枝状菌体(图 2-1-2B)。PAS
染色:细菌团呈玫瑰红色。六胺银染色:细菌团由黑色分枝状菌丝交织形成。抗酸染色阴性。

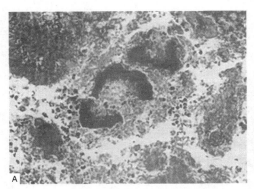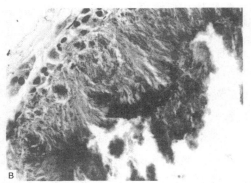

图 2-1-2　肺放线菌病

在坏死的肺组织中央见有染成蓝色的"硫磺颗粒",周围可见放射状排列的嗜伊红杆状体(A);革兰染色
显示菌落核心为阳性,其周围菌丝末端为阴性(B)

5.鉴别诊断

①肺结核:肺结核病可见干酪样坏死,肉芽肿性结核结节,抗酸染色可见抗酸菌阳性,革兰
染色阴性,病原菌中没有"硫磺颗粒"。而放线菌革兰染色阳性,六胺银染色阴性。

②真菌感染:肺部真菌感染常常有大量中性粒细胞的渗出,脓肿灶形成,但其中可见菌丝
及孢子。PAS 及六胺银染色阳性,革兰染色阴性。

③肺脓肿:一般细胞感染的脓肿灶中见不到"硫磺颗粒"。

(三)军团菌肺炎

1.定义

军团菌肺炎是由革兰染色阴性的嗜肺军团杆菌引起的一种以肺炎为主的全身性疾病。以
肺部感染伴全身多系统损伤为主要表现,也可以表现无肺炎的急性自限性流感样疾病。

2.临床特征

军团菌肺炎于 1976 年在美国费城召开的退伍军人大会中首次暴发流行,导致 221 人患
病,34 人死亡。1977 年美国科研人员从患者肺组织分离出致病菌,并命名为"军团菌"。我国
首例报道是在 1983 年南京发现军团菌病例。该病在夏秋季节多发,也可呈地方性散发,男女发
病比例为 2:1。传染途径主要为气溶胶传播,但人与人之间不传染。各个年龄层的人都会感
染军团菌,34%的患者没有任何易感因素。在院内获得性军团菌肺炎患者中无基础疾病者得
病比例>6%。军团菌肺炎死亡率较高,若针对性治疗不及时,则使病情迅速恶化而致死。

3.发病机制

军团菌是一种兼性细胞内寄生菌,在人类单核细胞及巨噬细胞内均能存活并繁殖。军团
菌对人体的损害是从对肺泡巨噬细胞作用开始的;军团菌经呼吸道进入肺后,被中性粒细胞和
巨噬细胞吞噬,吞噬细胞被感染一段时间后,含军团菌的细胞裂解释放出大量细菌,导致肺泡
上皮和内皮急性损伤并伴有肺水肿,可引起低氧血症和呼吸障碍。同时军团菌还可以产生脂
多糖类内毒素和一些能溶解细胞的外毒素而致病。

4.病理诊断

累及终末细支气管和肺泡,类似大叶、小叶性肺炎的病理改变。急性期为纤维素性化脓性肺炎,急性后期表现为机化性肺炎。肺急性期病变主要分为两型,Ⅰ型为急性纤维素性化脓性肺炎(95%),可见大量水肿液、纤维素渗出、嗜中性白细胞崩解、细胞碎片及巨噬细胞;Ⅱ型为急性弥漫性肺泡损伤,病变中可见肺泡上皮增生、脱屑及透明膜形成。肺后期病变表现为渗出物和透明膜机化及间质纤维化,严重者可导致蜂窝肺。肺血管的改变主要侵犯肺肌性动脉,表现为浆细胞、淋巴细胞和组织细胞浸润的非坏死性血管炎,可有内膜纤维化,也可形成动脉瘤。革兰染色和 W-S 银染可显示细胞内或散在分布于肺泡腔内小而多形的短杆状。

5.鉴别诊断

①肺炎链球菌肺炎:本病易累及整个肺叶,咳铁锈色痰,病理改变除肺大叶外,还常伴支气管肺炎改变,军团菌引起支气管的炎症,采用革兰染色和 W-S 银染色可显示组织中小而多形的短杆状。而肺炎链球菌一般不累及支气管,革兰染色和 W-S 银染色阴性。

②肺结核:病理改变为干酪样坏死,结核结节,抗酸杆菌阳性;军团菌肺炎一般没有肉芽肿病变,无干酪样坏死,抗酸染色阴性,而军团菌革兰染色和 W-S 银染色阳性。

二、病毒性肺炎

(一)巨细胞病毒性肺炎

1.定义

巨细胞病毒性肺炎是由巨细胞病毒(cytomegalovirus,CMV)感染引起的肺炎,CMV 是以受感染细胞形成巨大的似"猫头鹰眼样"嗜酸性核内及胞质内包涵体为特征的病毒,常常侵犯肺组织,引起巨细胞病毒性肺炎。

2.临床特征

CMV 感染在人群中相当普遍,健康成人血清 CMV IgG 抗体阳性率可达 50% 以上,但大多呈无症状的隐性感染。初次感染后可终身携带。在婴儿期和有免疫抑制的个体可引起严重疾病。婴幼儿期、青春期和育龄期是 CMV 感染的三个高峰期。从流行病学调查情况看,感染率随年龄增加而升高。美国的一项资料显示,4 岁以前的感染率为 10%,青年时期为 53%,成年人(>35 岁)以后则高达 80% 以上。我国调查的结果显示感染率较高,至 10 岁时已达80%。CMV 多发生在免疫功能低下者和婴儿,近年来随着骨髓和器官移植的开展和艾滋病患者的不断增多,当机体免疫力低下时,CMV 可被激活从而导致严重疾患,一旦出现重症巨细胞病毒性肺炎,则死亡率大于 65%。

3.发病机制

CMV 归属于人疱疹病毒科 β 亚科,具有明显的宿主种属特异性,是人疱疹病毒科中最,结构也最复杂的病毒。人是人类 CMV(HCMV)的唯一宿主。巨细胞病毒可广泛存在于受染患者全身各器官组织内,感染可直接导致受染宿主细胞损伤;HCMV 的细胞嗜性广泛,上皮细胞、内皮细胞、成纤维细胞是主要靶细胞。HCMV 的组织嗜性与宿主的年龄和免疫状况密切相关。在胎儿和新生儿期,神经细胞和唾液腺对 HCMV 最为敏感,肝脾常受累。在免疫正常的年长儿和成人,病毒感染多局限于唾液腺和肾脏;在免疫抑制个体,肺部最常被侵及,常造成全身性感染。

此外还可能通过免疫病理机制产生致病效应,特别是细胞免疫功能下降。CMV 感染对胸腺发育及脾细胞、单核吞噬细胞、自然杀伤细胞及细胞毒性 T 淋巴细胞的功能有着显著的影响。CMV 感染引起的免疫抑制与病毒在细胞内的复制有关。CMV 可以在单核吞噬细胞、T 细胞、B 细胞及一些尚未确定的单核细胞中复制,其中单核吞噬细胞最易感染 CMV,淋巴细胞在免疫反应中具有重要的调节功能和效应功能。CMV 感染后,可引起淋巴细胞的多种免疫功能受损。

4. 病理诊断

CMV 的主要病理表现为弥漫性肺泡损伤及局灶性间质性肺炎。①弥漫性肺泡损伤:CMV 仅侵犯成纤维细胞,该细胞为肺泡壁结构的重要组成部分,病毒在其内增殖可导致细胞巨大化和变性,从而使肺泡壁结构的完整性破坏及通透性增加,引起浆液、纤维素、红细胞及巨噬细胞等炎性渗出,肺泡透明膜形成及肺泡内出血。②局灶性间质性肺炎:炎症沿支气管、细支气管壁分布,侵犯小叶间隔及肺泡间隔,导致肺泡间隔增宽,间质血管充血、水肿及淋巴细胞浸润。最重要的是 CMV 感染细胞显著及特征性改变为本病诊断的"金标准",即出现巨细胞。细胞体积明显增大、胞质及核内可见嗜双色到嗜碱性包涵体。核内包涵体单个较大(可达 $20\mu m$),圆形或卵圆形,位于核中央,与周围染色体之间有透明空晕,呈鹰眼样。胞质内包涵体较小,($1\sim3\mu m$),呈嗜酸性颗粒状。特殊染色:PAS、GMS 阳性。免疫组化:PP65 阳性;原位杂交:CMV 病毒阳性(图 2-1-3)。电镜:可见核内包涵体由病毒颗粒和致密的网状基质组成,病毒颗粒直径为 $100\sim200nm$,具有透明和颗粒状圆形的核心,周围由双层膜包绕。

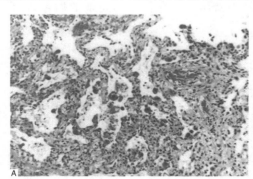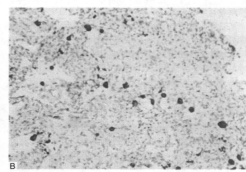

图 2-1-3 巨细胞病毒性肺炎

肺泡腔内及肺泡壁可见体积大的巨细胞,有核内包涵体,肺泡间隔增宽,散在淋巴细胞浸润(A);CMV 原位杂交显示巨细胞包涵体阳性(B)

5. 鉴别诊断

①麻疹病毒性肺炎:麻疹病毒引起的巨细胞间质性肺炎可见核内及胞质内包涵体,支气管及肺泡上皮见巨噬细胞变,但主要表现为大的多核巨细胞,而巨细胞病毒性肺炎往往是单核巨细胞,其体积增大。

②腺病毒肺炎:可见细胞核内包涵体,有 Smudge 细胞,可见坏死性细支气管炎。巨细胞病毒一般引起的是间质性肺炎和弥漫性肺泡损伤为主。

（二）腺病毒性肺炎

1.定义

腺病毒性肺炎是由腺病毒感染引起的肺部炎症,腺病毒广泛存在于人类的上呼吸道及消化系统内。

2.临床特征

全球腺病毒流行呈模式多样化、流行地区广泛、人群普遍易感的特点。腺病毒流行一年四季均可发生,但以夏季及冬春季多见。腺病毒可通过人、水、媒介物和器械传播,在儿童和军营人员中更易发生感染和大规模流行。在免疫功能低下宿主如艾滋病患者、遗传免疫缺陷的患者、骨髓接受者、固体器官和造血干细胞移植者常引起高发病率和死亡率。近年来,免疫功能正常的成年人其呼吸道腺病毒感染的发病有增多趋势,发病率占社区获得性肺炎的 $1\%\sim7\%$。

3.发病机制

腺病毒是一种可导致人类呼吸系统感染的无外壳的双链 DNA 病毒,直径为 $70\sim90nn$。腺病毒通过呼吸道侵入机体后,引发支气管黏膜、肺泡壁水肿、增厚、管腔狭窄等炎症反应和通换气功能障碍。当炎症进一步加重,支气管黏膜坏死脱落,坏死物阻塞管腔,支气管周围间质内明显水肿,单核细胞及淋巴细胞浸润,加重通换气功能障碍。腺病毒致严重的肺损伤与体内相关炎症介质有关。

4.病理诊断

由于肺水肿致重量增加,支气管内充满黏液样、纤维素样或化脓性渗出物。在致死性病例中,还可出现弥漫性肺实变和斑片状肺出血,有结节性炎症和坏死区。

镜下病理特征为坏死性支气管炎、细支气管炎和间质性肺炎,有特征性包涵体。坏死性支气管炎及细支气管炎可见上皮坏变、脱落,气腔内充满坏死性嗜酸性颗粒样碎片和炎症细胞,细支气管上皮破坏仅保留肌层,导致气道堵塞,继发末端肺泡扩张。支气管壁及细支气管壁血管充血,单核炎症细胞浸润。肺泡腔出血,纤维素、中性粒细胞及单核炎症细胞渗出。肺泡上皮坏死,透明膜形成。

腺病毒感染细支气管上皮和肺泡上皮细胞核内有两种类型包涵体:第一种是呈均质嗜中性或嗜碱性,几乎充满整个细胞核,具有如此包涵体的细胞被称为"smudge cell"。smudge 细胞通常体积大、深染,Feulgen 染色阳性。第二种包涵体圆形、嗜酸性,Feulgen 染色阴性小体,有一透明的晕与染色质相隔。

电镜下见包涵体是由六角形微粒组成,平均直径为 $60\sim90nm$,有中心致密的核心和外膜,通常排列成网格样或结晶状。

（三）麻疹病毒性肺炎

1.定义

麻疹病毒性肺炎是由麻疹病毒引起的急性呼吸道传染病,其传染性极强。

2.临床特征

世界上大部分地区均有此病流行的报道,WHO 估计全球每年有 3000 万人被感染,并导致 45 万多人死亡,该病主要发生在 5 岁以下婴幼儿。以婴幼儿免疫低下者为多,多发生于疾病的早期。自从麻疹疫苗被广泛应用以后。儿童麻疹的发病率已大大降低,而成人麻疹的发病率呈明显上升趋势。

3. 发病机制

该病毒属于副黏液病毒科麻疹病毒属。人类是麻疹病毒唯一的宿主,麻疹病毒通过飞沫传播。麻疹病毒的 6 种结构性蛋白中最重要的 2 种诱导免疫的蛋白分别是血凝素蛋白和融合蛋白。麻疹病毒感染包括 4 个阶段,即潜伏期、前驱期、出疹期和恢复期。最初潜伏期病毒在上呼吸道上皮复制进而进入附近淋巴结,然后引起第一次病毒血症,此阶段主要累及单核-吞噬细胞系统。在单核-吞噬细胞系统增殖后引起第二次病毒血症,病毒扩散到全身各个部位,包括淋巴结、皮肤、肾、消化道和肝脏等。前驱期开始于第二次病毒血症后,引起组织上皮坏死和巨细胞形成。由于病毒复制导致细胞间的融合坏死,包括神经细胞、呼吸道上皮细胞等。随着疹出,特异性抗体开始产生,病毒复制减少,症状逐渐减轻。感染可引起特异的细胞和体液免疫反应,感染控制后获得终身免疫。

4. 病理诊断

麻疹病毒性肺炎的主要病理表现是引起坏死性细支气管炎,巨细胞间质性肺炎和弥漫性肺泡损伤。细支气管黏膜水肿、充血、坏死可形成溃疡,支气管黏膜可以鳞状化生。Ⅱ 型肺泡上皮增生,肺泡腔水肿、淋巴细胞、纤维素渗出及透明膜形成。晚期渗出物可以机化。间质有淋巴细胞浸润。同时,呼吸道和肺泡壁可见巨噬细胞病变,表现为大的多核巨细胞(直径 $100\mu m$)有核及大而嗜酸性的胞质包涵体,沿肺泡间隔和细支气管壁排列,这是麻疹病毒性肺炎诊断的重要依据。这些细胞可能由细支气管或肺泡上皮细胞融合而成。

(四)合胞病毒性肺炎

1. 定义

合胞病毒性肺炎是由呼吸道合胞病毒引起的肺部炎症。呼吸道合胞病毒属副黏液病毒科。由于该病毒在组织培养基上繁殖时能引起明显的细胞融合现象,故命名为呼吸道合胞病毒。

2. 临床特征

合胞病毒分布于世界各地,多数成年人体内可查到合胞病毒抗体。同时合胞病毒容易感染 2 岁以下婴幼儿、免疫缺陷及年老体弱者。1 岁内呼吸道合胞病毒感染占重症肺炎的 60%。呼吸道合胞病毒流行时间有一定季节性,秋冬及初春季节温度较低,呼吸道合胞病毒传播性增强。

3. 发病机制

合胞病毒为副黏液病毒科肺炎病毒的单负链 RNA 病毒,包膜表面的 G 和 F 蛋白介导病毒入侵气道上皮细胞,引起气道上皮细胞的损伤,可以直接影响气道结构和功能或者在变应原长期作用下诱导异常免疫反应,进而形成气道炎症及高反应性。

4. 病理诊断

合胞病毒性肺炎主要病理改变是坏死性细支气管炎及间质性肺炎。支气管上皮脱落,坏死碎片及炎症细胞充满整个支气管腔及气道,肺泡腔有水肿液、纤维素和炎症细胞渗出。合胞病毒特征性合胞巨细胞是多核和形成嗜伊红染胞质内包涵体,伴有透亮的晕。晚期渗出物可以机化。

(五)冠状病毒性肺炎

1.定义

冠状病毒性肺炎是由 SARS 冠状病毒(SARS CoV)引起的一种具有明显传染性、可累及多个脏器系统的特殊肺炎。世界卫生组织将其命名为严重急性呼吸综合征。

2.临床特征

2002 年秋季我国广东省发生了由新型冠状病毒引起的严重病毒性肺炎,即严重急性呼吸综合征,这种新型的冠状病毒被命名为 SARS 冠状病毒,其中间宿主为果子狸。SARS 自中国迅速蔓延至全球 30 个国家。在 1 年时间里,SARS 病例达 8090 例,其中 774 例死亡。2003 年 4 月 16 日,WHO 在瑞士正式宣布 SARS 的病原体是一种从未在人体出现过的新型冠状病毒,即冠状病毒的变种,并正式命名为 SARS 病毒。此病毒基因组为单股正链 RNA,与经典冠状病毒相似。本病以青壮年为主,根据中国内地 5327 例资料统计,主要发病年龄为 20～60 岁,其中 20～29 岁病例所占比例最高,15 岁以下青少年所占比例较低,9 岁以下儿童病例所占比例更低。发病无性别显著差异。由于工作性质的关系,本病在医务人员中的发病概率明显升高。

3.发病机制

发病机制还不清楚。现有的资料主要来源于细胞和动物模型上的研究结果,主要包括病毒入侵、体内复制和扩散以及致病过程等环节。SARS 对宿主细胞的侵入,首要因素是 S 蛋白。S 蛋白是病毒通过受体介导的内吞侵入宿主细胞的主要结构蛋白。还有 SARS-CoV 由呼吸道进入人体,在呼吸道黏膜内复制,进一步引起毒血症。对人体细胞的感染是多器官的,肺部是最常见受累的器官。感染后的宿主细胞出现细胞溶解或凋亡,引发一系列的炎症反应,导致多器官损害和免疫功能异常,也是容易继发感染的因素。

4.病理诊断

大体见肺组织明显肿胀,红褐或暗紫色。切面广泛性实变,可见点片状坏死及出血性梗死灶,切面有暗红色液体溢出。继发感染者可有大小不等的脓肿形成,肺动脉内可见血栓形成。部分病例可见肺门淋巴结肿大。

急性期的组织学特征为肺泡腔内大量的水肿液和渗出物,可见有透明膜形成。渗出物中主要是增生和脱落的肺泡上皮,脱落的肺泡上皮细胞体积明显增大。部分细胞相互融合成合体状单核和多核巨细胞。部分肺泡上皮细胞胞质内可见病毒包涵体,包涵体可呈球形,约红细胞大小,嗜酸性染色,周围可见透明晕。肺泡间隔极少淋巴细胞浸润。细支气管黏膜下水肿和炎细胞浸润,上皮脱落或灶性增生,伴行的血管腔内可见较多的嗜中性粒细胞及血栓栓塞。随着病程的延长,肺间质成纤维细胞增生伴纤维化,肺泡腔内炎性渗出物机化。容易继发曲菌感染。继发性感染可累及到胸膜,引起胸腔积液、胸膜粘连,甚至发生胸膜腔闭塞。

特殊染色:病毒包涵体染色阳性。电镜下见病毒颗粒呈不规则形,直径为 60～220nm,有外膜,其表面梅花形的膜粒,状如日冕,故称为冠状病毒。成熟病毒呈球形、椭圆形,成熟的和未成熟的病毒体在大小和形态上有很大差异,可以出现很多怪异的形态,如肾形、鼓槌形、马蹄形等(图 2-1-4)。

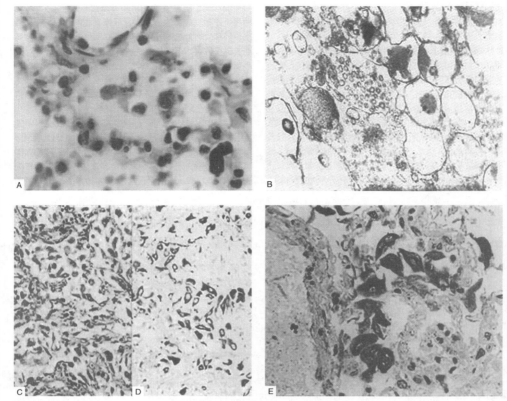

图 2-1-4　冠状病毒肺炎（SARS）

　　细胞核内病毒包涵体（A）；电镜下见病毒颗粒（B）；肺泡腔内大量脱落和增生的肺泡上皮细胞及渗出的炎细胞（C）；免疫组化染色 CK 阳性（D）；碱性磷酸酶（APE）显色呈红色（E）

　　5.鉴别诊断

　　①非冠状病毒肺炎：非冠状病毒肺炎表现为间质性肺炎。大体病变常不明显，仅因肺组织充血、水肿而体积轻度增大。镜下，主要表现以沿支气管、细支气管壁及其周围、小叶间隔及肺泡间隔分布的间质性炎症。肺泡间隔增宽，充血、水肿、淋巴细胞浸润，肺泡腔内少有明显的渗出。极少表现为弥漫性肺损伤改变。

　　②支原体肺炎：病变主要发生在肺间质，呈节段性或局灶性分布，暗红色，切面可有少量的红色泡沫状液体溢出。气管或气管腔内也可见黏液性渗出物。镜下见病变区域的肺泡间隔明显增宽，水肿，血管扩张、充血，常有多量的单核细胞和淋巴细胞浸润，也可有少量的浆细胞浸润，肺泡腔内无渗出物或仅有少量混有单核细胞的浆液性渗出液。重症病例其上皮细胞可坏死脱落。

（六）禽流感病毒性肺炎

　　1.定义

　　禽流感肺炎是由某些（株）禽流感病毒引起的人类肺部炎症。所谓人禽流感是人禽流行性感冒的简称，是由甲型流感病毒株的某些亚型引起的急性呼吸道传染病。通常情况下，禽流感病毒并不感染人类，但现已发现高致病性禽流感病毒的一些亚型可感染人类。

2.临床特征

自从 1997 年在中国香港发现首例人类感染禽流感后,此病引起全世界各国卫生组织的高度关注。目前发现能感染人的禽流感病毒有 H5N1、H7N7、H7N9 和 H9N2,其中以 H5N1 和 H7N9 毒性最强。由于人类对大多数 H 和 N 亚型没有免疫力,因此禽流感病毒具有启动人类新的流感大流行的潜在威胁。我国目前发生的人禽流感均由 H5N1 亚型所致,这也是目前引起全球病患者数最多、病死率最高的亚型。

禽流感的传染源主要是患禽流感或携带禽流感病毒的鸡、鸭、鹅等家禽,人主要经呼吸道吸入病禽分泌物、排泄物所形成的粉尘致病。此外,食用病禽、结膜感染、直接接触病毒和环境的污染也会导致感染。任何年龄均具易感性,且无性别差异,但儿童居多。与不明原因病死家禽或感染、疑似感染禽流感家禽密切接触人员为高危人群。

3.发病机制

禽流感病毒属于正黏病毒科的 RNA 病毒。形态近似球形,直径为 80～120nm,病毒外有包膜,包膜内部为螺旋对称的核衣壳。甲型流感病毒的基因组由 8 个片段组成。其中基质蛋白和来自宿主细胞的脂质双层组成了病毒的包膜,膜上覆盖有两种表面糖蛋白:一是植物血凝素(即 H),另一种为神经氨酸酶(即 N)。H 又分为 15 个亚型,N 分为 9 个亚型。

发病机制主要是人感染禽流感后,禽流感病毒首先附着在人体宿主细胞上,病毒表面的血凝素 H 介导病毒粒子与宿主细胞表面糖蛋白受体唾液寡聚糖结合;通过受体介导的内吞作用,禽流感病毒进入宿主细胞,并在宿主细胞中复制基因和病毒蛋白质;禽流感病毒表面的神经氨酸酶 N 可促使新形成的病毒粒子从宿主细胞中释放出来,再感染新的宿主细胞,使得禽流感病毒不断传播。

4.病理诊断

大体见肺淤血、水肿及实变。肺膜表面光滑,富于液体,切面显示肺组织轻度实变,肺泡腔内渗出较重,晚期肺泡腔实性变,粉色,细腻,似脂肪肝样变。

镜下见急性弥漫性肺泡损伤,表现为肺泡上皮细胞增生,核增大,染色质浓聚,部分肺泡上皮细胞可以看见核异型性及核分裂象。患者肺泡腔内有大量的蛋白性渗出液,可见大量的淋巴细胞、巨噬细胞、红细胞,少量的中性粒细胞及变性坏死脱落的肺泡上皮细胞以及多核或合体样肺泡细胞,并且伴有明显的透明膜形成;肺泡隔没有明显增宽,有部分的小血管壁亦呈现纤维素性坏死,并且有少量的血栓形成。部分肺泡腔呈代偿性肺气肿改变;部分肺泡塌陷。晚期病变肺泡腔内见渗出物机化,肺泡间隔增宽伴间质纤维组织增生,部分细支气管及肺泡上皮增生及鳞状上皮化生。病毒包涵体染色:少数肺泡上皮细胞质内见到嗜酸性染色球形颗粒。网织纤维染色:患肺坏死区域肺泡壁网织纤维断裂崩解消失。

电镜:在肺泡 II 型上皮细胞和血管内皮细胞内可见 A 型流行性感冒病毒样颗粒,多呈球形,有囊膜,大小为 80～120nm,主要以高电子密度核心居中的 C 型病毒颗粒为多见,也可见到低电子密度核心的 A 型病毒颗粒。

5.鉴别诊断

①支原体肺炎:支原体肺炎的病变主要在支气管和细支气管。表现为显著的支气管、细支气管周围及间质中巨噬细胞、淋巴细胞及浆细胞浸润。支气管及细支气管腔内见多量中性粒

细胞、黏液、纤维素及脱落上皮细胞。禽流感肺炎病理改变主要在肺泡,有弥漫性肺损伤、透明膜形成。

②军团菌肺炎:军团菌肺炎的组织病理学改变呈化脓性炎症改变。肺泡腔内有大量纤维素和中性粒细胞渗出。其中炎性渗出物中的中性粒细胞核碎片及细胞溶解为其醒目特点。用革兰及银染色显示组织中军团杆菌,呈小而多形的短杆状,位于细胞内或散在分布于肺泡腔内。

三、支原体肺炎

支原体肺炎是由肺炎支原体引起的一种间质性肺炎。肺炎支原体存在于患者口鼻分泌物中,其生物学特征介于细菌和病毒之间。支原体肺炎多发生在儿童和青少年中,近年来婴幼儿支原体肺炎发病率逐渐增高。支原体肺炎通过飞沫传播,可造成小流行。常见于冬春季节。

(一)病理变化

上呼吸道炎症、气管和支气管炎、肺炎。肉眼观:肺内病变呈灶性分布,往往累及一叶肺组织,以下叶多见;主要在肺间质,故病灶无明显实变。镜下观:病灶内肺泡壁因充血、水肿、淋巴细胞和单核细胞浸润,导致肺泡壁明显增厚;肺泡腔内少有炎性渗出物;支气管、细支气管及血管周围的间质也可有充血、水肿和炎细胞浸润。

(二)病理临床联系

临床起病缓慢,多有低热、咽痛、倦怠、头痛等症状,最突出的症状为剧烈咳嗽,因支气管和细支气管受急性炎症刺激引起。由于肺泡腔内渗出物很少,常为干咳或咳黏液痰。由于肺炎支原体存在于呼吸道分泌物中,故痰、喉拭培养阳性。X线检查可见肺纹理增粗,有斑点状、片状模糊阴影。预后良好,死亡病例少见。自然病程约为 2 周。

四、真菌病

(一)肺曲霉菌病

1.定义

肺曲霉菌病是曲霉属真菌引起的一系列感染性或非感染性肺部疾病。肺曲霉菌病的主要类型为:①曲霉菌球,多发生于原有肺内的空洞/空腔性病变内;②变应性支气管肺曲霉菌病,是对曲霉抗原的超敏反应,典型见于长期哮喘或囊性纤维化患者;③侵袭性肺曲霉菌病(IPA),绝大多数的 IPA 存在于免疫缺陷患者中,此类感染称为潜在致死性机遇性感染。

2.临床特征

肺曲霉菌病总体发病率尚不清楚。据我国医院感染监控网分析,医院真菌感染率从 1993—1996 年的 13.9% 上升至 1998—1999 年的 17.1% 和 1999—2000 年的 24.4%。侵袭性曲霉菌病,特别是肺部曲霉菌感染多发生在有严重基础疾病的患者中,恶性血液系统疾病、AIDS 和器官移植患者的发病率较高,估计急性白血病患者中侵袭性曲霉菌病的发病率为 5%~25%,AIDS 患者中侵袭性曲霉菌病发病率为 1%~12%,且逐年呈升高趋势。侵袭性曲霉菌病特别是肺部曲霉菌感染多发生在有严重基础疾病的患者中,其预后差,病死率达 50%~

100%。本病可发生于任何年龄、性别和种族的人群，与职业有一定关系，较多见于农民、园艺工人和酿酒工人。

2008年美国感染学会在曲霉菌病诊治指南中，指出了变应性支气管肺曲霉病（ABPA）的诊断依据包括7项主要标准：①支气管阻塞症状发作（哮喘）；②外周血嗜酸粒细胞增多（细胞数1000/μm）；③曲霉变应原速发性皮肤试验阳性；④血清曲霉变应原沉淀抗体阳性；⑤血清总IgE浓度增高，总血清IgE＞1000ng/mL；⑥肺部影像学检查存在或以前曾有肺部浸润影；⑦中央型支气管扩张。4项次要诊断标准包括：①痰涂片和（或）培养多次找到曲霉菌；②咳出棕色黏液栓或斑片的病史；③血清曲霉特异性IgE抗体增高；④曲霉变应原速发性皮肤试验阳性。而烟曲霉皮试阳性是诊断ABPA的必要条件。若皮试阴性，则可以排除ABPA。

3. 发病机制

曲霉菌在自然界中分布很广，其中引起人致病的病原菌主要有四种：烟曲霉菌、黄曲霉菌、黑曲霉菌、土曲霉菌。正常健康人吸入曲霉菌并不致病，若机体抵抗力下降或有基础疾病的患者容易发病，引起肺真菌感染。体内其他部位真菌感染亦可随淋巴或血液循环到肺部，静脉高营养疗法时，深静脉插管如留置时间过长也可导致真菌生长。致病方式主要是：①曲霉在组织中迅速生长繁殖，直接破坏宿主组织细胞，引起炎症反应；②侵入血管，使血管阻塞导致组织缺血性坏死；③曲霉缠绕成团块状物堵塞气道导致继发感染；④某些曲霉可产生蛋白分解酶，造成组织破坏；⑤曲霉抗原引起支气管-肺变态反应；⑥产生真菌毒素，引起组织坏死。

过敏（变应）性支气管肺曲霉菌病（ABPA）是真菌的孢子作为一种过敏原被吸入而导致机体过敏，致敏机体再次吸入真菌物质时，可引起表现为支气管哮喘样症状的过敏性肺泡炎。机体对曲霉菌抗原的超敏反应，大部分是由烟曲霉菌引起的。曲霉菌特异的IgE介导的Ⅰ型超敏反应和IgG介导的Ⅲ型超敏反应在ABPA的发病机制中起到核心作用。其他的宿主因素包括细胞免疫性，可影响ABPA的病理学变化。

4. 病理诊断

①曲菌球：大体见边界清晰的圆形到卵圆形空洞，直径1～7cm或者更大，并与支气管沟通，空洞壁厚1～5mm（图2-1-5A），曲霉球灰褐色或褐黄色，质地松脆，周围有纤维包膜。镜下空洞内见大量的菌丝，长短不一，但直径较均一，为3～5μm，明显分隔，呈锐角分支，排列成放射状和珊瑚状。孢子密集成群，直径略小于菌丝（图2-1-5B）。周围有血管化的纤维结缔组织，有淋巴细胞、浆细胞浸润。偶见中性粒细胞、嗜酸性粒细胞浸润。有时可见肉芽肿病灶。菌体一般不侵及空洞壁。

②侵袭性肺曲霉菌病：侵袭性肺曲霉菌病可以表现为气管和支气管黏膜变性、坏死、脱落，有溃疡形成，支气管壁纤维组织增生，慢性炎症细胞浸润，有肉芽肿病灶，支气管腔内见菌丝及孢子。局限性肉芽肿或广泛化脓性肺炎，伴脓肿形成；病灶呈出血性梗死，曲菌可栓塞在血管或支气管出现坏死性血管炎、血栓及菌栓，在炎症部位见到菌丝及孢子。肺泡结构破坏，间质纤维化。

③变应性支气管肺曲霉菌病：在支气管腔内有黏液栓，可见曲霉菌及大量嗜酸性粒细胞、黏液。支气管黏膜管壁增厚，基底膜增宽，黏膜下水肿、充血。中至重度的嗜酸性粒细胞、淋巴细胞浸润，有时见支气管中心性肉芽肿改变。特殊染色：六胺银染色可见菌丝及孢子呈黑色

（图 2-1-5C）、PAS 染色可见菌丝及孢子（图 2-1-5D）。

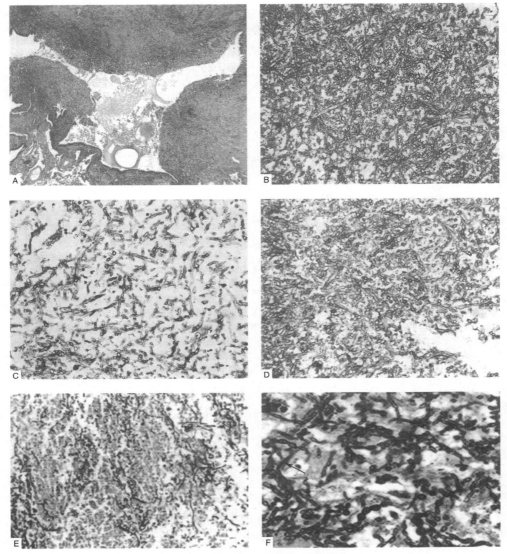

图 2-1-5　侵袭性肺曲霉菌病与念珠菌病

　　肺曲霉菌病时的支气管黏膜部分坏死、脱落，管壁明显的炎症，腔内渗出物中见大量淡染菌丝团（A）；高倍镜下见菌丝粗细均匀，有分隔，呈锐角分支，孢子常位于菌丝的一端，呈网球拍状（B）；六胺银染色菌丝及孢子染成黑色（C）；PAS 染色显示菌丝（D）；而肺念珠菌病时可在坏死组织中见到淡染酵母样的菌体和更细的"菌丝"（E）；PAS 染色后可见卵圆形的孢子呈串珠样排列形成假菌丝（F）

　　5. 鉴别诊断

　　①肺结核病：肺结核病有干酪样坏死，结核性肉芽肿结节，多数为淋巴细胞、浆细胞浸润，抗酸菌染色阳性。而曲霉菌在影像学的空洞表现是"洞内球"和"空气半月征"，病理改变为多发小脓肿伴有肉芽肿病灶。没有干酪样坏死灶，抗酸染色阴性，PAS、六胺银染色阳性。

　　②嗜酸性肉芽肿病多血管炎：嗜酸性肉芽肿病多血管炎是一种系统性病变，主要累及支气

管及肺间质小血管,血管周围大量嗜酸性粒细胞浸润,PAS、六胺银染色阴性。而变应性支气管肺曲霉菌病患者总血清 IgE>1000ng/mL,其病变主要在支气管,黏膜下有较多的嗜酸性粒细胞,但是一般嗜酸性粒细胞浸润不在血管周围,而主要有渗出性细支气管炎改变,在支气管腔内有大量嗜酸性粒细胞性黏液分泌物。PAS、六胺银染色阳性。

③毛霉菌病:有时在组织活检中要注意毛霉菌的菌丝与曲霉菌鉴别。毛霉菌菌丝粗大,无分隔或者少分隔,呈直角分支或钝角分支。曲霉菌菌丝比较均匀,多见分隔,呈钝角或 45°角分支。

④念珠菌病:念珠菌为假丝酵母菌,在坏死组织中可以见到淡蓝染的小圆形或椭圆形的菌体,所谓的"菌丝"较细,分支不规则,在特染的情况下可以清楚地看到所谓的菌丝实际上是由圆形或椭圆形的孢子呈串珠样的排列而形成的,称为假菌丝。特染革兰阳性,PAS 和六胺银染色也阳性。

(二)肺毛霉菌病

1.定义

肺毛霉菌病是由真菌界接合菌门毛霉目中的某些致病性真菌引起的严重肺部感染,又称肺接合菌病,是一种发病急、进展快、病死率高的肺部真菌感染。

2.临床特征

1855 年,德国 Kurchenmeister 报道了首例肺毛霉菌病。近年来肺毛霉菌病的发病率呈上升趋势。美国得克萨斯州 Anderson 癌症研究中心调查显示,毛霉菌的感染率从 1989—1993 年的 8/10 万增加至 1994—1998 年的 17/10 万,翻了 1 倍多。由中华医学会呼吸病学分会组织的一项国内 16 家医院多中心回顾性调查分析显示,在 474 例肺真菌病患者中肺毛霉菌病发病排在前 5 位。肺毛霉菌病好发于有基础疾病和免疫功能低下的患者,常见于糖尿病或合并酮症酸中毒、长期应用糖皮质激素、中性粒细胞减少等人群。有学者报道血清游离铁的增多也会导致毛霉菌生长,在糖尿病酮症酸中毒的情况下,血清 pH 值下降,运铁蛋白转运铁的能力下降,使血清中的游离铁增多,毛霉菌可以利用游离铁促进自身的生长。所以,吸入毛霉菌孢子的糖尿病酮症酸中毒患者很容易伴发肺毛霉菌病。

肺毛霉菌病多呈散发性,无年龄、性别、种族和气候等方面的限制,也没有传染性。有学者报道肺毛霉菌好发于男性,男女比例为(2.3~3)∶1。也有研究表明,毛霉菌感染与季节有关,如日本 Funada 和 Matsuda 报道 7 例肺毛霉菌感染的患者中,6 例发生于 8 月和 9 月之间,这可能与毛霉菌适宜的生长温度(25~55℃)有关。本病的死亡率高达 60% 以上。

3.发病机制

毛霉菌普遍存在于腐败的植物和土壤中,为一种条件致病菌。在正常人群中很少致病。当机体处于免疫功能低下的情况时,可以通过感染鼻窦中或吸入空气中的孢子或经血行、淋巴播散等途径致病。其发病机制为:①患者免疫功能下降,导致吞噬细胞无法吞噬病原菌,T 细胞杀伤靶细胞的能力下降,使毛霉菌定植于肺部,引起炎症;②血清游离铁的增多,铁离子是毛霉菌生长所必需的。对于糖尿病、酸中毒患者,其血清 pH 值下降,运铁蛋白转运铁的能力被抑制,使血清游离铁增多,有利于毛霉菌生长。

4. 病理诊断

病变累及大叶或者多叶,呈孤立性或多个肺结节或者肿块状,肺呈实变,弹性差;切面显示大片出血伴梗塞灶。毛霉菌在肺部引起的炎症,常常呈化脓性变化,少数病例可形成肉芽肿。肺组织不同程度的水肿、充血、大片出血、坏死,其中可见毛霉菌菌丝,菌丝短而粗,宽 $10\sim25\mu m$ 或者更大,一般无间隔,分支不规则,一般呈 $90°$ 角分支(图 2-1-6A)。菌丝周围有中性粒细胞(图 2-1-6B)和浆细胞、巨噬细胞浸润,毛霉菌有嗜血管倾向。其特征性病理改变为在血管壁可见到菌丝(图 2-1-6E),侵犯血管腔形成菌栓、血栓。周围组织为梗死灶,有出血,侵入肺小动脉,形成肺动脉栓塞、肺梗死或肺动脉瘤。PAS 和六胺银染色可显示毛霉菌菌丝阳性(图 2-1-6C、D、F)。

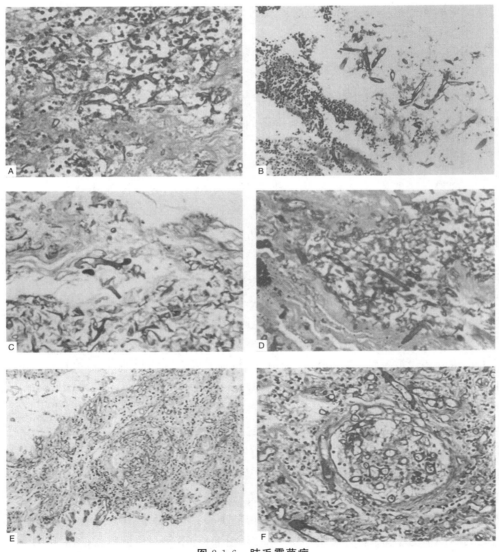

图 2-1-6　肺毛霉菌病

HE 切片中可见坏死灶内有粗大的毛霉菌菌丝和孢子(A);菌丝和孢子周围有大量的中性粒细胞的渗出

(B);六胺银染色见菌丝呈直角分支(C);PAS 染色见菌丝粗大无分隔(D);菌丝侵入血管内形成血管炎和血栓(E);PAS 染色见血管壁和腔内的菌丝(F)

5.鉴别诊断

肺毛霉菌病的病变在许多方面与肺曲霉菌相似,但肺毛霉菌病有明显的嗜血管性,在血管腔内通常可见菌丝。另外,毛霉菌的菌丝粗大,宽 $10 \sim 25 \mu m$ 或者更大,一般无间隔,分支不规则,一般呈 $90°$ 分支。而曲霉菌的菌丝粗细均匀,有分隔,常呈锐角分支。GM 试验毛霉菌多为阴性,曲霉菌多为阳性。

(三)肺孢子菌肺炎

1.定义

肺孢子菌肺炎(Pneumocystis carinii pneumonia,PCP)是耶氏肺孢子菌感染引起的呼吸系统的机会感染。长期以来,人们将肺孢子菌误认为是原虫引起的疾病,将导致人体肺孢子菌肺炎的病原体称为"卡氏肺孢子虫",并由此将其引发的肺部疾患称卡氏肺孢子虫肺炎或肺孢子虫病。然而,自 20 世纪 80 年代起,越来越多的分子生物学证据表明,以往认为的"肺孢子虫"实为真菌,导致人体肺部炎症的病原体也不是"卡氏肺孢子菌",而是"耶氏肺孢子菌",卡氏肺孢子菌只引起鼠类疾患。

2.临床特征

肺孢子菌肺炎通常发生在先天性免疫不足及获得性免疫缺陷综合征的人群。其中约 70% 为 AIDS 患者,其次主要为器官移植、需要长期使用免疫抑制剂、恶性肿瘤、免疫力低下或诊断未明者。西欧及美国 PCP 发生率为 $2\% \sim 3\%$。<1 岁和>14 岁的患者以 AIDS 合并耶氏肺孢子菌最为常见,而 $1 \sim 14$ 岁患者以血液系统恶性肿瘤合并耶氏肺孢子菌最常见。

3.发病机制

肺孢子菌是一种机会性致病真菌,具有高度的宿主专一性,多为隐性感染,在机体免疫力下降时,经呼吸道吸入肺孢子菌而引起感染,滋养体寄生于肺泡上皮细胞和肺泡间隔内。纤维连接素在这个过程中起着重要的作用,促进菌体附着于肺泡表面,首先感染 I 型肺泡上皮细胞,并发生炎性细胞浸润,从而破坏 I 型肺泡上皮细胞,使细胞坏死,毛细血管内膜剥脱,肺孢子菌在肺组织内扩散,并激活宿主机体中巨噬细胞及 T 淋巴细胞等发生免疫应答。在免疫功能受损的宿主内,病原体不断增殖,使肺泡腔内充满肺孢子菌及泡沫状嗜酸性渗出物,表面活性物质减少,肺顺应性下降,肺弥散功能下降,导致肺通气和换气功能障碍。为清除肺泡内渗出物,II 型肺泡上皮细胞代偿性肥大,最后导致肺间质纤维化。

4.病理诊断

肺孢子菌肺炎表现为肺体积和重量增加,切面有实变区含气少,灰白到灰棕色。呈斑片状进而影响到整叶肺或全肺受累。镜下见 I 型肺泡上皮坏死、脱落,有时增生呈立方状;由于变性坏死细胞崩解、集聚与融合,加之渗出的血浆蛋白,在肺泡腔内形成泡沫样、絮状蛋白性渗出物及泡沫细胞团(图 2-1-7A),内含残留的菌体。肺泡间隔增厚,血管扩张充血,淋巴细胞、浆细胞和少量巨噬细胞浸润。此外,可有巨细胞和肉芽肿形成。肺孢子菌为圆形及卵圆形,直径 $5 \sim 7 \mu m$,有明显的沟和皱褶。孢子菌膜呈圆形增厚,有暗染的小点。Giemsa 染色油镜下观察,包囊呈圆形或者椭圆形,直径为 $1.5 \sim 4 \mu m$,胞质呈淡蓝色,核为兰紫色,囊内小体 $4 \sim 8$

个,呈紫红色。甲苯胺蓝(TBO)染色,包囊染成紫红色,圆形或椭圆形,囊内小体不着色。包囊周围背景为淡蓝色。六胺银染色,包囊多呈塌陷形空壳或乒乓球样外观,囊壁染成褐色或黑色(图 2-1-7B),部分囊壁可呈现一对括弧样结构,这是肺孢子菌特征性的标志。

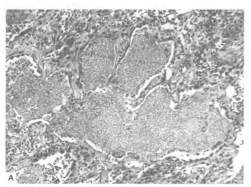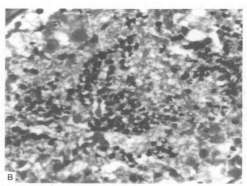

图 2-1-7 肺孢子菌肺炎

肺泡腔内见有泡沫样、蜂窝样的蛋白性渗出物(A);六胺银染色肺泡腔内泡沫样的蛋白性渗出物内可见染成黑色的肺孢子菌(B)

5.鉴别诊断

肺的组织胞浆菌感染是以肉芽肿性炎症为主,肺泡腔内很少有泡沫状渗出物,在巨噬细胞的胞质内可见圆形、卵圆形的组织胞浆菌的孢子。而肺孢子菌感染时,在肺泡腔内常有泡沫状或棉絮状伊红染的渗出物,不像组织胞浆菌感染那样,在 HE 染色下不易见到肺孢子菌。在六胺银染色时才可见黑色的孢子菌,如新月形、足球形或头盔样,囊壁厚。Giemsa 染色容易看到囊内小体。

(四)肺马尔尼菲青霉菌病

1.定义

肺马尔尼菲青霉菌病(Penicilliosis Marneffei,PM)是青霉菌中唯一的呈双相型的条件性致病真菌所致,其引起的是一种少见的深部真菌感染性疾病,常累及肺组织,称为肺马尔尼菲青霉菌病。

2.临床特征

1956 年巴斯德研究所从中华竹鼠的肝脏中首次分离出该菌。为纪念巴斯德研究所主任 Hubert Marneffei,这种真菌被命名为马尔尼菲青霉菌。马尔尼菲青霉菌主要流行于东南亚各国和我国的广西、广东、香港、台湾等地区。本病的传染源尚未明了,竹鼠与马尔尼菲青霉菌关系密切,带菌竹鼠可能为人类致病的传染源。马尔尼菲青霉菌可感染健康者,更多见于免疫功能低下的患者。近年来随着骨髓、器官移植的广泛开展,导管技术、放化疗的广泛应用,激素、免疫抑制剂及广谱抗生素的使用,特别是 HIV 感染者的增加,马尔尼菲青霉菌的感染率随之升高。1988 年以来,随着全球艾滋病的流行,该机会性致病性真菌的感染发病率逐年上升。患者多为青壮年,儿童也可发病。发病年龄为 6～72 岁。其中男性多于女性。病情发展快,病死率高。

3.发病机制

马尔尼菲青霉菌是温敏性双相真菌,霉菌相(菌丝)的分生孢子是病原传播体,具有极强的抗非特异性吞噬杀灭作用的功能,可经呼吸道吸入、肠道食入、皮肤破损侵入及血源等途径传播。酵母相的细胞是其致病体,为胞内寄生感染。马尔尼菲青霉菌的分生孢子与支气管上皮细胞产生吸附是感染的重要步骤,分生孢子表面有一种凝集素,通过凝集素糖蛋白糖链上唾液酸残基末端与肺部基底膜的糖蛋白连接,出现黏附,导致分生孢子与呼吸道组织紧密结合,不易被支气管黏液或纤毛系统排出。人体抗马尔尼菲青霉菌免疫是以细胞免疫为主,主要表现为巨噬细胞吞噬和致敏 T 细胞所介导的迟发型超敏反应。马尔尼菲青霉菌在人体内以酵母相生长,适宜巨噬细胞吞噬。巨噬细胞呈递真菌抗原至致敏 T 细胞后,通过释放淋巴因子,活化巨噬细胞的酶系统,达到杀菌作用。同时巨噬细胞释放的细胞因子等也可造成局部组织的坏死。若有细胞免疫缺陷,易受感染发病。

4.病理诊断

马尔尼菲青霉菌肺部感染的病变可为局灶性或弥漫性,常伴有肺水肿,呈点片状实变。组织病理学改变有三种类型:肉芽肿样型、化脓型及坏死型。镜下可见肺泡腔、肺间质及肺泡壁毛细血管内大量巨噬细胞,胞内充满马尔尼菲青霉菌孢子,青霉菌大多位于巨噬细胞胞质内,少量也可在胞质外。通常为圆形或卵圆形的酵母样细胞,直径为 $2.5\sim4.5\mu m$,细胞中心常有一个黑色的小点,其中最特殊而具有诊断意义的为长杆状、粗细均匀、两头钝圆的腊肠状菌体。$1\sim2\mu m$ 宽,$3\sim6\mu m$ 长,在腊肠状细胞中央见到横行的分隔,表明繁殖方式为裂殖。肺泡腔可伴有纤维素性渗出,肺间质有中等量淋巴细胞浸润。坏死型可见大片凝固性坏死灶,周围有大量巨噬细胞。肉芽肿型可见上皮样细胞及多核巨细胞,真菌散在分布。化脓性炎症为大量的酵母样细胞及其周围的中性粒细胞和纤维素渗出。特殊染色:PAS、六胺银阳性。

5.鉴别诊断

①结核病:对于马尔尼菲青霉菌感染的初期或免疫力较强的患者,组织学上以肉芽肿病变为主,要注意和结核鉴别。因为马尔尼菲青霉菌感染可以有凝固性坏死,注意在坏死周围组织细胞胞质内有孢子菌。特殊染色 PAS、六胺银阳性,抗酸阴性。病原学培养有助于诊断。

②组织胞浆菌病:马尔尼菲青霉菌感染容易误诊为组织胞浆菌病,因为两者病变特点均为大量组织细胞浸润,伴有坏死。两种真菌均在不同的温度下有双相形态,并可在巨噬细胞胞质内增生,大小相仿(直径 $2\sim5\mu m$),且在酵母样菌体的中心都有一个黑色的小点。但用六胺银染色后,仔细观察两种真菌的形态,会发现两者的区别:马尔尼菲青霉菌的酵母样菌体大小差别很大,可有长杆状的菌体,中间有横的分隔,表明为裂殖。而组织胞浆菌为出芽生殖,可见分枝状的芽孢,与母体相连的地方变细。真菌培养是鉴别组织胞浆菌和马尔尼菲青霉菌金标准,马尔尼菲青霉是青霉菌属中唯一的双相菌,即组织中呈酵母型,在 25℃沙氏培养基上培养,生长菌落呈灰白色绒毛状,并有红葡萄酒样色素渗入培养基。涂片镜下可见分隔菌丝体,分生孢子梗透明,有典型帚状枝,多为双轮生,稍不对称。

(五)肺隐球菌病

1.定义

肺隐球菌病是由新型隐球菌(孢子菌属酵母样真菌)感染引起的一种亚急性或慢性深部真菌病。

2.临床特征

本病分布于世界各地,免疫功能正常的宿主肺隐球菌病的年发病率为0.4/10万～0.9/10万,而免疫功能损害者,尤其是HIV感染者其年发病率为6%～10%。某医院2002—2006年调查结果显示肺隐球菌感染的发病率占肺部真菌感染的13.4%。大约1/3患者无症状,常见于获得性免疫缺陷综合征、器官移植、白血病、肝炎,以及长期使用激素治疗等免疫功能紊乱的患者。近年来发生于免疫正常宿主的隐球菌感染报道也不断增多,在HIV阴性者中男女感染比例约为2∶1,而在HIV阳性者中则男女感染比例为5∶1～11∶1。肺隐球菌病虽可发生于任何年龄,但儿童少见,40～60岁者多见。

3.发病机制

1894年sanfelice首先在桃汁中分离到一种新的真菌,将其命名新型酵母菌,直到1950年Benham最终将其命名为新型隐球菌。肺隐球菌病主要因机体吸入空气中的新型隐球菌孢子而感染。因此,呼吸系统是其进入机体的主要途径,它对中枢神经系统的亲和力较高,其次为皮肤和肺,单独侵犯肺部约占20%。容易引起肺隐球菌病的因素包括慢性消耗性疾病,如糖尿病、结节病、白血病、晚期肿瘤、艾滋病(AIDS),以及器官移植等,在免疫缺陷病毒(HIV)感染者中,肺隐球菌病的发病率为5%～10%。据国外报道,免疫功能正常人群的每年发病率为0.2%,而AIDS患者发病率为80%～90%。但也有报道表明约50%肺隐球菌病是发生在免疫功能正常的患者中,且大多数为肺的单一器官受累。

通过呼吸道吸入空气中的孢子,是隐球菌感染的主要途径;也可通过皮肤接种或经消化道进入人体引起疾病或使其成为带菌者。健康人不易感染新型隐球菌,只有当机体抵抗力下降,病原菌才易于侵入宿主体内,造成隐球菌病。初吸入的孢子沉积于肺部并没有荚膜,侵入宿主24h后孢子获得荚膜,从而获得致病力。正常人吸入隐球菌后可引起肺内感染,但很少出现症状,常有自愈的倾向。而对于免疫功能损害的患者,吸入真菌后在肺内形成病灶,并可经血行播散至全身,且多侵犯中枢神经系统。HIV感染者的单核细胞的抗隐球菌免疫功能下降,同时隐球菌抗原降低了细胞介导的免疫作用,使得隐球菌在宿主体内更易存活。

4.病理诊断

病变沿支气管散布,常累及两侧肺数个肺叶。病灶大小不等,形状不规则,结节状,灰白色半透明,早期胶冻样。组织学改变则因肺部病变的病期早晚而不同。早期的病灶为黏液样变似黏液瘤,这些黏液样物质由菌体荚膜所产生,具有抑制中性粒细胞的趋向性及吞噬作用,所以病灶内中性粒细胞很少,病灶内可见大量隐球菌。晚期则由组织细胞、多核巨细胞和淋巴细胞等形成肉芽肿,在单核细胞及多核巨细胞的胞质内常见吞噬的隐球菌菌体,以慢性炎症纤维化为背景,有时还可见非特异性的闭塞性细支气管炎及机化性肺炎。晚期由纤维组织包裹形成纤维瘢痕,纤维化的病灶一般不发生钙化。播散型隐球菌病一般不形成肉芽肿,菌体充满在肺泡腔内以及分布在肺间质内。

隐球菌的菌体呈圆形、卵圆形,平均直径为4～7μm,经常可见菌体分裂,菌体周围可见坏死碎片,其周围形成透明的空隙,菌体若在多核巨细胞内,菌体周围的透明区就更为明显。PAS和六胺银染色阳性,Alcian blue染色也可阳性。

电镜观察到的隐球菌孢子具有明显的细胞壁,其外有比菌体大1～3倍的中等电子密度的荚膜。荚膜外周有疏电子密度的微纤维,呈放射状盘绕,荚膜与胞体之间有明显透明带。壁内可见质膜、胞质内可见双层膜的内质网、圆形嵴少的线粒体、糖原和大小不等的空泡等细胞器,但结构皆较简单,无高尔基体。胞体内有卵形核,为单核,有双层核膜和清楚的核膜孔,染色质淡而均匀。

(六)肺尖端赛多孢子菌病

1.定义

肺尖端赛多孢子菌病是由赛多孢子菌属引起的一系列疾病在肺部的表现。引起人类感染的赛多孢子菌主要是尖端赛多孢子菌(有性期为波氏假性阿利什霉)和多育赛多孢子菌。

2.临床特征

首次发现赛多孢子菌引起人类疾病是在 1889 年由波氏假性阿利什霉引起的耳炎。1982年,人们发现首例由溺水引起的赛多孢子菌感染,并发现该菌具有亲神经性。在过去的 20 年中,至少有 23 例溺水吸入污水后引起假性阿利什霉感染的报道。院内感染也是主要因素之一,美国一家癌症中心的资料显示,院内赛多孢子菌感染的发病率已从 1993—1998 年的 0.82例/10^5 人次住院日上升到 1999—2005 年的 1.33 例/10^5 人次住院日。平均确诊时间为感染后 1 个月,死亡率高达 70%。

3.发病机制

尖端赛多孢子菌广泛分布于各种自然材料中,如沼泽、湿地、污水、腐物、咸水等。尖端赛多孢子菌感染多发生于艾滋病、器官移植、淋巴瘤、白血病、长期应用糖皮质激素或免疫抑制剂等免疫功能缺陷患者,也可发生于免疫功能正常者,如外伤、污水淹溺、溶血肝功能异常血小板减少综合征等。近来,慢性阻塞性肺疾病和间质性肺疾病长期应用糖皮质激素患者感染尖端赛多孢子菌的报道增多。尖端赛多孢子菌可在引流不畅的支气管、鼻旁窦等空腔内定植,而不引起播散性感染,当免疫功能严重受损时,定植的真菌即可引起致命性的侵袭性真菌感染。免疫功能缺陷和基础肺疾病患者可因下呼吸道的巨噬细胞、黏液纤毛细胞清除功能下降,而使吸入的尖端赛多孢子菌的分生孢子在下呼吸道不易及时清除而大量增殖,产生新的菌丝和孢子,形成真菌球,大量孢子入血可形成播散性感染。

4.病理诊断

肺组织的病理改变以化脓性炎症为主,大量中性粒细胞渗出,在脓肿中可见赛多孢子菌型为有隔无色圆柱形菌丝,尖端赛多孢子菌菌丝透明、较粗、分隔,其分支不甚规则,分生孢子梗可长可短,分生孢子卵圆形,其上形成产孢细胞。产孢细胞有环痕,可产生卵圆形、棕色分生孢子。单生的环痕分生孢子是赛多孢子菌型的典型特征,PAS、六胺银染色可见菌丝及孢子。

5.鉴别诊断

肺尖端赛多孢子菌病需要与肺曲霉菌病进行鉴别,曲霉菌在组织病理切片中表现为规则的 45°角分支、有分隔,孢子是圆形。而赛多孢子菌的分支不甚规则,单个着生于分生孢子梗顶端,环痕产孢,有时可以产生数个孢子,分生孢子卵圆形或梨形。实验室检查 G 试验阳性,GM阴性。

（七）肺组织胞浆菌病

1. 定义

组织胞浆菌病是由荚膜组织胞浆菌引起的深部真菌感染性疾病，通常侵犯肺及单核吞噬系统。

2. 临床特征

组织胞浆菌病于 1905 年在巴拿马发现，1934 年 DeMonbreun 取患者标本培养证实了组织胞浆菌是一种双相型真菌。本病遍及全球，主要流行于美洲、非洲、亚洲等地区，欧洲少见。我国首例组织胞浆菌病于 1958 年在广州报道，随后陆续有散发病例报道，其中以四川、云南、湖北地区报道较多，北方地区报道较少。本病任何年龄均可受累，婴幼儿和老年人多见，男性多于女性，静脉吸毒和免疫功能缺陷者是本病的高发人群。据文献报道，播散型组织胞浆菌病未经治疗者病死率高达 80% 以上。临床上组织胞浆菌分三型：急性原发型、进行性播散型、慢性空洞型。儿童感染易发展成为急性暴发性系统感染，预后凶险。

3. 发病机制

组织胞浆菌病的传染源是鸽子、蝙蝠、鸡、狗、猪、老鼠等动物，病原体可通过其排泄物和皮毛污染环境传播。主要经呼吸道吸入感染，侵犯单核-巨噬细胞系统及肺部、肾上腺、骨、皮肤、胃肠道等脏器。也可通过皮肤或黏膜传播。吸入的小分生孢子多数被机体非特异防御机制消灭，到达肺泡者增殖并转化为酵母。后者吸引中性粒细胞、巨噬细胞、淋巴细胞和自然杀伤细胞到感染部位，巨噬细胞可吞噬但不能杀灭酵母。相反，酵母可在其中生长、繁殖。在形成细胞介导的免疫反应之前，组织胞浆菌可由巨噬细胞携带向远处播散。免疫功能正常能够有效地控制感染，但在免疫功能低下、有基础疾病或者使用免疫抑制剂的患者中易形成播散，甚至出现急性暴发性系统性感染。

4. 病理诊断

大体上组织胞浆菌在急性感染期可表现为黄白色实性肿块，伴有或不伴有干酪样坏死。局灶性纤维干酪性肉芽肿表现为实性较硬的结节。慢性组织胞浆菌病显示融合病变和纤维化、钙化、干酪样坏死和空洞形成。播散性组织胞浆菌病病变弥漫，仅少数病例显示微小粟粒状结节。

显微镜下组织胞浆菌孢子直径为 $2\sim5\mu m$，大小较一致，呈圆形或卵圆形，其边缘未染色的空晕形似荚膜，是由于在染色过程中其细胞壁皱缩而形成，实际并无荚膜，孢子内无横膈。急性组织胞浆菌病常常引起上皮样肉芽肿性改变，可见多核巨细胞反应，形态类似于结核性肉芽肿。慢性组织胞浆菌感染常常会在病变中心形成干酪样坏死，周围有纤维素样物包绕。播散型组织胞浆菌病主要发生于免疫缺陷患者，一般不形成肉芽肿和组织细胞聚集。组织胞浆菌孢子主要位于泡沫样组织细胞的胞质中，部分可位于细胞外。特殊染色：六胺银染色能更清楚地显示细胞内菌体球形到卵圆形，菌体可见暗染圆点的特点。PAS 染色时菌体的菌壁呈红色环状，PAM 染色则菌壁呈棕黑色。黏液卡红染色阴性。直接免疫荧光染色的组织切片能够帮助确诊。

骨髓活检：为增生性贫血骨髓象，粒细胞系增多以中幼中性粒细胞增多为主，骨髓片中发现巨噬细胞内有大小较一致的圆形或卵圆形芽生孢子，直径为 $2\sim4mm$，孢子内胞质多呈半月形并集中于孢子一端,其边缘有未染色区域似荚膜。

超微结构:低倍镜下,组织细胞胞质内充满组织胞浆菌的孢子为圆形结构,直径 $2\sim5\mu m$;高倍镜下,孢子外侧有纤细、放射状排列的糖萼结构,外层为电子密度较低的、分层的荚膜,中央为高电子密度的核心,呈环状排列或块状分布,其电子密度与组织细胞的细胞核染色质相似。

5.鉴别诊断

①念珠菌病:往往为化脓性病变,在炎症灶内可见 $2\sim6\mu m$ 大小卵圆形或球形的菌体,呈出芽或串珠样排列形成假菌丝。特染:革兰染色、六胺银染色、PAS 染色阳性。

②肺孢子菌病:肺孢子菌病在 HE 染色可见肺泡腔内有泡沫状和棉絮状伊红染的渗出物,而 HE 染色不易见到孢子菌。在 Giemsa 染色中容易见到囊内小体,孢子菌大小为 $4\sim6\mu m$,六胺银染色呈棕黑色囊性、新月形或球形,菌体周围可见透明空隙,囊壁厚,囊内可见 $1\sim2\mu m$ 大小的滋养体,而在 Gomori 银染中不易见到。六胺银可见黑色孢子菌,如新月形、足球形或头盔样,囊壁厚。

③马尔尼菲青霉菌病:与组织胞浆菌形态有些相似,为双相型真菌,培养时在不同的温控下既可以形成菌丝相又可形成酵母相。但是马尔尼菲青霉菌在培养时 2 天就能产生绒状的菌丝相菌落并有青霉特异帚状枝和马尔尼菲青霉特征性的酒红色素溶解于培养基中。同时两者的繁殖方式不同,马尔尼菲青霉菌为分裂繁殖,分裂前菌体变长,两端钝圆,有腊肠状细胞及桑葚状细胞团,菌体中部可有分隔,横径与长径比为 1:(3~4);组织胞浆菌为芽殖生长方式,在菌体一端形成一个逐渐膨大的芽孢,与母体相接处狭窄似瓶颈,芽孢与母体分离前无胞壁分隔。

④利什曼原虫病:利什曼原虫的无鞭毛体为圆形、椭圆形,无荚膜,油镜下核前方或对侧可见紫红色动基体(Leishman-Donovan 小体),胞质 PAS 染色阴性,动基体阴性。

⑤弓形虫病:增殖型弓形虫大小为 $3\sim6\mu m$,HE 染色切片上呈弓形或香蕉形,核位于虫体中央或稍偏向一侧,与虫体两侧紧密连接,部分位于胞质中的虫体可成簇状、花瓣状或蜂窝状排列。

(八)肺球孢子菌病

1.定义

肺球孢子菌病是由粗球孢子菌感染所引起的一种肺部真菌病。球孢子菌病有几种临床类型:原发性球孢子菌病、持续性原发性球孢子菌病及播散性球孢子菌病。

2.临床特征

球孢子菌病于 1892 年首先在阿根廷发现,后主要流行于美国西南部地区、墨西哥部分地区及中美洲和南美洲。因本病常发生于美国的圣华金山谷且伴有发热,故又称山谷热;也可发生于沙漠地带,又称沙漠风湿。由于旅游造成人口的流动,有时在非流行区也可出现球孢子菌病。原发性肺球孢子菌病主要分布于美国的西南部、墨西哥、中美洲及南美洲,欧、亚和非洲也有个案报道。发病以青壮年和野外工作者居多,男性多于女性,近年来老年感染者明显增加,人与人之间可通过器官移植直接传播。

3.发病机制

球孢子菌病是由双相粗球孢子菌引起的肺部真菌病。其易患因素为高龄、在流行区居住或旅行、使用皮质激素治疗,恶性肿瘤化疗、器官移植患者及 HIV 携带者、孕妇及可接触到球孢子菌污染物的从业者都可感染本病。粗球孢子菌属双相型,该菌在室温下或自然界则形成丝状分隔菌丝体,产生关节孢子,称关节菌丝型,关节孢子具高传染性;在人及动物组织内则形成厚壁球形,直径为 $20\sim80\mu m$(少数可达 $200\mu m$)的小球体,称孢子囊,产生内生孢子,称为孢子型;两者在一定条件下可互相转化。

4.病理诊断

大体上病变通常在胸膜下,多数局限在上肺叶,呈结节状,结节直径为 $0.5\sim3.5cm$,实性,25%可形成空洞,50%病例病变与支气管相通。

显微镜下表现为坏死性肉芽肿性炎症。在孢子发育和形成内孢子的过程中,组织反应逐渐由急性化脓性炎症过渡到慢性肉芽肿和干酪样坏死,伴淋巴细胞、单核细胞、组织细胞和浆细胞浸润。因此,表现为化脓性炎症与肉芽肿相互交织过程。肺组织内散在分布大小不等的肉芽肿样结节,直径为 $0.1\sim1.7cm$,形态不规则,与周围肺组织界限尚清,中心呈大片坏死状。坏死组织呈嗜伊红性颗粒或条索状,其内分布大小不等的圆形或卵圆形厚壁球形体状孢子菌,直径为 $4\sim60\mu m$,双层厚壁,呈强嗜碱性,多数中央空淡,呈"环状",少数周围围绕一圈厚 $2\sim7\mu m$ 的嗜酸性放射状条纹,类似于卵子的"放射冠"。坏死周边上皮样细胞呈多边形或不规则形,胞质淡粉色,部分胞质内可见吞噬有孢子。核呈卵圆形,多偏位,染色质呈细颗粒状,有时可见一个小核仁。部分区细胞核呈棒状,排列有极向。部分上皮样细胞融合呈多核巨细胞,核从数个至 20 个之多,胞质内可见吞噬坏死物或孢子。结节最边缘可见纤维组织增生,部分区散在淋巴、浆细胞和少量的中性粒细胞浸润。特殊染色:PAS 显示内生孢子或空的细胞壁,但成熟球体细胞壁 PAS 阴性;六胺银阳性,可见内生孢子。

5.鉴别诊断

需要与肺隐球菌病进行鉴别。隐球菌直径为 $4\sim7\mu m$,圆形,芽生酵母,大小不一,HE 染色淡染,薄壁,菌体外有透明区。黏液卡红阳性,常常病灶周围淋巴细胞浸润为主。而球孢子菌体积大,直径是隐球菌的 10 倍以上,通常不能被巨噬细胞完全吞噬。呈球形,壁厚,中心有嗜碱性内生孢子,黏液卡红阴性,常常有嗜酸性粒细胞浸润。

第二节　间质性肺疾病

间质性肺疾病(interstitial lung disease,ILD)也称间质性肺炎(interstitial pneumonia,IP),是指以间质细胞增生、间质基质增多,炎性细胞浸润为主要病理改变的一组疾病,因主要位于肺实质并伴有肺泡上皮增生和小气道受累,且多灶或弥漫分布,因此也称为弥漫性实质性肺疾病(diffuse parenchymal lung disease,DPLD)。

ILD 根据发病原因大致分为感染、吸入、胶原结缔组织病引起的肺损伤、职业相关肺病，以及没有明确原因的特发性间质性肺炎（idiopathic interstitial pneumonia，IIP）及具有特殊组织学形态的弥漫性肺病变等（表 2-2-1）。

表 2-2-1　主要弥漫性实质性肺疾病

类型
感染后肺改变（病毒、细菌、真菌、寄生虫）
胶原结缔组织病（结节病、干燥综合征、硬皮病、类风湿性关节炎、红斑狼疮等）
血管病变
肺动脉高压及血管发育异常
肺血管炎（肉芽肿病性多血管炎 GPA/Wegener 肉芽肿病、嗜酸性肉芽肿病性多血管炎/Churg Strauss 综合征、镜下多血管炎等）
职业相关肺病变（煤工肺尘埃沉着症、石棉肺、硅肺等）
医源性肺损伤（放射性肺炎、药物性肺炎）
吸入性肺炎（毒物、胃内容物、其他异物）
免疫原性肺炎（过敏性肺炎、热缸病、嗜酸细胞性肺炎）
具有特殊组织形态的肺弥漫性病变（淋巴管肌瘤病、肺泡蛋白沉积症、肺泡微石症等）
特发性间质性肺炎

一、原因未明的间质性肺炎

原因未明的间质性肺炎也称特发性间质性肺炎（IIP），是指没有明确原因的间质性肺炎，组织学示肺实质纤维组织增生、炎症细胞浸润、间质基质增多，并累及肺泡腔和气道所组成的一组明显异质性的病变，这组病变具有各自的临床、影像学及组织学改变，使其成为多个独立的疾病，IIP 之间及和其他 DPLD 之间存在不同程度的交叉和重叠。

对 IIP 的认识是个漫长的过程，虽然 19 世纪中叶就有对肺纤维化的描述，随后的近百年中进展缓慢。直到 20 世纪 60 年代末，Liebow 等对 IIP 进行了详细的描述和首度分类（表 2-2-2），该分类明确了间质性肺炎概念及内容，经过多次修订仍保留了其核心内容。Liebow 分类包括普通型间质性肺炎（usual interstitial pneumonia，UIP）、脱屑性间质性肺炎（desquamative interstitial pneumonia，DIP）、淋巴细胞性间质性肺炎（lymphocytic interstitial pneumonia，LIP）、巨细胞间质性肺炎（giant cell interstitial pneumonia，GIP）及细支气管阻塞性间质性肺炎（BIP）和弥漫性肺泡损伤（diffuse alveolar damage，DAD）。此后的研究对 Liebow 分类进行一些补充和修定，如现在多认为 LIP 是淋巴组织异常增生性病变，和结缔组织病及 HIV 感染有关，特发性 LIP 很少见；GIP 可能是一种职业病，和钴、钨等硬金属吸入有关。Davison 和 Epler 分别描述隐源性机化性肺炎（cryptogenic organizing pneumonia，COP）和特发性闭塞性细支气管炎伴机化性肺炎（bronchiolitis obliterans with organizing pneumonia，BOOP）取代了 Liebow 分类的 BIP。Katzenstein 分别在 1986 年、1994 年引用急性间质性肺炎(AIP)和非特异性间质性肺炎(NSIP)的概念。1997年Kaztastein修改了Liebow分类,并提出了自己的分类(表2-2-2)。

为了统一诊断标准,美国胸科协会和欧洲呼吸协会(ATS/ERS)组织世界各地呼吸、放射和病理专家进行大量的文献复习和多次讨论,于2002年形成IIP的国际分类共识(表2-2-2)。

表2-2-2　特发性间质性肺炎的分类

Liebow	Katzenstein	ATS/ERS 国际分类共识(2002)	
		组织学类型	临床-影像-病理诊断
UIP	UIP	UIP	IPF/CFA
NSIP	NSIP	NSIP*	
DIP	DIP/RBILD	DIP	DIP
BIP/DAD		RB	RBILD
	AIP	DAD	AIP
GIP		OP	COP/BOOP
LIP		LIP	LIP

注:*示暂定类型

经过10余年的临床实践,于2013年进行更新,将IIP分为主要nP、少见nP和不能分类的IIP;将NSIP作为独立病变;新增了特发性胸膜肺实质纤维弹力增多症(IPPFE)。将主要IIP分为慢性纤维化性IP、吸烟相关性IP和急性/亚急性IP(表2-2-3);少见的IIP为特发性淋巴细胞性间质性肺炎和IPPFE。

表2-2-3　主要IIP

	临床-影像-病理诊断	病理形态类型
慢性纤维化性IP	IPF	UIP
	特发性NSIP	NSIP
吸烟相关性IP*	RBILD	RB
	DIP	DIP
急性/亚急性IP	COP	OP
	AIP	DAD

注:*示DIP偶有发生在非吸烟患者

(一)普通型间质性肺炎

1.定义

普通型间质性肺炎(UIP)是指肺实质内出现不规则分布的纤维组织增生和胶原化,破坏肺实质,形成蜂窝状改变,是间质性肺炎中最为常见的组织学亚型,该型间质性肺炎没有明显的诱因,临床则称为特发性肺纤维化(idiopathic pulmonary fibrosis,IPF)。

2.临床特征

UIP 是 IPF(特发性肺纤维化)的组织学类型,是最常见的特发性间质性肺炎,约占 IIP 的 60%,发病率为 6.6～8.8/100000,男性多见。患者隐匿发病,慢性进行性呼吸困难,干咳、杵状指及体重减轻,发病高峰为 50～70 岁,偶有年轻人,有报道在年轻患者中可有家族史。胶原血管病特别是类风湿性关节炎、干燥综合征、硬皮病患者晚期经常合并肺 UIP 改变。UIP 为限制性肺功能障碍。

典型 UIP 的高分辨率 CT(high resolution CT,HRCT)改变为两肺间质网状影,支气管牵拉扩张和蜂窝改变,以肺外周和基底明显。近半数的典型病例不需肺活检即可诊断,其他病例如存在毛玻璃样改变、缺乏蜂窝状改变等不典型病例则需要肺活检。

UIP 预后不佳,平均存活寿命为 2～3 年,少数患者可存活达 4～6 年。对于合并胶原血管病的患者,生存时间较长。少数患者病变停止进展,但没有完全逆转的报道。高龄患者(超过 60 岁)、HRCT 示广泛的纤维化、较差的肺功能,特别是弥散功能和用力肺活量(forced vital capacity,FVC),提示更短生存时间。

传统的治疗药物为激素合并使用环磷酰胺和细胞毒制剂,但没有证据显示其明确的疗效。γ 干扰素的作用也已受到质疑。临床试验显示 IPF 患者使用抗纤维化药物吡非尼酮获益。其他新的治疗药物也是在不同水平上阻止纤维化进展,乙酰半胱氨酸可能对有些病例有效。

3.发病机制

关于 UIP 发病机制并不清楚。多种研究显示,UIP 是肺损伤的异常反应和修复。一些研究表明,肌成纤维细胞凋亡下降,对细胞因子反应性增强,但也有研究示肌成纤维细胞的凋亡增加。有学者报道,肌成纤维细胞的收缩能力增加,细胞外基质分子的合成和降解失衡。近来学者们认为成纤维细胞灶是 UIP 纤维化的关键,电镜、免疫、组织化学显示 FF 代表急性肺损伤,被认为是 UIP 的起始异常,其广泛出现,预示病变进展。

有研究显示,肺泡上皮的损伤及异常增生在 UIP 的发生过程中发挥重要作用:UIP 病变中肺泡上皮的增生和凋亡增加,上皮细胞的增生影响肌成纤维细胞的增生和分化。有研究显示,上皮间质转化有致肺不可逆性纤维化的作用。

基因易感性在 UIP 的发生中也起到重要作用,已证实在家族性 UIP 及非常罕见的散发人群中有表面活性蛋白 C 基因的突变。此外,还有感染、吸入、年龄等相关因素和 UIP 发生具有相关性的报道。以上众多研究结论各异,说明 IPF 是个复杂的病理过程,目前,还没有明确的发病机制来解释该病变发生与发展。

4.病理诊断

尸检发现多数 IPF 的肺组织体积缩小、表面结节状,切面正常海绵样质地和外观消失,可见大小不等囊腔形成,即蜂窝状改变,这些囊腔多位于肺脏的周边和基底,即下叶较上叶、肺远端较肺门更明显。低倍镜下 UIP 呈明显的不均匀的纤维化改变和结构异常。病变呈拼块状改变,明显的纤维瘢痕区、蜂窝改变区及轻微纤维化区混杂分布,没有明显的移行和过渡,我们称之为空间的异质性;新鲜的活动性纤维化和非活动性陈旧性胶原化并存称为时间上的异质性。

UIP 有以下特殊的组织学改变:①明显纤维化形成不同大小的胶原瘢痕,伴有或不伴有蜂窝改变,在此区域内有弹力纤维增加,少量淋巴细胞、偶有浆细胞浸润,血管减少并呈肺动脉高压改变,纤维化病灶之间的肺组织则大致正常,此现象称为空间上的异质性;②大多数 UIP 的活检中,能看到终末期蜂窝肺改变,其组织学表现为囊状气腔壁纤维性增厚,囊壁内衬覆立方和纤毛柱状上皮,这是由于支气管黏膜上皮沿着 Lambert 支气管肺泡导管直接生长,这一过程也称为细支气管黏膜上皮化生;可有鳞状上皮的化生,一般不明显;蜂窝状气腔内含有黏稠的黏液、巨噬细胞及中性粒细胞;常见肺泡导管和细支气管周围的平滑肌明显增生,有些病例平滑肌增生显著被称之为"肌性肺硬化"或"细支气管性肺气肿",增生的平滑肌束不同排列,有时形成星状结构,取代小的支气管;③除了胶原沉积、终末期肺瘢痕改变,还可以发现活动性成纤维细胞灶(FF),它是 UIP 时间上的异质性的表现,代表病变进展过程,也是 UIP 诊断的必要条件。FF 是梭形细胞结节伴有黏液样基质,沿肺泡隔长轴排列,结节内血管不丰富,结节表面衬覆增生的肺泡上皮;电镜观察肺泡上皮坏死、肺泡塌陷类似于机化期 DAD(弥漫性肺泡损伤),因此认为 FF 代表急性肺损伤。电镜和免疫组织化学显示梭形细胞是成纤维细胞和肌成纤维细胞,基质成分包括多种纤维连接蛋白、各种金属蛋白酶和它们的组织抑制因子。FF 被认为是肺泡内渗出、机化、机化物进入间质的起始过程。UIP 中有多种胶原纤维,Ⅲ、Ⅳ型胶原多位于 FF 内,Ⅰ型胶原多位于陈旧的纤维化中。

5.鉴别诊断

UIP 作为一种组织学类型,除了存在于 IPF/CFA(隐源性纤维性肺泡炎)中,还可以是很多种病变的晚期改变,如胶原结缔组织病的晚期可伴有 UIP 及蜂窝肺改变,在活检标本中有 UIP 改变时应注意排除致病原因。

①纤维化型的 NSIP 和 UIP 鉴别有时有困难,特别是在标本不充分的情况下,但它预后较好,对激素有反应,必须区别开来。简单来说,NSIP 没有时间上的异质性,缺乏结构异常(瘢痕和蜂窝改变),FF 不明显或缺乏,影像学改变也可帮助诊断。

②当 FF 明显时,应与 AIP 及 OP 区别,AIP、OP 缺乏新老病变的异质性和结构异常,OP 的纤维组织位于气腔内,AIP 的纤维组织弥漫位于间质。

③在朗格汉斯细胞组织细胞增生症病程晚期,肺部可发生明显的纤维化,应和 UIP 鉴别。朗格汉斯细胞组织细胞增生症多发生在年轻人,常有重度吸烟史,组织学上存在片状、支气管周围星状纤维瘢痕及肺气肿背景可帮助诊断,且总有不同程度的呼吸性细支气管炎改变。

蜂窝肺是各种炎症和纤维化导致的不可逆、终末期肺改变,肺组织被直径几毫米到 1 厘米的囊泡取代,囊壁由增厚的纤维组织构成;这种改变常以胸膜下和肺基底部明显,影像学常伴有支气管牵拉扩张;虽然常合并弥漫间质性肺病改变,偶然也可独立存在于肺外周部位,没有明确的临床意义。形成蜂窝肺一般需要几年到数年的时间。蜂窝肺类似 UIP 的镜下改变,增大的囊腔内衬覆支气管上皮或少量肺泡上皮,囊壁为胶原纤维组织,这种改变总是以支气管为中心,支气管周围不同程度的平滑肌增生,含有炎症细胞的黏液充满扩张的囊腔内,和 UIP 不同缺乏大致正常的肺组织,FF 不明显或缺乏。

UIP 可伴有 DIP 样改变,应注意和吸烟相关的 DIP 鉴别,DIP 没有 UIP 明显的纤维化,没有蜂窝状改变。

IPF 在感染或其他情况下,可有临床急性发作过程,表现急性呼吸窘迫综合征临床变化,进展迅速,称之为急性加重性 UIP,组织学改变除了有典型 UIP 改变,还有 DAD 和 OP 改变。

(二)过敏性肺炎

过敏性肺炎亦称外源过敏性肺泡炎,是由于吸入各种有机物或无机过敏源而引发的弥漫性肉芽肿性疾病,病变主要沿小气道分布。依据病程和临床表现一般分为急性、亚急性、慢性。

光镜:急性期一般很少取肺活检,多数是在患者亚急性期甚至慢性期进行肺活检术,送病理检查。亚急性期病变主要以细支气管为中心分布,细支气管及其周围间质见较多淋巴细胞、浆细胞浸润。无明显嗜酸性粒细胞和中性粒细胞,纤维化也很轻微。在细支气管周及肺间质局部可见松散的非坏死性肉芽肿,主要由上皮样组织细胞、多核巨细胞和淋巴细胞组成,界限不清。1/2~2/3 病例可见闭塞性细支气管炎灶或 BOOP 病灶。慢性期伴有间质纤维化,可呈 UIP 样或 NSIP 样纤维化,并常见细支气管周不规则纤维化及细支气管化生。

(三)吸烟相关的间质性肺炎

吸烟对人体的危害特别是对呼吸系统的损伤已成为共识,吸烟不仅在肺癌、慢性阻塞性肺病(COPD)、吸烟相关的间质性肺炎的发生发展过程发挥着重要作用,还增加很多其他疾病的患病风险。吸烟相关性间质性肺炎是指吸烟导致的双肺弥漫性间质性病变,普遍认为这是肺对烟尘的一种反应性改变,病理形态学上以组织细胞在肺内的聚集为特征性改变,根据组织细胞分布特点分为 RBILD、DIP 和朗格汉斯细胞组织细胞增生症(Langerhans cell histiocytosis,LCH)。LCH 有其特殊性,一种表现为吸烟相关的间质性肺炎改变,另一种改变以肺结节形式表现。长期吸烟和 IPF、NSIP、肺纤维化及肺气肿有明显的相关性。临床及病理用不同的名称进行描述,如混合性肺纤维化和肺气肿(CPFE);吸烟相关间质纤维化(SRIF)等。

1.呼吸性细支气管炎伴间质性肺病

(1)定义

呼吸性细支气管炎伴间质性肺病(respiratory bronchiolitis with interstitial lung disease,RBILD)是指吸烟所致终末气道的炎症和肺泡导管、肺泡囊及周围肺组织内存在吞噬烟色素颗粒的组织细胞沉积,当组织细胞沉积达一定范围导致影像学异常时称之为 RBILD。

(2)临床特征

临床症状多不明显,少数有呼吸困难和咯血,男性多于女性,多在 40~60 岁发病,几乎均有吸烟史,常为重度吸烟患者。轻度限制性、限制和阻塞混合性功能障碍,肺容量下降。戒烟及激素治疗可改善症状。因吸烟剂量、吸烟时间及个体反应不同,影像学差异较大。典型改变为胸片肺纹理增粗,CT 和 HRCT 示小叶中央性结节影、毛玻璃影和小气道壁增厚影。

(3)病理诊断

组织学上 RBILD 呈细支气管中心性分布,病灶之间为正常或肺气肿改变。呼吸性细支气管、周围肺泡腔内见有含棕色色素的组织细胞沉积,组织细胞胞质丰富,胞质内色素颗粒较细致分布均匀,铁染色胞质呈淡蓝色,PAS 染色阳性反应。小气道壁少量慢性炎症细胞浸润,周围肺实质大致正常或轻度纤维组织增生。部分细支气管腔内有黏液淤积和管壁平滑肌增生。鉴别诊断主要需与脱屑性间质性肺炎相鉴别。

2.脱屑性间质性肺炎

(1)定义

脱屑性间质性肺炎(DIP)是指以肺泡腔内弥漫多量组织细胞沉积为主要形态学特征的间质性肺炎。

(2)临床特征

DIP 发病高峰为 40~50 岁,男性明显多于女性,90％患者有吸烟史。渐进性干咳、隐匿性呼吸困难,一般没有系统症状,少数患者可有呼吸衰竭。轻度的限制性通气障碍。停止吸烟、激素治疗对此病有改善作用,10 年生存率达 70％。肺泡灌洗液中可见,含吸烟色素颗粒的组织细胞增多。常见影像学改变为两肺毛玻璃影。

(3)病理诊断

一般 DIP 尚保存肺组织结构,病变较均一。特征性改变为肺泡腔内大量的组织细胞沉积,组织细胞胞质红染,具有上皮样特征,早期被认为是脱落的肺泡上皮,可有细腻的棕色色素颗粒,偶有少数红染的多核巨细胞,偶有层状蓝色小体。肺泡隔有少量慢性炎症细胞浸润、纤维基质增多和轻度的纤维化,偶有小气道或肺间质淋巴滤泡形成。一般没有 FF、平滑肌增生和蜂窝状肺纤维化。病变常弥漫分布,可与 RBILD 相鉴别,当纤维化较明显时需与非特异性间质性肺炎相鉴别。

(四)急性/亚急性间质性肺炎

2013 年美国胸科协会和欧洲呼吸协会对特发性间质性肺炎进行更新,根据病程及部分组织学的重叠,将急性肺损伤和隐源性机化性肺炎放在一组,称之为急性/亚急性间质性肺炎,但两者有明显不同的预后。

1.急性间质性肺炎

(1)定义

急性间质性肺炎(acute interstitial pneumonia,AIP)也称急性肺损伤(acute lung injury,ALI),是指没有明显诱因的情况下,发生急性的肺气体交换能力下降,最严重时表现为急性呼吸窘迫综合征(acute respiratory distress syndrome,ARDS),即临床表现为呼吸频速、窘迫,进行性低氧血症,影像学表现为弥漫性肺浸润或实变。组织学表现为弥漫性肺泡损伤(diffuse alveolar damage,DAD)。

(2)临床特征

患者临床表现为急性发作,一般 24~48h 发展为严重的呼吸困难及顽固性低氧血症。早期影像学改变为双肺毛玻璃影,常快速进展为双肺弥漫性实变影,可以是弥漫小斑片影,也可以是大片状实变或大叶性肺炎样改变。

(3)病理诊断

AIP 组织学改变称之为 DAD,根据病变进展过程,分为急性/渗出期(1~7 天)、机化/增生期(8~20 天)和纤维化期(超过 20 天)。但由于病变进展是个连续的过程,医源性干预及患者的抵抗力不同,各时期病理改变有重叠,不同部位的病理改变也可以不完全同步。

急性期也称为渗出期,指肺损伤后 12~24h 开始出现肺泡隔充血、水肿,肺泡内水肿、出血、纤维蛋白沉积。透明膜是急性期的特征性改变,损伤后 12h 即可发现,3~5 天为高峰,均匀无结构嗜酸物质沿肺泡壁分布,形成肺泡腔内透明膜,该透明物质也可进入肺泡隔,使得肺泡隔增宽,肺泡腔内有蛋白渗出和细胞碎片。随着病程进展,肺泡Ⅱ型上皮增生伴有轻度的不典型性,可呈图钉样凸入肺泡腔,增生的上皮可以有明显的不典型性,表现为核大、深染,明显的红核仁和细胞多形性,可有较多的核分裂象,其他异常改变包括细胞内脂质及 Mallory 透明小体沉积。肺泡腔及肺泡隔可有少量纤维组织增生。可见到肺小动脉继发于内皮损伤后的纤维蛋白栓子形成,可见小血管的纤维素样坏死。有时有明显的间质炎症细胞浸润,主要为淋巴细胞。

机化期也被称为增生期,其主要特征为成纤维细胞增生,增生的成纤维细胞主要分布在间质,也可局灶性气腔内分布。机化期改变发生在损伤后 2～3 周,此时,炎症和Ⅱ型上皮增生仍然明显,水肿和透明膜不明显,吞噬透明膜残体和组织碎片的巨噬细胞常见。残留的肺泡渗出及透明膜残体可并入增厚的肺泡隔,有时可见肺泡及肺泡管表面活跃的纤维组织增生。机化期的主要改变为广泛的间质成纤维细胞、肌成纤维细胞增生,单核炎症细胞浸润和少量胶原沉积,可见弹力纤维沉积。(肌)成纤维细胞表达 SMA、bcl-2 和Ⅰ型胶原纤维。电镜下还可观察到肺泡塌陷,免疫组织化学显示间质内存有上皮成分也表明肺泡有塌陷,加剧肺泡隔的增宽。急性期有动脉内急性机化性栓子,机化期有动脉中膜肥厚、内膜纤维化并阻塞血管床。DAD早期见支气管上皮细胞坏死,后期再生,增生的上皮延伸至周围肺泡隔;常见鳞状细胞化生,有时化生细胞具有明显的异型性,注意鉴别诊断;除了明显的间质成纤维细胞、肌成纤维细胞增生,可见肺泡腔内 Masson 小体,事实上机化期急性肺损伤和机化性肺炎不易区分。

纤维化期指数周后,增生的纤维组织被致密的胶原组织替代,形成所谓纤维化期改变,此时的肺结构发生改变,可形成终末期蜂窝肺,这种改变在尸检病例中得到证实。

(4)鉴别诊断

急性嗜酸性肺炎可伴有呼吸衰竭和肺透明膜形成,嗜酸细胞在肺泡腔及肺间质内的浸润有别于 DAD。DAD 伴有肺泡内出血,应和弥漫性肺泡内出血鉴别,弥漫性肺泡内出血可见肺泡内吞噬含铁血黄素的组织细胞沉积,如果有毛细血管炎提示弥漫性肺泡内出血。DAD 纤维化期可出现蜂窝改变,应和 UIP 鉴别,UIP 多有纤维瘢痕背景。

2.机化性肺炎

(1)定义

临床上机化性肺炎(organized pneumonia,OP)是指原因不明的一种间质性肺炎,影像学呈多发斑片、毛玻璃、条索状、结节状改变,也称隐源性机化性肺炎(cryptogenic organizing pneumonia,COP)。组织学改变为 OP,即终末小气道、肺泡导管、肺泡囊及肺泡腔内见增生的纤维组织团块填充,伴有肺泡隔的炎症细胞浸润。

(2)临床特征

好发于 40～70 岁患者,多数患者有 2～3 个月以上的病程,主要症状为咳嗽、呼吸困难、体重减轻,以及发热等症状。患者常有上呼吸道感染症状,抗生素治疗常效果不佳。一般无特异性体征,典型体征是吸气时的捻发音,哮鸣音一般不常见。实验室检查无特异性,可有血沉加快和C-反应蛋白的升高。轻至中度的限制性肺功能不全和一氧化碳弥散功能下降。

影像学显示一侧或双侧肺多个小结节、片状毛玻璃、气道周围浸润影、实变影,可形成反晕征等,以胸膜下多见,下肺更常累及,不同时期会出现不同病变,呈游走性改变,很少有胸腔积液。

（3）病理诊断

OP组织学改变和一般间质性肺炎不同,大体肺组织改变为界限不清的实变区或结节性肿块,无明显的纤维化。镜下病变呈片状分布,和周围的肺组织分界尚清,肺结构大致正常,肺泡隔不同程度炎症细胞浸润、Ⅱ型上皮增生而增宽,增生的纤维组织位于细支气管腔及其周围气道和肺泡,有时累及整个肺小叶。增生的纤维组织呈圆形、卵圆形、哑铃形、分支状,或不规则形状沿着小气道、肺泡导管和肺泡囊分布并形成气腔形状。纤维组织主要由层状排列的成纤维细胞和肌成纤维细胞,以及炎症细胞(淋巴细胞、巨噬细胞、浆细胞和中性粒细胞)和淡染的黏液基质(主要为酸性黏多糖)构成,Masson染色可以显示其形态,又称马松小体,弹力染色对于有怀疑的病例有帮助,可以显示肺泡和支气管的轮廓。免疫组织化学显示纤维组织内有较多的毛细血管。纤维组织形成栓子或息肉样物质堵塞远端支气管、周围气道及肺泡腔,纤维栓子表面可以形成一层上皮覆盖,这种现象被认为是纤维组织和间质作用融合的结果。

除了纤维组织栓塞和纤维素性渗出,可见肺泡腔内富含脂质的泡沫样巨噬细胞沉积,这种改变代表近端支气管阻塞和阻塞后改变,或内源性脂质性肺炎改变。灶性区中性粒细胞在肺泡腔的积聚,有时可见少量嗜酸性粒细胞。有时可见病变沿着小气道跳跃式分布。

（4）鉴别诊断

机化性肺炎几乎存在于各种非肿瘤性疾病及部分肿瘤病变的周围肺组织内,机化性肺炎的组织学改变并不复杂,对机化性肺炎病因的判断和分析才是对病理医师诊断水平的考验,获得尽可能多的临床资料、对影像学的认识能够帮助我们达成可能的正确诊断。

3.急性纤维性机化性肺炎

急性纤维性机化性肺炎(Acute fibrinous organizing pneumonia,AFOP)是由Beasley首先提出的一种不同于急性肺损伤和机化性肺炎的病变,其组织学改变是肺泡腔内较多纤维素样小球沉积,伴有肺间质炎症细胞浸润和纤维组织增生。但随后的大量报道显示,AFOP和机化性肺炎一样是很多疾病的常见并发改变。

（五）淋巴细胞性间质性肺炎

1.定义

淋巴细胞性间质性肺炎(lymphocytic interstitial pneumonia,LIP)是指肺间质内弥漫多量淋巴细胞浸润为主要病理改变的间质性肺炎。虽然2002年及2013年特发性间质性肺炎分类中保留特发性LIP的病变类型,但其一直存在争议。主要原因首先是LIP多和自身免疫性疾病有关,几乎成为胶原结缔组织病的特征性肺改变;其次,部分患者进展为黏膜相关淋巴组织淋巴瘤,LIP可能是低级别淋巴瘤的前驱病变,应该是淋巴组织增生性病变的良性开始阶段;最后,LIP和细胞性NSIP很难鉴别,可能只是NSIP的一种组织表现,特发性LIP很少见。

2.临床特征

患者发病年龄多为40~50岁,慢性进行性呼吸困难,可有干咳,病程可持续数月到数年。部分患者可有血清学免疫球蛋白异常。常见的影像学改变为两肺斑片状毛玻璃影、基底部网格影、弥漫性小结节影,常伴有囊状改变。

3. 病理诊断

主要病理改变为肺泡隔弥漫性淋巴细胞、浆细胞、浆样细胞及组织细胞浸润,可有肺泡腔内多核巨细胞反应,可见肺组织呈囊状改变,没有明显的纤维化。

4. 鉴别诊断

LIP 主要应排除细胞性 NSIP,但有时是不可能的,如果是广泛的弥漫的淋巴细胞浸润则倾向 LIP,伴有明显的肺泡隔纤维组织增生则考虑 NSIP。如果在间质内有上皮样肉芽肿形成,要排除过敏性肺炎。黏膜相关淋巴组织淋巴瘤也是诊断 LIP 必须排除的病变,免疫组织化学克隆性增生、淋巴上皮病变可以帮助诊断。

(六)胸膜肺实质纤维弹力增多症

1. 定义

胸膜肺实质纤维弹力增多症(PPFE)是一种罕见的间质性肺炎,指以致密的脏层胸膜纤维化累及邻近肺实质为病理特征的一种病变,为特发性间质性肺炎的一种少见类型。

2. 临床特征

PPFE 于 1992 年首先由 Amitoni 描述,早期也称为 Amitoni 病和特发性肺上叶纤维化。文献报道多为成年人,可有年轻人,年龄从 13 到 83 岁,平均年龄 53 岁。无性别差异。常见症状为干咳、慢性胸部钝痛、胸闷、呼吸困难、体重下降。多数为非吸烟患者,可有反复肺感染病史,可有家族性间质性肺炎背景。肺功能为限制性通气障碍,残气量和肺活量比值增高。影像学为胸膜不规则增厚,邻近肺实质网格状纤维化,以上叶为重。

3. 病理诊断

PPFE 的组织学改变主要为胸膜及胸膜下致密纤维化、胶原化,伴有弹力纤维增多,主要累及部位为肺上叶。邻近的肺组织常无明显异常或少量炎症细胞浸润,少数报道呈 NSIP 样改变,在正常和病变交界处可见肺泡腔内成纤维细胞灶。

(七)儿童间质性肺病

1. 定义

儿童间质性肺病((chILD)也称儿童弥漫性肺病(DLD),是指发生在 18 岁以内儿童、具有明显异质性病理改变并有很高致死率的一组病变。

2. 临床特征

chILD 临床诊断需要满足以下 4 个诊断标准中的 3 个,即可诊断为 chILD:①呼吸系统症状(如咳嗽、呼吸困难、活动耐受能力下降);②呼吸系统体征(安静时呼吸急促、呼吸附加音、呼吸受限、发育迟缓、杵状指、呼吸衰竭);③缺氧;④弥漫影像学异常。年龄较大的儿童间质性肺病更类似于成人。

2 岁以内的婴幼儿间质性肺病具有特征性改变,常伴有遗传学异常,如婴儿神经内分泌细胞增生症、表面活性物质功能基因突变、肺间质糖原沉积症、肺泡毛细血管发育不良伴肺静脉错位(alveolar capillary dysplasia with misalignment of the pulmonary veins,ACDMPV)。

3. 病理诊断

chILD 因病因、病程不同呈现各种改变,如弥漫小片状毛玻璃影、结节影、实变影、网格影、马赛克征等。chILD 的病理改变类似成人间质性肺病,少数婴幼儿间质性肺病具有特征性改变,如肺间质糖原沉积症可见肺泡隔增宽,其内见储积糖原的间质细胞;婴儿神经内分泌细胞增生症可见小气道黏膜内分泌细胞数量增多;ACD-MPV 患儿几乎都因肺高压和呼吸衰竭死亡,解剖发现肺组织肺小静脉位于肺小动脉鞘内,肺泡隔毛细血管移位等。

二、病因明确的间质性肺炎

原因明确的间质性肺炎是指有明确的致使肺损伤的诱因,或该诱因与肺损伤有明确的相关性,病理改变类似原因不明的间质性肺炎。

(一)药物性肺炎

1.定义

因为药物的使用导致肺功能、影像学异常及临床症状。

2.临床特征

药物性肺炎临床表现为非特异性,视肺损伤程度、时间及范围而定。常见症状有呼吸困难、活动气喘、咳嗽、胸痛、发热等。影像学无特征性,多为多发或弥漫片状毛玻璃及实变影。因为有药物接触史,病理活检并不普遍,药物性肺炎常常是临床诊断,鉴于药物性肺炎无特殊临床表现,应该严格诊断标准。一般认为应满足以下条件:①药物接触病史;②临床、影像、病理异常类似于文献报道病例;③排除感染、肿瘤、其他医源性肺损伤;④停止使用可疑药物,症状缓解或不再进展;⑤偶然情况下,再次试用可疑药物,病情复发。

3.病理诊断

与临床特征一致,病理变化也无特异性。常见病变是间质性肺炎,如急性过敏性肺炎、机化性肺炎、嗜酸性粒细胞性肺炎、脱屑性间质性肺炎;其次是肺水肿、气道病变、肺出血、肺纤维化等。

(二)放射性肺炎

1.定义

放射性肺炎多是医源性肺损伤,指肺在放射线照射后发生急性或慢性肺损伤,伴有异常影像学及肺功能改变。

2.临床特征

根据发病时间将放射性肺炎分为急性放射性肺炎和慢性放射性肺纤维化。急性放射性肺炎指放射治疗后 2～6 个月内发病,主要症状为呼吸困难、活动气喘、干咳、低热、咯血和胸痛等症状。急性放射性肺炎的影像学改变类似肺感染性改变,为肺放射视野内的境界不清的毛玻璃影、实变影及结节影,可以延伸至放射视野外。急性放射性肺炎可在停止照射后其临床症状及影像学改变得到缓解。慢性放射性肺炎也称放射性肺纤维化,常发生在放射治疗后 6 个月到 2 年中,常继发于急性放射性肺炎后,缓慢进展性呼吸困难为其主要症状。影像学改变常不局限于照射视野内,多波及照射视野外的肺实质,可以出现肺实变,更常见的是邻近部位的肺气肿、支气管变形,严重时可致纵隔移位。

3.病理诊断

急性放射性肺炎病理改变为急性肺损伤。早期为渗出期,即肺泡腔内见水肿液、少量炎性细胞、肺透明膜形成,肺间质肿胀、少量炎症细胞浸润。随后为机化期或增生期,即在肺间质及肺泡腔内见增生的肌成纤维细胞。此时，Ⅱ型上皮增生明显且具有非典型性，血管内皮肿胀，出现泡沫状改变。最常见的活检标本为机化期肺组织。

慢性放射性肺炎的病理改变以纤维化和肺实质的结构破坏为主，镜下可见气道、血管周围弹力、胶原纤维增多、支气管黏膜上皮化生，相邻肺组织肺气肿可伴有肺大疱形成。血管壁弹力纤维增多、内膜平滑肌增生。胸膜纤维化、胸膜粘连也是慢性放射性肺炎的常见表现，早期如果有急性放射性肺炎改变则更支持慢性放射性肺炎的诊断。

（三）结缔组织病相关性肺炎

结缔组织病也称胶原血管病，是由于自体免疫异常导致的系统性炎症病变，可累及身体各种器官、组织和细胞。肺是常见累及部位，有时肺部病变是首发症状，间质性肺病是胶原血管病的常见表现。各种结缔组织病引起的间质性肺病临床表现及病理改变各有不同但更多的是重叠，各种组织学类型在结缔组织病中均可存在，结缔组织病是慢性临床过程，伴有复杂的临床治疗病史，有些药物也可导致肺损伤，使得单从组织学改变来确诊非常困难，特别是在小活检标本中几乎是不可能的，需紧密结合临床进行诊断。

1. 类风湿性关节炎相关性肺病

（1）定义

类风湿性关节炎（rheumatoid arthritis，RA）是胶原结缔组织病的一种，由于免疫异常，以关节长期反复红、肿、热、痛为主要临床表现，并累及肺、心脏等多个系统和器官的病变。RA相关性肺病主要为间质性肺炎，也可气道受累，可形成类似结核的坏死性肉芽肿性病变。

（2）临床特征

RA主要临床症状是关节红、肿、热、痛，反复长期发作导致关节变形。小关节更易受累，可伴有发热。当累及呼吸系统时，出现咳嗽、发热、胸痛等呼吸道症状，多数患者没有呼吸系统症状，影像学偶然发现。影像学改变无特异性，可以是肺内浸润影、条索网格影或结节影，可伴有胸膜炎和胸腔积液。

（3）病理变化

RA相关的肺病变主要的病理改变为肺间质病变、气道病变和胸膜病变等。间质性肺炎和纤维化是RA的常见肺改变，如非特异性间质性肺炎、普通性间质性肺炎等。有研究显示RA的肺UIP改变较特发性UIP（临床IPF）预后好。有时在UIP、NSIP的背景上可见淋巴细胞的聚集，可伴有生发中心的形成，尽管这种改变是非特异性的，但可提示排除风湿性关节炎的可能，免疫荧光显示肺泡隔和毛细血管壁的IgM和IgG沉积，推测可能是风湿因子。RA也可合并机化性肺炎。滤泡性细支气管炎可存在于少数RA患者中，而在其他胶原血管病，特别是sjogren综合征、免疫缺陷病和一些过敏反应中，更常见滤泡性细支气管炎。类风湿性关节炎常合并渗出性胸膜炎，胸腔镜检查可以看到壁层胸膜有结节样改变，镜下为非特异性慢性炎症细胞浸润、间皮细胞增生和纤维素性沉积。少数情况下可发生肉芽肿性胸膜炎。

RA导致坏死性肉芽肿性肺结节也称肺类风湿结节。常位于胸膜下，可以多个，也可单个，多同时伴有皮肤坏死结节和高浓度的风湿因子滴度，组织学改变为中央纤维素样坏死、周围栅状组织细胞排列，再由淋巴、浆细胞围绕，邻近肺实质内可见非坏死性血管炎。当出现血管炎时，若与肉芽肿病性多血管炎（wegener肉芽肿）鉴别困难，如果有大量的多核巨细胞、中性白细胞、嗜酸细胞浸润,倾向 wegener 肉芽肿,若有广泛的胸膜病变则倾向于风湿性关节炎。肺类风湿结节和肺感染性病变(如结核分枝杆菌、真菌等)的组织学不易区分,需进行特殊染色,临床检查也可帮助鉴别。

其他肺改变包括急性毛细血管炎和肺出血、小动静脉血管炎,偶有肺高压和继发性淀粉样变性。在这里要特别强调 RA 治疗中所用的部分免疫抑制剂可导致间质性肺炎改变,需注意鉴别。

2. 系统性红斑狼疮相关性肺炎

(1)定义

系统性红斑狼疮(SLE)是指各种原因导致的、多发于青年女性的、累及多系统器官的自身免疫性疾病。狼疮性肺炎指 SLE 伴有呼吸系统症状、肺功能及影像学异常。

(2)临床特征

SLE 临床改变主要有:全身非特异性症状如低热、乏力、体重减轻;皮肤和黏膜受损面部蝶形红斑、皮肤斑丘疹、紫斑等,口腔黏膜水疱、溃疡;对称性关节肿痛、肌肉酸痛、无力;肾脏、神经系统、肝脏受损;约半数 SLE 患者有肺和胸膜受累,肺实质损害多数为间质性肺炎和肺间质纤维化,反复胸膜炎引起肺不张和肺功能障碍。急性狼疮性肺炎临床表现为发热、呼吸困难,患者可有咯血、呼吸窘迫症状。少数患者可合并肺体积萎缩综合征,即肺进行性呼吸困难,横膈上移,肺体积缩小,无明显肺实质改变。

实验室检查血沉加快、抗核抗体阳性、白细胞降低和血小板降低、蛋白尿、丙种球蛋白血症等。影像学常见胸腔积液和弥漫性肺浸润、肺毛玻璃影。

(3)病理诊断

SLE 主要病理改变为胸膜病变、肺出血、肺高压、间质性肺病等。约有三分之二的患者有胸膜炎、胸腔积液,尸检中常见胸膜纤维化和急性纤维素性胸膜炎,偶见胸腔积液内狼疮细胞,即吞噬了其他粒细胞退变核物质的中性粒细胞。肺泡隔毛细血管因白细胞浸润受到破坏,有时伴有坏死性动脉炎,可合并有肺出血。SLE 可以合并间质性肺炎,多为 NSIP,UIP 不常见,可有 LIP 和 OP 的报道。有报道 SLE 肺中各种血管改变,尸检中常发现肺血管内膜增厚、中膜增生、外膜纤维化的肺高压改变,可能和抗心磷脂抗体有关。急性狼疮性肺炎少见,最常见的急性狼疮性肺炎的病理改变为弥漫性肺泡损伤。毛细血管基底膜、肺泡上皮和间皮细胞内颗粒状免疫球蛋白和补体沉积,电镜下内皮细胞基底膜内致密电子物质沉积有助于 SLE 的诊断。

3. 干燥综合征相关性肺病

(1)定义

干燥综合征(Sjögren syndrome,SS)是指主要累及外分泌腺体的慢性炎症性自身免疫病,常累及呼吸系统,导致肺功能、影像学异常和多种异常病理改变。

(2)临床特征

SS 的临床表现主要为口干、眼干,同时可以累及其他器官和系统,引起多种临床症状,血清学检查发现多种自身抗体,类风湿因子、抗核抗体阳性率超过 80%,明显女性好发,病程迁延但预后良好。

SS 患者肺受累比例可高达 70%,呼吸系统症状多种多样,主要为咳嗽、咳痰的气道病变,以及活动气喘、呼吸困难等非特异性表现,常见乏力、低热等全身症状。影像学改变有气道增厚、扩张囊变、小叶中心性结节影等,可出现马赛克样充气影、斑片状毛玻璃及实变影,可伴有囊性变。

(3)病理诊断

主要病理改变包括气道非特异性炎症、间质性肺炎等。气管支气管淋巴组织浸润、黏膜腺体的萎缩类似于 SS 患者唾液腺的改变。浸润的淋巴细胞 CD4 阳性细胞数量增多、黏膜腺体异常、清除功能异常,以及黏膜产物减少、防御功能下降导致肺感染机会增加。细支气管周围淋巴细胞浸润可伴有淋巴滤泡形成并累及肺实质,小气道炎症狭窄引起阻塞性肺病和多发性肺大泡。一例干燥综合征患者的组织学改变似过敏性肺炎,即具有明显的小气道周围炎症细胞浸润和形成不良的肉芽肿。

SS 可合并各种间质性肺炎,如富于细胞性 NSIP,即肺泡隔混合性炎症细胞浸润伴有间质纤维组织增生;肺间质内较为单一的成熟小淋巴细胞浸润,类似 LIP;病变迁延多年可继发 UIP 样改变,即肺斑片状纤维化及蜂窝肺形成;机化性肺炎也是干燥综合征常见改变;少数病例可伴有急性肺损伤。少见改变还有肺淀粉样变性、肺栓塞、肺高压、肺淋巴瘤等。

4. 系统性硬化病相关性肺病

系统性硬化病(systemic sclerosis,SS)也称硬皮病,是指以局限性或弥漫性皮肤增厚和纤维化为特征的全身性自身免疫病。常见累及器官有心、肺、肾及胃肠道。

系统性硬化病早期表现为雷诺现象和肢端、面部肿胀,并有手指皮肤逐渐增厚;累及关节时可有关节挛缩;食管括约肌功能下降,导致反流性食管炎;胃肠蠕动减慢导致肠道积气等症状。肺脏是 SS 的常见受累部位,患者可有干咳、活动气喘等症状。影像学改变可有支气管扩张、UIP 样改变、毛玻璃影等。间质性肺炎、肺动脉高压是系统性硬化显著变化,间质性肺炎、肺动脉高压的严重程度和预后明显相关。肺动脉高压和间质性肺炎是系统性硬化的主要病理改变。间质性肺炎以 NSIP 最为常见,其次为 UIP 改变。强直性脊柱炎(ankylosing spondylitis,AS)、原发性胆汁性肝硬化(primary biliary cirrhosis,PBC)、炎性肠病、白塞综合征等自身免疫性疾病均可累及呼吸系统。

(四)特发性肺纤维化

1. 定义

特发性肺纤维化是一种不明原因的进展性慢性纤维化间质性肺炎,见于老年人,病变局限于肺部,其 HRCT 及病理组织学表现为普通型间质性肺炎,也称普通型间质性肺炎(usual interstitial pneumonia,UIP)。它是一种常见的特发性间质性肺炎类型,常在 50～70 岁发病,男性多见,男女比例为 2:1。临床上常表现为隐匿起病、慢性进展性气促、咳嗽。近半数可有杵状指。肺功能检查常表现为限制性功能障碍。典型的胸部 HRCT 表现为双肺下叶基底部和周边部条索状阴影,常有牵拉性支气管扩张和蜂窝肺。

2. 临床特征

患者双肺体积缩小,重量增加,质地较硬,脏层胸膜有局灶性瘢痕形成,同时有肺气肿乃至形成大小不等的肺大疱突出肺表面。切面双肺弥漫性发实区,但轻重不一,较轻的部分尚存在较正常的肺结构,严重受累处被厚层纤维性囊壁分隔形成多房囊状结构,即"蜂窝肺"改变。

3.病理诊断

IPF 病理组织学表现为 UIP。其大体或肉眼表现为患者双肺体积缩小,重量增加,质地较硬,脏层胸膜有局灶性瘢痕形成。镜下:病变最显著的特点是病变呈斑片状纤维化,分布不一致,常位于双肺周边部或胸膜下,致密的纤维化引起肺结构的重建,常伴有"蜂窝肺"形成。纤维化区可有大量增生的平滑肌束即所谓"肌硬化"。病变时相不一,新老病变并存,病变中既可见大量的胶原纤维沉积,又可见成纤维细胞灶。成纤维细胞灶为黏液样蓝染基质内有成束成纤维细胞,这些细胞与肺泡间隔长轴平行排列。纤维化区与正常肺泡组织交错分布,成纤维细胞灶常位于纤维化与正常肺组织交接处。总之,UIP 的病理组织学特点可归纳为病变斑片状,轻重不一,新老病变并存,以及有纤维化母细胞灶和"蜂窝肺"形成。

(五)非特异性间质性肺炎

1.定义

非特异性间质性肺炎(nonspecific interstitial pneumonia,NSIP)由 Katzenstein 于 1994 首次提出。Katzenstein 等在研究 IIP 时,发现有一组患者预后好于 IPF,而在病理组织学上无法归入当时已知的 IIP 类型,他首次将这组难于分类的疾病类型称之为非特异性间质性肺炎。在 2002 年 ATS/ERS 关于特发性间质性肺炎分类的多学科共识中,将非特异性间质性肺炎归入了 IIP 中,并注明作为暂时的疾病类型。2008 年 ATS 通过较大样本的研究确定了特发性非特异性间质性肺炎为特发性间质性肺炎中的一种独立类型。

2.临床特征

NSIP 可为特发性或继发性,与 UIP 相比较,NSIP 的继发因素较多且更常见。其常见的继发因素有结缔组织疾病(如红斑狼疮、多发性肌炎、皮肌炎、硬皮病、干燥综合征、类风湿性关节炎等);药物反应(如胺碘酮);有机粉尘吸入等。

NSIP 临床上常表现为气促、咳嗽,女性多见,多无吸烟史(69%),中位发病年龄为 52 岁。肺功能检查多表现为限制性通气障碍。HRCT 的典型表现为双肺对称性,片状磨玻璃影及条索状影,以双下肺为主,可伴牵张性支气管扩张。

3.病理诊断

光镜:病理组织学上,NSIP 分为富细胞型和纤维化型。富细胞型 NSIP 组织学特征:肺泡间隔增宽,间质轻、中度炎细胞浸润,主要为小淋巴细胞,偶见浆细胞,病变呈片状或弥漫分布。间质淋巴细胞聚集和生发中心形成。肺泡Ⅱ型上皮增生。近半数病例有灶性 BOOP 改变,但在整个病变中,它占的比例很小。NSIP 纤维化型组织学主要特征间质纤维化,病变时相一致,经常保留肺脏结构,缺乏 UIP 的新老斑病变并存特征。大约 20% 病例可以找到成纤维细胞灶,但数量较少。

三、伴有肉芽肿性间质性肺炎

(一)结节病

1.定义

结节病指不明原因的以肉芽肿为主要病理改变累及肺及多个系统和器官的病变。

2.临床特征

结节病多发生在中青年,黑人女性发病率较高,其次为亚洲人。90%患者累及肺,多数患者没有症状,部分有轻微或非特异性肺部症状,如咳嗽和呼吸困难。肺外症状以眼、皮肤、淋巴结受累常见,表现为葡萄膜炎、角膜炎、结膜炎、视网膜炎等;皮肤改变有结节性红斑、皮下结节等;常有纵隔、肺门及浅表淋巴结肿大。全身症状包括发热、多关节炎、体重减轻等。系统性病变常有限制性肺功能障碍和弥散功能低下。影像学主要改变为90%患者有肺门、纵隔淋巴结肿大;肺内改变有小片状浸润性阴影,类似小叶性肺炎,可有肺纹理增粗及小结节影,其他不常见改变为孤立或多发结节、灶性区实变、肺外周毛玻璃影,少数有胸膜渗出。据影像学不同将结节病分为4期:①Ⅰ期,仅有肺门淋巴结肿大,如果没有临床症状,一般不需要治疗;②Ⅱ期,肺门淋巴结肿大和肺实质浸润;③Ⅲ期,只有肺实质浸润而无肺门淋巴结肿大(预后较差);④Ⅳ期,肺纤维化。对系统性进展性结节病用激素治疗,有学者报道,用抗纤维化制剂治疗,但效果不明。

3.病理诊断

肺结节病肉芽肿特征性改变是由上皮样组织细胞紧密成簇排列,仅少量淋巴细胞或其他炎症细胞浸润,肉芽肿境界清楚、常围绕同心圆样排列的成纤维细胞,后期胶原化的纤维细胞可以部分或全部取代肉芽肿结节,可见小灶性中央坏死。肉芽肿结节聚集成较大结节,但不似结核形成融合的结节,肉芽肿的结节是融而不合,且不同的结节形态基本一致。肉芽肿内可见不同形态的多核巨细胞,多核巨细胞可位于结节中央。多核巨细胞内及单个核组织细胞内可见包涵体,如星状小体、层状钙化小体、扇形小体,这些物质主要由草酸钙和少量碳酸钙组成,可能是细胞降解和代谢产物。对于肉芽肿不明显的、以间质性肺炎为主要改变的结节病,临床和病理诊断都非常困难,特别这些改变出现在结节病后期的时候。

肉芽肿结节常沿支气管、血管束、小叶间隔及胸膜的淋巴管分布,一般没有广泛的间质性肺炎,少数病例有肉芽肿性血管炎,特别是在广泛的肺组织受累时,其特征为血管内膜和中膜非坏死性肉芽肿并压迫血管腔,偶有继发血管梗阻导致肺高压。

绝大多数早期结节病累及纵隔和肺门淋巴结,淋巴结内见分布均匀非坏死性上皮样肉芽肿,形态学类似于肺内病灶,随着经支气管超声内镜引导下细针穿刺技术(EBUS-TBNA)的普遍使用,结节病的诊断率明显提高。

(二)肺尘埃沉着病

肺尘埃沉着病是一组由于长期吸入粉尘引起的,以弥漫性肺纤维化为主要病变的各种肺尘埃沉着病的总称。患者发病与长期暴露在富粉尘的环境及其相关职业有关。正常生理情况下,粉尘吸入呼吸道或经过鼻腔的过滤,或经黏液纤毛系统被排出体外。只有在粉尘颗粒足够小($<2.5\mu m$)和长时间接触粉尘的情况下,粉尘经巨噬细胞吞噬沿淋巴通路"清除"进入肺实质,而使肺脏受损害。按粉尘对肺脏的作用所引起的病理改变的类型,将粉尘分为非致纤维生成粉尘和致纤维生成粉尘两种。非致纤维生成粉尘(如碳、锡、锑、铁等)引起的肺尘埃沉着病,肺泡结构完整,间质胶原沉积及纤维化轻微,病变分布沿淋巴通路走行;致纤维生成粉尘(如硅、石棉)引起病灶纤维组织增生,改变肺组织结构,呈弥漫间质纤维化和结节性纤维化,若吸入混合性粉尘,则具有以上两种混合病变,而称为混合性粉尘肺尘埃沉着病。

1.煤工肺尘埃沉着症

(1)定义

煤工肺尘埃沉着症是指在肺内以煤尘为主要粉尘的沉着,而引起肺纤维化病变。由于工人所接触粉尘情况不同,可分为煤肺和煤硅肺。根据胸部 X 线可分为单纯型(我国肺尘埃沉着症分为Ⅰ、Ⅱ期)和复杂型(进行性大块纤维化)。

(2)临床特征

煤肺:肺体积增大,质较软,肺膜下布满大小不等圆形或类圆形黑色斑点(煤斑),切面肺呈黑色煤斑,大小为 2~3mm,不凸出切面。煤硅肺由于工人同时吸入煤及二氧化硅,因此,它兼有煤肺和硅肺的特点。病变肺主要形成煤矽结节,煤矽结节与矽结节相似。

(3)病理诊断

呼吸性细支气管壁及其周围有大量煤尘及含煤尘的巨噬细胞。并由较多增生的胶原纤维形成煤尘纤维灶。由于呼吸性细支气管壁被破坏,管腔扩张形成小叶中心性肺气肿。煤硅肺为胶原纤维形成同心圆状结节,其中心煤尘少,结节外周有大量煤尘沉着和增生的胶原纤维。并可伸向小叶间隔及肺泡间隔,引起肺间质纤维化。一些结节胶原纤维不呈同心圆状排列,而呈不规则排列,与沉积的煤尘交织在一起。

如果煤工肺尘埃沉着症的病灶不断发展形成 2cm×2cm×2cm 以上的纤维化块,可累及整个肺叶或多个肺叶,使肺形成数个大块纤维化区。肺病变部位较硬,触之砂粒感。切面黑色,有时可见空洞,肺膜增厚。光镜下肺结构破坏,成片状粗大胶原纤维,有玻璃样变和大量煤尘及含尘巨噬细胞,邻近肺组织有卫星病灶及血管、支气管硬化,代偿性肺气肿。

2.硅肺

(1)定义

硅肺是由于长时间吸入含 SiO_2 粉尘所引起的以弥漫性肺间质纤维化为主的疾病。其特点是在肺组织内沿肺膜下、肺小叶间、支气管、血管周有大小不等的纤维化的矽结节,重症者一般均有肺膜增厚。

(2)临床特征

两肺体积增大,黑色,重量增加,质硬,肺膜增厚。切面双肺布满大小不等黑灰色的矽结节,间质有纤维化,晚期可见矽结节融合成团块。有代偿性肺气肿。支气管及肺内淋巴结增大,变硬,有矽结节病变。

(3)病理诊断

在肺膜下,小叶间及支气管、血管周可见大小不等的矽结节,直径 2~3mm。典型矽结节由呈同心圆形排列的胶原纤维组成,其中心可见不完整血管,周围有大量尘细胞、成纤维细胞及少量慢性炎细胞。在偏光显微镜下矽结节中可见折光的硅颗粒。多个矽结节可以融合成大团块结节,中心可有坏死,以及空洞形成。一些硅肺患者易感染结核。有硅肺和结核病共存者称矽结核病。

3.石棉沉着病

(1)定义

石棉沉着病是指长期吸入大量石棉粉尘,引起弥漫性肺间质纤维化的疾病。病变严重患者晚期肺间质纤维化,严重损害肺组织结构,损害肺功能。影像学表现有时与 UIP 难以区别。易并发肺部感染。

（2）临床特征

病变以两肺下叶明显,严重的病例两肺体积缩小变硬（肺硬化）,脏层胸膜增厚纤维化,切面病变区失去正常肺组织结构,增生的纤维组织条索交织,残留支气管扩大,以及代偿性肺气肿形成蜂窝肺改变。

（3）病理诊断

早期表现为石棉纤维沉积在呼吸细支气管及肺泡管、肺泡内,引起细支气管肺泡炎。在细支气管肺泡腔内有大量吞噬石棉粉尘的巨噬细胞聚集及慢性炎细胞、纤维蛋白渗出。肺泡管及肺泡壁胶原沉积,肺泡上皮增生,呼吸细支气管受破坏。病变累及小叶间隔、血管、支气管周及肺膜,可引起弥漫性间质纤维化、气腔囊性扩张及肺结构重建。诊断石棉肺需在病变肺组织中找石棉小体;石棉小体常在细支气管周肺间质内,它是石棉纤维在肺内被一层铁蛋白和酸性黏多糖包裹形成,呈棕黄棒状、串珠状或哑铃状,长 $10\sim300\mu m$,粗 $2\sim5\mu m$,由于含铁故普鲁士蓝染色呈阳性反应。

4.铁肺尘埃沉着症

（1）定义

铁肺尘埃沉着症是长期吸入金属铁尘或氧化铁粉（赤铁矿）而引起的铁粉尘沉积和纤维组织增生性肺病变。

（2）临床特征

肺膜有暗黑色或铁锈色病灶,切面尘斑呈散在分布,大小 1mm 左右,质软。病灶常位于扩张的小支气管旁,呈条索状或楔状紧贴于胸膜,并与小叶间隔相连,胸膜下病变较明显。

（3）病理诊断

细支气管、肺泡管及肺泡内大量铁尘和含尘巨噬细胞聚集。末梢细支气管扩张变形,管壁及肺泡和伴随的小血管周有铁尘沉着形成结节,其形态不规则。结节由噬尘巨噬细胞组成,胶原纤维少或缺乏。病灶周有明显气肿。大结节一般较少,呈星芒状,其灶中心可以有胶原纤维。肺间质呈轻度弥漫性纤维组织增生。支气管旁淋巴结可见大量铁尘沉着,淋巴结结构破坏,纤维组织增生。

第三节　小气道病变

小气道病变是指各种原因所导致的以细支气管和呼吸性细支气管为主要受累部位的炎症、纤维化和增生性的一类疾病。病变也可累及肺泡管、肺泡及肺间质,但以细支气管和呼吸性支气管为主。小气道病变的诊断一般是根据临床症状和实验室的检查,尤其是通过肺功能性检查结果而明确其诊断的。而在外检的标本中,小气道病变的病理形态学改变常常是作为一种继发性改变而存在。尽管小气道病变的诊断很少是通过活检来确诊的,但了解和掌握其病变特点,对于我们理解呼吸系统疾病是很有好处的。

（一）闭塞性细支气管炎

1.定义

小气道闭塞的两种不同病理模式为闭塞性细支气管炎（bronchiolitis obliterans，BO）和增殖性闭塞性细支气管炎。闭塞性细支气管炎是以小气道上皮细胞下炎症反应和纤维化收缩致气管狭窄为特点，故也称为缩窄性细支气管炎。而增殖性闭塞性细支气管炎是指在小气道腔内有肉芽组织形成致气道堵塞。闭塞性细支气管炎既是对疾病形态的描述，同时又是一种临床病理综合征。

2.临床特征

闭塞性细支气管炎常发生于毒气吸入、器官移植后的排斥反应、结缔组织病、病毒感染（呼吸道合胞病毒、腺病毒、HIV、巨细胞病毒等）、史蒂芬-强森综合征、肺孢子菌病肺炎、药物反应、误吸和早产儿并发症。也可能是特发性的（不明原因）。移植与 BO 的关系最密切。目前文献报道的肺移植（包括心肺、单肺、双肺移植）后 BO 的发生率不尽一致，但总体的概率相似。一项研究显示，肺移植后 BO 的 1 年、2 年、3 年和 5 年发病率分别为 28％、49％、56％和 71％。除移植外，BO 与结缔组织病的联系也较常见，许多文献报道类风湿关节炎（RA）与 BO 的发病相关。该病对药物治疗无明显疗效，63％以上的患者 5 年内死于呼吸衰竭。

3.发病机制

BO 通常局限在终末细支气管，病理特征表明创伤和小气道上皮细胞及上皮下结构的炎症反应可促进纤维细胞、上皮细胞等向成纤维细胞转化，这是由于组织异常修复包括无效的上皮再生对组织损伤的反应。在复杂的免疫反应介导下，逐步形成纤维瘢痕，瘢痕收缩造成管腔的缩窄和扭曲，严重时完全闭塞。如果病变累及呼吸性细支气管、肺泡管及肺泡，形成的肉芽组织可致管腔内堵塞。

儿童 BO 的相关因素中，病毒性呼吸道感染是其中最常见、最主要的因素，此外还包括造血干细胞移植和肺移植后 BO。慢性胃食道反流都会产生持续性气道刺激性损伤导致促细支气管再生的 Clara 细胞数量严重减少甚至消失。气道蛋白免疫性损伤（包括针对胶原蛋白和 K-alpha 1 微管蛋白发生的自身免疫反应），以及上皮细胞鳞状化生，使再生上皮细胞保护性蛋白的能力下降和上皮细胞纤毛运动功能减弱、黏液淤滞与堵塞，加重感染，也被证实在 BO 的发病机制中起到潜在的重要作用。

4.病理诊断

增生性闭塞性细支气管炎特征为细支气管内有成纤维细胞、肌成纤维细胞、黏多糖基质及少量慢性炎症细胞构成的机化性渗出物，并累及肺泡管及邻近肺泡。细支气管黏膜下或外周炎症细胞浸润，管壁纤维化和瘢痕收缩，造成管腔的缩窄及扭曲，严重时管腔完全闭塞。

缩窄性细支气管炎主要累及终末支气管和呼吸性细支气管，肺泡导管和肺泡病变较轻。病变早期多表现为嗜酸性粒细胞细支气管炎。病变较轻时仅在细支气管黏膜、黏膜下和管壁外周轻度炎性细胞浸润，细支气管上皮可坏死，进行性向心性纤维化，瘢痕形成（图 2-3-1），甚至小气道完全闭塞，通过弹力纤维染色可见闭塞的支气管腔。同时可伴有平滑肌增生，细支气管扩张，黏液潴留、细支气管上皮化生并伸延至肺泡。特染：弹力纤维可见狭窄或闭塞的管腔。

5.鉴别诊断

(1)弥漫性泛细支气管炎

病变累及细支气管全层。主要病变部位在呼吸性细支气管及其周围肺组织。淋巴细胞、浆细胞、泡沫细胞浸润,纤维化不明显。细支气管周纤维化伴管腔狭窄,最后形成瘢痕化。

(2)气道中心性纤维化

病变弥漫在两肺,沿小气道分布,以细支气管为中心的间质纤维化,并向远端支气管扩展,平滑肌增生,细支气管上皮化生,炎症浸润不明显。可见少量蜂窝肺改变,邻近肺组织淋巴细胞浸润不明显。

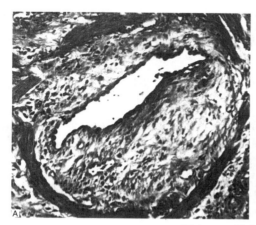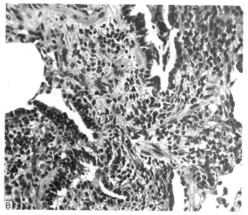

图 2-3-1　缩窄性细支气管炎

细支气管管腔狭窄,管壁纤维组织增生(A);终末支气管和呼吸性细支气管管壁纤维化,管腔狭窄,炎症细胞浸润(B)

(二)弥漫性泛细支气管炎

1.定义

弥漫性泛细支气管炎(diffuse panbronchiolitis,DPB)是一种弥漫存在于两肺呼吸性细支气管的气道慢性炎症性疾病。受累部位主要是呼吸性细支气管以远的终末气道。由于炎症病变弥漫性地分布并累及呼吸性细支气管壁的全层,故称之为弥漫性泛细支气管炎。

2.临床特征

1969 年,日本学者 Homma 和 Yamanaka 等首次将一种鲜为人知的慢性呼吸道疾病命名为弥漫性泛细支气管炎,以区别于慢性细支气管炎。直至 20 世纪 80 年代初,国际上才对这一疾病有所认识,成为世界公认的新病种。本病可能为一种全球性的疾病,但确有人种和地域的差异,以日本、韩国、中国为代表的东亚地区较为常见。本病男女之比为 1.4∶1,男性稍高;发病年龄从 10～80 岁各年龄组均有分布,以 40～50 岁为发病高峰,推算患病率为 11.1/10 万。84.8%的患者合并慢性副鼻窦炎或有既往史,并且 20.0%的患者有慢性副鼻窦炎家族史。DPB 早期被认为是预后不良的慢性气道感染症。1985 年引入红霉素治疗后,DPB 的 5 年生存率达 91%。

3.发病机制

发病机制不明。目前普遍认为 DPB 是一种多因素疾病,影响因素包括地域特异性及遗传因素、慢性气道炎症、免疫系统功能障碍、慢性气道感染等。近年研究表明DPB发病以东亚（主要为蒙古）居多，有明显的地域差别且部分患者有家族发病倾向。DPB与慢性鼻窦炎密切相关，研究表明，80％以上的DPB患者合并慢性鼻窦炎，患者均有不同程度的支气管黏膜病变或气道分泌物增多，呈慢性气道炎症改变。因此，有学者认为该病与感染有关。患者的冷凝集试验多阳性及红霉素疗效好，因此，推测该病与肺炎支原体感染有关。强酸烟雾、氯气、溶媒性气体、化学药品和各种粉尘等易致本病，如二氧化硫污染区域的DPB发病率较一般地区为高。

目前我国尚无自己的诊断标准，主要参考日本原厚生省1998年第二次修订的临床诊断标准。诊断项目包括必需项目和参考项目。必需项目：①持续咳嗽、咳痰及活动时呼吸困难；②合并有慢性副鼻窦炎或有既往史；③胸部X线见两肺弥漫性散在分布的颗粒样结节状阴影或胸部CT见两肺弥漫性小叶中心性颗粒样结节状阴影。参考项目：①胸部听诊断续性湿啰音；②一秒钟用力呼气容积占预计值百分比（FEV占预计值％）低下（70％以下）以及低氧血症（$PaO_2 < 80mmHg$）；③血清冷凝集试验（CHA）效价增高（1：64以上）。

4. 病理诊断

肉眼：肺表面弥漫分布多个细小灰白色结节，以两下肺多见。触之有细沙样，颗粒样不平感；结节大小较均匀，直径为2～8mm，切面可见广泛细支气管为中心的结节，有时可见支气管扩张。

镜下：病变是双肺弥漫性分布，以呼吸性细支气管为中心的细支气管炎及细支气管周围炎。病变累及呼吸性细支气管全层。呼吸性及膜性细支气管管腔内可有大量中性粒细胞渗出，管壁增厚，管壁全层可见淋巴细胞、浆细胞和组织细胞浸润，常伴有增生的淋巴滤泡。在呼吸细支气管壁全层及其周围的肺泡管及肺泡间质有泡沫细胞聚集。可导致呼吸性细支气管管壁狭窄或闭塞、继发细支气管扩张和末梢气腔的过度充气。在DPB病情进展期也可见肉芽组织充填呼吸性及膜性细支气管管腔内，导致呼吸性细支气管壁增厚、管腔狭窄（图2-3-2）。

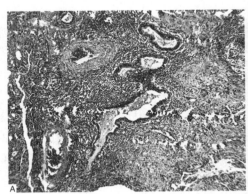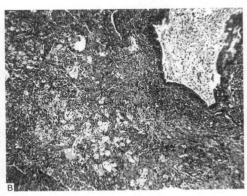

图 2-3-2　弥漫性泛细支气管炎

呼吸性细支气管全层淋巴细胞浸润，纤维化（A）；细支气管管壁炎症，邻近肺泡腔内可见泡沫细胞（B）

5. 鉴别诊断

（1）滤泡性细支气管炎

表现为细支气管黏膜和管壁淋巴组织增生、淋巴滤泡形成。而DPB主要表现为以小叶支气管为中心的慢性炎症，伴有呼吸性细支气管壁全层炎症，淋巴滤泡增生不突出，同时黏膜下有大量泡沫细胞。滤泡性细支气管炎肺间质无泡沫细胞聚集。

（2）缩窄性细支气管炎

细支气管周围纤维化伴管腔狭窄，最后瘢痕化取代支气管。而 DPB 较少有黏膜下平滑肌增生和纤维化，也无明显支气管狭窄。

（3）富细胞性细支气管炎

病变位于细支气管，以细支气管管壁显著急性、慢性炎细胞浸润为主。DPB 病变累及呼吸性细支气管全层，伴有泡沫细胞、淋巴细胞、浆细胞浸润。免疫组化：CK、CK7、（epithelial membrane antigen，EMA）显示肺泡上皮阳性，LCA、CD79a、CD3、CD7 显示淋巴细胞阳性，CD68 组织细胞阳性。

（三）嗜酸性粒细胞性细支气管炎

1.定义

嗜酸性粒细胞性细支气管炎（eosinophilic bronchiolitis，EB）以哮喘样症状、嗜酸粒细胞增多和细支气管炎三联症为特征表现，是导致慢性咳嗽的重要原因。

2.临床特征

嗜酸性粒细胞性支气管炎是 Gibson 等于 1989 年首先定义的一种疾病，表现为慢性干咳或晨咳少许黏痰，痰嗜酸性粒细胞＞3％（0.03），肺功能正常，无气道高反应性的证据，峰流速变异率正常，是引起慢性咳嗽的一个重要原因，占慢性咳嗽的 10％～20％。他们研究了一群不吸烟的慢性咳嗽患者，发现其呼吸道呈嗜酸性粒细胞增多性炎症。对激素敏感却有正常的肺活量及呼气峰值流速变异率，无呼吸道高反应性。本病可发生于任何年龄，但多见于中年人，女性多于男性。病程长短不一，从 2 个月到 10 余年不等。EB 大多预后良好，但有学者报道 EB 最后可发展为哮喘、慢性阻塞性肺病，发生不可逆性的气道重塑。

3.发病机制

EB 的发病可能与暴露于职业致敏剂或普通的吸入性变应原，如氯胺、布西拉明、异氰酸盐、面粉、甲醛等有关。与职业相关的呼吸道症状 EB 占 3％～7％。其引起的慢性咳嗽与哮喘具有类似的病理生理过程，两者都可见到 IL-5 基因表达以及花生四烯酸代谢产物的增加。近年来学者们发现 EB 患者的重要前炎症因子 IL-8 水平也增高，且诱导痰中性粒细胞比例也增高，提示 EB 不单纯是 EOS 性气道炎症，可能与哮喘类似，是以 EOS 浸润为主、多种炎细胞参与的炎症反应。有学者认为，EB 增加的血中血管内皮生长因子（vascular endothelial growth factor，VEGF）升高，VEGF 与呼吸道微循环之间相互作用是导致呼吸道功能紊乱最重要的因素。

4.病理诊断

镜下见细支气管黏膜下基底膜增厚，管壁有嗜酸性粒细胞、淋巴细胞浸润（图 2-3-3），合并或不合并肺泡和（或）血管嗜酸性粒细胞浸润。上皮内有时可见较多的肥大细胞，平滑肌可出现肥大。

5.鉴别诊断

（1）支气管哮喘

细支气管黏膜杯状细胞化生，黏膜下基底膜增厚，上皮纤维化，平滑肌增生及肥厚，肥大细胞主要浸润在平滑肌之间。少量嗜酸性粒细胞浸润。

（2）嗜酸性肉芽肿性多血管炎

嗜酸性肉芽肿性多血管炎（eosinophilic granulomatosis with polyangiitis，EGPA）是一种 ANCA 相关血管炎性系统性病变，嗜酸性粒细胞浸润多个器官。在肺部病变广泛，细支气管、小支气管壁和肺间质有大量嗜酸性粒细胞浸润，血管壁也可见嗜酸性粒细胞浸润及嗜酸性坏死，肉芽肿形成。

（3）嗜酸性肺炎

主要病变表现为肺间质有嗜酸性粒细胞及少量淋巴细胞和浆细胞浸润，而不是细支气管。

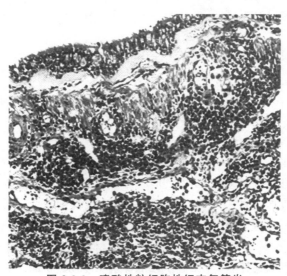

图 2-3-3　嗜酸性粒细胞性细支气管炎

见细支气管上皮下基底膜增厚，管壁可见以嗜酸性粒细胞为主的炎细胞浸润

（四）矿尘沉积性细支气管炎

1.定义

矿尘沉积性细支气管炎是指吸入性粉尘在小气道周围沉积，伴有相关的纤维化性病变。肺实质纤维化可致限制性肺疾病，也可引起小气道异常和气流受阻。

2.发病机制

吸入了各种无机粉尘（包括石棉、铁氧化物、氧化铝、滑石粉、云母、二氧化硅、硅酸盐和煤等）并沉积于小气道的周围，引起小气道阻塞性病变。细支气管壁纤维化的程度与局部粉尘负荷密切相关。发病机制主要有两个，一是各种无机粉尘聚集，二是对粉尘的炎症反应。在那些暴露于矿物粉尘的接触者中，发病情况与个体的敏感性及气道清除能力有关。

3.病理诊断

组织学改变为非特异的，细支气管周围有大量尘细胞积聚（图 2-3-4A），并向周围间质浸润、细胞外粉尘沉积，轻度纤维化（图 2-3-4B）。急性无机粉尘吸入导致细支气管急性炎症和坏死，严重时可发生急性肺损伤。慢性矿尘吸入导致细支气管周围纤维化和瘢痕形成，引起管腔狭窄。亚急性表现为细支气管周围非特异性炎症。

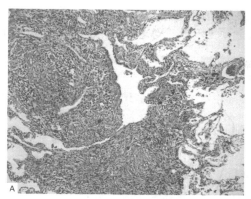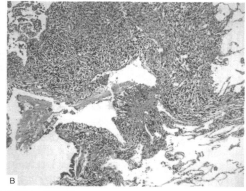

图 2-3-4 矿尘性细支气管炎

在呼吸性细支气管壁内有粉尘颗粒沉积(A);在呼吸性细支气管及其邻近肺间质也可见大量粉尘颗粒沉积,伴有纤维化(B)

(五)滤泡性细支气管炎

1.定义

滤泡性细支气管炎(follicular bronchiolitis,FB)是一种支气管相关淋巴组织增生性病变,其病变特征是在细支气管周围淋巴组织受到刺激时,发生细支气管周围淋巴滤泡多克隆增生。

2.发病机制

本病是 Stephan 于 1947 年首次描述了增厚的细支气管周围伴淋巴滤泡形成,1979 年 Epler 和 Snider 等将此命名为滤泡性细支气管炎。其病因和发病机制不明,推测与未知抗原或潜伏感染导致的气道高反应有关。在成人患者中,FB 的发生与结缔组织疾病(特别是类风湿性关节炎)或免疫系统缺陷综合征、AIDS、超敏反应、气道中心性炎症(如支气管扩张、感染)关系密切。常见于慢性感染和炎症性气道疾病,起因于支气管相关淋巴组织抗原刺激引起多克隆淋巴样增生。淋巴滤泡增生的位置都位于细支气管周围间隔,有些学者认为这可能是与在支气管间隔处有一种未知抗原引起的超敏反应或感染性衰竭有关,也有学者通过文献报道,与肺炎支原体、嗜肺性军团菌病、某些种类的病毒如呼吸道合胞病毒等存在一定的关系。本病发病率较低,可见于各个年龄段,与性别无明显相关性,男女发病率无明显差异。一般认为 FB 预后较好。

3.病理诊断

大体切面可见许多微小结节,直径为 1~2mm,分布在小气道周围。镜下见围绕细支气管壁淋巴组织聚集,包括淋巴细胞、浆细胞,淋巴滤泡的形成(图 2-3-5A),以 B 淋巴细胞浸润为主,T 淋巴细胞散在分布,常常在细支气管与肺小动脉之间。细支气管周围邻近的间质也可见淋巴滤泡增生,使小气道受压和狭窄(图 2-3-5B)。少数患者甚至出现纤维化、气管闭塞、肺泡塌陷,累及气管、细支气管,引起小血管炎、坏死。免疫组化:CD20、CD3 阳性。

4.鉴别诊断

(1)淋巴细胞性间质性肺炎(LIP)

LIP 与 FB 在组织病理学有重叠,都属于体内肺部免疫系统淋巴样反应性增生。所以 FB 与 LIP 都被归于淋巴组织增生病的范畴。但两者在淋巴组织增生的范围和淋巴细胞浸润的分布方面有所不同。FB 是一种局灶性的淋巴样增生，包括支气管及细支气管周围淋巴样滤泡的增生和聚集。而 LIP 表现为淋巴细胞和浆细胞在支气管血管束周围和肺泡间隔的间隙弥漫性的浸润。

（2）闭塞性细支气管炎（BO）

BO 病理特征为细支气管及其周围炎症和纤维化导致管腔的闭塞。可见少量淋巴滤泡。但是 FB 以淋巴滤泡增生为主，纤维化不明显。

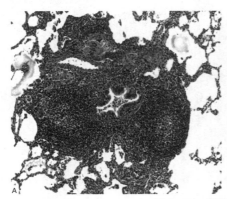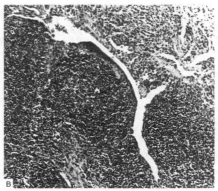

图 2-3-5　滤泡性细支气管炎

在细支气管周围可见多个增生的淋巴滤泡（A）；周围的淋巴滤泡及纤维化使细支气管变形和狭窄（B）

（六）婴儿神经内分泌细胞增生

1. 定义

婴儿神经内分泌细胞增生（Neuroendocrine cell hyperplasia of infancy，NCHI）是儿童间质性肺疾病的一种类型，病因不清，儿童弥漫性肺疾病新的提议分类程序也指出：NEHI 是一种原因不明的特殊疾病。

2. 临床特征

2005 年 Deterding 等首先报道了 15 例有间质性肺病症状的婴儿，他们对这 15 例患儿做了肺活检，没有发现明显的或者是非特异的改变。仅有的特异性的病理改变是小气道的透明细胞（肺神经内分泌细胞）增加。肺神经内分泌细胞可以产生血管活性物质，引起支气管收缩。NEHI 发病率尚不清楚，文献中大多数为散发性病例报道。NEHI 多在出生 3～8 个月以后发病，80％为足月儿，就诊年龄为 3～19 个月，平均（7.4±4.5）个月。总体上 NEHI 是一个良性的过程，预后良好。

3. 发病机制

有文献表明，NEHI 发病可能和患儿吸氧、呼吸道急性炎症（如病毒感染、哮喘和肺炎）、胃食道反流及心脏疾病等有关。

4. 病理诊断

NEHI 病变常发生在肺的中央区及肺中叶和舌叶。细支气管上皮内有线性增生的神经内分泌细胞，炎症不明显。肺泡内有中度的巨噬细胞。文献表明，免疫组化蛙皮素染色证实细支气管和肺泡管可见增加的神经内分泌细胞，并无其他异常。免疫组化染色：CgA、Syn、胃泌素显示上皮内神经内分泌细胞数量增加。

5.鉴别诊断

细支气管炎:细支气管炎主要病变为细支气管管壁的炎症细胞浸润,而本病主要可见细支气管上皮内有线性增生的神经内分泌细胞,炎症不明显。免疫组化:CgA、Syn、胃泌素阳性。

第四节 肺癌

肺癌是最常见的恶性肿瘤之一。据统计,在多数发达国家中肺癌居恶性肿瘤的首位,在我国多数大城市中肺癌的发病率和死亡率分别居恶性肿瘤的第一位和第二位。肺癌多见于 40 岁以上成年人,尤以 60 岁以上者多见。男性多于女性。近年来,由于女性吸烟者不断增多,女性患者的比例也相应上升。

一、腺癌

2011 年国际肺癌研究学会(IASLC)、美国胸科学会(ATS)和欧洲呼吸学会(ERS)发表了肺腺癌的国际多学科新分类方案,该分类方案被 2015 版 WHO 肺、胸膜、胸腺及心脏肿瘤分类所采纳,2015 版分类与 2004 版分类相比有较大变化,包括从组织形态学上将肺腺癌分为三类,浸润前病变、微浸润性腺癌和浸润性腺癌,提出了原位腺癌和微浸润性腺癌的概念,增加贴壁状腺癌、微乳头状腺癌、肠型腺癌,取消了黏液性囊腺癌、印戒细胞癌、透明细胞癌的名称,并弃用细支气管肺泡癌和混合型腺癌诊断术语等变化。本部分按浸润前病变、微浸润性腺癌和浸润性腺癌的顺序一一阐述。

(一)浸润前病变

1.不典型腺瘤性增生

(1)定义

不典型腺瘤性增生(atypical adenomatous hyperplasia,AAH)是指小的(≤0.5cm)、局灶性、轻到中度的 Ⅱ 型肺泡细胞和(或)Clara 细胞的增生。增生细胞衬覆于肺泡壁和(或)呼吸性细支气管。目前认为,AAH 属于腺癌的浸润前病变,类似于鳞状细胞不典型增生对应于鳞状细胞癌。

(2)病理诊断

①肉眼检查:AAH 为界限不清的黄褐色结节,有时甚至无法识别。

②组织形态学:多数 AAH 都是在因为其他原因行手术切除的肺组织中镜下偶然发现的,一般为一小的局限性病变(通常≤0.5cm),可完全局限于肺泡区域内,也可邻近呼吸性细支气管。Clara 细胞和(或)Ⅱ 型肺泡细胞沿细支气管和(或)肺泡壁排列,具有轻到中度不典型性。有时可见不确切的假乳头形成。Clara 细胞呈柱状,有时细胞基底部较细,类似于网球拍状,胞质硝酸。Ⅱ 型肺泡细胞的胞质呈透明或泡沫样,有时可见小空泡。可见核内嗜酸性包涵体。上述细胞呈圆形、立方、低柱状或鞋钉样,核圆形或卵圆形,沿基底膜排列,细胞间有间隙,核不拥挤。可见双核细胞,但核分裂罕见。有些研究将 AAH 分为低级别和高级别,但临床意义不大。

（3）鉴别诊断

①AAH需要和继发于肺炎或肺纤维化的反应性肺泡细胞增生相鉴别,肺纤维化中增生的肺泡细胞分布更加弥漫,且伴有其他炎性形态学改变。AAH很少发生于间质纤维化和炎症背景中。

②AAH需要和非黏液性原位腺癌相鉴别:两者的鉴别较难,与AAH相比,原位腺癌通常病变直径更大(＞5mm),细胞异型性更明显、密度更大、排列更拥挤、形态更均一。原位腺癌癌细胞与周围肺泡上皮间形态学上更缺乏连续性,移行更加突然。但病变大小有时并不是绝对的鉴别指标,小于5mm的病变如果具有明显的异型性,也应高度怀疑为原位腺癌。

2.原位腺癌

（1）定义

原位腺癌(adenocarcinoma in situ,AIS)是指直径≤3cm的局限性腺癌,癌细胞沿正常肺泡壁呈纯贴壁样生长,不会突破基底膜至间质,也无脉管或胸膜浸润。绝大多数AIS是非黏液性的,个别病例为黏液性AIS。

（2）病理诊断

①肉眼检查:AIS界限欠清,直径不超过3cm,切面灰白或褐色。肿瘤应全部取材制片以排除是否存在浸润性成分。

②细胞形态学:非黏液性AIS典型细胞学特点为低级别核(形态温和、体积小、单形性),染色质细腻,小核仁不明显,可见核沟和核内假包涵体,细胞排列成线状或单层排列。细胞学特征类似于甲状腺乳头状癌。肿瘤细胞常和肺泡巨噬细胞混杂分布。由于细胞学和小活检组织无法观察到病变全貌,而且低级别浸润性腺癌(尤其是乳头型腺癌)的细胞形态也可类似于AIS,因此在这两类组织中都不应诊断AIS。

③组织形态学:AIS是指直径≤3cm的局限性腺癌,癌细胞沿正常肺泡壁呈纯贴壁样生长,不会突破基底膜至间质,也无脉管或胸膜浸润。根据定义,AIS不含有任何浸润性腺癌的生长方式,如腺泡、乳头、实性或微乳头等结构,也不能有肺泡内癌细胞播散。2015版分类中的AIS对应着2004版分类中纯的细支气管肺泡癌。AIS分为黏液性和非黏液性两类。几乎所有AIS均是非黏液性的,具有典型的Ⅱ型肺泡上皮和(或)Clara细胞分化特点,目前认为没有必要再进一步按Ⅱ型肺泡上皮和Clara细胞区分AIS。AIS核异型性小或呈低级别核形态。黏液性AIS中癌细胞为贴壁生长的高柱状细胞,核位于基底,没有异型性,胞质富含黏液,类似于杯状细胞。AIS中可见肺泡隔由于硬化或弹力纤维增生而变宽,但纤维化程度轻重不一,此现象在非黏液性AIS中更为常见。

（3）鉴别诊断

①在细胞学诊断中,由于AIS细胞形态温和,其和良性病变(如反应性肺泡上皮和间皮细胞)的鉴别较为困难。

②切除样本中,不论有无黏液成分,AIS都必须和微小浸润性腺癌进行鉴别,要点在于是否有明确的浸润灶。黏液性AIS极少见,其细胞学特征和浸润性黏液腺癌类似,而且还必须结合临床排除转移性黏液腺癌的可能。AIS(尤其是黏液性AIS)需要和伴有粟粒样气道播散入周围肺组织的病例相鉴别,此时可根据AIS体积小、边界更清楚(相对于浸润性腺癌)等特

点加以鉴别。将 AIS 大小限定为≤3cm，是因为现有研究显示，能达到 100％无疾病生存率的肿瘤都是≤2～3cm 的贴壁型腺癌（即新分类中的 AIS），而对于＞3cm 的纯贴壁型生长的肺腺癌，缺乏充足的证据表明其是否也能有 100％的无疾病生存率。对于此类肿瘤，新分类推荐应诊断为"贴壁为主型腺癌，疑为 AIS"。

（二）微浸润性腺癌

（1）定义

微浸润性腺癌（microinvasive adenocarcinoma，MIA）是指最大径≤3cm 的孤立性的肺腺癌，以贴壁样成分为主但含有最大径≤5mm 的浸润灶。与 AIS 类似，MIA 也可分为非黏液性和黏液性，前者最为常见。

（2）病理诊断

①肉眼检查：绝大多数 MIA 是外周型肿物，如果没有明显的纤维增生，肉眼观与 AIS 较难分辨。肉眼检查中肿瘤大小常被低估，因此结合高分辨率 CT 结果对于准确评价肿瘤直径很有帮助。

②细胞形态学：与 AIS 类似，受限于取材的局限性，仅凭细胞学形态，无法区分 MIA、AIS 和异型性不大的浸润性腺癌，因为这三者细胞学特征很接近。

③组织形态学：MIA 是指最大径≤3cm 的孤立性的肺腺癌，以贴壁样成分为主并含有最大径≤5mm 的浸润灶。测量浸润灶直径时应测量最大径。如果存在多个浸润灶或某个浸润灶大小难以测量，研究数据显示可将各个浸润灶所占肿瘤百分比乘以肿瘤最大径，再将得到的各个直径相加，来估算总浸润灶大小。如果最大径＜5mm，则应诊断 MIA。

与 AIS 类似，非黏液性 MIA 最常见，个别病例为黏液性或混合性。非黏液性 MIA 中癌细胞是Ⅱ型肺泡细胞或 Clara 细胞，而黏液性 MIA 中癌细胞为含有大量黏液分泌的柱状细胞，胞核小且位于基底，可见杯状细胞。MIA 中的浸润灶是指出现浸润性腺癌中的组织学形态（腺泡、乳头、微乳头或实性成分）或上述成分在肌成纤维细胞性间质中浸润。浸润成分只能局限于纤维间质，如果癌细胞侵犯脉管、胸膜或沿气道播散或出现肿瘤性坏死，则不能诊断 MIA。

④免疫组化染色：非黏液性 MIA 表达 TTF-1 和 NapsinA。黏液性 MIA 免疫表型和浸润性黏液腺癌相似：肺泡细胞标记多为阴性，而 CK20 和 HNF4α 为阳性。混合性 MIA 中则会出现混合性表达。

（3）鉴别诊断

MIA 需和浸润性腺癌相鉴别。肿瘤如果没有一个相对清楚的边界，则不能诊断 MIA；MIA 的诊断标准即包含了鉴别诊断的指标。黏液性 AIS 和 MIA 极为罕见，应在充分取材的前提下谨慎诊断，因为绝大多数具有类似形态学的肿瘤都是浸润性黏液腺癌。与 AIS 类似，当前有关 MIA 的研究都是针对≤2～3cm 的结节，而对于＞3cm 的类似于 MIA 的肺腺癌，缺乏充足的证据表明其是否也能有 100％的无疾病生存率。对于此类肿瘤，新分类推荐应诊断为浸润性腺癌分类中的"贴壁为主型腺癌，但不排除 MIA 可能"。

（三）浸润性腺癌

（1）定义

浸润性腺癌是指腺癌中出现最大径＞5mm 的肌成纤维细胞性间质中的浸润灶或癌细胞侵犯脉管或胸膜或沿气道播散或出现肿瘤性坏死。浸润性腺癌常由多种组织学亚型混合组成（腺泡、乳头、微乳头或实性成分）。在外科切除的所有腺癌病例中，浸润性腺癌占 70%～90%。

（2）病理诊断

①肉眼检查：浸润性腺癌多为界限欠清的灰白色结节，伴有中央纤维瘢痕、碳末沉着和胸膜皱缩。在新鲜切除标本中，贴壁样成分可能很难识别。

②细胞形态学：肺腺癌在细胞学形态中也可见多种细胞排列方式，如呈栅栏状排列、扁平蜂窝样排列或排列成三维结构的细胞团。细胞核常排列在胞质的边缘，染色质呈泡状，核仁清楚。胞质常含有细小的空泡，其内可见黏液。细胞异型程度上，基本与组织学中癌细胞的分化程度相一致。

③组织形态学：非黏液性浸润性腺癌常由多种组织学亚型混合组成，在形态上具有异质性，2011 年 IASLC/ATS/ERS 新分类要求将浸润性腺癌按半定量的方式，进行全面组织学分型后，按照比例最高的亚型将该例腺癌命名为"……为主型"，再对肿瘤中超过 5% 的组织学成分均进行描述。所以新分类中按照非黏液性浸润性腺癌中最主要的亚型对各个浸润性腺癌进行命名，名称中省去了"为主型"。

新分类要求观察者应识别出肿瘤中存在的所有结构，而不是只报告某一种组织学亚型。观察者应在观察了肿瘤所有切片后做出组织学全面分型，以明确何种组织学结构是主要成分。之前的多数研究使用 10% 作为增量标准，但当肿瘤具有两种比例较接近的组织学亚型时或需要描述某些比例偏少但对预后有较大影响的亚型（如实体型或微乳头型结构）时，使用 5% 作为增量标准就更具有可操作性。虽然理论上两种组织学亚型可能比例相等，但在实际操作中仍应选出一种主要的组织学亚型。病理报告中提供各种组织学亚型的比例，将有助于判断肿瘤是由相对均等的亚型组成还是由一种组织学主型组成。

越来越多的针对肺腺癌手术样本的研究证实某些组织学亚型具有预后意义，而且多个组织学亚型都与分子异常间存在关联。各个组织学亚型间常可见互相连续性变化，因此少数病例中有时很难完全区分各个组织学亚型（如伴肺泡塌陷的贴壁型与腺泡型、腺泡型与乳头型、乳头型与微乳头型的区分）。

浸润性腺癌中癌细胞除了直接浸润间质、脉管或胸膜外，还有一种呼吸系统独有的扩散方式，即肿瘤沿气道播散（STAS），可表现为单个细胞、微乳头细胞簇或实体型巢团在气道中播散，这种播散方式可能是某些较小的 I 期肺癌接受局部切除后有较高比例的复发率和较差的预后的原因。

④免疫组化染色

目前最常见的肺泡细胞标记是 TTF-1 和 NpasinA，约 75% 的浸润性腺癌表达 TTF-1。在腺癌的各种组织学结构中，绝大多数贴壁型和乳头型结构阳性表达 TTF-1，而在实体为主型腺癌中 TTF-1 阳性偏少。据报道，TTF-1 阳性和 EGFR 突变间存在相关性。虽然 NapsinA 敏感性与 TTF-1 类似，但部分研究表明 NapsinA 在与鳞状细胞癌的鉴别中效果更好。但当鳞状细胞癌沿气道生长,充填细支气管腔及肺泡结构或直接浸润性破坏正常肺泡时,残留的正常肺泡上皮仍会阳性表达 TTF-1 和 NapsinA,此时不应误判为鳞状细胞癌表达上述肺泡细胞标记。P40 在鳞状细胞癌中弥漫强阳性表达,比 P63 更为特异,因为 P63 在多达 30% 的肺腺癌中会出现阳性表达。需要注意的是,其他癌也会表达 TTF-1,如小细胞癌、大细胞神经内分泌癌、甲状腺癌和一部分类癌。NapsinA 可表达于肾细胞癌中。

（3）亚型及特点

根据浸润性腺癌中主要成分的不同,将其命名为贴壁型腺癌、腺泡型腺癌、乳头型腺癌、微乳头型腺癌和实体型腺癌。

①贴壁型腺癌:新分类使用"贴壁型"(即旧分类中的细支气管肺泡癌)来描述浸润性腺癌中非浸润的部分。该亚型主要成分由形态温和的 Ⅱ 型肺泡细胞或 Clara 细胞沿肺泡壁和（或）细支气管壁生长所构成,形态学类似微浸润性腺癌和原位腺癌,但至少存在最大径>5mm 的浸润性腺癌成分。与 MIA 类似,如果存在多个浸润灶或某个浸润灶大小难以测量,研究数据显示可将各个浸润灶所占肿瘤百分比乘以肿瘤最大径,再将得到的各个直径相加,来估算总浸润灶大小。

浸润的定义为:a. 出现任何非贴壁样结构(如腺泡、乳头、微乳头或实性结构);b. 肿瘤细胞浸润肌成纤维细胞间质;c. 肿瘤侵犯脉管或胸膜;d. 沿气道播散。

出现以下任一情况时应诊断贴壁型腺癌而不是 MIA:a. 肿瘤侵犯脉管或胸膜;b. 出现肿瘤性坏死;c. 含有直径>5mm 的浸润灶;d. 肿瘤周围肺实质内出现肺泡腔内播散。

肺的转移性肿瘤和浸润性黏液腺癌都可出现贴壁样生长和浸润性的形态。但贴壁型腺癌在新分类中特指表现为贴壁样生长为主的浸润性非黏液腺癌,并未包含浸润性黏液腺癌。因此即使是浸润性黏液腺癌中主要成分为贴壁样结构时,也不应诊断为贴壁型腺癌。贴壁型腺癌中贴壁样癌细胞的异型性大小不一,可以和其周围的浸润性结构中的癌细胞类似,表现出较大异型性。目前尚不清楚这类具有较大异型性的贴壁型腺癌,与异型性较小者相比,是否存在临床上的差异。

②腺泡型腺癌:该亚型主要成分为腺泡样排列的癌细胞,胞质和（或）腺腔内均可含有少量黏液。腺泡结构也可呈圆形团状,核位于外周而胞质居中,此时见不到明确的腺腔。当贴壁样结构被挤压或塌陷时形成腺样结构,极难与浸润性腺泡结构相鉴别。但是,当肺泡结构消失和（或）肌成纤维细胞间质出现时,就可考虑为腺泡型腺癌。筛孔样结构也被认为是腺泡型腺癌的一种模式,但其预后较差。

③乳头型腺癌:该亚型主要形态为癌细胞沿着中央的纤维血管轴心生长。该亚型需要和贴壁型腺癌中因切片所造成的假象相鉴别。由于切面改变、炎性背景或纤维增生,正常肺泡腔内可出现个别乳头样结构。但不应出现较大的含纤维血管轴心的乳头或超过二级分支的乳头结构。如果正常肺泡腔或肿瘤性的腺泡腔内由乳头或微乳头结构充填,则该生长模式为乳头或微乳头型腺癌。乳头型腺癌中可以没有肌成纤维细胞间质。

④微乳头型腺癌:该亚型主要成分为癌细胞形成的无纤维血管轴心的乳头状细胞簇,可与肺泡壁相连,也可与肺泡壁分离,形成指环样腺样结构漂浮于肺泡腔内。肿瘤细胞小,立方形,核异型性大小不定。微乳头型腺癌常伴有脉管或间质侵犯,可见砂砾体。

⑤实体型腺癌：该亚型主要成分为成片状排列的多角形细胞，看不到明确的腺癌结构，如腺泡、乳头、微乳头或贴壁结构。在实性结构中每两个高倍视野内至少应有＞5个肿瘤细胞含有细胞内黏液，细胞内黏液可通过黏液组织化学染色证实。

（4）鉴别诊断

①其他类型肺癌：鳞状细胞癌和大细胞神经内分泌癌是最常见的鉴别诊断。部分低分化或实体型腺癌中癌细胞呈片状、梁状排列，含有深嗜酸性的胞质，具有鳞状细胞样的形态，但是缺乏诊断性的鳞状特征（角化、角化珠或细胞间连接），通过 TTF-1、P40 或 P63 等标记的免疫组化染色和黏液染色可正确诊断。2004 年旧分类中提及的表达肺泡细胞标记（TTF-1 或 NpasinA）的大细胞癌，此类病例即使未见到黏液，新分类中也将其归入实体型腺癌。实体型腺癌必须和鳞状细胞癌及大细胞癌相区分，后两者中少数细胞也可含有细胞内黏液。

②多原发肺腺癌和单一肺腺癌在肺内广泛转移：对于多灶性肺腺癌，根据组织学分型和分子检测有助于区分是单病灶肺内多处转移还是多原发灶。前者各个转移灶之间往往具有相似的组织结构和细胞形态，以及相同的分子异常。而多原发肺腺癌各病灶组织学可有较大差异，也可出现各自不同的分子异常。但还需要更多研究证实。

③肺原发腺癌和肺转移性腺癌：需要借助临床、影像学和免疫组化标记综合判断。

（四）浸润性腺癌变型

1.浸润性黏液腺癌

（1）定义

浸润性黏液腺癌具有独特的临床、影像、病理和遗传学特征，因此新分类中将其列为一个腺癌的独特变型。浸润性黏液腺癌对应着 2004 版分类中的黏液型细支气管肺泡癌（非 AIS 或非 MIA 的病例）。

（2）病理诊断

①肉眼检查：浸润性黏液腺癌切面可见黏液，界限欠清、质软。部分肿瘤可在肺内呈结节样广泛播散，也可有弥漫性肺炎样小叶实变。

②细胞形态学：浸润性黏液腺癌细胞学形态温和，见单层柱状细胞或杯状细胞在黏液背景中呈蜂窝样排列，细胞核间距不等。

③组织形态学：可出现除了实体型之外的其他各种浸润性腺癌的形态模式，如腺泡、乳头、微乳头或贴壁，但贴壁形态最常见。癌细胞典型形态为杯状细胞或柱状细胞样，胞质内富含黏液，核较小位于基底。核异型性常不明显或缺乏。肿瘤内部或周围的肺泡腔常充满黏液。虽然浸润性黏液腺癌形态是贴壁为主型，但广泛取材多能找到浸润灶，并伴有间质纤维增生。浸润性黏液腺癌形态也可具有较大异质性，可见贴壁、腺泡、乳头或微乳头等混合成分，但需要和产生黏液的普通型浸润性腺癌相鉴别，后者癌细胞并非杯状或柱状细胞形态。如果手术切除样本中腺癌细胞均为杯状或柱状细胞形态并含有胞质内黏液，且满足 AIS 或 MIA 的诊断标准，则应诊断为黏液性 AIS 或黏液性 MIA，但此类病例往往很少见。如果可同时见到黏液性和非黏液性浸润灶，且两种成分比例均超过 10％，则应诊断为混合型浸润性黏液和非黏液腺癌，并描述出每种形态学亚型。

④肿瘤扩散：由于肿瘤内部和周围肺泡腔内都含有较多黏液，浸润性黏液腺癌更倾向于出现癌细胞在黏液中沿气道播散，表现为多中心性、多小叶性和双侧播散，可呈肺部多个小结节病灶或广泛实变。

⑤免疫组化染色

浸润性黏液腺癌和其他肺腺癌的免疫表型差异较大。肿瘤特征性表达 CK7 和 CK20，通常为不表达 TTF-1 和 NapsinA。研究表明，HNF4a 在这种肿瘤中为阳性表达。

（3）鉴别诊断

浸润性黏液腺癌需要和黏液性原位腺癌和黏液性微浸润性腺癌相鉴别。源于胰腺和卵巢的转移性黏液腺癌可表现出与肺浸润性黏液腺癌相同的形态，需要结合临床和影像学检查排除转移癌的可能。胰腺黏液腺癌更容易表达 CK20 和 MUC2。转移性结直肠腺癌常表达 CDX2 和 CK20，而不表达 CK7，但极个别病例可见 TTF-1 表达，增大了鉴别诊断的难度。

2. 胶样腺癌

（1）定义

胶样腺癌为伴有大量黏液分泌的腺癌，黏液主要为细胞外黏液，破坏、取代固有肺泡腔。2004 版旧分类中的黏液性囊腺癌已归入新分类中的胶样腺癌。

（2）病理诊断

①肉眼检查：绝大多数胶样腺癌都是外周型肿物，质地偏软，切面即可见富含黏液。

②细胞形态学：大量的细胞外黏液的背景中，仅可见少量的肿瘤细胞，细胞异型性不大，形态温和，零散或呈巢团样分布于黏液中。

③组织形态学：胶样腺癌中癌细胞会产生大量细胞外黏液，形成黏液湖积聚于肿瘤周围的正常外端气道，大量黏液使肺泡壁断裂、肺泡腔扩张，黏液和其中的癌细胞可沿气道呈浸润性的播散。癌细胞呈多灶性贴壁样排列，胞质内仍可见黏液。部分病例中癌细胞并不完全沿肺泡壁排列，肿瘤性腺体可漂浮于黏液基质中。癌细胞类似于浸润性黏液腺癌中的高柱状或杯状细胞形态，核可呈假复层上皮样排列，异型性小，分化良好，核分裂少且没有坏死。间质可见炎细胞浸润，伴有组织细胞和巨细胞反应。

④免疫组化染色

类似于浸润性黏液腺癌，胶样腺癌的癌细胞通常表达肠源性标记（CDX2、MUC2 和 CK20）。TTF-1 和 CK7 可呈弱阳性或灶性表达，NapsinA 也可阳性。

（3）鉴别诊断

癌细胞脱离于肺泡壁而漂浮在黏液基质中，会导致取材困难，加上温和的细胞形态，会使小活检或术中冷冻诊断时胶样腺癌诊断困难，易与良性疾病混淆。而胶样腺癌与浸润性黏液腺癌在细胞形态上差别不大，区别在于胶样腺癌所形成的黏液湖会取代和破坏原有的肺泡结构，并且胶样腺癌中癌细胞多为散在的贴壁样排列，有别于后者。另外还需结合临床排除消化系统、乳腺或卵巢等处含黏液的腺癌转移可能。

3. 胎儿型腺癌

（1）定义

胎儿型腺癌是根据形态命名的一类腺癌，癌细胞类似于胎儿肺组织中的肺泡细胞。

（2）病理诊断

①肉眼检查：病变为实性、界限较清（但没有包膜）的肺肿物。切面膨胀，呈白或褐色，可伴有多处囊性变和出血灶。

②细胞形态学：瑞氏染色切片中可见胎儿型腺癌的癌细胞核下含有富含糖原的空泡，而该特点在巴氏染色中无法见到。

③组织形态学：胎儿型腺癌中癌细胞排列成腺样，癌细胞类似于胎儿肺在假腺期阶段内发育中的上皮，由富含糖原、无纤毛的细胞构成。胎儿型腺癌可分为低级别和高级别两类。低级别病例中肿瘤性腺体由疏松的纤维黏液样间质所包绕。可见桑葚样结构，胞核具有轻度异型性。高级别病例中缺乏桑葚样结构，可见明显核异型性、坏死，细胞形态与低级别类似。高级别病例可合并其他类型的浸润性腺癌成分，但其他成分必须＜50％，才能诊断为高级别胎儿型腺癌。

④免疫组化染色

低级别胎儿型腺癌表达 TTF-1，并可见异常的 β-catenin 和雌激素受体（ER）核阳性表达。而高级别胎儿型腺癌中 β-catenin 为膜阳性表达。约50％的高级别胎儿型腺癌和超过90％的低级别胎儿型腺癌中含有神经内分泌分化（CgA 和 Syn 阳性）。高级别胎儿型腺癌常表达 AFP、glypican-3（GPC-3）和 SALL4 标记。

（3）鉴别诊断

胎儿型腺癌形态学类似于转移性子宫内膜腺癌，但结合临床病史、胎儿型腺癌阳性表达 TTF-1 并缺乏表达雌孕激素受体和 PAX8 的间质细胞的特点，鉴别诊断并不困难。

4. 肠型腺癌

（1）定义

肠型腺癌是一类具有类似于结直肠腺癌形态的肺腺癌。

（2）病理诊断

①肉眼检查：肠型腺癌也以外周型居多，切面灰白实性，灶区可见黄色的点状坏死。

②细胞形态学：肠型腺癌具有类似于结直肠腺癌的细胞形态。

③组织形态学：形态类似于结直肠腺癌，癌细胞可排列成腺泡、筛孔、绒毛状管状或筛孔样结构。癌细胞胞核常呈柱状、杆状或泡状，胞质丰富、嗜酸，癌巢中央可出现点状或小片状坏死。由于肺腺癌本身的异质性，当肠型腺癌超过50％时，才可考虑此诊断。

④免疫组化染色

真正的肠型腺癌应具有肠型表型，癌细胞表达 CDX2、CK20 和（或）Villin 等肠型上皮标记，而不表达 CK7、TTF-1、NapsinA 等肺泡上皮标记。部分病例仅具有肠型形态，免疫表型不支持为肠型上皮，此类病例应归入普通型浸润性腺癌，而不应诊断为肠型腺癌。

（3）鉴别诊断

肠型腺癌由于形态学和免疫表型均与原发于肠道的腺癌类似，因此若具有肠癌病史，则更倾向于肠癌肺转移。只有排除了肠道腺癌可能后，才能考虑肺原发肠型腺癌。对具有肠型形态而表达肺泡上皮标记的肺腺癌，由于有文献报道极少量结直肠腺癌也可表达 CK7 和 TTF-1，所以和转移性肠腺癌鉴别会较为困难。

(五)印戒细胞和透明细胞形态

2015 年 WHO 分类未将透明细胞和印戒细胞划分为独立的组织学亚型,而仅将其看作做是某种特殊形态。两者最常见于实体型肺腺癌,但在其他形态学亚型中也可见到。为进一步明确该类细胞形态的临床和预后的意义,在进行肺腺癌组织学分型时,在诊断后备注"含有印戒细胞形态"或"含有透明细胞形态"并标注其所占比例(即使比例非常小)即可,不需要再将其列为形态学亚型对待。

二、鳞状细胞癌

2004 年旧分类中鳞状细胞癌变型包括乳头状鳞状细胞癌、透明细胞鳞状细胞癌、小细胞鳞状细胞癌和基底样鳞状细胞癌,而在 2015 年 WHO 分类中只保留了基底样鳞状细胞癌,总共只设置了浸润前病变、鳞状细胞癌和基底样鳞状细胞癌三个大类。

(一)浸润前病变——鳞状细胞不典型增生和原位癌

1.定义

鳞状细胞不典型增生和鳞状细胞原位癌是鳞状细胞癌的浸润前病变,两者形态学变化上存在连续性。在整个气管支气管树里,SD 既可单灶也可多灶发生。

2.病理诊断

①肉眼检查:肉眼可见单灶或多灶类似于黏膜白斑的灰白色斑块样改变或是非特异性红斑或结节样/息肉样病变。

②细胞形态学:细胞形态学上,主要通过逐渐增大的核异型性来诊断不典型增生细胞,如细胞体积增大、核膜不规则、染色质呈颗粒状分布、染色质深染。异型细胞内可见胞质角化,这在异型性大的病例中更明显。巴氏染色中胞质角化为深染的橘红色。仅凭细胞形态学无法区分 sCIS 和浸润性鳞状细胞癌。

③组织形态学:根据细胞大小和成熟度、核特征、细胞来源和上皮厚度可将支气管上皮分为各种程度(轻度、中度、重度)的 SD 和 sCIS。虽然该分级系统将形态学连续性的变化进行人为的分类,但在有经验的观察者间可重复性依然较好。

④免疫组化染色:SD 伴随一系列的免疫组化染色结果改变,但对于诊断 SD 和 sCIS 方面帮助不大。可检测到 Ki67、cyclinD1、cyclinE、PCNA、MCM2 过表达,反映增殖能力的增强,而 P53 和 bcl2 表达增多提示潜在的 DNA 修复机制和凋亡通路改变。而 Ⅳ 型胶原染色的缺失、基底膜成分的改变,以及基质金属蛋白酶和基质金属蛋白酶组织抑制因子表达变化也被认为与 SD 的形成及严重程度相关联。

3.鉴别诊断

轻度 SD 的鉴别诊断包括基底细胞增生和鳞状细胞化生,两者均是由慢性刺激或损伤所致的反应性病变。鳞状细胞化生和不典型增生都会产生血管和乳头状结构,但并不具有预后意义。SD、sCIS 或浸润性鳞状细胞癌都可以同时出现在一份活检组织上,因此仅见到部分游离不典型细胞时鉴别诊断非常困难。原位鳞状细胞癌可累及腺体,形成浸润的假象,而浸润性鳞状细胞癌也可播散到支气管表面,形成 sCIS 的假象。

（二）鳞状细胞癌

1. 定义

鳞状细胞癌（squamous cell carcinoma，SCC）是鳞状上皮来源的恶性肿瘤。

2. 病理诊断

①肉眼检查：大体上，肿瘤常为灰白色，质软，易碎。随着间质纤维增生，肿瘤质地可变硬。肿瘤体积可长至很大，常因中央角化物脱落或坏死而出现空洞。中央型肿瘤可形成支气管腔内息肉样肿物，并沿肺泡壁呈派杰样浸润至周围组织。当肿瘤堵塞管腔时可导致肺不张、支气管扩张等阻塞性肺疾病的表现，也可诱发炎症导致远端肺组织实变。

②细胞形态学：肺 SCC 的细胞学特点和其他部位鳞状细胞癌类似，根据肿瘤级别不同而有差异。高分化 SCC 可见明显角化，以胞质内灶性角化较多见，极少出现弥漫性角化。高分化 SCC 胞核常含有深染的不透明染色质，核仁不明显。低分化 SCC 核仁明显，见不到胞质内角化，还可呈梭形细胞形态，此时需要免疫组化染色辅助诊断。广泛坏死和炎症也常见，在低倍镜下可见类似于坏死性肉芽肿性炎症。

③组织形态学：SCC 形态学变化范围大，若能见到角化和（或）细胞内连接等高分化特点，即可明确诊断，但这些特征随分化程度而多少不一；也可表现为未分化形态，此时仅可见灶性角化或无角化，需要借助免疫组化染色辅助诊断。组织结构上，部分 SCC 起源于中央气道，呈外生性生长而突向管腔，但仍可浸润支气管壁黏膜下层和周围肺组织。

④免疫组化染色：非角化型 SCC 弥漫性强阳性表达 P40、P63、CK 或 CK5/6 等标记，但 P40 更为特异。可能会有弱的 TTF-1 灶性阳性表达。而在角化型 SCC 中，TTF-1 为阴性。

3. 鉴别诊断

如见到角化形成，则可明确诊断 SCC，因此鉴别诊断主要是非角化型 SCC 与无角化的低分化癌或组织有限而未见鳞状细胞分化的活检病例进行鉴别。部分腺癌还可表现为假鳞状形态，而明确的 SCC 中也可偶见细胞内黏液。鳞状标记的弥漫阳性（P40、P63、CK 或 CK5/6）而 TTF-1 阴性即可证实为 SCC。此时即使少数细胞存在胞内黏液，仍可诊断 SCC。肺 SCC 侵及肺实质时会破坏及包裹正常肺泡结构，免疫组化染色中这些肺泡上皮会表达腺上皮标记，造成腺鳞癌的假象。

源于中央型气道的高分化乳头状 SCC，和乳头状瘤的鉴别有时会很困难，诊断前者需要证实存在浸润。有些非角化型 SCC 形态学可能类似于尿路上皮癌。尿路上皮癌转移灶可阳性表达 CK7、P40 和 P63，但和肺 SCC 相比较，尿路上皮癌还常表现为 Gata-3、uroplakin3 和 CK20 阳性。肺原发 SCC 广泛浸润前纵隔组织时，和胸腺 SCC 不易区分，此时需要结合术中所见和影像学检查综合判断。肺原发 SCC 和其他部位（头颈部、食管或宫颈）SCC 肺转移灶的鉴别较困难。此时需要比较肺部病灶和其他部位 SCC 的 TP53 突变/P53 免疫组化染色、微卫星杂合性缺失、HPV 检测及分型和 p16 免疫组化染色等结果综合判断。

弥漫性肺泡损伤时的鳞状化生伴细胞不典型增生可能会误诊为 SCC。如能观察到弥漫性肺泡损害的形态学改变，包括透明膜形成、弥漫性肺泡隔结缔组织增生伴肺泡细胞增生和以细支气管为中心的鳞状改变，则倾向于鳞状化生。

（三）基底细胞样鳞状细胞癌

1. 定义

基底细胞样鳞状细胞癌是一种低分化恶性上皮肿瘤，形态上可见分叶状的小细胞增生伴外周栅栏样结构形成。肿瘤细胞缺乏鳞状形态，但表达鳞状标记。肿瘤伴有角化或非角化型鳞状细胞癌成分时，只要基底样形态成分超过 50%，仍诊断为基底细胞样鳞状细胞癌。该肿瘤早期被划归到大细胞癌的目录下，而在 1999 年和 2004 年 WHO 分类中被认为是一个独特的实体，而在 2015 年 WHO 分类中将其分为鳞状细胞癌的一个亚型。

2. 病理诊断

①肉眼检查：与肺鳞状细胞癌肉眼观相似，色灰白实性，也可呈支气管腔内外生性生长。

②细胞形态学：癌细胞黏附性排列成平面到三维结构，外周可见核栅栏状排列。肿瘤细胞小，形态均一，单个核，染色质深染，核浆比高。核染色质呈细颗粒状，均匀分布。核仁不易见，可见核分裂。有时可见菊形团，角化较少见。上述形态与小细胞癌细胞形态类似。

③组织形态学：肿瘤排列成巢团样或互相吻合的小梁状，外层细胞排列成栅栏状。绝大多数基底细胞样鳞状细胞癌与周围间质间可见黏液或透明样变的区域。肿瘤细胞相对较小，单形性，立方状或梭形，核染色质稍深染，呈细颗粒或泡状，核仁少见或缺乏。胞质稀少，核分裂指数高（15~50 个/2mm^2）。Ki67 阳性率为 50%~80%。偶尔可见角化珠形成，粉刺样坏死常见。三分之一病例可见菊形团，周围支气管常可见较多原位癌成分。

肿瘤伴有角化或非角化型鳞状细胞癌成分时，只要是基底细胞样形态为主（>50%），仍诊断为基底细胞样鳞状细胞癌。

④免疫组化染色：基底细胞样鳞状细胞癌始终弥漫强阳性表达 P40、P63 和角蛋白标记（CK5/6、CK1、CK5、CK10 和 CK14），而 TTF-1 阴性。有时角蛋白标记呈部分阳性表达。神经内分泌标记通常为阴性，但个别病例（10%左右）可出现灶性阳性。

3. 鉴别诊断

主要鉴别诊断是大细胞神经内分泌癌、小细胞癌、腺样囊性癌、NUT 癌和低分化鳞状细胞癌或腺癌。依据癌细胞体积大小和核仁是否明显，可与大细胞神经内分泌癌鉴别。但在小活检中区分基底细胞样鳞状细胞癌和低分化鳞状细胞癌非常困难，因为此时即使能见到灶性鳞状分化也没有诊断意义。癌巢周核栅栏状排列的特点可用于区分基底细胞样鳞状细胞癌和鳞状细胞癌，但在保存较差或存在挤压的样本中，该结构可能会很模糊。小细胞癌核质细腻，核镶嵌状排列，而基底细胞样鳞状细胞癌核染色质多为泡状且偶可见核仁，偶可见鳞状分化，再结合免疫表型均可与小细胞癌区分。

免疫组化染色有助于鉴别诊断。基底细胞样鳞状细胞癌弥漫强阳性表达 P40 和 P63，虽然有时可阳性表达 CD56，但不会弥漫表达多项神经内分泌标记和 TTF-1，据此可和大细胞神经内分泌癌和小细胞癌区分。腺样囊性癌 CD117 或肌上皮标记阳性，FISH 证实存在 MYB 基因易位。NUT 癌和基底细胞样鳞状细胞癌鉴别较困难，两者都有鳞状分化和对应的表型，鉴别依赖于高度特异的睾丸核蛋白免疫组化染色。与鳞状细胞癌类似，基底细胞样鳞状细胞癌要和源于头颈部的转移癌鉴别，此时需要仔细结合临床和影像资料、免疫组化和分子检测结果等综合判断。

三、神经内分泌肿瘤

肺癌最基本的分类是小细胞癌和非小细胞癌(non－small cell lung carcinoma,NSCLC)，2015版WHO肺癌分类中将类癌、小细胞癌、大细胞神经内分泌癌和浸润前病变统一归入神经内分泌肿瘤，相当于将小细胞癌和非小细胞癌(类癌和大细胞神经内分泌癌)置于同一目录下，而两类肿瘤间临床特点和治疗迥异，因此目前该分类尚存有部分争议。但本文仍然按照2015年WHO分类进行介绍。

(一)浸润前病变——弥漫性特发性肺神经内分泌细胞增生和微瘤

1.定义

弥漫性特发性肺神经内分泌细胞增生(diffuse idiopathic pulmonary neuroendocrine cell hyperplasia,DIPNCH)是指肺神经内分泌细胞泛发性的增生，局限于气道黏膜(可伴或不伴有突破基底膜)，神经内分泌细胞结节状增生(<0.5cm)被定义为微瘤。DIPNCH可呈侵袭性生长而形成微瘤，也可发展成为类癌。微瘤呈浸润性生长，边界不清并伴有明显的纤维间质，其和气道关系紧密，直径常小于5mm。

2.病理诊断

①肉眼检查：黏膜内的DIPNCH肉眼不可见，但微瘤有时可表现为灰白色的结节，直径数毫米，和小气道关系紧密。

②组织形态学：增生的肺神经内分泌细胞可以小团或线样的方式局限于黏膜，也可聚集形成结节或乳头样结构突向管腔。神经内分泌标记免疫组化染色与HE切片相比，常能发现更广泛的病灶。细胞也可侵出基底膜形成微瘤。增生的肺神经内分泌细胞呈圆形、卵圆形或梭形细胞形态，胞质嗜酸，量中等，核圆形或卵圆形，染色质呈盐和胡椒样。早期黏膜内的增生在HE切片上并不明显，但后期则较易识别。

3.鉴别诊断

DIPNCH常伴有轻度的慢性淋巴细胞性炎症和受累气道的纤维化。在慢性炎症或其他原因造成的肺损伤中也会出现肺神经内分泌细胞反应性增生，这种增生和DIPNCH的区别在于前者存在明确的病因，也不会形成类癌。DIPNCH和类癌周围的神经内分泌细胞增生的关系尚不清楚，后者中增生的细胞紧邻肿瘤。微瘤和发生于DIPNCH背景中的类癌的区别在于病变的大小和组织学特点。

(二)肺类癌

1.定义

肺类癌是指原发于肺内的中低级别的上皮性神经内分泌恶性肿瘤，低级别的类癌(典型类癌,typical carcinoid,TC)是指核分裂象<2个/2mm²(0~1)，没有坏死，直径大于0.5cm的类癌。核分裂象为2~10个/mm²(0~1)，伴有局灶坏死的中级别类癌，为不典型类癌(atypical carcinoid,AC)。

2.临床特征

肺类癌是典型和不典型类癌的总称，据WHO估计，按年龄标化类癌的发病率为<(0.1~1.5)/10万人，其中70%~90%是TC，占所有肺癌的不到1%。TC与吸烟无关，而AC在

吸烟者中多发。肺类癌的细胞起源不清,历史上曾认为其起源于肺的神经内分泌细胞。

肺类癌常见于中心气道,约 40% 发生在周围,发生在周围者多为不典型类癌。从气管到细支气管均可发生肺类癌,大部分中央型类癌见于主支气管或叶支气管,发生在气管者非常罕见。肺类癌在临床上可无症状,常在影像学检查中偶然发现。由肽类产物所产生的临床综合征,包括类癌综合征、库欣综合征和肢端肥大症等并不多见。

增强 CT 显示肺类癌为支气管受累的分叶状肿块,中心可发生钙化。支气管受累时可继发远端肺不张、支气管扩张和高密度影。支气管肺类癌与其他 NSCLC 一样,可以通过淋巴和血源播散转移。转移性病变可累及同侧和对侧的肺门与纵隔淋巴结,以及肝和骨。远处转移 AC 多于 TC。

3.病理诊断

中心性类癌是界限清楚的圆形或卵圆形息肉状的有/无蒂肿物,常充满支气管腔。肿瘤也可在软骨板之间生长,侵入邻近组织甚至到心肌。肿物切面灰黄色,有时见纤维分割,血管丰富。周围型类癌观察不到与气道的解剖学关系,无包膜,呈灰褐色。结节性神经内分泌增生<0.5cm 时称为微小瘤。类癌大小为 0.5~9.5cm,不典型类癌常较类癌大,但体积大小不能用以区分 TC 与 AC。

①典型类癌:TC 以神经内分泌分化的组织形态为其特征,其中器官样和小梁状结构最为常见,也可见菊形团、乳头状、假腺及滤泡状等生长方式。肿瘤细胞是均匀一致的小细胞,多角形,纤细颗粒状的核染色质,核仁不明显,中等至丰富的嗜伊红胞质。肿瘤内血管丰富,间质可以出现广泛玻璃样变,以及淀粉样变和黏液变,可有软骨或骨形成。周围型肺类癌可能与多发微小瘤有关,伴或不伴 DIPNECH。中心性类癌可以穿过支气管软骨板。典型类癌可能出现细胞多形性或显著的核仁,但这不是诊断不典型类癌的标准。

典型类癌有时会出现嗜酸性细胞、透明细胞及含有黑色素的细胞。另外,也可出现梭形细胞形态的肺类癌,多见于周围型,甚至可能被误诊为平滑肌瘤,应当给予足够的重视。

②不典型类癌:具有与典型类癌同样的组织学特征。诊断性特征是核分裂象 2~10 个/2mm^2 和(或)存在坏死。尽管有时可见较大区域的坏死,但坏死一般只是点灶状的,仔细检查切除肿瘤是准确诊断所必需的。

核分裂象计数应尽可能在充满活细胞的核分裂象最高的区域进行。分裂象计数单位是每 2mm^2 而不是×10 高倍视野。由于显微镜型号的不同,×10 高倍视野所反映的实际范围也是不同的,需调整高倍视野数再评估 2mm^2 范围的肿瘤细胞。在评估接近 CUTOFF 值 2 或 10 个分裂象/2mm^2 的病例时,至少要计数 3 组 2mm^2 内平均核分裂象数来确定。病理报告应包括核分裂象数和坏死状况。

③微小类癌:亦称微小瘤,由小支气管神经内分泌细胞局灶性异型增生形成的直径大于 2mm、小于 5mm 的结节。

肺微小瘤一词于 1955 年由 Whit-well 首次所采用,但微小瘤是一种增生性病变还是一种真性的肿瘤,直到目前仍存有争议。新版 WHO 在谈到神经内分泌肿瘤的浸润前病变(DIPNECH)时,涉及了微小瘤,并给出了 DIPNECH 与微小瘤的严格界定,即微小瘤为≥2mm、≤5mm 的病变。从近来的报道来看,多数学者认为肺微小瘤是一种真实的肿瘤——典型类癌的早期改变,而非浸润前病变。

微小瘤的发生常与慢性肺疾病,尤其是支气管扩张、肺间质纤维化和叶内型隔离肺有关。好发于胸膜下的肺周边、支气管旁。

微小瘤大体呈褐色,可呈乳头状突入支气管腔内,直径<0.5cm。镜下特征性结构是浸润性的边缘和明显的纤维间质,肿瘤细胞巢由纤维组织包绕,细胞形态与周围型类癌相似。一般认为微小瘤的生物学行为是良性的。

微小瘤应与肺微小脑膜上皮样结节(pulmonary minute meningothelioid nodule,PMMN)相鉴别,后者由圆形的血管周样细胞在肺纤维间质中聚集成巢,病变常围绕血管生长,但衬覆的肺泡细胞不增生。有时也要与缺乏硬化、乳头状和血管瘤样区域的小的硬化性肺细胞瘤相鉴别。

④免疫组化:确定肿瘤是否具有神经内分泌分化,应用免疫组化标记是必要的,尤其是那些小活检和细胞学标本。WHO推荐一组抗体CgA、Syn(胞质标记)和CD56(胞膜)作为神经内分泌分化的标记,但这些标记物不能区分典型和不典型类癌。大部分类癌广谱CK阳性,少数周围型类癌可阴性。高分子量角蛋白在类癌、正常或增生的支气管上皮的内分泌细胞是阴性的。类癌TTF-1是阴性的。肺的类癌可以表达多种类型的多肽,如降钙素、胃泌素相关肽/蛙皮素、肾上腺皮质激素,可能与内分泌综合征相关,类似于胃肠胰腺神经内分泌肿瘤。Ki67阳性指数在活检、细胞学标本中是很有价值的,特别是对挤压标本核分裂指数评估困难的病例是有帮助的,可以避免将类癌误诊为高级别神经的内分泌癌。然而,在类癌分类中用Ki67来区分典型类癌与不典型类癌或预测预后(2.2%~5.8%的阈值)的价值并未确定。

4.鉴别诊断

肺类癌的鉴别诊断包括转移性类癌,尤其是胃肠道发生的类癌。腺样结构在肺类癌中不常见,而在胃肠道多见。挤压活检标本可能被误诊为small cell lung carcinoma,SCLC,Ki67在此情况下起重要作用,SCLC阳性指数高(>50%),肺类癌阳性指数低(<10%~20%)。罕见地,具有肺类癌样形态学,核分裂象>10个/2mm²很可能是侵袭性肿瘤,应归类为large cell neuroendocrine carcinoma,LCNEC。

类癌所表现出的细胞核的一致性也可见于唾液腺型肿瘤、小叶型乳腺癌、副神经节瘤、血管球瘤和硬化性肺细胞瘤中。副神经节瘤通常显示神经内分泌染色,但CK阴性。血管球瘤表达Desmin,没有神经内分泌标记。转移性乳腺癌可能ER/PR阳性,神经内分泌阴性,然而有类癌ER/PR阳性的报告。转移性甲状腺癌TTF-1和甲状腺球蛋白(TG)可同时阳性。黏液表皮样癌含有多种细胞类型(如杯状细胞和鳞状细胞),常表达P63、CK、CK4/14和(或)黏液,神经内分泌标记阴性。硬化性肺细胞瘤中的实性区细胞即可表达TTF-1、CK,也可局灶表达神经内分泌标记,应仔细寻找组织结构的多样性,尤其是那些小活检的病例,哪怕出现一点点的结构多样性,对鉴别诊断也是有帮助的。

认识和掌握类癌的特殊类型对诊断和鉴别诊断也是有帮助的。

①嗜酸细胞性类癌:其肿瘤细胞较大,胞质丰富,呈嗜酸性颗粒状,核同典型类癌一致。电镜下,胞质内除神经内分泌颗粒外,含有大量线粒体。

②透明细胞类癌:其特征性改变是胞质透亮,核圆形,居中。注意与转移性透明细胞癌等

鉴别,透明细胞类癌 CgA、Syn、CD56 等阳性。

③梭形细胞类癌:多见于外周型类癌,细胞梭形,大小一致,须与平滑肌瘤鉴别。平滑肌瘤呈束状交织排列,类癌无此规律,但可见间质玻璃样变及淀粉样变,肿瘤与间质界限清。当肿瘤内出现黑色素时应排除转移性黑色素瘤,色素性类癌是排除性诊断,免疫组化和电镜均对诊断有帮助。

④印戒细胞类癌:常呈实片状,细胞较一致,核偏位,胞质淡染似印戒细胞。与印戒细胞癌鉴别,虽然两者 PAS 均阳性,但类癌神经内分泌标记阳性,印戒细胞癌阴性。

⑤乳头状类癌:肿瘤细胞呈立方或矮柱状被覆于乳头表面,内为纤维血管轴心。乳头状结构见于许多肿瘤,需要免疫组化染色进行鉴别。

⑥黏液型类癌:指细胞外结缔组织中大量黏液,间质黏液不是由肿瘤细胞产生。

⑦肺伴淀粉样间质的类癌:又称甲状腺外髓样癌,非常罕见,免疫组化降钙素阳性。

⑧血管瘤样类癌:以出现充满血液的囊腔为特征,囊腔被覆内皮细胞,而非肿瘤细胞。

5.分子遗传学

在人类肿瘤中类癌的体细胞突变率很低(0.4/百万碱基对),SCLC 和 LCNEC 突变率(＞7/百万碱基对)则较高。在 TC 中 TP53、RB1 突变及 RB1 蛋白表达缺失非常罕见(＜5%),但在 AC 中相对常见(20%)。在 20% 的 AC 中存在 P16/RB 信号通路阻断,但在 TC 中则没有。类癌中唯一有意义的突变是影响染色质重塑基因家族 MEN1(13%),该基因突变与 PSP1 互斥。MEN1 是与 H3K4 甲基转移酶互相作用的肿瘤抑制基因,据报道,40% 散发性类癌(除外多发性神经内分泌肿瘤 I 型家族性疾病)病例存在 MEN1 体细胞突变,AC 中 MEN1 突变则更多,而在 SCLC 和 LCNEC 中从未见报告。甲基化相关基因(CBX6、EZH2)及影响染色质重塑基因 SWI/SNF 信号通路相关基因(ARID1A、SMARCC1、SMAECC2、SMARCA4)等在类癌发生发展过程中起作用。总的来说,72.7% 类癌的驱动基因都已经得到了明确和验证,但 TC 和 AC 之间并没有基因上的明显差异,两者似乎是起源于同一克隆的增生。这些资料强力支持此发病模型,即类癌不是高级别神经内分泌肿瘤(SCLC 和 LCNEC)的早期病变,而是在基因型和细胞表型上分别是独立的一类肿瘤。染色质塑型基因的突变是类癌早期阶段发生驱动因素。细胞周期停滞和 DNA 修复基因(如 E2F1、p14ARF 和 CyclinE)的分子基因异常见于 5% 的类癌和 20%~30% 的不典型类癌中。

6.预后和预测因素

不典型类癌比典型类癌预后差,更可能发生转移。5 年生存率 TC 和 AC 分别是 90% 与 60%,肿瘤可切除的患者可能预后更好。预后主要取决于临床或病理 TNM 分期,分期越高预后越差。AC 的核分裂指数有预后意义,年龄、吸烟、淋巴结受累也是影响预后的因素。对可切除的病例而言,预后取决于完全切除与否。推荐 TC/AC 手术患者进行系统的淋巴结清扫,以便做出准确的病理分期。

(三)小细胞癌和复合型小细胞癌

1.定义

小细胞癌(small cell carcinoma,SCC)是恶性上皮肿瘤,由胞质稀少的小细胞组成,细胞界限不清,核染色质细腻,无核仁或核仁不明显。肿瘤细胞呈圆形、卵圆或梭形。核镶嵌状排列明显。多有大片坏死,核分裂指数高。绝大多数 SCC 都表达神经内分泌标记。

复合型小细胞癌(复合型 SCC)是指除了 SCC 以外,还含有其他任意非小细胞癌成分的肿瘤。非小细胞癌成分通常为腺癌、鳞状细胞癌、大细胞癌、大细胞神经内分泌癌、梭形细胞癌、巨细胞癌,其中后两者较为少见。

2.病理诊断

①肉眼检查:大体上,经典 SCC 是中央型肿物,包绕支气管形成压迫和阻塞,并累及淋巴结。可由胸片检查所发现。约 5% 的小细胞癌表现为孤立的位于肺外周的圆形结节,直径 2~4cm,切面灰白,可伴有坏死。

②细胞形态学:Giemsa 染色切片上肿瘤呈疏松、分枝状排列的细胞簇。背景中可见坏死和泡沫/组织细胞碎片。可见菊形团结构,肿瘤细胞小,核呈圆形、卵圆或梭形,染色质均一细腻,核仁不明显。肿瘤细胞间可见致密深染的凋亡小体,也可见瘤巨细胞。不同病例间坏死量多少不等。巴氏染色中核染色质为深蓝色/黑色,当染色质非常细腻时,核染色质可呈泡状。核仁不明显,但可见小的染色质颗粒。胞质稀少,坏死多少不等,但深染凋亡碎片常见。

③组织形态学:肿瘤在肺实质内可沿支气管以黏膜下和放射状方式播散,并累及淋巴管,尚未发现小细胞癌所对应的原位癌。SCC 肿瘤细胞体积小,致密深染,常成片弥漫排列,除了核呈"椒盐"外观外,看不到更明显的神经内分泌形态学。其他神经内分泌肿瘤中常见的巢团、小梁、外周栅栏和菊形团结构在小细胞癌中并不常见。肿瘤细胞通常小于三个静止期淋巴细胞大小,核呈圆形、卵圆或梭形,胞质稀少。核染色质细腻,核仁缺乏或不明显。细胞界限欠清,核型明显。核分裂象常见,至少 10 个/2mm^2(平均可达 60 个/2mm^2)。Ki67 染色阳性指数>50%,平均可达 80%。根治样本中,细胞直径可能会更大,胞质更丰富,还可见散在的多形性瘤巨细胞、明显的核仁、大片坏死、高凋亡活性和挤压所致的围血管分布的嗜碱性 DNA 物质沉积(Azzopardi 效应)。

复合型 SCC 是指混合了非小细胞癌成分的 SCC。非小细胞癌成分可以是鳞状细胞癌、腺癌、大细胞癌、大细胞神经内分泌癌、梭形细胞癌或巨细胞癌。由于 SCC 和大细胞神经内分泌癌在形态上呈连续性改变,当两者共存时,至少要含有>10% 的大细胞神经内分泌癌成分,才能诊断为复合型 SCC。腺癌、鳞状细胞癌或肉瘤样癌等成分易于辨认,对于这些形态在诊断复合型 SCC 时没有百分比的要求。

④免疫组化染色:通过常规组织学和细胞学制片即可准确诊断 SCC,但仍需要免疫组化染色来确认肿瘤细胞的神经内分泌和上皮属性。广谱角蛋白(包括 AE1/AE3 鸡尾酒抗体、CAM5.2 和 MNF116)免疫组化染色在几乎所有 SCC 病例中都可阳性表达,呈核旁点状或胞质弥漫性着色。SCC 不表达高分子量角蛋白(CK1、CK5、CK10 和 CK14)和腺癌标记 Napsi-nA。采用多个神经内分泌标记诊断 SCC 更为有效,包括 CD56/NCAM(膜阳性)、嗜铬素 A(CgA)、突触素(Syn)。CgA 和 Syn 均为胞质阳性。CD56/NCAM 是最敏感的标记,但不太特异,应结合形态学综合判断。SCC 中 Syn 和 CD56/NCAM 多为弥漫强阳性着色,而 CgA 多为灶性和弱阳性着色。少数小细胞癌(<10%)可完全不表达或仅弱阳性表达神经内分泌标记,可能是由于缺乏明显的神经内分泌分化所致。绝大多数 SCC(90%~95%)都表达 TTF-1,尤其是使用特异性较差的 TTF-1 抗体时阳性率更高。研究报道超过 60% 的 SCC 表达 CD117

及其磷酸化 CD117,但未发现和生存率或靶向治疗疗效有关。SCC 中存在 G1 期阻滞通路异常,类癌中存在 RB 和 CyclinD1 缺失,因此这些标记可用于鉴别诊断。为了避免 SCC 误诊为类癌,应尽可能采用 Ki67 免疫组化染色评估肿瘤增殖活性,尤其是在活检样本或存在组织挤压现象时。SCC 的 Ki67 阳性率为 64.5%～77.5%,有时可达 100%。

3.鉴别诊断

SCC 鉴别诊断包括大细胞神经内分泌癌、典型类癌或不典型类癌(活检样本或存在组织挤压现象时)、淋巴细胞浸润、尤因肉瘤(Ewing sarcoma)、原发非小细胞癌和转移癌。

SCC 和大细胞神经内分泌癌免疫表型相同,鉴别诊断依靠 HE 染色切片中的细胞核浆比和核仁是否明显。在伴有挤压现象的活检组织或术中冷冻切片中,SCC 需要和类癌或不典型类癌、反应性或肿瘤性淋巴细胞增生及尤因肉瘤相鉴别。角蛋白、Syn、CgA、CD56、白细胞共同抗原 LCA(CD45RB)、CD99 等免疫组化标记都可用于鉴别诊断。

SCC 和类癌都表达神经内分泌标记。鉴别诊断主要依靠形态学和 Ki67 增殖指数。SCC 中可见核镶嵌状排列、细腻的染色质、坏死、大量凋亡小体和核分裂。Ki67 增殖指数常＞50%,很多病例中接近 100%。典型类癌核分裂象<2 个/2mm²,缺乏坏死;而不典型类癌核分裂象为 2～10 个/2mm²,可见点状坏死。典型类癌中 TTF-1 为阴性表达,尤其是位于中央者,而在 SCC 和大细胞神经内分泌癌中 TTF-1 为阳性表达。SCC 还需要和基底细胞样鳞状细胞癌相鉴别,特别是在小活检组织中更是如此。后者会弥漫强阳性表达 P40、P63 和(或)CK1、CK5、CK10、CK14(CK34betaE12 抗体),而上述标记在 SCC 都为阴性表达。而除了个别病例能表达 CD56 之外,基底细胞样鳞状细胞癌不会像 SCC 那样弥漫阳性表达多个神经内分泌标记。

多数 Ewing 肉瘤 CD99 染色呈弥漫性膜阳性且不表达角蛋白,而核分裂活性和 Ki67 增殖指数均低于 SCC。FISH 检测证实存在 EWSR1 基因易位可确诊 Ewing 肉瘤。Merkel 细胞癌阳性表达 CK20 或神经微丝蛋白,而不表达 CK7 或 TTF-1,可据此和 SCC 相鉴别。

(四)大细胞神经内分泌癌和复合型大细胞神经内分泌癌

1.定义

大细胞神经内分泌癌(LCNEC)是组织学具有神经内分泌形态(菊形团和外周栅栏状排列)并表达神经内分泌标记的非小细胞肺癌。

复合型大细胞神经内分泌癌(复合型 LCNEC)是指伴有腺癌、鳞状细胞癌、梭形细胞癌和(或)巨细胞癌成分的 LCNEC。

2.病理诊断

①肉眼检查:LCNEC 通常(84%)为外周型肿物,上叶较常见(63%),也可累及肺段或大气道。切面色灰红,有坏死。肿瘤常侵犯胸膜、胸壁和邻近组织。偶有出血,空洞形成较为少见。

②细胞形态学:LCNEC 细胞形态学与其他神经内分泌癌和腺癌有重叠,因此细胞学诊断较为困难。核呈圆形或卵圆形。核膜不规则,核染色质呈粗颗粒状,深染,泡状核少见,多数细胞易见核仁。有时胞质可见纤细的拖尾,形成柱状细胞形态,类似于腺癌。

③组织形态学:LCNEC 具有神经内分泌形态学,如器官样细胞巢、小梁样生长、菊形团结

构和外周栅栏状排列。实性巢团和多个菊形团结构一起构成筛孔样结构较为常见。肿瘤细胞通常较大,胞质量中等到丰富,常可见明显的核仁。核分裂象>10 个/2mm^2(平均值为 75 个),个别病例<30 个/2mm^2。Ki67 标记的增殖指数从 40% 到 80% 不等。LCNEC 中常见大片坏死,偶有点状坏死。个别病例形态学类似不典型类癌,但核分裂计数>10 个/2mm^2,因此仍应诊断为 LCNEC。在使用免疫组化染色明确神经内分泌分化时,需要多个标记合并使用,但是任意一个标记在>10% 肿瘤细胞中呈明确阳性就足以诊断 LCNEC。当形态学和免疫表型都满足标准时,在小活检组织中即可做出明确诊断。随着近年来穿刺活检的普及,诊断率也有所提升,但在部分病例中,"非小细胞癌,疑为 LCNEC"仍是最合适的诊断。

复合型 LCNEC 是指伴有腺癌、鳞状细胞癌、梭形细胞癌和(或)巨细胞癌成分的 LCNEC。只要有明确的上述其他成分(任何比例均可),就可诊断为复合型 LCNEC。在诊断中需要描述出所含有的成分。LCNEC 也可以合并 SCC,但此时应诊断为复合型 SCC。

④免疫组化染色:诊断 LCNEC 需要靠免疫组化染色来证实神经内分泌分化。在 LCNEC 中,CD56、CgA 和 Syn 阳性率依次为 92%～100%、80%～85% 和 50%～60%。CD56 染色需要谨慎的判读,因为该标记对神经内分泌分化的敏感性最好,但特异性较差。CgA 和 Syn 是区分 LCNEC 和其他非神经内分泌肿瘤最可靠的标记,如果阳性表达明确,任意一个标记阳性即可满足诊断。LCNEC 也可分泌胺类和肽类激素,但与类癌相比其分泌水平较低。约半数的 LCNEC 表达 TTF-1,阳性率低于 SCC。所有 LCNEC 都呈胞质点状或弥漫阳性模式表达 PCK、低分子量 CK 或 CK7,而不表达鳞状细胞相关角蛋白标记(如 CK5/6、CK1、CK5、CK10 和 CK14)。NapsinA 和 P63 的阳性表达偶有报道。超过 70% 的 LCNEC 表达 CD117,有报道表明这与 LCNEC 较短的生存时间和增高的复发率相关。

3.鉴别诊断

LCNEC 鉴别诊断包括 SCC、不典型类癌、基底细胞样鳞状细胞癌和其他伴有神经内分泌形态或免疫表型的大细胞癌。与不典型类癌的鉴别主要依据核分裂计数(>10 个/2mm^2、更多的坏死和相关的细胞学特征)。腺癌可表现为实性或筛状形态,但不表达神经内分泌标记,而基底细胞样鳞状细胞癌不表达 TTF-1 和神经内分泌标记,并且还阳性表达 P40 和 CK5/6。

当源于子宫内膜、卵巢、乳腺、前列腺、胰腺或大肠的转移癌伴有神经内分泌分化时,也需要和 LCNEC 相鉴别。子宫内膜癌和卵巢癌分别表达 PAX8 和 WT1,而乳腺癌的雌孕激素受体多呈阳性表达。10%～20% 的形态学较明确的鳞状细胞癌、腺癌和大细胞癌镜下并不具备神经内分泌形态,但通过免疫组化染色和(或)电镜检测却能证实神经内分泌分化,此时应按照形态学诊断为鳞状细胞癌、腺癌或大细胞癌,备注或补充说明"部分肿瘤细胞表达神经内分泌标记"。此类肿瘤在生存率和化疗疗效上是否有临床意义尚不清楚,因此暂未将其列入独特的实体。基于此原因,目前并不推荐在不具备神经内分泌形态学的病例中进行神经内分泌标记染色。

四、大细胞癌

1.定义

大细胞癌(large cell carcinoma,LCC)是未分化的非小细胞癌,从细胞形态、组织结构和免疫表型上都缺乏神经内分泌癌、腺癌和鳞状细胞癌分化的特征。对根治样本进行广泛取材后才能诊断大细胞癌,因此在细胞学样本或活检组织中不能做出此诊断。

2．病理诊断

①肉眼检查:大细胞癌通常为大的、边界清楚和实性的肿物,常伴有坏死,很少有空洞。

②细胞形态学:典型的大细胞癌和其他低分化非小细胞癌类似,肿瘤细胞成片分布,呈高级别形态和明显的恶性细胞学特征。肿瘤细胞还可呈横纹样形态,胞质丰富,核偏位而核仁明显。在横纹样形态的肿瘤中,黏附性生长的特征不明显。细胞学样本和小活检组织中在形态学和免疫表型都不能提供诊断依据时,诊断为"非小细胞癌,非特指"是更为合适的诊断。

③组织形态学:根据定义,只能在手术样本中诊断为大细胞癌。组织学呈未分化癌的形态,由条状或巢状的大多角细胞组成,泡状核,核仁明显而胞质中等量。透明细胞和横纹样细胞形态不再认为是大细胞癌的形态学亚型,而是可以出现在任意类型的非小细胞癌中的形态学特征。应记录横纹样细胞占肿瘤主体的百分比,因为该形态的出现和比例具有预后意义。

④免疫组化染色:个别大细胞癌病例具有神经内分泌形态但不表达神经内分泌标记。因此与小活检组织中诊断非特指非小细胞癌类似,多个免疫组化标记配合使用后才能诊断大细胞癌。对于怀疑为大细胞癌的病例,应尽可能使用免疫组化染色明确肿瘤可能的分化方向,因为该结果在某些晚期切除手术病例中会影响后续治疗的选择。

推荐使用 TTF-1 和 NapsinA 来诊断腺癌,P63(或 P40)和 CK5/6(或 CK5)来诊断鳞状细胞癌。其中,TTF-1 和 P40 这两个核阳性的标记最为有效。在 TTF-1 阳性的腺癌中,P63 和 P40 都可呈灶性阳性(P40 阳性比例较少),此时应诊断为腺癌的实体型成分。但 TTF-1 还可表达于小细胞癌和大细胞神经内分泌癌,因此在根据形态学和(或)免疫组化染色排除了神经内分泌肿瘤后 TTF-1 阳性才可作为腺性分化的证据。

其他可用于腺癌和鳞状细胞癌鉴别的免疫组化标记也可阳性表达于形态学为未分化非小细胞肺癌的切除样本中,但与 TTF-1 和 P40 相比,其特异性和敏感性都较差,不推荐用于分型。在具备腺癌表型(TTF-1 阳性而 P40 或 P63 阴性)的形态学为未分化非小细胞癌肺癌的切除样本中,几乎都能看到 CK7 阳性表达,但 CK7 特异性低,在肺鳞状细胞癌中其阳性率也能达到 30％。CK34βE12 在鳞状细胞癌中常有表达(高敏感性),但在实体型肺腺癌中也能呈阳性(低特异性),该阳性不应被视为鳞状分化的证据。Desmocollin 3 对鳞状上皮相当特异,但它敏感性比 P40 还低。

在数个仅靠形态学诊断了大细胞癌的研究中发现,分别有 30％～60％、35％～45％、20％～35％、17％～43％的病例表达 TTF-1、NapsinA、P40 和 CK5/6(或 CK5)。分析上述免疫组化染色发现,腺癌和鳞状细胞癌几乎完全互相排斥,除了个别腺癌病例中可见散在肿瘤细胞(＜10％)灶性表达 P40。仅在约 2％的形态学为未分化非小细胞肺癌的切除样本中,观察到不同肿瘤亚群中表达腺癌和鳞状细胞癌标记(提示腺鳞癌)。

只有根据形态学和免疫表型真正排除了其他类型肺癌的可能后,才能诊断为大细胞癌,而当未进行或不具备免疫组化染色条件时,不能武断地诊断为大细胞癌,且应该备注"未能进行进一步检测"。

部分学者认为,大细胞癌可能是一种 TTF-1 阴性的低分化腺癌变型,因为在形态学明确为腺癌的病例中有 15%~20% 呈 TTF-1 阴性,而鳞状细胞癌完全不表达 P40 的情况极为罕见。因此,TTF-1/P40 双阴性癌更可能是实体型腺癌,而不是非角化型鳞状细胞癌。针对 microRNA 的研究也支持将 TTF-1/P40 双阴性大细胞癌归入腺癌中,而大细胞癌和实体型腺癌的分子特征也很相似,如高频的 KRAS 突变。但该观点还有待更多研究进一步证实。

3. 鉴别诊断

大细胞癌鉴别诊断主要包括以下几种。

①纯实体型腺癌:纯实体型腺癌的诊断完全依赖于免疫组化染色来证实其腺癌来源或 2 个高倍视野中≥5 个胞质内黏液小滴。

②细胞间连接极少的非角化型鳞状细胞癌:非角化型鳞状细胞癌的诊断也完全依赖于免疫组化染色来证实其鳞状分化。

③腺鳞癌:更需要免疫组化染色来证实其具有腺和鳞分化。如出现横纹样细胞形态可能会让人怀疑是癌肉瘤中的横纹肌肉瘤成分,但大细胞癌中的横纹样细胞仍为 PCK 阳性,而不表达 desmin 和 myogenin。

④其他肺癌:淋巴上皮瘤样癌也含有成片的未分化细胞,但间质淋巴细胞的数量远超过大细胞癌且存在 EBV 感染。如果超过 10% 的肿瘤细胞表现为多形性特点[梭形和(或)巨细胞],则应诊断为多形性癌。

⑤需要结合 PCK 等免疫组化染色、临床病史和影像结果综合分析,以排除肺癌以外的其他低分化肿瘤,如转移癌或恶性黑色素瘤。若出现透明细胞形态,需排除肾脏、甲状腺和唾液等器官的透明细胞癌转移至肺。

五、腺鳞癌

1. 定义

腺鳞癌是含有鳞状细胞癌和腺癌两种成分的癌,每种成分比例均超过 10%。在小活检或细胞学样本中可以倾向性诊断,但确切的诊断有赖于根治样本。

2. 病理诊断

①肉眼检查:既可发生于外周,也可出现于中央。大体改变和其他 NSCLC 类似。

②细胞形态学:腺癌和鳞状细胞癌成分多少不一,细胞学样本受取材限制,只见到一种成分时可能造成腺鳞癌的低诊断率或漏诊。如果两种成分都可以见到,那么细胞学样本中可以提示"腺鳞癌可能"。

③组织形态学:腺鳞癌中的标准比例——10% 是人为划分的,但是小于 10% 的不同组织学形态也应报道,因为最近的分子分析显示混合形态的肿瘤具有各自的基因改变,而无关乎比例多少。形态明确的鳞状细胞癌和腺癌成分可在光镜下诊断。两种成分分化程度可以有差异,可单独也可混合存在。当肿瘤含有部分实体性腺癌或非角化型鳞癌时,诊断会更加困难。

④免疫组化染色:如同光镜下可见到两种形态一样,免疫表型也应该支持存在两种分化。

当肿瘤含有部分实体性腺癌或非角化型鳞状细胞癌时,应同时做腺癌和鳞状细胞癌所对应的免疫组化染色(最好是 TTF-1 和 P40)和黏液染色。在这种情况下,只有弥漫和明确的阳性染色才有意义。在 TTF-1 阳性细胞中出现 P63、CK1、CK5、CK10 或 CK14 阳性不应作为鳞状分化的证据。并且,只有弥漫(片状)的 P40 阳性才支持鳞状分化,而零散细胞的点状阳性在腺癌中也可看到。虽然免疫组化都阴性的实性成分可能存在,但不影响诊断。

3.鉴别诊断

浸润性鳞状细胞癌破坏肺泡壁时或沿气道呈派杰样浸润时,都会将正常肺泡细胞裹入,造成在鳞状细胞癌中见到 TTF-1 阳性细胞的现象,此时应识别出这种非肿瘤性成分,而不应被误认为腺鳞癌。同样,浸润性腺癌裹入的细支气管或肺泡上皮发生鳞状化生时也很类似于鳞状细胞癌成分,也可表达 P40 和 CK5/6,不应误判为腺鳞癌。

腺鳞癌需要和高级别黏液表皮样癌鉴别,后者更多表现为:①特征性的黏液细胞和鳞状细胞混合;②近端支气管管腔内外生性的生长;③可见到经典的低级别黏液表皮样癌成分;④缺乏角化,见不到角化珠;⑤无鳞状细胞原位癌成分和管状、腺泡状或乳头状生长模式。黏液表皮样癌不表达 TTF-1 也可有助于诊断。MAML2 基因易位只在黏液表皮样癌中见到。但即便如此,并非所有的病例都能明确地区分这两类肿瘤。

还应结合临床或影像学信息,在年轻、从不或少量吸烟、影像学存在磨玻璃结节这些高度提示腺癌可能的患者中,如细胞学或活检样本中查见鳞癌,需考虑到来源于腺鳞癌的可能。

六、肉瘤样癌

肉瘤样癌是多形性癌(梭形细胞癌和巨细胞癌)、癌肉瘤和肺母细胞瘤的一个总称。肉瘤样癌的诊断只适用于手术切除的标本,并要求在诊断报告中标出不同组织类型及所占的比例。肉瘤样癌的发生率很少,仅占全部肺癌的 0.1%～0.4%。

(一)多形性癌

1.定义

多形性癌是指在腺癌、鳞癌或未分化的非小细胞肺癌中至少含有 10% 以上的梭形细胞和(或)巨细胞成分的癌。而将几乎全部由梭形细胞或巨细胞(包括多核细胞)构成的未分化癌则分别定义为梭形细胞癌或巨细胞癌。

2.临床特征

多形性癌占所有外科手术切除肺癌标本的 2%～3%,但流行病学研究结果认为该型肺癌只占不到 1%。而梭形细胞癌和巨细胞癌则更加少见。其病因除与吸烟有关外,还与接触石棉和化学物质,以及免疫抑制等有关。虽然没有发现其癌前病变,但却发现原位癌中与多形性癌相关的一些元素。多形性癌在影像学上常显示位于肺上叶的周围性大肿块。可发生包括胃肠和后腹膜间隙等少见部位的远处转移。

3.病理诊断

多形性癌为界限较为清楚的灰褐色肿块,常大于 5cm,有坏死或空洞形成,可累及胸壁和纵隔。多形性癌是一个混有梭形细胞和(或)巨细胞的癌,根据定义,梭形细胞和(或)巨细胞至少要占 10% 以上,它们可以混有鳞癌成分(可以报告为多形性癌伴有鳞癌)、腺癌成分(可以报告为多形性癌伴有腺癌)或未分化非小细胞肺癌成分。肿瘤性巨细胞常很丰富,其胞质嗜酸性或嗜酸性颗粒性胞质,有时含有嗜酸性小体,核大而不规则,分叶核或多个核,染色质粗糙或呈泡状,核仁明显。间质可以很少或为纤维及黏液样。中性粒细胞的伸入现象、坏死、出血及血管浸润很常见。几乎都由多形性的巨细胞构成的癌称为巨细胞癌,嗜酸性胞质,怪异的形状,低黏附性(松散)生长,中性粒细胞浸润和伸入现象明显。而将几乎由梭形细胞构成的癌称为梭形细胞癌。

根据定义,该型癌的小活检标本可能被描述为含有肉瘤成分,但小标本诊断为"多形性癌"是不可以的,应诊断为"非小细胞肺癌-NOS"。

免疫组化可能会使多形性癌中的某种成分变得更加突出,分化的上皮性成分也会表现出所期待的免疫表型。如果非多形性癌成分很明显,则梭形细胞或巨细胞不表达 CK 也可做出诊断。多形性的(梭形细胞或巨细胞)成分除表达 CK 外还表达 Vimentin 和肌动蛋白交联蛋白,还不同程度地表达分化相关的标记(napsin A、TTF-1、P63、CK5/6 和桥粒糖蛋白)。

4.鉴别诊断

多形性癌的鉴别诊断包括转移性的肉瘤样癌、原发或转移性的肉瘤、恶性黑色素瘤及某些恶性间皮瘤。一般来说,在取材充分的基础上,仔细分析和解读免疫组化结果,是可以做出正确诊断的。CK、TTF-1 和 P63 等可以帮助区别多形性成分中的肉瘤或间质,但区分滑膜肉瘤是困难的,可借助检测 SS18-SSX 基因融合或 X:18 易位帮助诊断。血管形成的形态加上 CD31 和 CD34 阳性可以帮助鉴别上皮样血管内皮瘤和血管肉瘤。炎症性肌成纤维细胞瘤或局灶机化性肺炎时其细胞很温和。通过临床和影像学资料并结合适当的免疫组化可以鉴别双向或肉瘤样间皮瘤、梭形细胞恶黑、反应性纤维化和炎症。巨细胞癌也要与横纹肌肉瘤(desmin 和 MyoD1 阳性)鉴别。转移性肾上腺皮质癌(inhibin-a 和 melan-A 阳性)、转移性绒毛膜上皮癌和其他多形性的恶性肿瘤可以根据其形态、免疫组化及临床病理关系进行鉴别。

5.分子遗传学

研究表明,肉瘤样癌的染色体(8q,7,1q,3q 和 19),多形性癌和梭形细胞癌的染色体(5p,11q,12p,9q,17q 和 13q)和巨细胞癌的染色体(13p 和 15p)都发生了变化。梭形细胞癌和多形性癌存在 TP53、KRAS 和 EGFR 的突变,MET 和 FGFR2 扩增,EML4-ALK 基因重排等。如果组织内含有腺癌成分,推荐进行 EGFR 和 ALK 检测,以指导治疗。

6.预后及预后因素

多形性癌的预后很差,即使被诊断为疾病的早期时其预后也很差。

(二)癌肉瘤

1.定义

癌肉瘤是指在典型的肺鳞癌或腺癌中混有异源性肉瘤成分(如横纹肌肉瘤、骨肉瘤、软骨肉瘤等)的癌。

2.临床特征

癌肉瘤的发生率很少,仅占肉瘤样癌的 4%,男性患者是女性数量的 7~8 倍,大多数患者具有重度吸烟史,少数报道与石棉有关。与其他肉瘤样癌不同的是,癌肉瘤多数是中央型的。

3.病理诊断

癌肉瘤常表现为灰白色、伴有出血和坏死的肿块。癌肉瘤最大的组织学特点是非小细胞肺癌与肉瘤成分的混合。因此,要求在病理诊断时必须列出所有的癌成分和肉瘤成分的类型。最常出现的癌成分是鳞癌,其次是腺癌,再依次为腺鳞癌和大细胞癌。在癌肉瘤中出现鳞癌、腺癌的频率要远远高于在多形性癌中的频率。当小细胞癌或大细胞神经内分泌癌中出现癌肉瘤成分时,则诊断为复合型小细胞癌或复合型大细胞神经内分泌癌伴肉瘤成分。含有鳞癌成分的癌肉瘤常为中央型、支气管内生长,含有腺癌成分的癌肉瘤常为周围型。

癌肉瘤中的肉瘤成分依次为横纹肌肉瘤、软骨肉瘤和骨肉瘤,而它们的混合成分则最为常见。而脂肪肉瘤和血管肉瘤成分极为罕见。缺少分化的区域由恶性的梭形细胞排列成束状、席纹状或血管周细胞方式生长。

癌肉瘤的诊断通常需要较大的标本,而对于小标本和细胞学标本诊断癌肉瘤是困难的。尽管绝大多数的癌肉瘤所含的是普通的非小细胞肺癌成分,但含有高级别的胎儿型腺癌和透明细胞腺癌成分的病例也占18%,前者被称为"癌肉瘤的母细胞瘤样变"。为了避免与肺母细胞瘤(含有低级别的胎儿型腺癌成分)混淆,此时,仍然称为癌肉瘤,但需要标明含有高级别胎儿型腺癌成分。

免疫组化染色可以凸显非小细胞肺癌和肉瘤成分。TTF-1、napsin A 和 CK7 标记腺癌成分,而 P63、P40 和 CK5/6 可以标记鳞癌成分。S-100、desmin 和 myogenin(肌细胞生成素)可以凸显软骨肉瘤和横纹肌肉瘤成分。含有高级别胎儿型腺癌的癌肉瘤,其 p-catenin 表达于细胞膜上,这与肺母细胞瘤表达于核是完全不同的。

4.鉴别诊断

癌肉瘤的鉴别诊断包括多形性癌、肺母细胞瘤、肉瘤和间皮瘤。多形性癌需要每隔 1cm 取材,但缺少异源性分化。肺母细胞瘤具有低级别的胎儿型腺癌成分和原始的间质。各种肉瘤(原发或转移)中缺少癌的成分,但要注意排除陷入肉瘤内的反应性增生的肺泡细胞(有时很像癌成分)。双向型滑膜肉瘤具有腺样结构,但缺少 TTF-1 着色,且 CK 染色也不均一,但存在 SS18-SSX 基因融合。恶性间皮瘤是胸膜增厚,而不是肺内包块,其上皮成分表达间皮标记。

5.分子遗传学

癌肉瘤是一个单克隆性肿瘤,是在癌的基础上发生的肉瘤样变的结果。癌肉瘤最为常见的是 TP53 的突变,而 KRAS 和 GEFR 的突变较为少见。

6.预后及预后因素

癌肉瘤的预后很差,主要取决于 TNM 分期。

(三)肺母细胞瘤

1.定义

肺母细胞瘤是由低级别的胎儿型腺癌和原始间充质成分构成的双相分化性恶性肿瘤。特异性的间质分化灶(骨肉瘤、软骨肉瘤或横纹肌肉瘤)也可以存在,但对于诊断不是必需的。

2.临床特征

肺母细胞瘤十分罕见,不到切除全部肺癌的 0.1%。肺母细胞瘤完全不同于胸膜肺母细胞瘤,多发生在50岁左右,且没有性别上的差异。其临床症状、影像学改变、进展与扩散同其他非小细胞肺癌相同。

3. 病理诊断

肺母细胞瘤常为大而实性的周围性肿块,界清但无包膜。分叶状,伴有出血和坏死。肺母细胞瘤的组织学特点是,同时具有上皮性和间质分化成分,两者的比例变化不定。其中,上皮性成分基本上是由低级别或分化良好的胎儿型腺癌构成,由含有小而单个核仁、胞质透明或弱嗜酸的假复层柱状细胞围成的分支状小管。柱状细胞富含糖原,类似于胎儿肺的假腺样期,约有一半的病例可以见到桑葚小体。局灶可以出现多形性、类似于普通型腺癌的改变。2/3的病例可以出现零散的神经内分泌细胞,罕见有复合型小细胞癌的报道。典型的间质成分为致密的原始卵圆型细胞,具有高的核/浆比,散布在纤维或黏液样背景之中,细胞朝向更加成熟的成纤维细胞样分化。偶尔可见奇异性的巨细胞。高达25%的病例可以见到异源性的成分(软骨肉瘤、骨肉瘤和横纹肌肉瘤),但其他少见的分化成分(卵黄囊瘤、畸胎瘤、精原细胞瘤、胚胎癌和黑色素瘤)的肺母细胞瘤罕见报道。

免疫组化:包括桑葚小体在内的上皮性成分对 CK、CK7、carcinoembryonic antigen、CEA、EMA 和 TTF-1 为弥漫强阳性表达,β-catenin 为核表达阳性。对嗜铬素 A、Syn、Vimentin 和多肽类激素(降钙素等)为局灶阳性。间充质胚胎性细胞表达 Vimentin 和特异肌动蛋白。Desmin、肌细胞生成素和 S-100 分别表达于异源性的横纹肌肉瘤和软骨肉瘤。

4. 鉴别诊断

鉴别诊断主要包括胎儿型腺癌、胸膜肺母细胞瘤、双相型滑膜肉瘤和转移性肿瘤(特别是妇科来源的恶性混合型米勒氏肿瘤)。胎儿型腺癌缺少间充质胚胎性细胞成分;胸膜肺母细胞瘤常发生在儿童,呈周围型并形成囊腔,内衬或陷入正常的呼吸性上皮;双相型滑膜肉瘤缺少胎儿型腺癌成分。癌肉瘤可能含有胎儿型腺癌成分,但一定是高级别的,且 p-catenin 为膜/浆阳性而不是核阳性。

5. 分子遗传学

肺母细胞瘤和低级别的胎儿型肺腺癌都与 CTNNB1 基因第3外显子的错义突变有关,使胞质内的 β-catenin 蛋白大量入核而激活 Wnt 信号通路活性。

6. 预后及预后因素

肺母细胞瘤的预后很差,预后情况与 TNM 分期、双相的组织学类型和是否复发等有关。

七、其他肺癌和未分化的癌

(一)淋巴上皮瘤样癌

1. 定义

淋巴上皮瘤样癌常为外周型,但少量病例也可呈支气管内生长。淋巴上皮瘤样癌少见,形态学以低分化癌伴有大量淋巴细胞浸润(类似于鼻咽癌中的未分化癌)为特点。癌细胞核中存在 EBV 感染。

2.病理诊断

①肉眼检查:肿瘤常为孤立的肿块。大小为1～11cm不等。切面为淡红色,质韧,鱼肉样外观。

②细胞形态学:癌细胞成片分布,大细胞聚集成片伴明显淋巴细胞浸润。圆或卵圆形的泡状核呈合体样形态,核仁明显,核分裂多见,胞质丰富。

③组织形态学:淋巴上皮瘤样癌典型形态为合体样生长模式,大的空泡状核伴嗜酸性核仁,间质内大量的淋巴细胞浸润。灶区可见鳞状和梭形细胞分化。肿瘤边界主要呈推挤性生长,但可浸润周围肺实质。间质内偶可见非坏死性肉芽肿反应或淀粉样沉积。部分肿瘤巢内可有中央型坏死。核分裂计数多少不一。

④免疫组化染色和原位杂交

癌细胞表达AE1/AE3、CK5/6、P40和P63,提示为鳞状细胞表型。间质浸润的淋巴细胞混合性表达CD20和CD3,提示为T细胞和B细胞混合组成。具有诊断性的指标是EBER原位杂交可见癌细胞核阳性表达。

3.鉴别诊断

淋巴上皮瘤样癌主要的鉴别诊断是低分化鳞状细胞癌伴炎细胞反应和非霍奇金淋巴瘤。与前者鉴别,依靠EBV检测,而淋巴瘤具有相应的淋巴细胞免疫表型。与转移性鼻咽癌鉴别较难,只能依靠临床和影像学资料综合考虑。

(二)NUT癌

1.定义

睾丸核蛋白基因(NUT基因)易位是NUT癌的特征性表现。NUT癌是种侵袭性的低分化癌,常形成侵犯肺门的包块或沿胸膜胸壁播散,发现时常为晚期而失去手术机会。

2.病理诊断

①肉眼检查:切面灰白鱼肉样,可有明显的片状坏死。

②细胞形态学:针吸涂片上表现为低分化癌的形态,可见失黏附细胞团和单个的单形性细胞,核扭曲,染色质呈颗粒状到块状,核仁明显。核分裂、核碎片和挤压现象都很常见。

③组织形态学:NUT癌由未分化的小到中等大的单形性癌细胞成片成巢组成。核稍扭曲,染色质细颗粒状或粗糙。NUT癌常可见灶性角化。肿瘤细胞在间质内浸润性生长,也可与支气管上皮相延续。但从未见到明确的原位癌形成。癌巢周围可有反应性的肺泡增生,不应误判为腺癌成分。

④免疫组化染色:NUT癌中诊断性标记为NUT蛋白染色,呈点状核阳性表达。精原细胞瘤也可有弱且灶性的NUT表达。多数NUT癌表达广谱角蛋白,但少数病例为阴性表达。其他上皮标记表达阳性率不一,如EMA、BerEP4和CEA。绝大多数病例为P63/P40核阳性,而生殖细胞系、淋巴系和髓系标记都为阴性,提示鳞状分化。个别NUT癌可表达CgA、Syn,甚至TTF-1。

3.鉴别诊断

NUT癌的鉴别诊断包括各种低分化恶性肿瘤。NUT癌易被误诊为鳞状细胞癌(尤其是基底细胞癌)、未分化癌、小细胞癌或腺鳞癌,不表达上皮标记时需和尤文肉瘤、转移性生殖细胞瘤或急性白血病鉴别。在所有缺乏腺样分化或特异病因的低分化癌中都应进行 NUT 蛋白免疫组化染色,尤其是年轻的非吸烟患者。

八、肺涎腺型肿瘤

肺的涎腺型肿瘤(Salivary gland tumor,SGT)是一类较少见的肿瘤,总体构成比不到肺肿瘤的 1%。该类肿瘤起源于中央气道的浆液/黏液腺,虽然和真正涎腺原发肿瘤的形态学极其类似,但发病率和构成比差异极大。例如,涎腺中最常见的多形性腺瘤,肺中却极为罕见,而肺 SGT 多数为恶性,我国人群中肺 SGT 最常见者分别为黏液表皮样癌、腺样囊性癌和上皮-肌上皮癌。近年来涎腺肿瘤的种类逐渐增加,很多新报道的实体也有了肺原发的相关报道,因此充分地认识到这类肿瘤才能保证正确的诊断,新的免疫组化染色和分子异常的检测也有助于加深对肺 SGT 的认识。

(一)黏液表皮样癌

肺黏液表皮样癌(mucoepidermoid carcinoma,MEC)可起源于大气道(如气管)、段支气管或外周肺组织。典型病例为边界相对清楚的支气管管腔内肿瘤,呈外生性生长。腔内部分可以是固定的、息肉样或带蒂的肿物。

①肉眼检查:最大径可达 6cm。切面灰白灰黄,实性或囊性,可呈黏液样外观。

②形态学特点:组织学上,肿瘤含有数量不等的分泌黏液的细胞、鳞状(表皮样)细胞或中间型细胞,排列成腺样、管状、囊性、巢团状或实性结构。分泌黏液的细胞可呈柱状、立方样、透明或嗜酸细胞样形态。鳞状细胞可见细胞间桥粒,但 MEC 与鳞状细胞癌不同的是,绝对不会出现角化或形成表面鳞状上皮的原位癌。中间型细胞呈多角形,核居中或偏位,胞质丰富,嗜酸性或双色性。间质中纤维组织呈条状分布,个别病例可呈明显硬化性改变。

基于细胞成分和形态学特点,肺 MEC 可分为低级别和高级别。低级别 MEC 中含有大量杯状细胞成分,囊性变明显,细胞异型性小,核分裂少。低级别 MEC 与气道壁和黏膜下支气管腺体关系紧密,而高级别 MEC 常会侵袭肺实质。高级别 MEC 以实性生长结构为主,主要由鳞状细胞组成。可见坏死、核分裂象增多(>4 个/10 个高倍视野)、核异型性、淋巴管侵犯和神经浸润。在高级别 MEC 中常可见低级别 MEC 成分,反而有助于诊断。

(二)腺样囊性癌

腺样囊性癌(adenoid cystic carcinoma,ACC)边界欠清,好发于大气道,外周型 ACC 仅见于个案报道。

①肉眼检查:肺 ACC 大小范围为 1~4cm,切面质软,呈黄白色。

②形态学特点:与涎腺中 ACC 一样,肺原发 ACC 中可见 3 种主要生长模式,筛状、管状和实性结构。筛状结构最常见,肿瘤细胞巢或细胞岛中形成境界清楚的管腔,腔内含黏液性或基底膜样物质。管状结构为肿瘤细胞形成小的散在腺样结构,管腔较宽,管壁内衬 2~3 层立方状细胞。实性结构由肿瘤细胞巢构成,几乎不见细胞间裂隙和囊性结构,巢周有少量黏液基质。癌细胞形态温和,核圆形,染色质浓缩、致密,核仁不确切。胞质稀少,嗜酸性或嗜双色性。癌细胞多形性和异型性都不明显,核分裂、坏死和出血也很少。实性结构中核分裂数可能会偏

多。三种组织学结构都可以出现围神经浸润、破坏支气管黏膜和软骨现象。

（三）上皮-肌上皮癌

肺原发上皮-肌上皮癌（EMC）是界限清楚而没有包膜的支气管内息肉样病变。

①肉眼检查：肿瘤平均直径为 3.2cm。肿瘤表面由正常支气管上皮覆盖，切面灰白。

②形态学特点：低倍镜下，肿瘤具有明显的双相性形态，由导管样结构组成，导管内层为上皮细胞而外层为肌上皮细胞。高倍镜下可见内层上皮细胞呈扁平、立方或柱状形态，胞质嗜酸，核呈圆形或卵圆形。见不到明显的细胞异型性或大量核分裂。肌上皮层细胞呈多角形，核偏位，胞质透明，细胞界限清楚。管腔内可见稍嗜酸性的沉积物（有时呈胶样）充填，间质呈纤维或黏液样变。个别病例中实性肿瘤成分增多，还可出现灶性鳞状化生。

（四）腺泡细胞癌

腺泡细胞癌既可发生于支气管内，也可是肺外周型肿物。

①肉眼检查：肿瘤通常边界清楚，但缺乏明确的包膜。肿瘤大小范围为 1～4.5cm，切面均质，灰褐。

②形态学特点：与头颈部腺泡细胞癌类似，肿瘤细胞类似于浆液性腺泡细胞。细胞圆形、多角形，含丰富的颗粒状嗜双色性或透明胞质。核圆形或卵圆形，居中或偏位，染色质粗糙，有时核仁明显。细胞呈实性片状排列，灶区呈腺泡、微囊、乳头样或器官样排列。间质可见纤维隔将肿瘤分割成模糊的小叶。核分裂散在，通常见不到细胞异型性或坏死。

（五）多形性腺瘤

肺多形性腺瘤（pleomorphic adenoma，PA）既有中央型也有外周型，中央支气管内的 PA 可形成息肉样肿物，而外周型 PA 是一境界清楚的结节。

①肉眼检查：肺原发 PA 最大径可达 16cm。切面质软或质韧，呈灰白色或黏液样外观。

②形态学特点：肺原发 PA 含有双相性的细胞成分，可见黏液或软骨黏液基质中分布着上皮性的小管、导管或细胞巢。与涎腺或其他器官的 PA 不同，形态良好的软骨在肺 PA 中极为少见。除了腺样或导管样的结构，肌上皮成片排列而细胞呈梭形、透明或浆细胞样形态也很常见，甚至是某些病例最主要的形态。肺 PA 中也可见鳞状化生。

（六）癌在多形性腺瘤中

肺原发的癌在多形性腺瘤中（carcinoma ex pleomorphic adenoma，Ca ex PA）部位通常在支气管内。

①肉眼检查：Ca ex PA 大小范围 2.3～5cm，边界清楚，分叶状，切面灰白，质软或实性，灶区出血。

②形态学特点：低倍镜下，可见肿瘤侵犯支气管壁和周围肺实质。高倍镜可见特征性的软骨黏液样间质中上皮/肌上皮细胞排列成片状或条索样、腺样或导管样结构。与 PA 不同的是，Ca ex PA 中上皮/肌上皮细胞具有恶性特征，如核分裂增多、细胞多形性大、出现坏死或侵犯血管等形态。癌细胞小到中等大，胞核含有泡状染色质，核仁不确切，胞质少，呈嗜酸性或透明。间质成分呈良性形态，软骨黏液样背景中见散在小的、形态温和的梭形或星形细胞。看不到恶性的间叶成分。有些病例中可见残存的 PA 成分，这可进一步支持该诊断。

(七)肌上皮瘤和肌上皮癌

肺肌上皮瘤和肌上皮癌也是既可中央也可外周型发病的肿物。

①肉眼检查:肿瘤呈结节状,境界清楚,大小范围为 1.5～13cm。

②形态学特点:组织学呈多个分叶状结构,瘤细胞排列成实性片状、小梁状或网状模式。瘤细胞呈圆形、梭形、星形或浆细胞样形态,间质常呈黏液软骨样或透明样变。肌上皮肿瘤特征性形态学是可见纯粹的肌上皮增生,但不形成任何导管或小管结构。肌上皮瘤中见不到恶性形态学改变,而肌上皮癌中可有显著的细胞多形性、增多的核分裂、坏死和浸润性生长。

(八)黏液腺腺瘤

从严格意义上说,黏液腺腺瘤(mucous gland adenoma,MGA)不属于 SGT,但 MGA 也起源于黏膜下腺体,而且组织学上与低级别 MEC 相似。

①肉眼检查:支气管 MGA 是孤立性的圆或卵圆形、息肉样的外生性肿物,平均大小为 1.8cm。

②形态学特点:MGA 有薄的包膜,切面可见囊腔形成,内含胶样物。支气管 MGA 通常是界限清楚的病变,局限于支气管壁中生长,不突破软骨板。MGA 主要形态学特点是囊性变,常形成多囊状结构。囊腔大小不一,排列成腺样、管样。囊壁内衬上皮可为高柱状、纤毛、扁平立方、复层、嗜酸性或透明细胞。胞质可呈嗜酸性、颗粒状或泡沫状,胞质量多少不一,但细胞多形性和核分裂并不常见。间质可见胶原纤维条索,厚薄不等,将肿瘤分割成器官样结构。间质中可见多少不一的淋巴细胞、组织细胞和浆细胞浸润。

(九)嗜酸细胞瘤

肺原发嗜酸细胞瘤境界清楚,中央型或周围型均可。

①肉眼检查:肿瘤大小范围为 1.5～3.5cm,切面黄褐色到红褐色。

②形态学特点:镜下见肿瘤呈片状排列,纤细的纤维隔将肿瘤分割成小叶或巢状。肿瘤细胞形态温和单一,体积大,多角形,细胞边界清楚。核居中,胞质呈特征性的嗜酸性或颗粒状外观,部分肿瘤细胞胞质内可见空泡形成或透明细胞改变。

(十)涎腺导管癌

肺原发涎腺导管癌(salivary duct carcinoma,SDC)边界欠清,起源于支气管壁并沿管壁生长。

①肉眼检查:切面实性均质,呈灰色或白色。已知一例报道该病例肿瘤直径为 5.2cm。

②形态学特点:肿瘤形态非常类似于乳腺导管原位癌或浸润型癌,瘤细胞多形性大,胞核形态不规则,核仁明显。癌细胞可呈实性或乳头样结构,可侵犯支气管周黏膜下腺体,间质可见砂粒体。

第三章

循环系统疾病的病理诊断与鉴别诊断

第一节　冠状动脉粥样硬化性心脏病

冠状动脉性心脏病(CHD)简称为冠心病,由于是因冠状动脉缺血所引起,因而也称为缺血性心脏病(IHD)。严格地说,它是所有冠状动脉病变的结果,因冠状动脉粥样硬化症占冠状动脉病的绝大多数,因此习惯上把 CHD 视为冠状动脉粥样硬化性心脏病的同义词。

CHD 时心肌缺血、缺氧的病因:①冠状动脉供血不足:主要病变为冠状动脉粥样硬化斑块引起的管腔狭窄($>50\%$),是冠心病最常见的病因。以左冠状动脉前降支最多见,其余依次为右冠状动脉主干、左旋支、支冠状动脉主干和后降支。也包括继发的复合性病变及冠状动脉痉挛等。冠状动脉痉挛可使原有的管腔狭窄程度加剧,甚至导致供血的中断,引起心肌缺血及相应的心脏病变(如心绞痛、心肌梗死等),并可成为心源性猝死的原因。其他如低血压、冠状动脉灌注期缩短(如心动过速)、体内血液重新分配(如饱餐后)等也可使原已处于危险临界状态的冠状动脉供血下降;②心肌耗氧量剧增而冠状动脉供血不能相应增加:主要有各种原因导致的心肌负荷增加,如血压骤升、体力劳累、情绪激动、心动过速及心肌肥大等。

冠心病临床表现为心绞痛、心肌梗死、心肌纤维化和冠状动脉猝死等。

一、心绞痛

心绞痛(AP)是冠状动脉供血不足和(或)心肌耗氧量骤增致使心肌急剧的、暂时性缺血、缺氧所引起的临床综合征。典型表现为阵发性胸骨后部位的压榨性或紧缩性疼痛,可放射至心前区及左上肢,持续数分钟,可因休息或用硝酸酯制剂而缓解消失。

缺血、缺氧造成心肌内代谢不全的酸性产物或多肽类物质堆积,刺激心内交感神经末梢,信号经 1～5 胸交感神经节和相应脊髓段传至大脑,产生痛觉,并引起相应脊髓段脊神经分布的皮肤区域的压榨和紧缩感,引起心绞痛的发生。心绞痛的发作常有明显的诱因,如体力活动、情绪激动、寒冷以及暴饮暴食等。临床上主要有三种类型。

(一)稳定型心绞痛

稳定型心绞痛是因劳累引起心肌缺血,主要原因是冠状动脉粥样硬化引起动脉狭窄(75%),同时心肌耗氧量增加,冠状动脉血流量不能满足心肌代谢需要。临床上常出现胸部不适症状,伴心肌功能障碍,没有心肌坏死。症状可持续数分钟,经休息或舌下含服硝酸甘油后往往迅速消失。

（二）不稳定型心绞痛

不稳定型心绞痛常在原有斑块病变基础上发生斑块内出血或破裂并发血栓形成、血管收缩、微血管栓塞所导致的急性或亚急性心肌供氧减少所致的心绞痛。主要表现为：在稳定型心绞痛基础上疼痛加重、持续时间更长或更频繁；初发的、在静息或轻微劳作时出现的心绞痛；由贫血、感染、甲状腺功能亢进或心律失常等诱因引起的继发性不稳定型心绞痛；休息或舌下含服硝酸甘油只能暂时或不完全性缓解症状。

（三）变异型心绞痛

变异型心绞痛是由于冠状动脉痉挛并诱导血液淤滞所致的心绞痛，多无体力劳动或情绪激动等诱因，在静息时发生，心电图与其他类型心绞痛相反，显示 ST 段抬高。吸烟是变异型心绞痛的重要危险因素。

二、心肌梗死

心肌梗死是由于冠状动脉供血急剧减少或中断，引起供血区持续缺血而导致的较大范围的心肌坏死。通常是在冠状动脉粥样硬化病变基础上继发血栓形成或持续性痉挛所致。临床上有剧烈而较持久的胸骨后疼痛，休息及应用硝酸酯类不能完全缓解，伴发热、白细胞增多、红细胞沉降率加快、血清心肌酶活力增高及进行性心电图变化，可并发心律失常、休克或心力衰竭。梗死的范围从心内膜下到透壁性，病理变化及病理临床联系与范围有关。

（一）病理变化

心肌梗死的形态变化是一个动态的演变过程。①梗死后 6h 内，无肉眼可见变化。光镜下观：梗死边缘的心肌纤维呈波浪状和肌浆不均；②6h 后，坏死灶心肌呈苍白色；③8～9h 后呈土黄色。光镜下观：心肌纤维早期有凝固性坏死改变，如核碎裂、核消失，肌质均质红染或呈不规则粗颗粒状，间质水肿、漏出性出血及少量中性粒细胞浸润（图 3-1-1）；④第 4 日后，梗死灶外周出现充血出血带，光镜下观：该带内血管充血、出血，有较多的中性粒细胞浸润。心肌纤维肿胀，胞质内出现颗粒状物及不规则横带（图 3-1-2）。另一部分心肌细胞有空泡变，继而肌原纤维及核溶解消失，肌纤维呈空管状；⑤第 7 日后，边缘区开始出现肉芽组织（图 3-1-3）；⑥第 3 周后肉芽组织开始机化，逐渐形成瘢痕组织（图 3-1-4）。

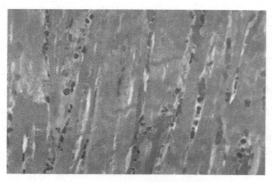

图 3-1-1　心肌梗死（镜下观）

心肌梗死 48h 后,心肌细胞核消失,肌浆变成均质细胞颗粒状,横纹几乎消失,扩大的心肌间隙中可见多量中性粒细胞浸润

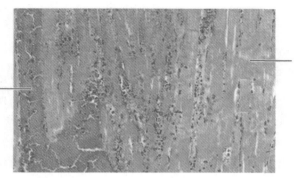

血管充血、出血,有较多的嗜中性粒细胞浸润

梗死的心肌纤维肌质内可见明显增厚的波浪状横带

图 3-1-2　心肌凝固性坏死(肌质凝集)(镜下观)

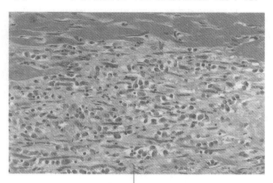

梗死7日后,心肌细胞核几乎消失,肌质变成红染无结构,可见增生的肉芽组织

图 3-1-3　心肌梗死(镜下观)

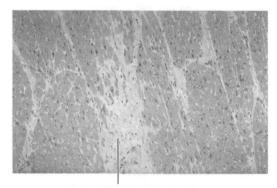

心肌梗死第3周后肉芽组织开始机化,逐渐形成瘢痕组织

图 3-1-4　心肌梗死(镜下观)

(二)临床生化改变

心肌缺血 30min 内,心肌细胞内糖原即消失。此后,肌红蛋白逸出。细胞坏死后,心肌细胞内的谷氨酸-草酰乙酸氨基转移酶(GOT)、谷氨酸-丙酮酸氨基转移酶(GPT)、肌酸磷酸激酶(CPK)及乳酸脱氢酶(LDH)透过细胞膜释放入血,引起相应酶在血液内浓度升高。其中尤以

CPK 对心肌梗死的临床诊断有一定的参考意义。

（三）合并症

心肌梗死，尤其是透壁性梗死，可合并下列病变。

1. 乳头肌功能失调

当心内膜下心肌梗死累及二尖瓣乳头肌时，可导致二尖瓣关闭不全而诱发急性左侧心力衰竭，多发生于心肌梗死后的 3 日以内。心肌梗死后，由于心肌收缩力丧失，故常引起急性心力衰竭，主要为左侧心力衰竭。其病变为梗死的乳头肌断裂（约占心肌梗死的 1%）、乳头肌附着部坏死的左心室壁膨胀，其次为乳头肌收缩能力损伤或心力衰竭导致的左心室普遍扩张。

2. 心脏破裂

是透壁性梗死灶向外破裂，约占心肌梗死致死病例的 10%。多在心肌梗死后 1～2 周内发生。原因是梗死灶内大量中性粒细胞和单核细胞释放大量蛋白水解酶，使梗死灶发生溶解。好发部位是左心室下 1/3 处、室间隔和左心室乳头肌。发生于左心室前壁者，破裂后血液涌入心包腔造成急性心脏压塞而猝死。室间隔破裂后，左心室血液流入右心室，导致急性右心室功能不全。

3. 室壁瘤

有 10%～38% 的心肌梗死合并室壁瘤，可发生于心肌梗死的急性期，更多发生在梗死灶已纤维化的愈合期，是梗死心肌或瘢痕组织在血流压力作用下形成的局限性向外膨隆。多见于左心室前壁近心尖处，可继发附壁血栓、心功能不全。X 线检查显示，心缘有局部膨出，该处搏动减弱或反常搏动（图 3-1-5）。

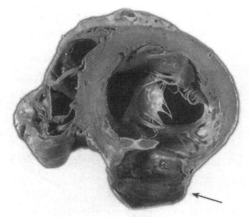

图 3-1-5　心肌梗死后合并室壁瘤（肉眼观）
心脏的横切面显示心室壁很薄，可见心室动脉瘤（箭头所示），向外凸出

4. 附壁血栓形成

梗死部位的心内膜受损及室壁瘤等病变，尤其是在心室颤动时，因形成涡流更易形成血栓。血栓形成后可脱落引起栓塞，也可机化。

5. 急性心包炎

透壁性梗死可诱发急性浆液纤维素性心包炎，约占心肌梗死的 15%，常在心肌梗死后 2～4 日发生。

6.心源性休克

因大面积(≥40%)左心室心肌梗死,导致心肌收缩力极度减弱,心排血量骤减,血压下降,而引起心源性休克。

7.心律失常

是心肌梗死最常见的早期并发症,由于左心室前壁和室间隔心肌梗死,常累及左右束支及其分支,导致传导阻滞。

三、心肌纤维化(慢性心肌缺血)

(一)概述

心肌纤维化是由于中、重度冠状动脉粥样硬化性狭窄所致心肌持续性和(或)反复加重的缺血(相当于缺血性心肌病)而导致的心脏疾病。终致慢性心功能不全。

(二)诊断要点

慢性心肌缺血的病理形态学改变无特异性。

1.肉眼病变

①心脏大,各腔扩张。②心壁厚度可正常,可见纤维性纹理、陈旧性梗死(瘢痕)。③内膜厚,可见机化的附壁血栓。④冠状动脉中、重度粥样硬化性狭窄。⑤心包可粘连(因曾经的心肌梗死)。弥漫性心肌细胞萎缩,心内膜下区域可见明显的心肌细胞空泡变性,间质纤维组织增生,并有不规则的替代性瘢痕组织。

2.光镜病变

①心肌细胞广泛性萎缩、空泡变性、溶解消失。②纤维组织增生,可见瘢痕组织。

四、冠状动脉性猝死

冠状动脉性猝死是心源性猝死中最常见的一种。多见于40~50岁的成人,男性比女性多3.9倍。冠状动脉性猝死可发生于某种诱因后,如饮酒、劳累、吸烟及运动等,患者突然昏倒、四肢抽搐、小便失禁或突然发生呼吸困难、口吐白沫,迅速昏迷。可立即死亡或在数小时后死亡,有的在夜间睡眠中死亡。

冠状动脉性猝死多发生在冠状动脉粥样硬化的基础上,由于冠状动脉中至重度粥样硬化、斑块内出血,致冠状动脉狭窄或微循环血栓引起栓塞,导致心肌急性缺血,造成局部电生理紊乱,引起心室纤颤等严重心律失常。有的病例冠状动脉硬化较轻,也无其他致死性疾病,推测与在冠状动脉粥样硬化的基础上合并冠状动脉痉挛有关。

第二节　心力衰竭

心力衰竭是指在各种致病因素作用下,心肌的收缩和(或)舒张功能障碍,使心排出量减少,以致不能满足机体代谢需要的病理过程,是心功能不全的失代偿阶段,患者出现明显的症状和体征。

一、心力衰竭的原因

（一）心力衰竭的病因

1. 原发性心肌舒缩功能障碍和心肌负荷过重是心力衰竭的两个基本病因

（1）心肌结构受损：心肌炎、心肌病、心肌缺血和心肌中毒等可直接造成心肌细胞变性、坏死，使心肌舒缩功能障碍。

（2）心肌能量代谢障碍：心肌缺血缺氧、维生素 B_1 缺乏等可引起心肌能量代谢障碍，导致心肌舒缩功能障碍。

2. 心脏负荷过重

（1）压力负荷（后负荷）过重：即心脏收缩时所承受的负荷过重。左心室压力负荷过重主要见于高血压和主动脉瓣狭窄等，右心室压力负荷过重主要见于肺动脉高压和肺动脉瓣狭窄等。

（2）容量负荷（前负荷）过重：即心脏舒张末期所承受的负荷过重。左心室容量负荷过重主要见于二尖瓣或主动脉瓣关闭不全，右心室容量负荷过重主要见于三尖瓣或肺动脉瓣关闭不全。

（二）心力衰竭的诱因

1. 感染

全身感染特别是呼吸道感染是最常见的诱因。它可通过多种途径加重心脏负荷，削弱心肌的舒缩功能而诱发心力衰竭。

2. 心律失常

尤其是快速型心律失常时，心肌耗氧量增加、心室充盈障碍。同时，舒张期缩短妨碍冠状动脉血液灌流，易诱发心力衰竭。

3. 其他诱因

酸碱平衡及电解质代谢紊乱、妊娠与分娩、劳累、紧张、贫血、过多过快地输液，以及洋地黄中毒等均可诱发心力衰竭。

二、心力衰竭的分类

（一）按发生速度分类

1. 急性心力衰竭

起病急，心排血量在短时间内急剧下降，机体常来不及代偿。常见原因有急性心肌梗死、严重心肌炎等。

2. 慢性心力衰竭

起病缓，病程长，机体代偿充分，常有血容量增加，静脉淤血，因此又称充血性心力衰竭。常见原因有慢性心瓣膜病、高血压病、肺动脉高压等。

（二）按发生部位分类

1. 左心衰竭

左心室泵血功能降低，可出现肺淤血水肿。常见原因有冠心病、高血压病、二尖瓣关闭不全等。

2. 右心衰竭

右心室泵血功能降低,可出现体循环淤血水肿。常见原因有肺心病、肺动脉瓣狭窄等。

3. 全心衰竭

左右心同时受累,也可由一侧波及另一侧。常见原因有心肌炎、严重贫血及慢性心瓣膜病等。

除上述分类外,根据心排血量的高低分为低输出量性和高输出量性心力衰竭;根据心肌舒缩功能障碍的类型,分为收缩功能不全性和舒张功能不全性心力衰竭;根据心力衰竭病情严重程度度分为轻、中和重度心力衰竭。

三、心力衰竭的发生机制

当心脏负荷过重或心肌受损时,机体会启动代偿功能进行代偿而暂不发生心力衰竭,即心功能不全的代偿阶段,主要代偿形式有心脏代偿和心外代偿,前者包括心率加快、心脏紧张源性扩张和心肌肥大,后者包括血容量增加、血液重新分布、红细胞增多和组织摄氧用氧能力增强。当负荷和病变继续加重,通过代偿不能使心排血量满足机体代谢需要时,才会发生心力衰竭,心力衰竭发生机制比较复杂,但心肌的舒缩功能障碍是心力衰竭发生最基本的机制。

(一)心肌收缩性减弱

1. 心肌结构破坏

当严重的心肌缺血、缺氧、感染、中毒等造成心肌细胞变性、坏死、纤维化,使心肌收缩蛋白大量破坏时,必然引起心肌收缩性减弱而导致心力衰竭。

2. 心肌能量代谢障碍

心肌细胞由于各种原因导致 ATP 生成减少,或不能有效地将 ATP 转化成机械能导致心肌收缩力下降。

3. 心肌兴奋-收缩耦联障碍

心肌兴奋的电信号转化为心肌收缩的机械活动发生障碍,导致心肌舒缩功能减弱。

(二)心室舒张功能障碍

各种原因引起舒张功能障碍时,心室的扩张充盈不足,心排血量必然减少,导致心衰。

(三)心脏各部舒缩活动不协调

各种类型的心律失常使心脏各部舒缩活动在空间上和时间上产生不协调。心室收缩不协调,减少心室的射血量;心室舒张不协调,影响心脏的扩张充盈。二者均使心排血量减少,引起心力衰竭。

四、心力衰竭时机体的功能和代谢的变化

心力衰竭时引起机体功能和代谢变化的基本环节是心排血量不足和静脉回流障碍。

(一)心排血量不足

心排血量绝对或相对减少是心力衰竭最具特征性的血流动力学变化,临床出现血压下降、尿量减少、皮肤苍白或发绀、乏力、失眠以及嗜睡等。

（二）静脉淤血

心力衰竭时因钠、水潴留及舒张末期心室内压升高，导致静脉压升高，静脉回流受阻而发生淤血。

1.肺淤血

左心衰竭时，肺静脉血液回流障碍，发生肺淤血，表现为各种形式的呼吸困难。

（1）呼吸困难：①劳动性呼吸困难：是指伴随着体力活动而出现的呼吸困难，休息后可自行消失；②端坐呼吸：心衰患者平卧时呼吸困难加重，被迫采取端坐或半卧体位以减轻呼吸困难的状态，称为端坐呼吸；③夜间阵发性呼吸困难：患者夜间入睡后因突感气闷而惊醒，经端坐咳喘后缓解，称为夜间阵发性呼吸困难。

（2）肺水肿：肺水肿是急性左心衰竭最重要的表现。左心衰竭发展到一定程度时，肺静脉回流受阻严重，使肺毛细血管静压急剧上升及毛细血管通透性明显增加，使血浆成分漏入肺泡。另外，左心衰竭患者输液不当时，可使肺血容量急剧增加而加速肺水肿的发生。此时，患者出现发绀、呼吸困难、咳粉红色泡沫痰等症状。

2.体循环淤血

右心衰竭或全心衰竭时，体循环静脉回流受阻，使体循环静脉系统过度充盈，大量血液淤积，压力升高，导致内脏器官充血、水肿、功能障碍。临床主要表现有：颈静脉怒张、肝肿大和肝功能障碍、胃肠道淤血及全身性水肿等。

（三）水、电解质和酸碱平衡紊乱

1.水、钠潴留

它是慢性心力衰竭最重要的变化。由于肾血流量减少，肾素-血管紧张素-醛固酮系统激活及抗利尿激素的增加而引起，钠水潴留可加重心脏负荷，加重水肿。

2.代谢性酸中毒

心力衰竭时，由于缺氧、肾功能不全等可引起代谢性酸中毒。酸中毒既可降低心肌收缩力，又可导致高钾血症，促使心衰加重。

第三节　心肌病

心肌病的概念是指原发性心肌病，理论上是指原因不明的心肌原发性异常，又称为特发性心肌病。由于一些已知原因的心肌疾病发展到最终阶段，其形态与功能变化非常相似于原发性心肌病，加上随着研究的深入，一些原来原因不明的心肌病逐渐被发现有特异性基因异常。因此，在除外 RHD、CHD、高血压性心脏病、心瓣膜病及先天性心脏病之后，可以根据病理临床联系结合病理变化诊断心肌病。常见的心肌病有以下三种类型。

一、扩张型心肌病

扩张型心肌病（DCM）是以进行性的心脏肥大、心腔扩张和收缩能力下降为特征的一种心肌病,也称为充血性心肌病。最常见,约占心肌病的 90%。男性多于女性,以 20～50 岁多见。可能与病毒感染、酗酒、妊娠和基因遗传有关,仍有不少病例原因不明。

病理变化:肉眼观,心脏重量增加,常超过正常人 50% 以上,可达 500g 以上(诊断标准:男性＞350g,女性＞300g)。各心腔均明显扩张。心室壁可略增厚或正常(离心性肥大)。心尖部肌壁变薄呈钝圆形。二尖瓣及三尖瓣无器质性病变,可因心腔扩张致相对性关闭不全。心内膜可增厚,常见附壁性血栓。光镜下,心肌细胞不均匀性肥大、伸长,核大而深染,核形不整,出现沟裂、迂曲或皱褶。心肌细胞质发生空泡变性、嗜碱性变及小灶状液化性肌溶解。内膜下及心肌间质(心肌细胞间和血管周围)纤维化,可见多数小瘢痕。肉柱间隐窝内常可见小的附壁血栓。

临床上常有运动后气急、乏力、胸闷、心律不齐及缓慢进展性充血性心力衰竭等表现,部分患者可发生猝死。

二、肥厚型心肌病

肥厚型心肌病(HCM)以心肌肥大、室间隔不匀称肥厚、舒张期充盈异常及左心室流出道受阻为特征,并根据流出道梗阻明显与否分为梗阻性和非梗阻性两种。本型常有家族性,约 50% 有基因变化,主要为 β-肌球蛋白重链、心肌钙 T、α-原肌球蛋白和肌球蛋白-结合蛋白 C 等基因突变。

病理变化:肉眼观,心脏增大,重量增加,可较正常重 1～2 倍,成人常重达 500g 以上。两侧心室肌肥厚,且以室间隔肥厚尤为突出,超过左心室游离壁(二者之比＞1.3,正常为 0.95),并明显突向左心室,心室腔狭窄。二尖瓣(主瓣)及主动脉瓣下方的心内膜增厚。光镜下,心肌细胞普遍性高度肥大,单个心肌细胞横切面常大于 40μm(正常约为 15μm);心肌细胞排列杂乱无章,尤以室间隔深部及左心室游离壁明显,紊乱面积占心室肌的 30%～50%。肌丝排列异常,间质纤维化。

临床上,心排血量下降,可引发心绞痛,肺动脉高压可致呼吸困难,附壁血栓脱落可引起栓塞性症状。

三、限制型心肌病

限制型心肌病(RCM)以心室充盈受限为特点,典型病变为心室内膜和内膜下心肌进行性纤维化,导致心室壁顺应性降低、心腔狭窄。

病理变化:肉眼观,心腔狭窄、心室内膜纤维化增厚,可厚达 2～3mm,灰白色。常以心尖部为重,向上蔓延,累及三尖瓣或二尖瓣(可引起关闭不全),心室容积及顺应性因而下降。光镜下,心内膜纤维化、玻璃样变,可见钙化及附壁血栓。内膜下心肌常呈萎缩、变性改变。具有上述变化者又称为心内膜心肌纤维化。此外,也有将心内膜弹性纤维增生症和嗜伊红细胞性心内膜心肌病归入本型者。

四、克山病

(一)概述

原因不明,流行于我国东北、西北、华北和西南山区。常出现急性或慢性心功能不全。

(二)诊断要点

1. 肉眼病变

①心脏增大,两心室扩张,近于球形;②心脏重量可＞500g;③心室切面多发性灰黄色片状坏死灶和散在片块或星芒状瘢痕;④心室肉柱间、心耳内附壁血栓⑤左室病变较重。

2. 光镜病变

①心肌变性、坏死(凝固性、肌溶性),套袖样围绕冠状动脉分支走行分布。②瘢痕形成。③新旧病变共存。④可累及传导系统。

(三)鉴别诊断

充血性心肌病。

第四节　心瓣膜病

心瓣膜病是指心瓣膜因先天性发育异常或后天性疾病造成的器质性病变,表现为瓣膜口狭窄和(或)关闭不全,是最常见的慢性心脏病之一。

瓣膜关闭不全是指心瓣膜关闭时瓣膜口不能完全闭合,使一部分血液反流。瓣膜口狭窄是指瓣膜开放时不能充分张开,瓣膜口因而缩小,导致血流通过障碍。瓣膜口狭窄或关闭不全可以单独存在,也可合并存在(瓣膜的双病变)。病变可仅累及一个瓣膜,也可两个以上瓣膜(如二尖瓣和主动脉瓣)同时或先后受累,称为联合瓣膜病。

心瓣膜病的主要危害是引起血流动力学的紊乱,加重相应心房和(或)心室的压力性负荷(瓣膜口狭窄时)或容积性负荷(瓣膜口关闭不全时),导致相应的心房和(或)心室代偿性肥厚(代偿期)。在代偿期,可不出现明显的血液循环障碍症状。当病变加重进入失代偿期,则可出现肺循环和(或)体循环血液循环障碍的症状和体征。

一、二尖瓣狭窄

二尖瓣狭窄大多由风湿性心内膜炎引起。二尖瓣由前内侧的主瓣和后外侧的小瓣组成。正常成人二尖瓣口面积约为 $5cm^2$,可通过两个手指。狭窄时,依面积缩小情况可分为三度:轻度,$1.5 \sim 2.0cm^2$;中度,$1.0 \sim 1.5cm^2$;重度,小于 $1.0cm^2$。依瓣膜病变可分为:①隔膜型,瓣叶间粘连,瓣膜轻至中度增厚,以小瓣严重,主瓣仍可轻度活动②漏斗型,主瓣也发生严重增厚,失去活动性,瓣叶间严重粘连,瓣膜口缩小呈鱼口状。腱索及乳头肌明显粘连短缩,常合并关闭不全。

血流动力学和心脏变化:早期,在左心室舒张期,左心房血液流入左心室受阻,左心房代偿性扩张肥大,使血液在加压情况下快速通过狭窄口,并引起漩涡与震动,产生心尖区舒张期隆隆样杂音。当左心房进入失代偿期时,左心房血液不能充分排入左心室,左心房血液淤积,肺静脉血液回流受阻,引起肺淤血、肺水肿或漏出性出血。患者可出现呼吸困难、发绀、咳嗽和咳出带血(粉红色)的泡沫状痰等左心房衰竭的表现。当肺静脉压增高超过 25mmHg 时,将反射性地引起肺小动脉痉挛,使肺动脉压升高。反复发作后,肺小动脉发生内膜增生和中膜肥厚,管腔变小,肺动脉压因而进一步升高并持续存在。长期肺动脉高压,可导致右心室代偿性肥大,继而失代偿,右心室扩张,三尖瓣因而相对性关闭不全。最终引起右心房淤血及体循环静脉淤血,出现颈静脉怒张,肝淤血增大,下肢水肿及浆膜腔积液等右侧心力衰竭的表现。

整个病程中,左心室未受累。当狭窄严重时,左心室甚至轻度缩小,X 线显示为梨形心。

二、二尖瓣关闭不全

二尖瓣关闭不全大多为风湿性心内膜炎的后果。二尖瓣关闭不全常与狭窄合并发生。

二尖瓣关闭不全,在心室收缩期,左心室部分血液通过未关闭全的瓣膜口反流入左心房,并在局部引起漩涡与震动,产生心尖区全收缩期吹风样杂音。左心房既接受肺静脉的血液又接受左心室反流的血液,容量大增,压力升高,左心房因而代偿性扩张肥大。在心室舒张期,大量血液涌入左心室,左心室容积性负荷增加,引起代偿性肥大。久之,左心房、左心室均可发生失代偿(左侧心力衰竭),从而又依次出现肺淤血、肺动脉高压、右心室代偿性肥大进而失代偿,最终出现右侧心力衰竭和全身静脉淤血。

三、主动脉瓣狭窄

主动脉瓣狭窄主要由风湿性主动脉瓣炎引起,少数由先天性发育异常或动脉粥样硬化引起瓣膜钙化所致。风湿性主动脉瓣病变常与二尖瓣病变合并发生联合瓣膜病变。在心室收缩期,左心室血液排出受阻,左心室因压力性负荷升高而发生代偿性肥大。血液在加压情况下快速通过狭窄的主动脉瓣口,产生漩涡与震动,引起主动脉瓣区喷射性杂音。久之,左心室失代偿,又相继出现左心房肥大扩张、肺淤血、肺动脉高压及右侧心力衰竭和体循环淤血。临床上可先后出现心绞痛、脉压减小、X 线检查可见心脏呈靴形。

四、主动脉瓣关闭不全

(一)概述

主动脉瓣关闭不全继发于:①风湿性心内膜炎(主因);②感染性心内膜炎;③主动脉粥样硬化;④梅毒性主动脉炎。其心脏血流动力学变化及其后果:①左心室舒张时,主动脉血液"反流"至左心室(致主动脉区舒张期吹风样杂音,舒张压下降,心肌缺血而引起心绞痛等),左心室血容量因接受额外"反流"血液而增加,并代偿性肥大;②左心室收缩时,则将其中的超常血量排入主动脉内(致收缩压升高、并因已致的舒张压下降而使脉压增大,颈动脉搏动、水冲脉、股动脉枪击音等),左心室代偿性肥大;③左心室、左心房失代偿时,皆肌源性扩张并左心衰竭,进而致右心衰竭,引发相应的病理和临床变化。

(二)诊断要点

1.肉眼病变

(1)主动脉瓣:①瓣膜厚硬、缩短、缺损;②或瓣膜环扩大(致相对性关闭不全,例如梅毒性主动脉炎时)。

（2）典型心脏形态："靴形心"（左心室肥大并扩张）。

2. 光镜病变

①瓣膜高度纤维化和透明变性;②主动脉根部梅毒性主动脉炎病变。

第五节　心包非肿瘤性疾病

一、心包（体腔）囊肿

心包囊肿为先天性原发性纵隔囊肿的一种,与胸膜囊肿等同称为间皮囊肿。心包囊肿常附着于心包外壁,有时与心包相通（少见）,此时又称心包憩室。心包囊肿影像表现多样,可出现于心包的任何部位,在诊断纵隔囊肿时均应考虑到心包囊肿的可能。

病理变化:一般心包囊肿多为单房,少数为多房。镜检见囊壁为结缔组织,内衬单层间皮细胞,细胞核染色较深,囊壁外层为疏松的纤维结缔组织。心包囊肿一经诊断应该尽早手术治疗。根据囊肿特点选择合适的手术方法是获得良好治疗效果的关键,胸腔镜等微创技术适合于心包囊肿的治疗。

二、心包炎

（一）感染性心包炎

感染性心包炎:心包受细菌感染后,最初为浆液纤维素性渗出,然后呈化脓性。病原体以葡萄球菌、链球菌、肺炎球菌为主。化脓性心包炎很少完全吸收,常以肉芽组织及瘢痕形成为结局。

结核性心包炎多为邻近的纵隔淋巴结或肺的结核扩散而来,也可为全身粟粒型结核的一部分,开始为急性纤维素性,然后出现干酪样坏死、肉芽肿形成,很少能发现抗酸杆菌。最终可发展为缩窄性心包炎。在所有心包炎中结核性占 $5\%\sim10\%$。

急性特发性心包炎可能为病毒感染所致,是心包炎中最多见的,一般在上呼吸道感染后 $1\sim3$ 周出现心包炎,偶见于腮腺炎、传染性单核细胞增多症。心包呈纤维素性炎,偶见发展成慢性粘连性心包炎或缩窄性心包炎。

（二）结缔组织病心包炎

急性风湿热时心包几乎均有炎症,为纤维素性,心包表面呈粗颗粒状,光镜下为胶原纤维的纤维素样坏死,可见组织细胞排列出现,相似于心肌中的 Anitschkow 细胞。

系统性红斑狼疮可导致浆液纤维素性心包炎,心包中出现纤维素样变性,心包液中偶见 LE 细胞。类风湿关节炎导致的心包炎表现为胶原坏死、肉芽肿形成。

（三）开心手术后及外伤后心包炎

开心手术后或胸非贯通性外伤后几周可出现急性心包炎,可能是机体针对心包、心肌抗原的自身免疫反应。

第四章

消化系统疾病的病理诊断与鉴别诊断

第一节　胃炎

胃炎是指任何病因引起的胃黏膜的炎症性疾病。是一种常见病,按临床发病的缓急,可分为急性和慢性两类。随着内镜技术的广泛应用,医者可直接查看胃黏膜的病变,并可钳取病变组织进行病理检查,从而做出正确的诊断。

一、急性胃炎

急性胃炎的主要病变是糜烂和出血,糜烂是指黏膜破损不超过黏膜肌层,出血是指黏膜下或黏膜内血液外渗而无黏膜上皮破坏,常同时伴有黏膜水肿。病变可局限于胃窦、胃体或弥散分布于全胃。

1.病因及发病机制

(1)物理因素

见于食入过冷、过热或过于粗糙的食物,暴饮暴食,过食辛辣,饮浓茶、咖啡、烈酒等。上述原因均可刺激胃黏膜,破坏黏膜屏障。

(2)化学因素

包括有腐蚀性的毒物,以及非类固醇类药物、抗风湿药及抗肿瘤药。腐蚀性的毒物,如吞服强酸、强碱、氯化汞、砷等,药物(如阿司匹林等)可干扰胃黏膜上皮细胞合成硫糖蛋白,使胃内黏液减少,脂蛋白膜的保护作用降低,引起胃腔内氢离子逆扩散,导致黏膜固有层肥大细胞释放组胺,血管壁通透性增加,导致胃黏膜出现充血、水肿、糜烂和出血等病理过程,由于前列腺素合成受抑制,胃黏膜的修复也受到影响。

(3)微生物因素

常见致病菌为沙门菌、嗜盐菌、致病性大肠埃希菌等,常见毒素为金黄色葡萄球菌或肉毒杆菌毒素,尤其是前者较为常见。进食污染细菌或毒素的食物数小时后即可发生胃炎或同时合并肠炎,此即急性胃肠炎。细菌或毒素摄入后可直接引起胃黏膜的急性损伤。

(4)精神、神经因素

各种原因所致的精神、神经功能失调,各种急重症的危急状态(如严重的创伤、烧伤、败血症、代谢性酸中毒及大量应用糖皮质激素等),以及机体的过敏反应均可引起胃黏膜的急性缺血、缺氧而引起损害。

2.临床类型及特征

(1)急性(糜烂)出血性胃炎

急性(糜烂)出血性胃炎多与饮酒、药物(阿司匹林、皮质激素)及创伤、大手术和败血症引起的应激反应有关。病变以胃黏膜急性出血、糜烂为特征,严重者可引起大量出血和急性应激性溃疡。

(2)急性腐蚀性胃炎

急性腐蚀性胃炎多为强酸、强碱或其他腐蚀物所致。病变因服用腐蚀剂的种类、剂量、浓度及作用时间的不同而有差异,多表现为胃黏膜大片坏死、表面形成痂皮或脱落形成溃疡,甚至穿孔。

(3)急性化脓性胃炎(急性疏松结缔组织性胃炎)

少见,是一种弥漫性化脓性炎,病情较重,可由金黄色葡萄球菌、链球菌、大肠埃希菌等化脓性细菌所致的败血症或直接感染(如创伤)侵入胃壁所致。若形成胃脓肿时,易并发胃穿孔,引起腹膜炎。

3.病理诊断

(1)急性糜烂性胃炎病理

本病典型表现为广泛的糜烂、浅表性溃疡和出血,常有簇状出血病灶,病变多见于胃底及胃体部,有时也累及胃窦。组织学检查见胃黏膜上皮失去正常柱状形态而呈立方形或四方形,并有脱落,黏膜层出血伴急性炎性细胞浸润。

(2)急性腐蚀性胃炎病理

累及部位主要为食管和胃窦。主要的病理变化为黏膜充血、水肿和黏液增多。严重者可发生糜烂、溃疡、坏死,甚至穿孔,晚期病变愈合后可能出现消化道狭窄。

(3)急性化脓性胃炎病理

化脓性细菌侵入胃壁后,经黏膜下层扩散,引起急性化脓性炎症,可遍及全胃,但很少超过贲门或幽门,最常见于胃远端的1/2。病变在黏膜下层,胃黏膜表面发红,可有溃疡、坏死、糜烂及出血,胃壁由于炎症肿胀而增厚变硬。胃壁可呈弥漫脓性蜂窝织炎或形成局限的胃壁脓肿,切开胃壁可见有脓液流出。严重化脓性炎症时,可穿透固有肌层波及浆膜层,发展至穿孔。显微镜下可见黏膜下层大量中性粒细胞浸润、有出血、坏死及血栓形成。

4.诊断与鉴别诊断

(1)急性糜烂性胃炎

有近期服药史、严重疾病、大量饮酒史等,短期内出现上腹部疼痛不适,甚至呕血黑便者需考虑本病,结合急诊胃镜检查有助于诊断。必须指出的是急诊胃镜检查须在24~48小时内进行。消化性溃疡可以上消化道出血为首发症状,需与本病鉴别,急诊胃镜检查有助于鉴别诊断。对于有肝炎病史,并有肝功能减退和门静脉高压表现如低蛋白血症、腹水、侧支循环建立等,结合胃镜检查可与本病鉴别。

(2)急性腐蚀性胃炎诊断与鉴别诊断

根据病史和临床表现,诊断并不困难。由于各种腐蚀剂中毒的处理不同,因此在诊断上重要的是一定要明确腐蚀剂的种类、吞服量与吞服时间；检查唇与口腔黏膜痂的色泽（如黑色痂提示硫酸、灰棕色痂提示盐酸、深黄色痂提示硝酸、醋酸呈白色痂，而强碱可使黏膜呈透明水肿）；同时要注意呕吐物的色、味及酸碱反应；必要时收集剩余的腐蚀剂作化学分析，对于鉴定其性质最为可靠。在急性期内，避免 X 线钡餐及胃镜检查，以防出现食管或胃穿孔。急性期过后，钡剂造影检查可以了解食管、胃窦狭窄或幽门梗阻情况，如患者只能吞咽流质时，可吞服碘水造影检查。晚期如患者可进流质或半流质，则可谨慎考虑胃镜检查，以了解食管、胃窦及幽门有无狭窄或梗阻。

（3）急性化脓性胃炎诊断与鉴别诊断

①诊断

临床表现以全身脓毒血症和急性腹膜炎症为其主要临床表现，起病突然，常有急性剧烈上腹痛，恶心呕吐，呕吐物为脓样物，伴上腹压痛、反跳痛及腹肌紧张，有寒战、高热、白细胞升高。对有上述表现而无活动性消化性溃疡及无急性胆囊炎史，且血清淀粉酶正常者，可考虑本病。

胃镜下该病表现为：胃黏膜急性红肿充血，有坏死、糜烂及脓性分泌物，胃壁增厚，可误为胃壁浸润病变或胃癌。有的仅累及胃远侧部分。

②鉴别诊断

a.消化性溃疡合并急性穿孔：常突然起病，出现急性剧烈上腹痛，恶心呕吐，伴上腹压痛、反跳痛及腹肌紧张等急性腹膜炎征象，血白细胞升高，腹平片可有膈下游离气体。对于少数无痛性溃疡而以急性穿孔为首发症状来诊者，与本病不易鉴别。确诊需手术或胃镜取病理，提示化脓性胃炎，胃壁各层都有明显而广泛的化脓性改变或者形成局限的胃壁脓肿。消化性溃疡胃壁不会出现化脓性改变，相关影像学检查见消化性溃疡胃壁内一般无由气泡形成的低密度改变。

b.急性胆囊炎：可以有剧烈腹痛、恶心、呕吐、发热等症状。典型的患者，疼痛常与进食油腻有关，位于右上腹，可放射至腰背部，Murphy 征阳性，部分患者可伴有黄疸。对不典型的患者，需行腹部 B 超或其他影像学检查协助诊断。

c.急性胰腺炎：可有剧烈上腹痛、恶心、呕吐、腹胀等症状，常见的诱因为胆道疾病、大量饮酒及暴饮暴食，腹痛以中上腹为主，向腰背部呈带状放射。重症胰腺炎可出现腹膜炎、休克及血尿淀粉酶的动态变化，腹部 B 超及 CT 对确诊有帮助。胃壁病理组织学无化脓性改变。

d.胃癌：因有胃壁浸润病变导致胃壁增厚，有时与化脓性胃炎镜下表现类似。但该病一般无剧烈上腹痛及腹膜炎体征，无中毒症状，腹平片胃腔无大量积气，一般无膈下游离气体，病理组织学可见肿瘤细胞，而无化脓性改变可做鉴别。

二、慢性胃炎

慢性胃炎很常见，近年大量研究结果表明，幽门螺杆菌与慢性胃炎的发生有密切的关系。此外，一些慢性刺激，如机械性刺激、自身免疫、慢性乙醇中毒和营养不良等亦为慢性胃炎常见的病因。

1.临床特征

（1）淋巴细胞、浆细胞浸润

正常胃黏膜,特别是胃窦黏膜,固有膜内可有散在的淋巴细胞。一般认为至少需要 5～6 个淋巴细胞/浆细胞聚集成簇,才达到诊断慢性胃炎的最低标准。

(2)中性粒细胞浸润

正常胃黏膜固有膜也可以有极少许中性粒细胞浸润,但是浸润上皮被认为是慢性胃炎活动性的表现。最常见于幽门螺杆菌活动性感染,在有效的抗菌治疗后可以很快消除。此外也可以见于其他活动性胃炎,如 NSAID 损伤、克罗恩病等。

(3)淋巴细胞聚集及淋巴滤泡形成

胃黏膜固有膜淋巴细胞聚集成团,特别是形成有生发中心的淋巴滤泡,与幽门螺杆菌感染密切相关,抗菌治疗后消失缓慢,可看做幽门螺杆菌感染或感染后状态的表现。

(4)肠上皮化生

肠上皮化生即胃型黏膜上皮被肠上皮化生取代,可分为:

①完全型化生:又称 I 型化生、小肠型化生。完全型化生的上皮与小肠上皮相似,含有吸收细胞、杯状细胞和 Paneth 细胞。吸收细胞的管腔面有特殊的刷毛缘(纹状缘)。PAS 染色刷毛缘呈强阳性。杯状细胞分泌唾液酸黏液;胃型黏液(如 MUC1、MUC5AC 及 MUC6)阴性而小肠黏液(MUC2)表达高。

②不完全型化生:又称 II 型化生,又分为胃型化生(II a 型)和结肠型化生(II b)。II a 型不完全化生的柱状细胞像胃的陷窝上皮细胞,分泌中性黏液,杯状细胞分泌唾液酸黏液,II b 型不完全化生的柱状细胞分泌硫酸黏液,杯状细胞分泌唾液酸黏液。胃型黏液(MUC1、MUC5AC、MUC6)和小肠黏液(MUC2)同时表达,II 型化生很少有 Paneth 细胞,一般认为,II b 型化生与胃癌的关系密切。胃黏膜内肠化生灶可呈斑点状、片块状或弥漫性分布。好发部位为胃窦、小弯及幽门腺胃底胃体腺交界处。肠化生随年龄增长而增多。

(5)假幽门腺化生

假幽门腺化生指在胃底胃体腺区域内出现类似正常幽门腺的腺体。假幽门腺化生无分泌胃泌素的 G 细胞,由此可用免疫组织化学与真正的幽门腺相区别。

(6)萎缩

胃黏膜固有腺体减少即为萎缩,是一个组织学形态而非疾病诊断。形态上可分为化生性萎缩和非化生性萎缩。化生性萎缩指胃固有腺体被肠化或假幽门腺化生的腺体取代,非化生性萎缩则仅有固有腺体减少,可伴有纤维组织增生。

更新的 Sydney 系统提供了慢性胃炎活检的标准化诊断模式。按照其标准,慢性胃炎的显微镜下报告应包括:①部位(胃窦和胃体应分别报告);②各部位均应按以下几点描述,即幽门螺杆菌、慢性炎细胞浸润情况、中性粒细胞浸润情况、萎缩和肠化,并分别予以分级(无、轻、中、重);③胃炎的分类,即急性/活动性、慢性或特殊性(为淋巴细胞性、肉芽肿等);④结论性总结,指出原因(如已知)、部位(窦、体或全胃炎)和形态。

2.分类

(1)慢性浅表性/非萎缩性胃炎

病变黏膜充血、发红、水肿,有时并有点状出血或糜烂。黏膜厚度正常。炎症多限于黏膜浅层即腺窝(小凹)水平的固有膜内。固有膜充血水肿,淋巴细胞、浆细胞浸润,有活动性炎时上皮细胞内中性粒细胞浸润。无萎缩及肠化。

(2)慢性萎缩性胃炎

胃黏膜变薄、平滑、皱襞少或消失,胃镜下可清晰见到黏膜下血管。有些伴化生的萎缩黏膜厚度正常。胃黏膜固有腺体减少,可伴或不伴化生。固有膜淋巴细胞、浆细胞浸润和淋巴滤泡形成。同时,可有黏膜肌层增厚等反应性改变。也可以伴有活动性炎即上皮内中性粒细胞浸润。

按照病因,常见的慢性胃炎有幽门螺杆菌性胃炎及自身免疫性胃炎。

①幽门螺杆菌性慢性胃炎:最为常见,可表现为慢性非萎缩性胃炎及萎缩性胃炎。典型者有较多淋巴细胞、浆细胞在固有膜内浸润,伴淋巴细胞聚集及淋巴滤泡形成。细菌活动时伴中性粒细胞浸润,并且黏膜表面的黏液内可找到小杆状的细菌。通过免疫组织化学和特殊染色可以标示出幽门螺杆菌以帮助诊断。

②自身免疫性慢性胃炎:患者胃液及血清内抗内因子抗体阳性,抗壁细胞抗体(抗壁细胞管道的微绒毛上一种脂蛋白的特异性抗原)阳性。自身抗体损伤泌酸腺,胃黏膜分泌功能受损,胃酸分泌降低,致维生素 B_{12} 吸收障碍、恶性贫血,以及血清胃泌素水平升高。病变主要累及胃底及胃体,早期淋巴细胞、浆细胞浸润固有膜,侵犯泌酸腺。泌酸腺逐渐被破坏,伴假幽门腺化生及肠化。最终导致泌酸腺完全萎缩,壁细胞被破坏而消失,终末时炎细胞减少。通常胃窦黏膜正常。

三、特殊类型胃炎

(一)慢性肥厚性胃炎病理诊断

1. 大体

2. 光镜

腺体变长但结构正常,固有膜有弥漫性炎细胞浸润。整个黏膜层增厚,慢性肥厚性胃炎可原因不明,或伴消化性溃疡。或是 Zollinger-Ellison 综合征(胃泌素瘤、高胃酸、胃、十二指肠或空肠溃疡、腹泻)的一种表现。

(二)Menetrier 病

又名巨大肥厚性胃炎或胃皱襞巨肥症,是一种少见的特殊类型的肥厚性胃炎。临床特点为消化不良、呕血、低蛋白血症(蛋白质从不正常的胃黏膜漏出所致)和低胃酸或无胃酸。多见于中年男性。

1. 大体

胃底胃体部特别是大弯侧黏膜弥漫性肥厚,形成巨大皱襞而呈脑回状,或形成息肉结节状巨块,以致影像学中常将其误诊为胃癌。胃窦黏膜一般很少累及。

2. 光镜

黏膜全层增厚,腺窝变深,腺体变长,腺体中壁细胞和主细胞稍减少而黏液细胞增多。黏膜深部的腺体呈囊性扩张,向下长入或穿透黏膜肌层。可有假幽门腺化生但无肠化。变长的腺体呈分支状。固有膜水肿,有淋巴细胞和浆细胞浸润,Menetrier病的原因不清楚,由于有些病例合并多发性内分泌腺肿瘤而被认为此病与内分泌失调有关,亦有学者认为这是一种黏膜的错构瘤或自身免疫性改变。

(三)反应性胃病的病理诊断

主要因胆汁反流、药物损伤等化学性刺激造成。黏膜充血、水肿,可糜烂或息肉样隆起。镜下小凹上皮增生、呈皱褶状,上皮黏液减少,细胞核略增大,伴充血及黏膜肌层增生,但炎细胞较少浸润。

(四)淋巴细胞性胃炎的病理诊断

胃黏膜的表面上皮和腺窝上皮内有大量成熟的 T 淋巴细胞。这种胃炎可能代表一种对局部抗原如幽门螺杆菌的不正常的免疫反应。

(五)慢性囊性胃炎的病理诊断

黏膜深部的胃体腺或幽门腺呈不同程度的囊性扩张,被覆扁平上皮细胞。这种胃炎可能是一种变性而不是炎症,亦可能是萎缩性胃炎后期的一种变异。

(六)嗜酸性粒细胞性胃炎的病理诊断

胃壁特别是胃窦部胃壁因显著水肿和大量嗜酸性粒细胞浸润而显著增厚。原因不明,可能与过敏有关,因 25% 的患者有过敏史,血嗜酸性粒细胞计数和血清 IgE 均升高。由于胃壁显著增厚可出现幽门梗阻症状,如浆膜亦受累可出现嗜酸性粒细胞性腹水。本病可同时累及小肠特别是十二指肠和空肠。

(六)肉芽肿性胃炎的病理诊断

1.胃结核

少见。由于吞咽了含结核分枝杆菌的痰而感染。胃结核有两种形态,形成结核性溃疡或大的炎性包块,后者常位于胃窦或小弯。局部淋巴结肿大,有干酪样坏死。

2.胃克罗恩病

单独累及胃的克罗恩病少见,但肠道病变同时伴有上消化道病变并不少见。病变处胃黏膜呈颗粒状,可见灶状红斑,或胃壁结节状增厚。可见阿弗他溃疡或较大溃疡。镜下可见非干酪性肉芽肿及"局灶增强性胃炎",即局灶突然出现的小灶淋巴细胞、组织细胞及中性粒细胞包绕 1 个或几个小凹或腺体。需注意诊断克罗恩病的上消化道受累需除外幽门螺杆菌感染等其他病因导致的胃炎,并且一般有比较典型的下消化道病变。

3.胃结节病

罕见。只有在肯定除外胃克罗恩病和胃结核之后才能考虑,诊断主要依靠临床有关指标。

大体:形态与胃克罗恩病或胃结核相似。

光镜:有非干酪样坏死性肉芽肿,肉芽肿形态与其他部位结节病相同。抗酸染色阴性。

4.胃梅毒

开始时为幽门部糜烂或溃疡,以后胃壁皱襞弥漫性增大和弥漫性纤维化,胃收缩,影像学下可形似皮革胃。

光镜:胃壁有大量浆细胞和淋巴细胞浸润以及闭锁性动脉内膜炎及全静脉炎。三期梅毒或先天性梅毒时可找到树胶样肿。

5.胃真菌感染

多种真菌如毛霉菌、曲菌、念珠菌等感染可引起胃霉菌性溃疡或肉芽肿形成。霉菌性溃疡一般较大,底部覆以厚层污苔。

光镜:于溃疡底肉芽组织中和周围胃壁内可见真菌菌丝和芽孢。

6.CMV 感染

胃 CMV 感染见于免疫缺陷患者,多数为全身感染的一部分。受累细胞明显增大,可达 3~4 个淋巴细胞核大小。胞核呈嗜碱性,均匀深染或有云雾状的巨细胞病毒包涵体。有时包涵体略小,周围有明显的空晕,似"鹰眼",是特征性的形态改变。此外,通过免疫组织化学可证实 CMV 感染。

7.胃软斑

灶性胃黏膜病变。病变处有大量嗜酸性颗粒状胞质的巨噬细胞浸润,胞质内有 PAS 阳性含铁的钙化小球称为 Michaelis-Gutmann 小体。

第二节　消化性溃疡

消化性溃疡又称为溃疡病,是以胃、十二指肠形成的慢性溃疡为特征的一种常见病、多发病,因其发病与胃酸、胃蛋白酶的自我消化作用有关,故称消化性溃疡。多发生于 20~50 岁,男性多于女性,十二指肠溃疡较胃溃疡多见,两者之比大约为 3∶1,约 5% 为胃和十二指肠同时发生的复合性溃疡。十二指肠溃疡好发于青壮年,胃溃疡的发病年龄较迟。本病呈慢性经过,易反复发作,其发作有季节性,秋冬和冬春相交之际常见。临床症状有周期性上腹部疼痛、反酸、嗳气等。

1.病因

(1)幽门螺杆菌感染

幽门螺杆菌与消化性溃疡的关系十分密切,60%~100% 的消化性溃疡患者胃组织中可查出幽门螺杆菌。幽门螺杆菌通过释放蛋白酶、细菌性血小板激活因子,吸引中性粒细胞,导致黏膜炎症和局部血液循环障碍,引起上皮细胞损伤,降低了黏膜的防御能力,因而促进了消化性溃疡的发生和发展。此外,幽门螺杆菌尿素酶在局部产生的尿素可刺激促胃液素的产生,导致胃酸过多。

(2)药物

某些药物(如阿司匹林、皮质醇及某些抗感染药等)能穿透上皮细胞膜破坏黏膜屏障,诱发溃疡的形成。

(3)吸烟

消化性溃疡的发病率与每日平均吸烟量成正比,吸烟者的发病率比不吸烟者高两倍,吸烟者的溃疡常较大且愈合慢,原因可能是吸烟使胃黏膜微循环发生障碍,血液供应减少,胃黏膜屏障功能随之减弱。

（4）精神-神经因素

一些精神原因（如烦恼、忧郁、过度紧张等）与消化性溃疡的发生有关。精神过度紧张、情绪激动等长期不良刺激，使大脑皮质功能失调，皮质下中枢及自主神经功能紊乱，胃酸分泌过多，导致溃疡形成。十二指肠消化性溃疡患者迷走神经过度兴奋，使胃液分泌增多；而胃消化性溃疡患者迷走神经兴奋性降低，胃蠕动减慢，胃窦部食物潴留，刺激胃窦部促胃液素细胞分泌促胃液素亢进，酸性胃液分泌增多，同时交感神经兴奋性增高，胃肠平滑肌血管痉挛而使黏膜缺血，黏膜防御屏障功能减退而形成溃疡。

（5）性别与遗传

男性消化性溃疡的发病率比女性高3倍。相当多的患者有家族遗传性倾向，O型血者发病率较其他血型者高 $1.5\sim2.0$ 倍，事实证明消化性溃疡的发生与遗传有关。

（6）其他

食用过冷、过热及粗糙的食物，过食辛辣食物，饮酒、吸烟、胆汁反流等因素均可损伤胃黏膜，引起消化性溃疡。

2.发病机制

（1）黏膜的防御能力减弱

胃和十二指肠黏膜具有抗胃液消化作用的保护机制，包括：①黏液屏障，由黏液上皮分泌的黏液和碳酸氢盐覆盖在黏膜表面，避免和减少胃液与胃黏膜的直接接触，中和胃酸，从而保护胃黏膜不受胃酸和胃蛋白酶的消化；②黏膜上皮屏障，胃黏膜上皮细胞的紧密连接及其细胞膜上的脂蛋白具有防御屏障功能，可防止胃酸透过上皮细胞而损坏胃黏膜，且黏膜上皮细胞具有快速再生能力，能保证表面上皮的完整性和屏障功能。当黏膜屏障因上述各种原因造成黏液分泌减少、黏膜完整性受损、更新能力降低或微循环灌流不足时，均可使黏膜抗消化能力减弱，为溃疡的发生提供基础。

（2）胃酸及胃蛋白酶的消化作用增强

与胃酸和胃蛋白酶的消化作用有关，胃酸缺乏的人不发生溃疡。当胃黏膜的防御功能受损时，胃酸和胃蛋白酶可直接侵蚀破坏黏膜组织，而分泌至胃腔内胃酸中的氢离子可发生逆向弥散进入胃黏膜，尤以胃窦部及十二指肠氢离子弥散能力最强，且十二指肠的弥散能力大于胃窦部，故临床上十二指肠溃疡的发病率高于胃溃疡。氢离子的逆弥散不仅能直接损伤血管内皮细胞，促使黏膜中的肥大细胞释放组胺，导致微循环障碍，还能触发胆碱能反射，促进胃蛋白酶分泌，加强胃液的消化作用。

3.病理诊断

肉眼观：胃溃疡多发生于胃小弯近幽门处，以胃窦部最多见。溃疡常为一个，也可为两个以上，称为多发性溃疡。消化性溃疡灶多为圆形或椭圆形，直径多小于2cm，边缘整齐，形如刀切，底部平坦，可深达黏膜下层、肌层，甚至浆膜层，邻近溃疡周围的胃黏膜皱襞由于受溃疡底部瘢痕组织的牵拉而呈放射状向中心集中；横切面呈斜漏斗状，贲门侧呈潜掘状，幽门侧呈阶梯状。十二指肠溃疡多发生在球部前壁或后壁，病灶一般较胃溃疡浅且小，直径多在1cm内，坏死较轻，容易愈合。

镜下观：溃疡底部由内至外大致由以下四层构成。第一层为渗出层，渗出物为白细胞、纤维素等;第二层为坏死层,由无结构的坏死组织构成;第三层为肉芽组织层,主要由新生的毛细血管和成纤维细胞构成;第四层是瘢痕组织层,主要由大量胶原纤维和少量纤维细胞构成,常发生玻璃样变。瘢痕组织内的细小动脉因炎性刺激常呈增生性动脉内膜炎改变,管壁增厚、管腔变窄、闭塞或有血栓形成及机化。这种病变有防止溃疡出血的作用,也因供血不良而妨碍溃疡的愈合。溃疡底部神经丛内的神经节细胞和神经纤维常发生变性和断裂,神经纤维的断端可呈小球状增生,这种变化可能是患者产生疼痛的原因之一。

4.病理临床联系

(1)节律性上腹疼痛

疼痛是消化性溃疡的主要症状,疼痛可为钝痛、灼痛、胀痛或剧痛。胃溃疡的疼痛出现在餐后30min至2h,在下次进餐前自行消失,可能由于进食后食物刺激使促胃液素分泌亢进、壁细胞分泌胃酸增多,刺激溃疡面及局部神经末梢,引起胃壁平滑肌痉挛所致。十二指肠溃疡患者疼痛常发生在空腹或夜间,进食后缓解,可能是饥饿时或夜间迷走神经兴奋性增高,胃酸和胃蛋白酶分泌增多,胃液对溃疡的刺激增强而引起,进食后胃酸被稀释,排空停止,对溃疡的刺激减弱,疼痛缓解。临床上常用抑酸药和解痉药缓解疼痛。

(2)反酸、嗳气

由于近幽门的慢性溃疡引起幽门狭窄及胃酸分泌过多引起幽门括约肌痉挛或胃逆蠕动出现反酸;嗳气则是由胃内容物排空延缓而发酵,产气增多所致。

(3)X线钡餐检查

溃疡处可见龛影,对溃疡有确诊价值。

5.结局及并发症

(1)愈合

经过合理的治疗,渗出物及坏死组织逐渐被吸收、排除,已被破坏的肌层不能再生,由底部的肉芽组织增生形成瘢痕组织充填修复。周围黏膜上皮再生覆盖溃疡面而愈合。

(2)并发症

①出血(占10%～35%):是溃疡最常见的并发症,部分患者以出血为首要症状而无明显消化性溃疡史。轻者溃疡底部毛细血管破裂,溃疡面有少量出血,此时患者大便隐血试验常为阳性。若溃疡底部大血管破裂,患者出现呕血及柏油样大便。因血液在胃内经胃酸作用,故呕出的血液呈咖啡色;血液淤积在肠内,血红蛋白分解出铁离子与食物发酵腐败过程中产生的硫化氢结合成硫化铁,使大便呈柏油状,严重者出现出血性休克。

②穿孔(约占5%):溃疡底部组织不断被侵蚀,溃疡不断加深,最终穿透胃或十二指肠壁形成穿孔。十二指肠因肠壁较薄更易发生穿孔。穿孔有急性和慢性两种,前者是胃或十二指肠内容物溢入腹腔,刺激腹膜和细菌感染,引起急性弥漫性腹膜炎,患者出现剧烈腹痛,腹肌紧张呈板状,甚至出现休克。后者是当溃疡波及浆膜层并与邻近器官(脾、肝、胰、结肠、网膜)粘连后发生穿孔,引起局限性腹膜炎或脓肿。

③幽门狭窄(约占3%):经久的溃疡由于瘢痕收缩可引起幽门狭窄,使胃内容物通过困难,继发胃扩张,患者出现不同程度的幽门梗阻,严重者可致碱中毒。如溃疡发生在胃小弯,瘢痕收缩可造成胃变形,中间缩窄而两旁膨大,即所谓"葫芦胃"。

④癌变(≤1%)：多发生于长期胃溃疡患者，十二脂肠溃疡不发生癌变，癌变来自溃疡边缘的黏膜上皮或腺体，因不断受到破坏及反复再生修复过程中出现不典型增生所致。

第三节　食管肿瘤

一、食管癌

食管癌是食管黏膜上皮或腺体发生的恶性肿瘤。我国食管癌的发病率较高(约占50%)，主要分布于太行山区、潮汕地区等。发病年龄多在40岁以上，尤其以50~60岁为发病高峰，男性多于女性，患者主要表现为不同程度的吞咽困难、梗阻、胸骨后疼痛。

1.病因

根据有关研究资料分析，认为与下列因素有关。

(1)饮食习惯

长期吸烟和饮烈性酒，长期吃热烫食物，食物过硬而咀嚼不细等与食管癌的发生有一定关系。

(2)致癌物质

①亚硝胺：食管癌高发区河南省林州市的居民喜食酸菜，此酸菜内即含亚硝酸铵。实践证明，食用酸菜量与食管癌发病率成正比。

②真菌：国内有人用发霉食物长期喂养鼠而诱发食管癌。

(3)遗传因素

食管癌具有比较显著的家庭聚集现象，高发地区连续三代或三代以上出现食管癌患者的家庭屡见不鲜。

(4)癌前病变及其他疾病因素

如慢性食管炎症、食管上皮增生、食管黏膜损伤、食管憩室、食管溃疡、食管白斑、食管瘢痕狭窄、裂孔疝、贲门失弛缓症等均被认为是食管癌的癌前病变或癌前疾病。

(5)营养和微量元素缺乏

维生素、蛋白质及必需脂肪酸缺乏，可使食管黏膜增生、间变，微量元素铁、钼、锌等的缺少也和食管癌发生有关。

2.病理变化

食管癌主要发生在食管的三个生理狭窄处，以中段最多，下段次之，上段最少。

(1)早期癌

①肉眼观：癌变处黏膜无明显异常或仅见轻度糜烂或呈细颗粒状。

②镜下观：常为鳞状细胞癌，表现为原位癌或黏膜内癌，或者为黏膜下癌，未侵及肌层，无淋巴结转移。

（2）中晚期癌

根据肉眼形态可将食管癌分为以下四型。

①髓质型：最多见。肿瘤在食管壁内浸润性生长，累及食管大部分，使食管壁均匀增厚，管腔狭窄，表面常有表浅溃疡。切面上，癌组织为灰白色，质软似脑髓，癌组织常浸润肌层或外膜层。

②蕈伞型：肿瘤为卵圆形扁平肿块，呈蘑菇状向食管腔内突起，表面常有表浅溃疡，边缘外翻。瘤体多仅占食管壁或腔的一部分。切面上，瘤体主要向食管腔内生长，向深层浸润较少。

③溃疡型：常见。肿瘤表面形成较深的溃疡，溃疡边缘隆起，底部凹凸不平，深达肌层，多浸润食管管周的一部分。

④缩窄型：少见。癌组织在食管壁内浸润，常累及食管壁全周，同时伴有明显的纤维结缔组织增生，形成明显的环形狭窄，缩窄部位以上的食管腔显著扩张。镜下观：90％以上食管癌为鳞状细胞癌，其次是腺癌，大部分腺癌来自贲门，少数来自食管黏膜腺体，偶见腺棘皮癌与神经内分泌系统来源的燕麦小细胞癌等类型。

3.病理临床联系

食管癌早期常无明显症状，继之出现胸骨后疼痛，烧灼感或梗噎感，是食管痉挛和肿瘤浸润所致；如能早期发现及时手术，预后良好，5年存活率在90％以上。中晚期食管癌，常表现为不同程度进行性加重的吞咽困难，以缩窄型最明显；晚期因营养状况恶化，可出现恶病质，最后因过度消耗衰竭或大出血死亡。中晚期术后，5年存活率仅为10％～30％。

4.转移扩散

（1）直接蔓延

癌组织呈浸润性生长，穿透管壁直接侵入邻近器官。食管上段癌可侵入喉部、气管和颈部软组织；中段癌可侵入支气管、奇静脉、胸膜、肺等；食管下段癌常侵入贲门、膈肌、心包等。除导致癌肿范围扩大外，还可引起相应的并发症，如食管-支气管瘘、大出血、脓胸、肺脓肿、心包炎等。

（2）淋巴道转移

多见。食管上段癌常转移至颈部及上纵隔淋巴结；食管中段癌多转移至锁骨上、气管旁、食管旁、肺门及胃左动脉淋巴结；食管下段癌多转移至食管旁、贲门部及腹腔上部淋巴结。

（3）血道转移

仅见于晚期患者，多转移至肝和肺。

二、食管癌肉瘤

食管癌肉瘤又称肉瘤样癌、鳞癌伴梭形细胞间质、假肉瘤、梭形细胞癌、息肉状癌、化生性癌等。此癌常长成息肉状，有一长短不等的蒂，突向食管腔。肿瘤由肉瘤成分和癌（鳞癌、腺癌或未分化癌）混合而成。至于肉瘤和癌的比例，不同病例不同。表面常为溃疡面或灶性被覆原位癌或鳞癌，肉瘤成分多数像恶性纤维组织细胞瘤并可向软骨、骨或横纹肌分化，有关此瘤的性质始终有不同意见。有学者认为，此瘤本质上是癌伴肉瘤间质，因免疫组织化学显示肉瘤成分部分亦为角蛋白阳性,电镜下大部分肉瘤细胞具肌成纤维细胞或其他间充质细胞的超微结构,更重要的是此瘤有与食管癌完全不同的生物学特性:①肿瘤总是呈息肉状生长;②此瘤的转移灶多数为纯肉瘤成分;③预后好,5年存活率达50%以上。

三、恶性黑色素瘤

好发于食管中段和下段。老年人多见。肿瘤常呈灰色或黑色息肉状肿物突入食管腔。

(1)光镜

瘤细胞呈上皮样、梭形、两者混合或多形性,黑色素一般较多,所以诊断不困难。

(2)电镜

有多量黑色素小体。食管原发性恶性黑色素瘤周围黏膜鳞状上皮常显交界活性或有散在卫星状瘤结节。有些病例瘤周黏膜有灶性或弥漫性黑变。此瘤恶性度高,预后差。

四、间充质肿瘤

(一)平滑肌肿瘤

平滑肌瘤是食管最常见的非上皮性良性肿瘤。半数患者无症状,有症状者主诉为吞咽困难和胸部不适。食管下段较上段食管多见,通常为单发亦可多发。肿瘤形成息肉或巨块突入管腔,表面黏膜光滑或有溃疡形成,或成哑铃状部分突入管腔,部分突至食管外;或呈扁平形,主要是壁内生长的肿物。肿瘤切面界限清楚,灰白色编织状,常伴钙化,光镜所见与身体其他部位的平滑肌瘤相同。食管平滑肌肉瘤少见,体积一般较大,质软,切面常有出血坏死。光镜下瘤细胞密集,核分裂可见或多见。分化好的平滑肌肉瘤与平滑肌瘤有时很难鉴别。由于消化道平滑肌肿瘤的生物学行为较发生于子宫者恶,所以对于食管平滑肌肿瘤核分裂数>2/10 HPF者均应作平滑肌肉瘤处理为妥。

一种罕见的弥漫性平滑肌瘤病主要见于青少年,累及食管的一段,有时可累及食管和胃。病变处食管狭窄。

光镜:食管壁平滑肌弥散增生,呈旋涡状。增生的平滑肌间夹杂多量纤维组织,神经和血管成分亦增生并有淋巴细胞和浆细胞浸润,使食管壁弥漫性增厚。这种病变可能是一种畸形而非肿瘤。

(二)胃肠道间质肿瘤

食管(gastrointestinal stromal tumor,GIST)罕见,占食管间充质肿瘤的10%~20%,多数为食管远端腔内肿物,造成吞咽困难。多数GIST为梭形细胞肿瘤,呈肉瘤样结构,有一定量核分裂。有时可呈上皮样,形态及免疫组织化学与胃GIST相同。

五、其他肿瘤和瘤样病变

1.鳞状上皮乳头状瘤和腺瘤

两者均罕见。鳞状上皮乳头状瘤为外生性乳头状肿物。

光镜下可见鳞状上皮分化好,无异型性。由 HPV 引起的乳头状瘤可见凹空细胞。腺瘤只见于 Barrett 食管。腺瘤的大体和光镜形态与发生于胃和肠的腺瘤相同。

2.纤维血管性息肉

亦称纤维性息肉、炎性纤维性息肉或炎性假瘤。可发生于食管的任何部位,以食管上段多见。体积可很大,致使食管腔显著扩张。息肉有一长蒂附着于食管壁。

①大体:息肉呈分叶状,表面粉白色光滑,偶有浅溃疡形成。

②光镜:息肉由水肿的纤维结缔组织构成,其中含不等量的成熟脂肪组织和丰富的薄血管,息肉表面被有鳞状上皮。

3.颗粒细胞瘤

胃肠道发生的颗粒细胞瘤以食管最多见。肿瘤为单发或多发黏膜下肿物,表面有完整的鳞状上皮黏膜被覆,上皮可呈假上皮瘤样增生。瘤细胞排列成索或巢,胞质丰富,嗜酸性颗粒状。恶性颗粒细胞瘤很罕见。近年,根据电镜和免疫组织化学研究的结果认为,颗粒细胞瘤来自神经周细胞。

4.其他肿瘤

文献上报道的食管肿瘤还有毛细血管瘤、血管外皮瘤、神经纤维瘤、淋巴瘤、浆细胞瘤、横纹肌肉瘤、滑膜肉瘤、软骨肉瘤和骨肉瘤等。原发性食管的淋巴瘤极罕见,常常由邻近器官累及而成。食管淋巴瘤最常见的类型为弥漫大 B 细胞淋巴瘤及黏膜相关淋巴组织淋巴瘤。

六、转移瘤

食管的转移性肿瘤可由肺、甲状腺、喉和胃的肿瘤直接累及,或经淋巴管血管转移至食管,如来自睾丸、前列腺、子宫内膜、肾和胰的恶性肿瘤,各种白血病和淋巴瘤均可累及食管。

第四节 胃肿瘤及瘤样病变

一、胃腺瘤和息肉

(一)胃腺瘤(肿瘤性息肉)

多数位于胃窦,体积较大,单个,广基或有蒂,来自肠上皮化生的腺上皮。外形像结肠的腺管状腺瘤、绒毛状腺瘤或绒毛腺管状腺瘤。

光镜:腺瘤上皮显不同级别的异型增生,上皮内有散在的神经内分泌细胞。腺瘤可癌变,特别是高级别异型增生和直径>2cm 者易发生癌变,但癌变率较低,仅 3.4%。

(二)增生性(再生性)息肉

来自增生的腺窝上皮。体积一般较小,直径 1cm 左右,常为多发,有蒂或广基,表面光滑,略呈分叶状。多发的增生性息肉常集中于胃体胃窦交界处。

光镜:息肉表面为增生肥大的腺窝上皮构成的大型腺管,中心部为增生的幽门腺或胃体腺,夹杂血管纤维平滑肌组织,深部腺体常呈囊性扩张。增生的腺体上皮无异型性。有些增生性息肉中心可见由表面上皮内褶成洋葱皮样结构。有些病例在增生性息肉的基础上可出现异型增生。

(三)胃底腺息肉

胃底胃体黏膜形成多发性广基息肉状隆起,直径一般<5mm。息肉内有被覆胃底腺上皮即含有壁细胞和主细胞的囊肿,表面腺窝短或缺如。这种息肉表面被覆单层腺窝上皮。

(四)炎性纤维样息肉(IFPs)

该病又名嗜酸细胞肉芽肿性息肉。这种息肉少见,全消化道可见,但最常见于胃窦部,直径很少超过2cm,常呈广基的息肉样肿物突入胃腔,表面被覆胃黏膜并可有溃疡形成。

光镜:息肉源于黏膜下层,许多小血管和梭形细胞呈旋涡状生长,梭形细胞形态温良,无坏死或不典型核分裂。息肉内有大量嗜酸性粒细胞、淋巴细胞和浆细胞浸润。梭形细胞结节表面被覆正常厚度的黏膜,也可展开黏膜肌层,伸入黏膜深层,但不累及肌层。炎性纤维样息肉的性质尚有争论,既往多数认为是炎症增生,但近期检测出PDGFRA的12、18号外显子突变,因而提出其肿瘤性的本质。

(五)其他类型息肉和息肉病

有幼年性息肉、黑斑息肉综合征之息肉和息肉病等,幼年性息肉形态常与增生性息肉难以鉴别,诊断时需结合临床信息。

二、胃癌

胃癌是胃黏膜上皮或腺体发生的恶性肿瘤,是消化道最常见的恶性肿瘤之一,多发年龄为40~60岁,男性多于女性。

1.病因

胃癌病因至今尚未明了,可能与以下因素有关。

(1)环境因素

不同国家与地区发病率的明显差别说明与环境因素有关,其中最主要的是饮食因素。摄入过多的熏制鱼类、亚硝胺类化合物的食物是诱发胃癌的相关因素,发霉食物中含有较多的真菌毒素等。此外,也有研究表明,胃癌与营养素失去平衡有关。

(2)遗传因素

某些家庭中胃癌发病率较高。胃癌患者亲属的胃癌发病率高于正常人4倍。

(3)幽门螺杆菌感染

幽门螺杆菌感染在胃癌的发生过程中也可能起到一定影响,但其导致胃黏膜上皮细胞癌变的机制不清楚。

另外,某些长期未治愈的慢性胃疾病,如慢性萎缩性胃炎、胃息肉、胃溃疡伴有异型增生、胃黏膜大肠型肠上皮化生也是胃癌发生的病理基础。

2.病理诊断

胃癌好发于胃窦部尤其是小弯侧(占75%以上),其次为贲门、胃底和胃体。根据病变进程分为早期胃癌与中晚期胃癌。

（1）早期胃癌

不论范围大小，早期病变仅限于黏膜及黏膜下层，且不论有无淋巴结转移。早期胃癌中，若直径小于 0.5cm 者称为微小癌；直径为 0.6～1.0cm 者称为小胃癌；内镜活体组织检查确诊为癌，手术切除标本经节段性连续切片均未发现癌，称为一点癌。早期胃癌大体分为以下三种类型。①隆起型（息肉型），癌组织向胃黏膜表面隆起呈息肉状；②浅表型（胃炎型），肿瘤呈扁平状，稍隆起于黏膜表面；本型又分为三个亚型，即Ⅱa（隆起表浅型），肿瘤表面高于周围黏膜，臼齿状或半球状隆起；Ⅱb（平坦表浅型），肿瘤表面略高于周围黏膜，或接近周围黏膜；Ⅱc（凹陷表浅型），肿瘤表面低于周围黏膜，常伴有充血糜烂；③凹陷型（溃疡型），病变有明显凹陷或溃疡形成，仍仅限于黏膜下层。早期胃癌以原位癌及高分化管状腺癌多见，其次为乳头状腺癌，最少见者为未分化癌。

（2）中晚期胃癌

癌组织浸润超过黏膜下层者称为中晚期胃癌或进展期胃癌。根据其肉眼形态可分为以下三型。①息肉型或蕈伞型，癌组织向黏膜表面生长，呈息肉状或蕈伞状突入胃腔；②溃疡型，癌组织部分坏死脱落形成溃疡。溃疡一般较大，边缘隆起呈皿状或火山口状。底部凹凸不平，有较多坏死组织。溃疡型胃癌应注意与胃溃疡区别；③浸润型，癌组织向胃壁呈局限性或弥漫性浸润，与周围正常组织分界不清，其表面胃黏膜皱襞大部分消失，甚至形成浅表溃疡。肿瘤弥漫性浸润时，大部分甚至全部胃壁增厚、变硬，胃腔缩小，形似皮革制成的囊袋，称为革囊胃。镜下观：进展期胃癌组织学类型常为管状腺癌、乳头状腺癌、黏液腺癌和印戒细胞癌，少数为鳞状细胞癌或未分化癌（表 4-4-1）。

表 4-4-1　良性溃疡、恶性溃疡的大体形态鉴别表

项目	良性溃疡（胃溃疡）	恶性溃疡（溃疡型胃癌）
外形	圆形或椭圆形	不整形，皿状或火山口状
大小	溃疡直径一般小于 2cm	溃疡直径常大于 2cm
深度	较深	较浅
边缘	整齐、不隆起	不整齐、隆起
底部	较平坦	凹凸不平，有坏死，出血明显
周围黏膜	黏膜皱襞向溃疡集中	黏膜皱襞中断，呈结节状肥厚

3.病理临床联系

早期胃癌无明显症状，进展期胃癌出现消化系统症状，如上腹部疼痛、食欲缺乏等；癌组织坏死、出血，表现为呕血或便血；幽门或贲门癌可出现梗阻症状；晚期可触及肿块、出现腹水、恶病质等。

近年，由于胃镜活体组织检查的推广应用，早期胃癌的发现和诊断率有了明显提高，手术后 5 年存活率高达 80％～90％，而进展期胃癌手术后的 5 年存活率仅有 20％，说明了早期诊断和早期治疗的重要性。

4.转移扩散

(1)直接蔓延

浸润型胃癌可沿黏膜或浆膜直接向胃壁内、食管或十二指肠发展。癌肿一旦侵及浆膜,即容易向周围邻近器官或组织浸润。

(2)淋巴道转移

淋巴道转移是胃癌的主要转移方式,占胃癌转移的70%,胃下部癌肿常转移至幽门下、胃下及腹腔动脉旁等淋巴结,上部癌肿常转移至胰旁、贲门旁、胃上等淋巴结。晚期癌可能转移至主动脉周围及膈上淋巴结。由于腹腔淋巴结与胸导管直接交通,故可转移至左锁骨上淋巴结。

(3)血道转移

血道转移多见于胃癌晚期,可通过门静脉转移至肝,并可达肺、骨、肾、脑、脑膜、脾、皮肤等处。

(4)种植性转移

胃黏液癌细胞向深部侵袭胃壁到达浆膜层,可脱落种植于腹膜及腹腔器官,如癌细胞可经腹腔或腹膜淋巴管转移至双侧卵巢,若卵巢形成转移性黏液腺癌,称克鲁根勃瘤。

三、遗传性弥漫性胃癌

遗传性弥漫性胃癌(hereditary diffuse gastric carcinoma,HDGC)是一种常染色体显性癌,也是一种易感综合征,特点是患者患有弥漫性印戒细胞胃癌和乳腺小叶癌。1998年Guilford等首次发现HDGC患者有E-cadherin(CDH1)基因种系(germline)突变。1999年国际胃癌联合会(the International Gastric Cancer Linkage Consortium,IGCLC)提出诊断HDGC的标准为:

(1)在第一代和第二代亲属中有2个或2个以上诊断为HDGC患者,至少有1人是在50岁以前确诊。

(2)第一代和第二代亲属中有3个以上证实为HDGC患者,不管诊断时患者年龄大小,而且女性有小叶癌的危险性增加。

(3)40岁以前确诊为HDGC,无家族史。

(4)诊断为HDGC及乳腺小叶癌家族者至少有1人在50岁之前确诊为乳腺小叶癌或HDGC。

1.流行病学

绝大部分HDGC为散发性,但1%~3%有遗传倾向性。HDGC发病低的国家CDH1基因种系突变>40%;而HDGC中、高发国家,CDH1基因种系突变约20%。

2.发病部位

有症状者可与散发性皮革胃相似,无症状CDH1基因携带者可不形成肿块而可以形成散在黏膜内印戒细胞癌斑块,并弥散及全胃。因此,切缘应包括上至食管,下至十二指肠。内镜下 T_1 和 T_{1a} 期癌(早期癌)大小可<1mm,位于正常黏膜表面上皮下,而且不会扭曲小凹和腺体结构。

3.病理诊断

早期 HDGC 具 CDH1 突变者胃内多发 T_{1a} 灶,表面黏膜光滑,无淋巴结转移,癌灶位于黏膜内,表面光滑,肉眼看不出肿块。T_{1a} 病灶从 1 个至数百个,大小 $0.1\sim10mm$,多数 $<1mm$。病灶在黏膜腺顶部的癌细胞小,表面大,无症状。CDH1 突变者染色浅,肠化和幽门螺杆菌感染少见。TIS(原位)和 T_{1a}(侵至固有膜)背景可有慢性胃炎、肉芽肿性炎和淋巴细胞性胃炎。

4.癌前病变

①TIS:印戒细胞位于基底膜内,替代正常上皮细胞,一般核染色深,而且极向不正常。

②Pagetiod 样扩散:T_{1a} 的数量远远超过 TIS。CDH1 基因位于 16q22.1,有 16 个外显子,4.SkbmRNA,编码 E-Cad-herin。

四、胃的神经内分泌肿瘤

2010 年 WHO 为胃肠胰神经内分泌肿瘤制定了统一的诊断标准,按照分化情况将胃的神经内分泌肿瘤分类为:①分化好的神经内分泌瘤 NET G1;②分化好的神经内分泌瘤 NET G2;③神经内分泌癌 NEC(大细胞或小细胞);④混合性腺神经内分泌癌(MANEC)。

分级(grading)是根据核分裂和 Ki-67 指数:

G1——核分裂象 <2 个/10HPF;Ki-67 指数 $\leqslant2\%$;

G2——核分裂象 $2\sim20$ 个/10HPF;Ki-67 指数 $3\%\sim20\%$;

G3——核分裂象 >20 个/10HPF;Ki-67 指数 $>20\%$。

核分裂应数 50HPF($1HPF=2mm^2$),Ki-67 应在表达最强区域,计数 $500\sim2000$ 个肿瘤细胞,再折算。如核分裂象与 Ki-67 指数不符合,建议取较高分级。

当肿瘤形态分化良好,但 Ki-67 指数超过 20% 而不超过 60% 时,归为高增殖活性的神经内分泌瘤。

分化好的神经内分泌瘤位于黏膜内或黏膜下层,切面灰白、黄色或黄灰色,无包膜。瘤细胞大小一致,立方或低柱状,排列成巢、索、花带、腺样或菊形团样。

免疫组织化学:显示神经内分泌标记如 CgA、Syn、CD56 阳性,并依功能不同可显示多种肽和胺类激素如胃泌素、生长抑素、组织胺(ECL 细胞)、5-HT、VIP、PP 和 ACTH 等。

胃的神经内分泌肿瘤有不同于肠道、胰腺的特点,又可以分为 4 型。Ⅰ型胃 NET 继发于自身免疫性慢性萎缩性胃炎,由于胃酸减少,反馈刺激胃泌素分泌增加,继而刺激内分泌 ECL 细胞增生,肿瘤发生。Ⅰ型胃 NET 好发于胃底胃体,常为多发,分化好,多 G1 级,预后好。Ⅱ型胃 NET 继发于胃泌素瘤。在小肠或胰腺有胃泌素瘤的基础上,高胃泌素刺激内分泌细胞增生,肿瘤发生。Ⅱ型胃 NET 同样常为多发,多数 G1 或 G2 级,预后好,但应寻找处理胃泌素瘤。Ⅲ型、Ⅳ型胃 NET 的形态、预后则分别与肠道/胰腺的 NET 和 NEC 相同。

五、胃间充质肿瘤

以往都把胃间充质来源的肿瘤归为平滑肌肿瘤。近年来,免疫组织化学和电镜研究的结果认为,这些肿瘤的组织发生还不清楚,瘤细胞可表现为平滑肌细胞、成纤维细胞、肌成纤维细胞、Schwann 细胞或未分化细胞；因此，这些具有梭形或上皮样细胞的肿瘤不管其良恶性，可能是由向不同方向分化的原始间充质细胞构成。现在已经很清楚，胃间充质来源的肿瘤最多见的是胃肠间质肿瘤。

（一）胃肠间质肿瘤

长期以来胃肠间质肿瘤（gastrointestinal stromal tumor，GIST）被误认为平滑肌组织的肿瘤以及胃肠自主神经来源的肿瘤（GANTs），实质上均为 GIST。现在明确 GIST 向胃肠道自主神经细胞卡哈尔细胞分化，大多数病例具有 c-kit 或 PDCFRA 活化突变。免疫组织化学 CD117、Dog-1 和（或）CD34 阳性。

①病理：关于 GIST 的大体形态，小者可仅位于胃壁内，稍大者可凸向胃腔，表面黏膜光滑，中央有脐形凹陷或溃疡。有的 GIST 可从胃壁向浆膜外生长，与周围脏器（如肝、脾）粘连。

镜下 GIST 多数为梭形细胞肿瘤。梭形细胞可呈编织状排列，或无明显的排列结构。部分 GIST 除梭形细胞外，夹杂片状或灶性上皮样细胞。少部分 GIST 可完全由上皮样细胞构成。上皮样细胞可大小一致或异型性极明显。多数梭形细胞 GIST 为 CD34 阳性。上皮样细胞型则阳性者少。少数胃 GIST 可以呈现 SMA 甚至 Desmin 或 CK18、S-100 阳性。

②分子病理：GIST 是由于 c-kit 基因或 PDGFRA 基因激活性突变而形成，常见的突变位点有 kit 的 11,9,11,13 外显子及 PDGFRA 的 18,12,14 外显子。GIST 的分子检测在协助诊断、提示预后、指导用药等方面都非常重要，越来越成为临床常用的检测方式。

③生物学行为判断：由于 GIST 的形态和免疫组织化学均很复杂，所以判断良恶性较困难。目前，判断预后的主要指标是原发部位、肿瘤大小、核分裂数（个/50HPF）、肿瘤是否破裂。目前，通行的判断预后的系统主要有 2 个（表 4-4-2、表 4-4-3）。

表 4-4-2　原发 GIST 切除术后危险度分级

危险度分级	肿瘤大小(cm)	核分裂象(个/50HPF)	肿瘤原发部位
极低	≤2	≤5	任何
低	2.1~5.0	≤5	任何
中等	≤2	>5	非胃原发
	2.1~5.0	>5	胃
	5.1~10.0	≤5	胃
高	任何	任何	肿瘤破裂
	>10.0	任何	任何
	任何	>10	任何
	>5.0	>5	任何
	2.1~5.0	>5	非胃原发
	5.1~10.0	≤5	非胃原发

表 4-4-3　GIST 患者的预后（基于长期随访资料）

预后分组	大小（cm）	核分裂/50HPF	疾病进展（患者百分数）	
			胃 GIST	小肠 GIST
1	≤2	≤5	0	0
2	＞2 且≤5	≤5	1.9	4.3
3	＞5 且≤10	≤5	3.6	24
4	＞10	≤5	12	52
5	≤2	＞5	0b	50b
6	＞2 且≤5	＞5	16	73
7a	＞5 且≤10	＞s	55	85
7b	＞10	＞5	86	90

（二）胃平滑肌肿瘤

胃平滑肌肿瘤好发部位为胃窦。平滑肌瘤直径一般在 5cm 以下。向腔内突起形成黏膜下肿块，或向浆膜外生长，或向腔内和浆膜外生长呈哑铃状。黏膜下肿块的表面黏膜光滑，中心常见 1 个至数个溃疡。切面粉白色编织状。光镜下与其他部位的平滑肌瘤相同。

平滑肌肉瘤体积较大，直径多在 5cm 以上，大者可达 20cm 或更大。切面鱼肉状有出血坏死。分化差的平滑肌肉瘤很容易诊断，但分化好的平滑肌肉瘤与平滑肌瘤很难鉴别。区别良恶性核分裂数各家标准也不一样。一般认为，消化道平滑肌肿瘤的诊断标准要比子宫平滑肌肉瘤低，即有少数核分裂（<3 个/10HPF）和有轻度核异型性就应考虑为恶性。胃平滑肌肉瘤可腹腔广泛种植并经血行转移到肝和肺等脏器。

免疫组织化学：SMA（＋），Desmin（＋）。

（三）胃血管球瘤

胃血管球瘤罕见。病变部位常位于胃窦，直径 1～5cm，平均 2cm 左右。胃血管球瘤位于肌层内，可突入黏膜下层形成黏膜下肿块，表面黏膜光滑，亦可有溃疡形成。切面灰红色如胎盘组织。无包膜，由周围肥大玻璃样变的平滑肌形成假包膜，肌纤维由此进入肿瘤，将肿瘤分隔成为不完整的小叶。

光镜：瘤组织由大小一致的血管球细胞构成，其间有富含血管的间质，间质可玻璃样变。网织纤维染色可见小簇（2～4 个）瘤细胞或单个瘤细胞周围有网织纤维包绕。

（四）胃神经源肿瘤及其他罕见肿瘤

胃内可发生神经鞘瘤和神经纤维瘤。有时为全身神经纤维瘤病的一部分。肿瘤形态与其他部位的相同，容易出现肿瘤周淋巴细胞聚集包绕，可形成淋巴滤泡。神经鞘瘤和平滑肌瘤因两者都可有栅栏状排列，所以不易鉴别。通常神经鞘瘤有包膜而平滑肌瘤无包膜。可通过免疫组织化学鉴别：神经鞘瘤 S-100 及 GFAP 阳性，而平滑肌瘤 SMA 和 Desmin 阳性。

胃的其他间充质肿瘤尚有脂肪瘤、恶性纤维组织细胞瘤、炎性肌成纤维细胞瘤、滑膜肉瘤、血管外皮瘤、Kaposi 肉瘤、横纹肌肉瘤和腺泡状软组织肉瘤等。

六、胃淋巴瘤

25%～50%非霍奇金淋巴瘤发生于结外,其中胃肠道最多见。在亚洲、北美及欧洲国家,胃肠淋巴瘤占所有非霍奇金淋巴瘤的4%～20%,在中东可达25%。胃肠淋巴瘤中以胃窦最常见(50%～75%),其次为小肠(10%～30%)和大肠(5%～10%)。胃淋巴瘤中主要为胃黏膜相关淋巴组织淋巴瘤(gastric mucosa－associated lymphoid tissue lymphoma,GMALT),其次为弥漫大 B 细胞淋巴瘤(diffuse large B cell lymphoma,DLBCL)。

流行病学及实验室研究证明,胃淋巴瘤的发生与幽门螺杆菌(helicobacter pylori,HP)密切相关。

(一)胃黏膜相关淋巴组织淋巴瘤

此瘤形态特点是弥漫小 B 细胞(边缘带细胞,故 GMALT 又称结外边缘带细胞淋巴瘤),有滤泡形成及瘤细胞侵犯上皮形成淋巴上皮性病变。

免疫组织化学:CD20、CD79α、bcl-2 及 Ig-M 均阳性;CD5、CD10、CD23 均阴性,CD43＋/－,CD11c＋/－。

(二)弥漫大 B 细胞淋巴瘤(DLBCL)

胃原发性弥漫大 B 细胞淋巴瘤(PG-DLBCL)可原发或由 GMALT 转化而来。组织学与其他部位 DLBCL 相同,但 30%～50%含 GMALT 成分。区别转化的 DLBCL 和新生长的DLBCL 没有临床意义。

免疫组织化学:CD19、CD20、CD22、CD79α 均阳性;而 CD10、bcl-6 和 IRF4/muml 表达率各家报道不同。

(三)套细胞淋巴瘤

除肠道多发性息肉状的套细胞淋巴瘤外,胃的套细胞淋巴瘤少见。

免疫组织化学:Cyclin-D1 阳性。

胃还可以发生其他淋巴瘤,如 T 细胞白血病/淋巴瘤、Burkitt 淋巴瘤、霍奇金淋巴瘤等。

第五节　结直肠癌

一、概述

1.研究现状

结直肠癌是结直肠黏膜上皮和腺体发生的恶性肿瘤,包括结肠癌与直肠癌。结直肠癌在全世界最常见恶性肿瘤中排第三名,其发病率呈逐年上升趋势。近年来,结肠癌与直肠癌的病理学越来越引起人们的注意,这主要是新治疗方法的出现改变了以往不管结直肠癌分期如何均采用手术切除为主的治疗方式。结直肠癌中最重要的病理预后因素包括:原发病灶局部扩散情况,边缘累及情况,肠壁外静脉扩散,区域淋巴结转移情况,腹膜、邻近器官受累情况,肿瘤是否穿孔,还有癌组织的组织学分级等。这些因素在每个患者身上表现各有差异,如何综合多种因素对病情进行准确地评估,进而制定最优化的个体化治疗方案,已成为目前结直肠癌临床病理学研究的热点。

2.发生部位

结直肠癌的好发部位以直肠多见(50%),其次为乙状结肠(20%)、盲肠及升结肠(16%)、横结肠和降结肠(6%),少数病例为同时多原发癌。近年来右半结肠癌的发病率有所上升,而直肠癌、乙状结肠癌则相对下降。

3.大体形态学类型

进展期结直肠癌根据肿瘤的大体形态可分为以下四型。

(1)肿块型

肿瘤的主体向肠腔内生长,多见于右半结肠,特别是盲肠。肿瘤呈结节状、息肉状或菜花状隆起,有蒂或者广基。肿瘤与周围组织界限常较清楚,浸润较为表浅局限。因肿瘤体积较大,表面易溃烂、出血、感染、坏死,肿瘤表面坏死形成浅表溃疡形如盘状者,又称盘状型,其特点为肿瘤向肠腔呈盘状隆起,边界清楚、广基,其底部一般高于周围肠黏膜。肿块型结直肠癌生长相对缓慢,向周围肠壁侵犯发生晚,浸润性小,转移较迟。

(2)浸润型

肿瘤沿肠壁弥漫性浸润成长,常累及肠壁大部或全周使局部肠壁增厚,常伴有纤维组织异常增生,使肠管周径明显缩小,形成环状狭窄。肿瘤表面常有出血、坏死、溃疡形成,近端肠管呈代偿性肥厚扩张。常见于左半结肠癌,特别好发于乙状结肠和直肠-乙状结肠部。该类型癌转移发生早。

(3)溃疡型

其特点是向肠壁深层生长并向周围浸润。根据溃疡外形及生长情况又分为局限性溃疡型和浸润性溃疡型两个亚型。

①局限性溃疡型:肿瘤外观呈火山口状,中央坏死凹陷,可有持续脱落的坏死组织并感染,溃疡边缘肿瘤组织呈围堤状隆起,边界多清楚。

②浸润性溃疡型:肿瘤向肠壁内深层呈浸润性生长,肿瘤中央坏死形成基底部大的深溃疡,溃疡边缘略呈斜坡状隆起,不形成围堤状,与周围正常组织分界不清。

(4)胶样型

肿瘤外形各异,可呈隆起,溃疡或弥漫浸润型,但外观及切面呈半透明胶冻状,切面有大量黏液,质软,镜下为黏液腺癌或弥漫浸润的印戒细胞癌。此型较少见,在结肠癌中仅占5%,常与溃疡性结肠炎有关,主要发生于直肠,多见于青年人,预后较差。

4.结直肠癌的组织学类型及分级

(1)组织学类型

①乳头状腺癌:癌组织呈粗细不等的乳头状结构,乳头内间质少,癌细胞呈柱状,可有不同的分化程度。

②管状腺癌:癌细胞排列成腺管状结构者称为管状腺癌。根据其分化不同可分为三个亚型:

a.高分化腺癌:癌组织由大小不一的腺管构成。癌细胞分化良好,呈柱状单层排列,多位于基底部。胞浆内可出现散在的杯状细胞。

b. 中分化腺癌:癌细胞分化较差,大小不一致,呈假复层。细胞核大,位置参差不齐。胞浆少,不能见到胞浆带。癌细胞构成大小不一,有形态不规则的腺管结构,部分癌细胞可呈实性条索或团块状结构。

c. 低分化腺癌:癌细胞中腺管结构不明显,仅小部分(1/3)可呈腺管样结构。癌细胞大多形成大小不一、形态不规整的实性癌巢。癌细胞分化差,异型性更明显。

③黏液腺癌:癌组织内出现大量的黏液,常于肠壁或肿瘤内形成大片黏液湖,黏液之中漂浮小灶状癌细胞,或肿瘤细胞表现为囊腺状结构,囊内充满黏液,囊壁衬以分化较好的黏液柱状上皮。

④印戒细胞癌:肿瘤组织由弥漫成片的印戒细胞构成,不形成腺管结构,有时可见少量细胞外黏液。

⑤未分化癌:肿瘤细胞较小,形态均匀一致,核深染,细胞核大,胞浆少,细胞弥漫成片或成团,无腺上皮分化,不形成腺管结构或其他组织结构。

⑥腺鳞癌:肿瘤组织具有腺癌及鳞癌两种组织,腺癌伴鳞化不属于此型,仍属腺癌。

(2)组织学分级

结直肠癌的组织学类型对预后有一定的影响,同一肿瘤内也可以由两种以上组织学类型癌组成。就组织学类型而言,一般认为乳头状腺癌及管状腺癌的预后比黏液腺癌要好,未分化癌的预后最差。国际上比较常用的病理组织学分级法是 Broder 分级法:1 级指 2/3 以上癌细胞分化良好,属高分化低恶性;2 级指 1/2～2/3 癌细胞分化良好,为中等分化,一般恶性;3 级指癌细胞分化良好者不足 1/4,属低分化,高度恶性;4 级指未分化癌。一般记录如下:

组织学分级(G):

G_x 分化程度不能被评估

G_1 高度分化

G_2 中度分化

G_3 低度分化

G_4 未分化

组织学分级在结直肠恶性息肉的治疗决策中起重要作用。恶性息肉的定义是肿瘤侵犯黏膜下层(pT_1),对恶性息肉患者,如果结肠镜下息肉切除完全且组织学特征良好,则不需对有蒂或无蒂息肉进一步进行手术治疗。组织学特征良好指组织学分级 1 级或 2 级、无血管淋巴侵犯,且结肠镜下切缘阴性。对于有蒂或无蒂的息肉来说,不良的组织学特征为:肿瘤组织学分级为 3 级或 4 级,血管淋巴侵犯,或切缘阳性。

二、结直肠上皮内瘤变与早期结直肠癌

1. 上皮内瘤变的含义

为了解决癌前病变的一些术语如异型增生、不典型增生、原位癌等在使用上的混淆,消化系统肿瘤的 WHO 分类工作小组选用了上皮内瘤变(上皮内瘤形成)这一术语,来表示上皮浸润前的肿瘤性改变。上皮内瘤变(intraepithelial neoplasia,IN)是一种形态学上以组织结构和细胞形态学改变为特征的上皮性病变,伴随细胞增殖动力学和细胞分化的异常;遗传学上有基因的克隆性改变;生物学行为上以易进展、具有侵袭和转移能力的浸润性癌为特征的癌前病变。

IN是上皮性恶性肿瘤发生前的一个特殊阶段,这种癌前病变具有浸润性癌的某些恶性形态学特点,也具有浸润性癌的一些相同或相似的遗传学异常。当致癌基因去除后,可以恢复到正常状态;当致癌基因持续存在,可进展为浸润性癌。

上皮内瘤变最早由 Richart 于 20 世纪 60 年代用于描述宫颈上皮异型增生,以后应用于许多器官系统的上皮性浸润前病变。在 2000 年前后出版的第 2 版各系统的 WHO 国际肿瘤组织学分类中,明确采用"IN"这一命名的有子宫颈、阴道、胃、肠、泌尿道、前列腺、乳腺等组织器官,根据这一趋势,"IN"有可能取代"异型增生"一词应用于所有器官。目前在实际工作中,病理学家在认识上已取得较为一致的意见,即"不典型"不完全等同于上皮内瘤变,因为细胞学上的不典型可以是反应性或修复性改变,也可以是肿瘤性改变;"异型增生"可视为上皮内瘤变的同义词,但异型增生侧重于形态学改变,上皮内瘤变更强调肿瘤演进的过程,上皮内瘤变的范围比异型增生更为广泛。

2.上皮内瘤变的分级

在日本,胃癌是消化道最常见的恶性肿瘤,学者们对此癌及其前驱病变进行了深入的研究,发现胃癌的发生主要是"平坦型腺瘤-腺癌"的模式,并提出了完整的癌及癌前病变的 5 级分类法:①正常;②炎性不典型性;③瘤性不典型性;④可疑侵袭;⑤侵袭性癌。后来,将此观点和命名推广,分别应用于食管和结直肠,其特点是强调了腺瘤的概念和命名,认为癌的前驱病变是腺瘤。此等病变在肉眼和内镜下常是平坦的,但也可以呈息肉状。根据形态学标准,IN存在原位癌及黏膜内癌。

在西方国家,结直肠癌是消化道最常见的肿瘤,他们致力于研究癌及其前驱病变。1975年 Muto、Bussey 和 Morson 提出了结肠癌发生的"息肉-癌"的发病模式。此种息肉为腺瘤(息肉状腺瘤,异型增生),而将平坦或凹陷的非息肉状病变不称为腺瘤,称为"异型增生",并且将形态学上符合癌甚至有黏膜内浸润的癌,但临床上不转移的病变也称为"异型增生"或"上皮内瘤",而不称为"癌"。

由于对胃肠道上皮性肿瘤采用不同的分类和命名,其结果是:同一病变有不同的命名,同一术语都代表不同病变。这不仅造成诊断上的不一致,也引起对患者治疗的差异。在世界范围内对其流行病学观察也无法进行比较。及时制订出统一的分类和规范术语是客观的迫切需要。

1998 年 9 月,Vienna 国际胃肠道病学会议上的多学科专家在会议期间,对食管、胃、结直肠多组病例进行了病理诊断,并分析了产生诊断分歧的原因,经过讨论协商,制订了意见统一的胃肠道上皮性肿瘤分类,提出了胃肠道上皮性肿瘤的 Vienna 分类。后来,专家们对上述会议的分类做了小的调整,使其更易应用于临床的诊断与治疗,形成 Vienna 分类的修正方案(表4-5-1)。Vienna 分类整合了日本与西方学者的不同观点,提出了世界范围内统一的分类和术语,提高了诊断的相互符合率,减少了诊断上的紊乱。Vienna 分类以病理为基础,提出了治疗建议,使分类与临床治疗紧密结合,有实用意义。

表 4-5-1　胃肠道上皮性肿瘤的 Vienna 分类及临床处理修正方案

级别	诊断	临床处理
1	无肿瘤	选择性随访
2	不确定肿瘤	随访
3	黏膜低级别瘤变	内镜下切除或随访
	低级别腺瘤	
	低级别异型增生	
4	黏膜高级别瘤变	内镜下或外科手术局部切除
4.1	高级别腺瘤/异型增生	
4.2	非浸润性癌(原位癌)	
4.3	可疑浸润癌	
4.4	黏膜内癌	
5	黏膜下浸润癌	外科手术切除

3.结直肠黏膜上皮内瘤变

2002 年 WHO 分类,将上皮内瘤变概念引入结直肠肿瘤的诊断。结直肠上皮内瘤变分为低级别上皮内瘤变和高级别上皮内瘤变。WHO 分类将轻度(Ⅰ级)和中度(Ⅱ级)异型增生归入低级别上皮内瘤变,高级别上皮内瘤变包括重度(Ⅲ级)异型增生和原位癌。WHO 工作小组将上皮内瘤变这个诊断名称应用于界定肿瘤性病变,而不能用于由于反应性或再生性改变所致的上皮异常。传统所用的异型增生和不典型增生可以是肿瘤性改变,也可以是反应性改变。

(1)结直肠黏膜低级别上皮内瘤变

低级别上皮内瘤变是指轻度(Ⅰ级)和中度(Ⅱ级)异型增生。轻中度异型增生表现为腺管内杯状细胞减少,核呈笔杆状拥挤、复层,但占胞质的 1/2～2/3,细胞顶端(腔面)胞质仍存在。腺管延长、扭曲,大小不一,部分可见共壁及背靠背。

(2)结直肠黏膜高级别上皮内瘤变

高级别上皮内瘤变包括重度(Ⅲ级)异型增生和原位癌。那些在形态学上难以判断的固有膜内浸润,但都缺乏浸润并穿透黏膜肌层进入黏膜下层依据的癌都归入高级别上皮内瘤变。

重度异型增生(Ⅲ级)指胞核复层,占据整个细胞胞质,与上述低级别上皮内瘤变不同,细胞顶端胞质也为胞核所充满。杯状细胞罕见或消失。上皮细胞极性紊乱。腺管延长、扭曲,大小不一。腺管共壁及背靠背多见。

WHO 专家组认为高级别上皮内瘤变这个名称比原位腺癌更为合适。简言之,结直肠黏膜高级别上皮内瘤变是指异型细胞占据上皮全层,可有腺体形态学改变,但异型细胞没有突破基膜的一类病变。

4.结直肠黏膜内瘤变

黏膜内瘤变是指癌细胞突破基膜侵及到固有膜的一类病变,以前称为黏膜内癌。大量研究表明,在结直肠病变中,肿瘤细胞浸润到固有膜,只要不超过黏膜肌层,就不会发生转移。要强调的是,结直肠黏膜有少数淋巴管,主要分布在近黏膜肌层,而黏膜下层有丰富的淋巴管。因此 WHO 建议只有病变浸润超过黏膜肌层才能诊断为癌,而此前的病变一律用"瘤变"。WHO 专家认为黏膜内瘤变比黏膜内癌更为恰当,可避免医生给予这类患者过度治疗,防止对人体造成不必要的损伤而影响预后及生存质量。

5.早期结直肠癌

消化道不同部位发生的癌,其诊断标准并不一致,在食管、胃和小肠,肿瘤细胞浸润至黏膜固有层可诊断为癌;但在结直肠,肿瘤细胞浸润至黏膜下层才能诊断为癌。原位癌是指癌细胞未突破腺体上皮基底膜,但结直肠原位癌是指癌细胞局限于腺体基底膜内(上皮内)或固有膜内(黏膜内),并强调指出对结直肠原位癌采用"高级别上皮内瘤变"的诊断名称更合适,对黏膜内癌采用"黏膜内瘤变(黏膜内肿瘤)"的诊断名称更为合适。

早期结直肠癌是指癌浸润仅限于黏膜下层者。早期结直肠癌有 5%～10% 的病例出现局部淋巴结转移。确定早期直肠癌,必须将肿瘤病灶全部制成切片观察,确认癌肿未超过黏膜下层。

早期结直肠癌的肉眼分型:

(1)息肉隆起型(Ⅰ型)

根据肿瘤蒂的形态可进一步分为有蒂型(Ⅰp)、亚蒂型(Ⅰps)和广基型(Ⅰs)。

(2)扁平隆起型(Ⅱ型)

肿瘤如硬币样隆起于黏膜表面。

(3)扁平隆起伴溃疡型(Ⅲ型)

肿瘤如小盘状,边缘隆起,中央伴有溃疡形成凹陷。

早期结直肠癌的扩散形式主要有三种类型:穿透扩散型、侧向扩散型和表面扩散型。

三、结直肠癌的临床病理分期

结直肠癌的临床病理分期是界定不同地区、不同人群肿瘤的病变范围、进展程度及性质的重要手段,是影响根治手术预后的主要因素,是临床医师用以制订手术治疗和辅助治疗方案及评估预后的基本依据。良好的临床病理分期方法能把肿瘤的局部侵犯情况、周边淋巴结转移情况、邻近器官及远隔器官等因素综合起来进行考虑。最早进行这方面工作并受到外科医生欢迎的是英国人 Dukes,他是英国著名的圣马克医院的病理学家。通过大量的病理和临床观察,他逐渐揭开了直肠癌侵犯深度与患者术后生存期之间的关系,提出了经典的 Dukes 分期,分期以 A、B、C 为标志。该分期方法简便易行,得到了广泛的应用。但随着临床治疗选择的多样化,Dukes 分期逐渐暴露出一些不足,如分期不够细化、有些期别相同的患者预后相差甚远等问题。此后不断有基于 Dukes 分期的改良分期方案出现,其中 Astler-Coller 对 Dukes 分期的 C 期在分期定义上做了改良,并得到了普遍的应用,也有人单独称之为 Astler-Coller 分期。Pierre Denoix 根据局部肿瘤浸润情况、淋巴结和转移情况提出了 TNM 分期,首次基于临床和病理发现确定疾病范围。美国癌症联合会(American Joint Committee on Cancer,AJCC)提出结直肠癌 TNM 分期系统分类,AJCC 和国际抗癌联盟(Union for International Cancer Control,UICC)对该分期进行了改良,提出了新的 TNM 分期系统。新的 TNM 分期系统较 Dukes 分期系统能更准确、更详尽地反映临床和病理情况,更准确地指导结直肠癌治疗及评估预后。

(一)Dukes 分期及其演变

Dukes 分期属于单纯病理分期,在其出现的很长一段时间内为临床医师最常使用,并又演变出多种改良分期,但均难以在国际范围统一应用。

①1932 年 Dukes 根据直肠癌的播散和淋巴转移范围提出了原始的 Dukes 分期:

Cuthbert-Dukes 分期

A 期:癌局限于肠壁

B 期:癌穿透肠壁浆膜

C 期:有淋巴结转移

②1935 年 Dukes 又进一步将 C 期分为两个亚期 C_1 和 C_2 期。仍是针对直肠癌。

Dukes 分期

A 期:癌局限于肠壁

B 期:癌穿透肠壁浆膜

C_1 期:有直肠壁旁淋巴结转移

C_2 期:转移的淋巴结接近结扎的直肠上动脉

③1949 年 Kirklin 等将 Dukes 分期模式应用与结肠癌,并补充修改了几项沿用至今的内容,把 B 期分为两个亚期 B_1 和 B_2 期。

Kirklin 分期

A 期:肿瘤仅局限于黏膜层

B_1 期:肿瘤穿透黏膜层而尚未穿出肌层

B_2 期:肿瘤穿透肠壁肌层至浆膜层

C 期:B_1、B_2 伴有淋巴结转移

④在上述分期基础上,1954 年 Astler-Coller 又对 C 期的再分期定义做了改良,这种分期的方式应用较为普遍,也有人单独称之为 Astler-Coller 分期。值得注意的是,该分期中的 C_1 和 C_2 期与 Dukes 1935 年改良分期中的 C_1 和 C_2 期内容上有本质区别。

Astler-Coller 分期

A 期:肿瘤仅局限于黏膜层

B_1 期:肿瘤侵犯但未穿出肌层

B_2 期:肿瘤穿透浆膜层

C_1 期:B_1 伴有淋巴结转移

C_2 期:B_2 伴有淋巴结转移

⑤上述分期反映了结直肠癌在肠壁生长及区域淋巴结转移的情况,但不能反映出远处器官转移的情况。1967 年美国 Turnbull 首次提出新的临床病理分期解决了这一问题。此分期系统在 Dukes 分期系统上增加了 D 期,即指有远处转移或肿瘤侵犯邻近脏器而无法手术切除者。

Turnbull 分期

A 期:癌已达肌层但无淋巴结转移

B 期:癌已穿透肌层但无淋巴结转移

C 期:癌周围有淋巴结转移

D 期:癌转移至肝、肺、骨,由于肿瘤种植、周围浸润,或侵犯周围邻近脏器而无法手术切除者

⑥在改良的 Dukes 分期的基础上,中国于 1978 年在杭州召开的第一届结直肠癌学术会议上制订了我国的结直肠癌临床病理分期。

Dukes 中国改良分期

A_0 期:肿瘤仅侵及黏膜

A_1 期:肿瘤侵及黏膜下

A_2 期:肿瘤侵及肌层

B 期:肿瘤穿透肠壁、侵及周围脂肪结缔组织或邻近器官,无淋巴结转移,尚可整块切除

C_1 期:肿瘤附近淋巴结转移

C_2:肠系膜内淋巴结转移,肠系膜血管根部淋巴结转移

D 期:远处转移(肝、肺、骨等);远处淋巴结转移(锁骨上);肠系膜淋巴结广泛转移和肠系膜血管根部淋巴结无法切除者;腹膜广泛转移;癌瘤局部广泛浸润、侵及邻近器官无法切除者

⑦1984 年美国胃肠肿瘤研究组(Gastrointestinal Tumor Study Group,GITSG)提出了新的分期方案。

GITSG 分期

A 期:癌局限于黏膜层

B_1 期:癌侵犯但未穿出肌层

B_2 期:癌穿透浆膜层,并侵及邻近器官或组织,但无淋巴结转移

C_1 期:有 1～4 枚淋巴结转移

C_2 期:有 5 枚以上淋巴结转移

D 期:任何病灶伴有远处转移者

(二)TNM 分期系统

结直肠癌的准确分期是指导疾病治疗、判断预后的最重要指标之一,为了在全球范围内规范结直肠癌的诊治方案、开展多中心大样本的临床研究,广大肿瘤相关工作者迫切期待全球统一的、准确的分期系统。AJCC 和 UICC 的 TNM 分期系统近年来广泛被各个国家和地区的研究者及肿瘤登记机构采纳。该分期系统根据肿瘤的大小、淋巴结、远处转移的情况进行区分,较 Dukes 分期系统更为详尽并易于统一,该系统不断更新并有详细的系统使用说明及规则解释以保证该分期在全球应用的一致性。该分期方法经多次更新,到 2002 年的第 6 版已经获得了广泛应用。

1. AJCC 结直肠癌 TNM 分期系统

TNM 分期反映出结肠癌与直肠癌具有非常相似的生存结局,因此,这两种癌症使用同样的分期系统。

①适用范畴:分期仅适用于组织学检查所确认的上皮性恶性肿瘤。

②适用的解剖部位:结肠(盲肠、升结肠、结肠肝曲、横结肠、结肠脾曲、降结肠、乙状结肠);

直肠(直肠乙状结肠交界处、直肠)。

③解剖部位与相应区域淋巴结:解剖部位所对应的区域淋巴结以外的淋巴结转移为远处转移。

阑尾区域淋巴结:回结肠淋巴结。

盲肠区域淋巴结:回结肠淋巴结、右结肠淋巴结。

升结肠区域淋巴结:回结肠淋巴结、右结肠淋巴结、中结肠淋巴结。

结肠肝曲区域淋巴结:右结肠淋巴结、中结肠淋巴结。

横结肠区域淋巴结:右结肠淋巴结、中结肠淋巴结、左结肠淋巴结、肠系膜下血管淋巴结。

结肠脾曲区域淋巴结:中结肠淋巴结、左结肠淋巴结、肠系膜下血管淋巴结。

降结肠区域淋巴结:左结肠淋巴结、肠系膜下血管淋巴结。

乙状结肠区域淋巴结:乙状结肠淋巴结、左结肠淋巴结、直肠(痔)上淋巴结、直肠下淋巴结、肠系膜下血管淋巴结、直肠乙状结肠淋巴结。

直肠区域淋巴结:直肠(痔)上、中、下淋巴结,肠系膜下血管淋巴结,髂内淋巴结,直肠系膜(直肠旁)淋巴结,髂外侧淋巴结,骶前淋巴结,骶骨岬淋巴结。

④TNM 分期系统 T、N、M 的定义

原发肿瘤(T)

Tx   原发肿瘤无法评估

T_0 无原发肿瘤证据

Tis   原位癌:局限于上皮内或侵犯黏膜固有层

T_1 肿瘤侵犯黏膜下层

T_2 肿瘤侵犯固有肌层

T_3 肿瘤穿透固有肌层到达浆膜下层,或侵犯无腹膜覆盖的结直肠旁组织

T_{4a} 肿瘤穿透脏腹膜

T_{4b} 肿瘤直接侵犯或粘连于其他器官或结构

区域淋巴结(N)

Nx   区域淋巴结无法评估

N_0 无区域淋巴结转移

N_1 1~3 枚区域淋巴结转移

N_{1a} 1 枚区域淋巴结转移

N_{1b} 2~3 枚区域淋巴结转移

N_{1c} 浆膜下、肠系膜、无腹膜覆盖结肠/直肠周围组织内有肿瘤种植(TD),无区域淋巴结转移

N_2 4 枚或以上区域淋巴结转移

N_{2a} 4~6 枚区域淋巴结转移

N_{2b} 7 枚或以上区域淋巴结转移

远处转移(M)

M_0 无远处转移

M_1　　有远处转移

M_{1a}　　远处转移局限于单个器官或部位(如肝、肺、卵巢、非区域淋巴结)

M_{1b}　　远处转移分布于一个以上的器官/部位或腹膜转移

⑤TNM 分期系统分期规则:在分期系统中,p 代表病理分期,c 代表临床分期。病理分期是通过对没有经过治疗的原发肿瘤切除标本大体和镜下病理检查得出的。临床分期一般通过一系列临床检查手段获得,包括体格检查、影像学检查、内镜检查、组织活检、手术所见及其他方法。临床分期一般在患者针对肿瘤治疗前确定,记为 cTNM。病理分期在手术切除后获得,记为 pTNM。前缀 y 表示接受新辅助治疗后的肿瘤分期,记为 ypTNM,新辅助治疗后病理学完全缓解的患者分期为 $ypT_0N_0cM_0$,类似于 0 期或 I 期。前缀 r 用于表示经治疗获得一段无瘤间期后复发的患者,记为 rTNM。V 和 L 亚分期用于表明是否存在血管和淋巴管浸润,其中 V_1 指镜下血管浸润,V_2 指肉眼血管浸润。而 PN 则用以表示神经浸润。

Tis 包括肿瘤细胞局限于腺体基底膜(上皮内)或黏膜固有层(黏膜内),未穿过黏膜肌层到达黏膜下层。T_4 直接侵犯包括穿透浆膜侵犯其他肠段,并得到镜下诊断证实,如盲肠癌侵犯乙状结肠,或者位于腹膜后或腹膜下肠管的肿瘤,穿破肠壁固有肌层后直接侵犯其他的脏器或结构,例如降结肠后壁的肿瘤侵犯左肾或侧腹壁,又如中下段直肠癌侵犯前列腺、精囊腺、宫颈或阴道。肿瘤肉眼上与其他器官或结构粘连则分期为 cT_{4b},但是,弱显微镜下病理检查该粘连处未见肿瘤存在则分期为 pT_3。

2.2010 年与 2002 年结直肠癌 TNM 分期系统的差别

美国癌症联合委员会《AJCC 癌症分期手册》2010 年第 7 版在 2002 年第 6 版基础上对结直肠癌分期系统进行了多处修改。

①原发肿瘤 T 分期中的 T_4 期,在 2010 年 TNM 分期中被细分为 T_{4a} 和 T_{4b}。T_{4a} 指肿瘤直接穿透脏腹膜,T_{4b} 是病变直接侵犯或粘连于其他器官或结构,做出这样修改的主要依据是根据 1992—2004 年对 109 953 例结肠癌患者的分析,其数据表明,同是淋巴结阴性的 T_4 期病变,肿瘤直接穿透脏腹膜的患者的 5 年生存率(79.6%)要显著高于肿瘤直接侵犯或粘连于其他器官的患者的 5 年生存率(58.4%)。

②新增了淋巴结外肿瘤种植的概念。淋巴结外肿瘤种植(extranodal tumor deposits,EN-TD),又称为肿瘤周围的种植结节或卫星结节,是指沉积于远离原发肿瘤边缘的结直肠周围脂肪组织内的不规则肿瘤实性结节,已经没有了残留淋巴结组织的证据,但分布于肿瘤的淋巴引流途径上。一般认为不应列为淋巴结转移来计数。多数种植结节源于淋巴血管浸润,比较罕见的是源于周围神经浸润。一项研究的多因素分析显示无肿瘤卫星结节的 pN_0 患者,其 5 年生存率高达 91.5%,与之相比,存在肿瘤卫星结节的患者仅为 37.0%。淋巴结外肿瘤种植归类为 pN_{1c} 期。

③N_1 与 N_2 期病变被重新定义,以便揭示区域淋巴结转移数目与结直肠癌预后之间的关系。N_1 期(1~3 枚区域淋巴结转移)在 2010 年被细分为 N_{1a}(1 枚淋巴结转移)和 N_{1b}(2~3 枚区域淋巴结转移),而 N_2 期(4 枚以上区域淋巴结转移)也被分为 N_{2a}(4~6 枚区域淋巴结转移)和 N_{2b}(7 枚以上区域淋巴结转移)。此外,仅有位于浆膜下层、肠系膜、非腹膜覆盖结肠或直肠周围组织的肿瘤种植,而无区域淋巴结转移的病变,现被分为 N_{1c} 期。

④M_1 期被细分为 M_{1a} 和 M_{1b}，根据远处转移病变存在于一个还是多个器官或部位而分，腹膜转移被分为 M_{1b}。由此Ⅳ期被相应的分为ⅣA 期和ⅣB 期。

⑤对Ⅱ期进行了细分，2002 年第 6 版中，Ⅱ期是指肿瘤浸润肠壁全层但没有淋巴结转移（N_0），并根据原发肿瘤是 T_3 还是 T_4 而分为ⅡA 期和ⅡB 期。2010 年新分期中Ⅱ期则细分为三个亚期，包括ⅡA 期（T_3 期病变浸润穿透固有肌层到达结直肠旁组织）、ⅡB 期（T_{4a} 期病变直接穿透脏腹膜）和ⅡC 期（T_{4b} 期病变直接侵犯或粘连于其他器官或结构）。

⑥对Ⅲ期进行了进行了重新修订，2010 年与 2002 年 TNM 分期中Ⅲ期均有三个亚期，但新分期中各个亚期的内容与原分期已有大的变化，以更加准确地反映肿瘤侵犯程度和受累淋巴结数目之间复杂的生物学联系。例如，对于虽有广泛淋巴结侵犯但肿瘤并未穿透固有肌层的患者，由于观察到其相对生存率较高，$T_{1\sim2}N_2$ 的病变现划分为ⅢA 期（T_1N_{2a}）或ⅢB 期（$T_{1\sim2}N_{2b}$）。此外，$T_{4b}N_1$ 原被划分为ⅢB 期，现被划分为ⅢC 期，因为观察结果显示 $T_{4b}N_1$ 患者的转归与 $T_{3\sim4}N_2$ 患者类似。

（三）结直肠癌治疗后的分期

1.结直肠癌新辅助治疗后的分期

TNM 分期系统一般用于未经治疗的肿瘤，肿瘤经过治疗后其分期和预后的关系与治疗前有一定的差异。但仍然可以使用 TNM 分期系统对治疗后的肿瘤进行评估。在记录新辅助治疗后肿瘤的 TNM 分期时要加上前缀 y。告知肿瘤是否经过放化疗等新辅助治疗情况，对病理医生综合判断肿瘤切除标本情况，出具标准的病理报告是很重要的。治疗后的肿瘤分期情况仍能够反映病情预后，同时也有助于评估术前治疗的疗效。

2.结直肠癌手术切除后残留肿瘤分期

AJCC 分期系统第 7 版指出外科医生要对肿瘤切除的完整性进行评分。但不适用于 TNM 分期系统。一般对切除完整性评估分为 3 类：肿瘤完整切除所有切缘阴性时为 R_0；肿瘤切除不完全且有显微镜下切缘受累及时为 R_1；肿瘤切除不完全且有肉眼可见的肿瘤残留灶时为 R_2。

（四）转移性结直肠癌分期的完善与探索

对转移性结直肠癌分期 AJCC 2010 年第 7 版做了适当的细分，远处转移局限于单个器官或部位（如肝、肺、卵巢、非区域淋巴结）分期为ⅣA，远处转移分布于一个以上的器官/部位或腹膜转移分期为ⅣB。这样的分期并不足以区分各种转移性结直肠癌治疗策略及预后。对转移性结直肠癌再分期的探索一直在进行。

欧洲结直肠转移治疗组建议根据转移部位及治疗策略对转移性结直肠癌进行分期，将仅有肝转移病变的划分为Ⅳ期，而将有肝外转移病变的划分为Ⅴ期。这些分期要经过有经验的多学科会诊（multi-disciplinary treatment，MDT）集体讨论决定。其一些亚分期定义如下：

ⅣA:可切除的肝转移；

ⅣB:边缘可切除的肝转移（技术上切除困难）；

ⅣC:潜在可切除的肝转移（经过新辅助治疗后可能转化为可切除）；

ⅣD:不可切除的肝转移（包括多于 6 个转移病灶，术后残存肝组织不足 25%，3 个肝静脉或左右门静脉癌栓，合并肝实质性疾病等）；

ⅤA:转移灶全部可切除（包括肝转移及肝外转移病灶）；

ⅤB:转移病灶不可切除[包括肝外转移灶和(或)肝转移灶不可切除]。

另一种分类根据是否可手术根治而不过分重视转移部位,Ⅳ期包括所有被认为可切除的转移病变,Ⅴ期包括经有经验的 MDT 讨论认为不可切除的转移病变。具体细分如下:

ⅣA:仅有肝转移且可切除;

ⅣB:肝外转移(＋或－肝转移)可切除;

ⅤA:转移灶潜在可切除(包括肝转移及肝外转移病灶,经过新辅助治疗后可能转化为可切除);

ⅤB:转移病灶不可切除。

再一种分类将所有远处转移全部归为Ⅳ期。MDT 根据转移病变是否可切除而分为ⅣR 期(转移病变可切除)和ⅣU 期(转移病变不可切除)。ⅣR 期和ⅣU 期根据转移的部位分别再细分为仅有肝转移(a)、仅有肝外转移(b)、肝及肝外均有转移(c)3 个亚期。

ⅣRa:仅有肝转移且可切除;

ⅣRb:肝外转移(无肝转移)且可切除;

ⅣRc:有肝转移及肝外转移且都可切除;

ⅣUa:仅有肝转移且不可切除;

ⅣUb:有肝外转移(无肝转移)且不可切除;

ⅣUc:有肝转移及肝外转移且至少有一个部位不可切除。

一种新颖的网格式分期系统仍在讨论之中。尽管看起来比较复杂,但确是比较详尽的可以更好指导治疗及预后的分期体系,患者能够根据他们在表格中的相应分期位置得到相应的治疗。当然每个期别的划分也需要有经验的 MDT 集体讨论决定。其中 A₁ 和 A₂ 期患者将直接接受手术治疗,B₁、B₂、B₃ 和 A₃ 期患者将进行新辅助治疗,C₁~₄、B₄ 和 A₄ 期患者应进行姑息性化疗。

专家们对该网格式分期系统的讨论主要观点为,这个表格分期系统日常使用过于复杂,对应用于进行临床实验的转移性结直肠癌分期非常有益。有些人认为该 ABC 网格分期系统与 Dukes 分期系统容易混淆,欧洲结直肠转移治疗组建议将该分期改为用 M₁~₄ 表述肝外转移病变情况,用 a、b、c 来分别表述肝转移病变的可切除、初始不可切除、不可切除三种情况。

目前尚没有一个被大家都认可的、简便易行且详实的转移性结直肠癌分期系统,但大家越来越重视对初始不可切除的转移病变的治疗,初始不可切除转移病变经治疗后转变为可切除转移病变的比例逐渐增高。随着更多专家的不断探索,现有的分期系统会不断地得到完善。

第六节　阑尾疾病

一、阑尾肿瘤及瘤样病变

(一)良性肿瘤及瘤样病变

阑尾良性肿瘤包括管状、绒毛状、管状-绒毛状腺瘤,增生性息肉,锯齿状腺瘤等。而管状、绒毛状、管状-绒毛状腺瘤较为少见。

1. 子宫内膜异位症

(1)病理诊断：

可见异位的子宫内膜腺体及间质,常伴出血、含铁血黄素沉着和纤维化。

(2)鉴别诊断：

阑尾腺癌。

2. 阑尾黏液囊肿

炎症及肿瘤均可引起阑尾黏液囊肿。

(1)病理诊断

①肉眼：囊肿呈圆形或椭圆形,壁薄,囊内充满黏液。

②镜下：a. 壁内表面被覆单层柱状上皮,上皮分泌旺盛。b. 阑尾各层组织可受压变薄,纤维结缔组织增生。

(2)鉴别诊断：

①阑尾黏液性囊腺瘤。②黏液性囊腺癌。注意观察被覆上皮和黏液中漂浮腺体有无异型性。

(二)阑尾上皮性恶性肿瘤

1. 低级别阑尾黏液性肿瘤、阑尾黏液腺癌

低级别阑尾黏液性肿瘤(low grade appendiceal mucinous neoplasm,LAMN)、阑尾黏液腺癌形成的黏液囊肿可发生破裂,均可引起腹膜假黏液瘤。LAMN 和阑尾黏液腺癌的病变特征比较见表 4-6-1。阑尾黏液腺癌更倾向于向器官深部侵袭,易出现血管、淋巴转移。同时发生卵巢及阑尾黏液性肿瘤的患者,绝大多数阑尾为原发灶。高级别腹膜假黏液性肿瘤除源于阑尾之外,偶尔可来源于其他器官,如结直肠、胃、膀胱、胰腺、尿路、肺等。

表 4-6-1　低级别阑尾黏液性肿瘤(LAMN)和黏液腺癌的特征

	LAMN	黏液腺癌
分级	低	高
细胞异型性	轻(细胞一致,核较为温和)	中至重度
核仁	无增大	增大
组织结构	细胞单层,柱状、立方或扁平	促纤维性间质,筛状,印戒细胞
核分裂象	极少	多见,可见病理核分裂象
黏液池的细胞密度	无细胞或比较少	细胞较多

2. 腺癌

(1)临床特征：

大部分患者临床症状类似急性阑尾炎,部分表现为腹部或盆腔包块。

(2)病理诊断

①肉眼：阑尾肿大、变形或完全被破坏。黏液聚集可致阑尾囊性肿胀。

②镜下：与大肠腺癌类似,多为分化较好的腺癌。

3.其他阑尾癌

如腺鳞癌、未分化癌等少见。

4.神经内分泌肿瘤

(1)临床特征：

神经内分泌肿瘤(neuroendocrine tumor,NET)占阑尾肿瘤的50％～77％,其中神经内分泌癌(neuroendocrine carcinoma,NEC)极少,女性多见。临床多无症状,阻塞管腔时可引起炎症。类癌综合征极为罕见,多与广泛转移有关。

(2)病理诊断

①肉眼：a.好发于阑尾远端;b.呈小结节状,横切面显示新生物多带黄色,边界清楚、无包膜;位于黏膜下,呈环状生长;c.阑尾腔多狭窄或闭塞。

②镜下：a.瘤细胞大小形状一致,近圆形或椭圆形,胞质呈颗粒状嗜酸性;b.瘤细胞多呈实体状排列,肿瘤周围明显回缩与间质分离,巢间由纤维组织分隔,也可排列成条索状、腺样;c.瘤组织多位于黏膜下层,也可浸润阑尾壁,不少病例有浆膜下淋巴管浸润。

5.杯状细胞类癌

肿瘤细胞呈印戒样,与正常肠上皮杯状细胞相似。肿瘤细胞排列成小的圆形巢,腺腔结构不常见。在成簇的杯状细胞内夹杂有分散或小巢状的神经内分泌细胞。此型较一般类癌恶性度高。黏液染色：杯状细胞和细胞外黏液池强阳性。免疫组化：神经内分泌细胞表达CgA、5-羟色胺、胰高血糖素样肽、生长抑素和PP。杯状细胞CEA阳性。

(三)阑尾间叶源性肿瘤和转移性肿瘤

极为少见。阑尾原发的淋巴瘤少见,通常是肠道淋巴瘤的一部分。

二、阑尾炎症

(一)急性阑尾炎

1.临床特征

转移性右下腹痛及右下腹固定压痛,体温升高,血中性粒细胞增多。

2.病理诊断

分三型：①单纯性阑尾炎,肉眼观病变不明显。镜下可见一处或数处隐窝上皮缺损,代以中性粒细胞及纤维蛋白所形成的楔形小病灶。②蜂窝织炎性阑尾炎,肉眼观阑尾显著肿胀,浆膜充血并有纤维素性、脓性渗出物附着。镜下可见阑尾各层有大量中性粒细胞弥漫浸润。③坏疽性阑尾炎,肉眼观呈黑绿色,质软脆,常发生穿孔。镜下可见阑尾各层均有坏死,伴有广泛出血。

(二)慢性阑尾炎

1.临床特征

慢性右下腹痛和右下腹局限性压痛。

2.病理诊断

主要表现为阑尾壁内淋巴细胞、浆细胞和嗜酸粒细胞浸润,以及纤维结缔组织增生。

（三）阑尾寄生虫病

常见的阑尾寄生虫病有阑尾血吸虫病、蛔虫病、蛲虫病、阿米巴病、鞭虫病等。

（四）阑尾纤维性闭塞

1. 病理诊断

①肉眼：累及远端尖部，沿着阑尾腔受累的长度不同，阑尾腔可完全闭塞。

②镜下：管腔被纤维组织和慢性炎症细胞取代，通常伴有神经和神经内分泌细胞增生。

③免疫组化：神经和神经内分泌细胞增生时 S-100 蛋白和 NSE 可阳性。

2. 鉴别诊断

神经内分泌细胞增生需与阑尾类癌鉴别。

（五）阑尾其他炎症

阑尾的其他炎症包括阑尾结核、克罗恩（Crohn）病、放线菌病、螺杆菌阑尾炎等。

三、阑尾发育异常

阑尾发育异常少见，有阑尾憩室、双阑尾或多阑尾畸形、阑尾闭锁和阑尾异位等类型。

第七节　肝脏感染性疾病

一、病毒性肝炎

病毒性肝炎一般指的是由肝炎病毒引起的肝实质的弥漫性炎症。根据发病情况、病程、病毒载量、基因型、突变、病毒、宿主之间相互作用及宿主的状态，包括年龄、性别、一般情况、生活习惯及是否饮酒等可出现不同的临床表现，如急性、暴发性、慢性病毒性肝炎和携带者状态。根据肝炎病毒的不同分为甲（A）型、乙（B）型、丙（C）型、丁（D）型、戊（E）型和庚（G）型病毒性肝炎。

（一）急性病毒性肝炎

急性病毒性肝炎是以肝脏炎性损伤为主的全身感染性疾病。临床上主要表现为无力、疲倦、低热、恶心、呕吐，偶有黄疸。

1. 大体

肝弥散肿大、无光泽，切面边缘外翻。

2. 光镜

典型的急性病毒性肝炎是全小叶的弥漫性病变，不仅仅局限于汇管区。形态特点为：①肝细胞弥漫性变性，主要以混浊肿胀和水样变性为主。肝细胞的肿胀使肝细胞索排列紊乱，肝窦拥挤。严重的水样变性使肝细胞胀如气球，称气球样变，此时，肝细胞胞质透明、核悬在中央。电镜下可见线粒体肿胀、内质网扩张和核糖体脱失。另一种变性形式是肝细胞胞质的浓缩、嗜酸性增强，称嗜酸性变。嗜酸性变的肝细胞进一步浓缩，失去细胞核，形成嗜酸性凋亡小体；

②点、灶状肝细胞坏死（图 4-7-1）。随着水样变性的加重，出现单个或几个肝细胞的溶解性坏死、肝细胞消失、网状纤维塌陷；③肝细胞脂肪变；④肝窦库普弗细胞增生，胞质内可见吞噬的细胞碎屑和脂褐素等；⑤汇管区和坏死灶内淋巴细胞、中性粒细胞等炎细胞浸润，并可见吞噬脂褐素和细胞碎屑的巨噬细胞；⑥在有黄疸的病例中，变性的肝细胞和库普弗细胞内可见胆色素颗粒。毛细胆管和小胆管中可见胆栓。水样变性及再生的肝细胞可围成假腺体；⑦随着恢复期的开始，肝细胞再生逐渐明显。肝细胞核增大，可见核分裂或双核肝细胞。急性肝炎时肝细胞损伤和炎症以小叶中心最为明显，严重病例可出现不同小叶间的桥接状坏死或区带状坏死。发生在婴儿的肝炎可见很多多核肝细胞，又称巨细胞肝炎。

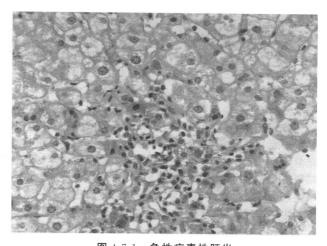

图 4-7-1　急性病毒性肝炎
肝细胞肿胀，嗜酸性变，点、灶状肝细胞坏死，部分肝细胞内有淤胆

依据组织坏死的程度和分布特点可分为：经典型急性病毒性肝炎、伴有桥接状坏死的急性肝炎、伴有全小叶坏死的急性肝炎和伴有汇管区周坏死的急性肝炎。

仅从组织学上很难鉴别病变是由哪型肝炎病毒所致。维多利亚蓝、地衣红染色可显示乙肝表面抗原，有助于乙型肝炎的诊断。应用抗各种肝炎病毒抗原的抗体做免疫组织化学和（或）免疫电镜检查，以及透射电镜下病变组织中不同形态、大小的病毒颗粒的检出均有助于判定病毒的类型。应用 DNA 或 RNA 探针进行核酸分子杂交和多聚酶链反应亦可帮助确定感染的病毒类型。但急性肝炎期的特殊染色或免疫组织化学鉴别病毒型用处有限，因大多数情况下病毒已被清除。血清学检查则更为实用和可靠。

（二）急性重症肝炎

约 10% 的急性肝炎表现非常危重，起病急骤，短期可因肝功能衰竭死亡，称为暴发型肝炎。

根据其急骤程度分为亚急性重症肝炎和急性重症肝炎，亦称亚急性重型肝炎和急性重型肝炎。临床表现为亚急性肝衰竭（几个月）或急性肝衰竭（几天）。

1. 大体

肝脏变小、包膜皱缩，故有急性或亚急性肝萎缩的称谓。肝脏因明显的出血坏死而呈红色，及不同程度的胆染而呈绿色。

2.光镜

亚急性重型肝炎时肝细胞有明显的桥接状坏死、片状融合性坏死(图 4-7-2)。这些患者或死于肝功能衰竭或发展成坏死后性肝硬化。急性重型肝炎则可见多个小叶的坏死或大块坏死。患者主要表现为急性肝功能衰竭,死亡率高达 50%～90%。存活者通常不发展成慢性肝炎。

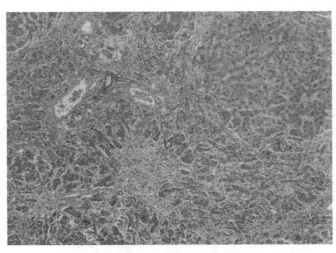

图 4-7-2　亚急性重型肝炎

肝细胞有明显的桥接状坏死及片状融合性坏死,右上角可见肝细胞结节状再生,小叶内外有炎细胞浸润和纤维组织增生,小叶周边部小胆管增生并可见胆汁淤积

除急性病毒性肝炎外,其他很多原因均可导致广泛的肝细胞坏死,诸如中毒、严重的药物反应和 Wilson 病等。

(三)慢性肝炎

慢性病毒性肝炎临床上是指出现肝炎表现至少持续 6 个月以上,可无症状,亦可有轻度乏力等症状,可见肝大、掌红斑等体征。肝功能亦有不同程度的改变。

慢性肝炎的原因(表 4-7-1)复杂。在中国,慢性病毒性肝炎为最常见的原因。其他原因包括:自身免疫性肝炎、代谢性疾病(如 Wilson 病、α_1-抗胰蛋白酶缺乏症)、药物反应及原因不明的慢性肝炎。无论其原因如何,其通常的特点为汇管区的炎症、界面性肝炎、肝实质的炎症、坏死和纤维化。

表 4-7-1　慢性肝炎的病因学

病因	项目
病毒性肝炎	HBV、HCV、HDV
复合感染	HBV＋HDV
	HBV＋HCV
	HCV＋HIV
	HCV＋HGV

病因	项目
自身免疫性肝炎	
药物反应	
代谢性疾病	Wilson病、α_1-抗胰蛋白酶缺乏症
隐源性	

　　汇管区炎症为慢性肝炎最为典型的形态特征,表现为汇管区的扩大,其内有多少不等的淋巴细胞、浆细胞浸润。有时尚可见散在的中性粒细胞、巨噬细胞、嗜酸性粒细胞。可有淋巴滤泡形成,尤其是丙型肝炎时。汇管区周边可有小胆管增生。界面性肝炎以前亦称碎片状坏死或汇管区周围肝细胞坏死,是慢性肝炎最为重要的特征。此时,位于汇管区附近的肝小叶界板因炎症、肝细胞坏死而导致不规则的破坏。形态表现为小叶周边的肝细胞坏死和明显的淋巴细胞、浆细胞浸润(图 4-7-3)。

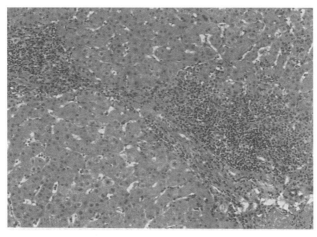

图 4-7-3　慢性病毒性肝炎
肝小叶界板因炎症、肝细胞坏死而导致不规则的破坏,小叶周边的肝细胞坏死和明显的淋巴细胞、浆细胞浸润

　　慢性肝炎时小叶内的病变一般较轻,常仅有散在的肝细胞坏死。在小叶周边区常可见较多嗜酸性小体,小叶内亦可见散在的嗜酸性小体。坏死的肝细胞周围常有单核炎细胞浸润及库普弗细胞增生。Ⅲ区的肝细胞可有淤胆。肝细胞再生可很明显,常见两层肝细胞形成的肝板或再生肝细胞围成的菊形团。肝细胞界板的炎症、坏死和 Disse 腔内胶原及其他细胞外基质的沉积导致肝窦的毛细血管化。纤维组织增生过程的不断演进,导致汇管区的星状扩张,其纤维条索不断伸入到小叶,形成汇管区-小叶和汇管区-汇管区之间,以及小叶-小叶之间的纤维桥,最终形成肝硬化。乙肝病毒感染所致的慢性肝炎时,常见到毛玻璃样肝细胞,该细胞质内增生的滑面内质网内含有丰富的微丝状结构的乙型肝炎病毒表面抗原而呈毛玻璃样,这些毛玻璃样肝细胞在炎症很轻的肝活检中更为明显。但毛玻璃样细胞亦可见于其他情况,如药物导致的滑面内质网肥大、纤维蛋白原储积病、Lofara 病和Ⅳ型糖原储积病等。维多利亚兰、地

衣红、醛复红染色或用抗乙肝表面抗原的抗体进行免疫组织化学染色均可间接或直接显示乙型肝炎表面抗原。肝细胞核内乙型肝炎核心抗原的积聚可使肝细胞核形成沙状,免疫组织化学亦可显示乙肝病毒核心抗原,其胞质或胞膜阳性常与坏死、炎症的活动关系密切。

　　D型病毒性肝炎常同B型肝炎病毒复合感染,此时形态上类似B型肝炎,可出现类似B型肝炎时的沙状核,但坏死、炎症一般较重。

　　C型肝炎病毒引起的慢性肝炎病变一般较轻。特点为汇管区密集的淋巴细胞浸润,甚至有淋巴滤泡形成。淋巴细胞可浸润胆管,导致胆管上皮出现空泡、核拥挤、核增大,甚至部分胆管上皮消失。因HCV可影响脂肪的降解、分泌并促进脂肪的合成,脂肪变又有利于病毒的复制,故C型肝炎病毒引起的慢性肝炎常有脂肪变。40%～80%的患者出现肝细胞轻到中度脂肪变。脂肪变通常为大泡型,呈局灶分布,常伴有明显的坏死和炎症反应。小部分患者出现非坏死性肉芽肿。个别病例亦可在肝细胞质内见到Mallory-Denk小体。约10%的病例同时有乙型肝炎病毒感染。此时,病变更重,进展更快。

　　以前的慢性持续性肝炎、慢性活动性肝炎和慢性小叶性肝炎已不提倡使用,而代以在病理报告中注明炎症坏死的程度分级(表4-7-2)、纤维化的程度分期(表4-7-3)、尽可能的病原学的证据,如乙肝、丙肝或其他等。

表4-7-2　慢性肝炎中炎症和坏死程度的分级

程度	分级	淋巴细胞碎片状坏死/界面性肝炎	小叶炎症和坏死
仅有汇管区的炎症	0	无	无
轻微病变	1	轻微,小灶性	轻微,偶有点状坏死
轻度病变	2	轻度,累及某些或全部汇管区	轻度,伴轻微肝细胞损伤
中度病变	3	中度,累及所有汇管区	中度,伴肝细胞变性
重度病变	4	重度,桥接性纤维化	重度,可见明显的弥漫性肝细胞损伤

表4-7-3　慢性肝炎纤维化程度的分期

纤维化程度	分期	特征
无纤维化	0	正常
汇管区纤维化	1	汇管区纤维组织增生使汇管区扩大,但扩大限于汇管区内
汇管区周纤维化	2	汇管区纤维组织增生并伸向汇管区周围,偶见汇管区-汇管区的纤维间隔形成
间隔纤维化	3	肝结构破坏,桥接或间隔纤维化形成,但无明显的肝硬化
肝硬化	4	肝硬化

　　慢性乙型肝炎或丙型肝炎中的癌前病变:HBV、HCV感染和肝细胞癌有密切关系。在其所致的纤维化或肝硬化阶段常出现癌前病变。当结节<1mm时,称为异型增生灶,当结节>1mm时称为异型增生结节。异型增生灶或异型增生结节由大细胞构成者称为大细胞型(以前称为大细胞异型增生),由小细胞构成者称为小细胞型(以前称为小细胞异型增生),而以小细胞型与肝细胞癌的关系更为密切。

(四)无症状携带者

　　这是指持续病毒血症超过6个月、临床无症状、转氨酶正常的个体。组织学上肝硬化很少见。常见的病变有轻度非特异性炎症改变(36%)、轻度慢性肝炎(29%)和肝细胞毛玻璃样变(15%)(图 4-7-4),肝脏正常占 20%。毛玻璃样变是肝细胞滑面内质网明显增生的结果。电镜下增生的内质网中有 HBsAg。因病毒抗原中有二硫键,故能与二硫键结合的地衣红和醛复红染色均可显示 HBsAg。形态上表现为单个肝细胞胞质弥漫的染色。这与形成粗大颗粒的铜蛋白复合物的染色不同。免疫组织化学和分子杂交技术,如原位杂交和多聚酶链反应或原位多聚酶链反应均可特异地显示 HBsAg 或 HBV 基因的存在,甚至可用石蜡切片做回顾性研究。

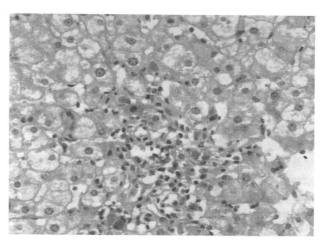

图 4-7-4　慢性乙型肝炎病毒感染

肝细胞胞质均质红染,充满嗜酸性细颗粒状物质,不透明似毛玻璃状,称为毛玻璃样肝细胞

二、非嗜肝性病毒性肝炎

(一)病毒性出血热

1. 定义

病毒性出血热,国内一般是指流行性出血热,又称肾综合征出血热,是由流行性出血热病毒(汉坦病毒)引起的,以鼠类为主要传染源的自然疫源性疾病,主要临床表现为发热、出血、充血、低血压休克及肾脏损害。广义上,还包括其他病毒引起的出血性发热,如由蚊传播的黄病毒属感染,如黄热病和登革热(表 4-7-4)。

表 4-7-4　非嗜肝病毒导致出血热并累及肝脏

病毒	疾病	地理
黄病毒属	黄热病	非洲、南美
	登革热	非洲、亚洲、美洲热带地区
砂粒病毒属	拉萨热	西非
胡宁病毒,属于砂粒病毒属	阿根廷出血热(HF)	阿根廷
丝状病毒属	埃博拉出血热	中部非洲
	马堡热	中南部非洲

病毒	疾病	地理
布尼亚病毒科	裂谷热	东中部非洲
	肾综合征出血热	欧亚大陆北部地区
汉坦病毒,属于布尼亚病毒科	流行性出血热,又称克里米亚-刚果出血热	俄罗斯、中西亚、非洲

2.临床特征

(1)病因:

由流行性出血热病毒(汉坦病毒)引起。

①宿主动物和传染源:主要是小型啮齿动物,包括野鼠及家鼠。

②传播途径:主要传播为动物源性,病毒能通过宿主动物的血、唾液、尿、粪便排出,鼠向人的直接传播是人类感染的重要途径。

③人群易感性:一般认为,人群普遍易感,隐性感染率较低,一般青壮年发病率高,病后有持久免疫力。

(2)临床表现:

出血热潜伏期一般为2~3周。典型临床经过分为五期:发热期、低血压休克期、少尿期、多尿期及恢复期。

3.病理诊断

上述几种病毒性出血热的基本病理变化:大块和亚大块肝组织坏死,常见到嗜酸性小体。

一般依据临床特征和实验室检查、结合流行病学资料,在排除其他疾病的基础上,进行综合性诊断,对典型病例诊断并不困难,但在非疫区、非流行季节,以及不典型病例的确诊较难,必须经特异性血清学诊断方法确诊。

(二)巨细胞病毒感染

1.定义

巨细胞病毒(cytomegalovirus,CMV)亦称细胞包涵体病毒,是一种疱疹病毒组 DNA 病毒。分布广泛,感染人体可引起以生殖泌尿系统、中枢神经系统和肝脏为主的各系统感染,从轻微无症状感染直到严重缺陷或死亡。巨细胞病毒性肝炎大部分发生于肝肾移植之后。由于急性细胞排斥反应和 CMV 感染在临床上表现相似,肝活检对于区分二者非常有价值。

2.病理诊断

①肝小叶内可以见到中性粒细胞聚集,称微脓肿。肝细胞或者上皮细胞核内出现包涵体有一定的特征性,呈兼性染色的圆形球体,周围包绕清晰的光环,有时包涵体也可出现在胞质内,其形态多样、体积小。但是在肝脏 CMV 感染病例中很少见到典型的核内包涵体。肝组织内还可见到多核巨细胞,周围有少量淋巴细胞浸润。

②有学者在工作中,在 HIV 阳性患者行肝穿和肠镜检查活检标本中,偶然发现了 CMV 感染病例,但仅在肠黏膜见到了大量典型的核内包涵体,并经免疫组织化学染色得以证实。免疫组织化学实验表明,CMV 早期核抗原单克隆抗体检测染色阳性细胞主要是腺体浅层上皮细胞,而 CMV 晚期抗体检查主要是间质细胞和少量腺体基底细胞阳性。说明随着时间进展,

病变向深部和间质侵犯。

③对婴儿可导致巨细胞病毒性肝炎,有着显著的胆汁淤积和炎症反应。

④对免疫健全的患者,巨细胞病毒感染可造成传染性单核细胞增多症样综合征,伴随轻度的肝炎。活检显示灶性肝细胞坏死和肝窦淋巴细胞浸润,以及轻度的胆管损伤。

⑤免疫组织化学染色:CMV 单克隆抗体免疫组织化学可以证实巨细胞病毒的存在。

（三）Epstein-Barr 病毒感染

1.定义

Epstein-Barr 病毒(Epstein－Barr virus,EBV)为疱疹病毒科嗜淋巴细胞病毒属的成员。它在世界各地都有分布,95％以上的成人均有携带。

2.临床特征

EBV 是传染性单核细胞增多症的病原体,与鼻咽癌、儿童淋巴瘤的发生密切相关,已经被列为可能致癌的人类肿瘤病毒之一。

EBV 引起的肝炎在临床上并不常见,在免疫正常和免疫缺陷的个体均可出现,也可出现在肝移植后。临床外周血检测可见到异形的淋巴细胞增多。

3.病理诊断

①汇管区扩大伴有显著的淋巴细胞浸润;大部分淋巴细胞有非典型性,细胞稍大,核质比轻度增加,为被感染的 B 淋巴细胞,还有少量被激活的 T 淋巴细胞和 NK 细胞。

②小叶内可见轻度至中度的灶性坏死,以及凋亡小体。肝窦排列整齐,很少见到肝细胞的气球样变和水变性。

③肝窦内淋巴细胞增加,有单线整齐排列的趋势,淋巴细胞可有轻度异型性。

④偶可见到非干酪坏死性肉芽肿,以及不同程度的大泡性脂肪变。

⑤一些病例汇管区可见到嗜酸性粒细胞和少量浆细胞浸润。

⑥免疫组织化学染色:EB 核相关抗原(Epstein－Barr nuclear－associated antigen,EB-NA)和潜在膜蛋白(latent membrane protein,LMP)染色阳性,可以证实淋巴细胞内 EBV 编码蛋白的存在。

⑦PCR 和原位杂交:冰冻组织用 PCR、石蜡包埋组织用原位杂交技术均可以检测到汇管区受感染淋巴细胞的 EBV 受体。

（四）人类免疫缺陷病毒感染

1.定义

艾滋病由人类免疫缺陷病毒(human immunodeficiency virus,HIV)引起。HIV 是一种感染人类免疫系统细胞的慢病毒,属反转录病毒的一种,能攻击人体免疫系统,把 T 淋巴细胞作为主要攻击目标,大量破坏该细胞,使人体丧失免疫功能,因此人体易于感染各种疾病,并可发生恶性肿瘤,病死率较高。HIV 在人体内的潜伏期平均为 8～9 年。

2.发病机制

主要是在 HIV 直接和间接作用下,CD4$^+$T 淋巴细胞功能受损和大量被破坏,导致细胞免疫缺陷。CD4$^+$T 淋巴细胞受损方式及表现为:

①病毒直接损伤:HIV 感染宿主免疫细胞后以每天产生 $10^9 \sim 10^{10}$ 颗粒的速度繁殖,并直

接使 CD4⁺ T 淋巴细胞溶解破坏。病毒复制产生的中间产物及 gp120、vpr 等可诱导细胞凋亡。

②非感染细胞受累：感染 HIV 的 CD4⁺ T 淋巴细胞表面 gp120 表达，与未感染的 CD4⁺ T 淋巴细胞的 CD4 分子结合，形成融合细胞，使膜通透性改变，细胞溶解破坏。

③免疫损伤：gp120 与未感染 HIV 的 CD4⁺ T 淋巴细胞结合成为靶细胞，被 CD8⁺ 细胞毒性 T 淋巴细胞（CTL）介导的细胞毒作用及抗体依赖性细胞毒（ADCC）作用攻击而破坏，致 CD4⁺ T 淋巴细胞减少。

④CD4⁺ T 淋巴细胞来源减少：HIV 可感染骨髓干细胞，使 CD4⁺ T 淋巴细胞产生减少。HIV 外膜蛋白 gp120 可抑制原始 T 淋巴细胞向 CD4⁺ T 淋巴细胞转化，导致 CD4⁺ T 淋巴细胞减少。表现为对可溶性抗原（如破伤风毒素）识别缺陷，细胞因子产生减少，B 淋巴细胞辅助能力降低，并可丧失迟发型免疫反应等。

由于其他免疫细胞亦不同程度受损，因而促使并发各种严重的机会性感染和肿瘤的发生。经 2～10 年的潜伏性感染阶段后，病毒可被某种因素所激活，通过转录和翻译形成新的病毒 RNA 和蛋白，然后在细胞膜上装配成新病毒，再感染其他细胞。

3.病理诊断

艾滋病机会性感染和肿瘤常常会累及肝脏和胆管系统。肝脏活检是明确诊断的重要手段之一。艾滋病本身很少会造成肝衰竭，但是可因为药物性肝损伤、合并丙型肝炎导致肝衰竭。有一部分艾滋病治疗药物肝脏毒性是比较大的，会造成药物性肝炎甚至肝衰竭。虽然 HIV 感染可以加重或改变其他病毒性肝炎，但到目前为止还没有证据表明 HIV 肝炎的存在。艾滋病患者肝脏可以发生各种机会性感染，患病率显著增加，而且病情更加严重。常见的病毒感染有巨细胞病毒、单纯疱疹病毒及 EBV 等。绝大部分 HIV 相关的肝脏病理改变都是合并有其他致病因子、肿瘤或者药物损伤，但是近来研究发现也有单纯的 HIV 直接导致的肝脏病变，肝脏内所有细胞类型都可累及，如肝细胞、星形细胞、肝巨噬细胞、淋巴细胞以及胆管均可侵及。

对于弥漫性全身感染，肝活检病理检查的敏感度要比血培养、骨髓和淋巴结检查等技术低。比起感染、可疑淋巴结增生、胆管系统异常、不明原因发烧和肝脾肿大等，肝穿刺活检对于肝占位性病变和肝脏药物性损伤更有用。

常用的特殊染色：抗酸染色、六胺银染色和 PAS 染色。

三、细菌感染

细菌感染可以累及肝脏，在临床和形态学上可引起肝炎样改变。但是在非流行地区，病理医生很少能遇到这些病例。肝脏感染和传染性疾病更多的是见于 AIDS、肿瘤化疗或器官移植情况下的并发症。传染性疾病如伤寒、布鲁氏菌病、类鼻疽均可以累及肝脏。其诊断主要依据是发热等临床表现及微生物检查。

（一）伤寒

1.定义

伤寒是由伤寒杆菌引起的，累及肝脏不常见。

2.临床特征

多数伤寒性肝炎的患者会有黄疸。

3.病理诊断

肝脏活检显示轻度非特异性肝炎,表现为淋巴细胞浸润、灶状肝细胞坏死和肝窦内肝巨噬细胞增生。典型的肉芽肿改变包括单个核细胞聚集、伤寒小结,其他改变包括肝细胞脂肪变性和汇管区炎症。

(二)布鲁氏菌病

1.定义

布鲁氏菌病也称波状热,是布鲁氏菌引起的急性或慢性传染病,是人畜共患传染病、属于自然疫源性疾病。

2.临床特征

在国内,羊为此病主要传染源,牧民或兽医接羔为主要传播途径。本病也可经皮肤黏膜(皮毛、肉类加工、挤奶等)和消化道(食用病畜肉、奶制品)传染。临床上主要表现为病情轻重不一的发热、多汗、关节痛等。病原菌难以培养成功,确诊依靠血清学检查。感染后不产生持久免疫,病后再感染者不少见。

3.病理诊断

肝脏常呈非特异性肝炎及非坏死性肉芽肿。

①肝脏实质内常见肉芽肿形成,以淋巴细胞、吞噬细胞、肝巨噬细胞为主,偶可见上皮样细胞和多核巨细胞。区域分布不固定。

②可见到明显的肝巨噬细胞增生和肥大。

③部分病例肉芽肿中心可以见到纤维素样坏死,偶可在大的肉芽肿中见到干酪样坏死。恢复期肉芽肿出现纤维化。

④汇管区可见到少量淋巴细胞浸润,偶见少量中性粒细胞。

(三)类鼻疽

1.定义

类鼻疽是由类鼻疽伯克霍尔德菌引起的人类与动物共患的疾病。

2.临床特征

临床表现多样化,可为急性或慢性、局部或全身、有症状或无症状。大多伴有多处化脓性病灶。主要见于热带地区,流行于东南亚地区,很少见于西方国家,经历过越南战争的美国人有10%抗体阳性,但是仅有300多例发病。人主要是通过接触含有相关致病菌的水和土壤,并有破损的皮肤而受感染。本病潜伏期一般为4~5天,但也有感染后数月、数年,甚至有长达20年后发病者,即所谓"潜伏型类鼻疽",常见肝脾肿大和黄疸。

3.病理诊断

在急性期可以见到大小不等的脓肿及坏死性肉芽肿,可呈"星状"外观或者类似于猫爪病的肉芽肿。

（四）败血病和肝脓肿

1.定义

败血症是指致病菌或条件致病菌侵入血循环,并在血中生长繁殖、产生毒素而发生的急性全身性感染,引起寒战、发热、衰竭等,若侵入血流的细菌被人体防御功能所清除,无明显毒血症症状时则称为菌血症。败血症常伴有脓肿而病程较长者称为脓毒血症,所以败血症常常是脓毒血症的同义词。

由于年代、患者的基础疾病、传入途径及年龄段等因素的影响,致败血症的细菌也不同。肝脓肿最常见的致病原是细菌及阿米巴原虫,细菌及阿米巴原虫感染肝脏后大量繁殖,进入血液循环后可导致脓毒血症。细菌性肝脓肿是指由化脓性细菌侵入肝脏形成的肝内化脓性感染病灶,临床上主要以寒战、高热、肝区疼痛、肝大和局部压痛为主要表现。

细菌性肝脓肿也称化脓性肝脓肿,是一种严重的消耗性疾病。肝脏接受门静脉和肝动脉的双重血液供应,再加之通过胆道与肠道相通,因此,上述途径是致病菌引起肝脏感染而形成脓肿的主要病因。但肝脏有丰富的血液循环和网状内皮系统的吞噬作用,可以杀灭入侵的细菌,不易形成肝脓肿。

2.临床特征

细菌性肝脓肿最常见的致病菌是大肠埃希菌、金黄色葡萄球菌。全身性细菌感染,特别是腹腔内感染时,细菌可侵入肝脏,如果患者抵抗力弱,就可能发生肝脓肿。本病多见于男性,男女发病率之比约为 2：1。近年来,本病的性别差异已不明显,这与女性胆道疾病的发病率较高有关,而胆源性肝脓肿在化脓性肝脓肿中比例最高。

3.病理诊断

①大体特点：肝脓肿多为单发,但也可为多发。

②镜下特点：脓肿壁从外向内依次为纤维瘢痕组织、肉芽组织和坏死物。

一般来说,血源性感染者常为多发,病变以右肝为主或累及全肝。胆管源性肝脓肿起源于多个小脓肿,它的分布与肝内胆管病变的分布一致,位于肝脏的一侧、一叶或一段。脓腔常与胆管相通,胆管内也充满脓液。急性梗阻性化脓性胆管炎的后期,实质上是急性肝脓肿的一种表现。

肝外伤后血肿感染所引起的脓肿和隐源性脓肿,多为单发性。当脓肿转为慢性以后,脓肿壁上出现肉芽组织生长及纤维化形成。肝脓肿继续发展可向膈下、腹腔、胸腔穿破。

四、立克次体和衣原体感染

立克次体和衣原体同属于革兰氏阴性病原体,是一类能通过细菌滤器、在细胞内寄生、有独特发育周期的原核细胞性微生物。其代谢能力差,是介于细菌和病毒之间的一类原核生物。

（一）立克次体病

1.定义

立克次体病是由一组立克次体引起的自然疫源性传染病。我国的立克次体病主要有流行性斑疹伤寒、地方斑疹伤寒、恙虫病和 Q 热。

2. 病理诊断

主要在血管系统,表现为广泛的或者局部的血管周围炎和血栓性血管炎。

①流行性斑疹伤寒:普氏立克次体通过体虱传播的急性传染病,其临床特点为持续高热、头痛、瘀点样皮疹(或斑丘疹)和中枢神经系统症状,自然病程为 2~3 周。显微镜下可见肝细胞灶状坏死及淋巴细胞浸润,一般无肉芽肿,汇管区炎症一般不明显。立克次体寄生于人和动物的血管内皮细胞胞质内及人虱肠壁上皮细胞内,免疫组织化学可见肝窦内皮细胞的立克次体抗原。

②地方性斑疹伤寒:亦称蚤型或鼠型斑疹伤寒,由莫氏立克次体以鼠蚤为媒介而引起的急性传染病。其临床特征与流行性斑疹伤寒相似,但症状较轻,病程较短,病死率极低。

③Q 热:柯克斯体属立克次体引起的一种人畜共患传染病。临床上除了起病急、高热,多为弛张热伴寒战、严重头痛及全身肌肉酸痛,最常见的特征是累及肝脏。肝脏典型的病理改变是纤维环状肉芽肿,具有上皮样组织细胞、淋巴细胞和少量朗汉斯细胞环绕在周边,中央是纤维素样物质。一些纤维环状肉芽肿的中心是一个大脂泡大小的空白区,具有特征性。

(二)衣原体感染

衣原体感染是由各种衣原体感染引起的一组感染性疾病,致病衣原体有沙眼衣原体、肺炎衣原体、鹦鹉热肺炎衣原体,可引起动物和人类的子宫感染、早产、流产、尿道感染、肺炎等多种疾病。偶可累及肝脏,可见于鹦鹉热和生殖系感染。

鹦鹉热又称鸟疫,是由鹦鹉热衣原体所引起,这些衣原体主要在多种鸟类之间传播,偶然由带菌动物传染给人;通常表现为高热、恶寒、头痛、肌痛、咳嗽和肺部浸润性病变等特征。鹦鹉热可致黄疸和肝大,肝脏表现为灶状肝细胞坏死和肝巨噬细胞增生活跃。沙眼衣原体引起的生殖器感染可能会出现汇管区周围炎(Fitz-Hugh-Curtis 综合征)。Fitz-Hugh-Curtis 综合征:急性盆腔炎性疾病过程中合并的肝、肾、脾周围炎,以及升结肠腹壁粘连。

五、分枝杆菌感染

分枝杆菌由结核分枝杆菌复合群、麻风分枝杆菌和非结核性分枝杆菌组成,目前已知的分枝杆菌种类已达到 90 种,包括致病菌、机会致病菌和非致病性分枝杆菌三类。在分枝杆菌属当中,最重要的种类当属结核分枝杆菌,它是结核的病原菌。

(一)结核分枝杆菌感染

1. 定义

结核分枝杆菌(Mycobacterium tuberculosis,MTB)属于分枝杆菌科的分枝杆菌属,是有致病力的耐酸菌。主要分为人、牛、鸟、鼠等型。对人有致病性者主要是人型菌,牛型菌少有感染。肝结核是由各种肝外结核分枝杆菌播散到肝脏所致,有时因肝外原发灶较小或已痊愈,不能查出原发病灶,据统计,能查到原发灶者仅占 35%。

2. 发病机制

肝脏血运丰富,结核分枝杆菌血行播散容易侵及肝脏。多数肝结核由全身血行播散性结核循肝动脉血流入肝;其次为消化道结核经门脉系统进入肝脏造成感染;少数如腹腔结核或脊柱结核可通过淋巴系统或邻近器官直接侵入;胎儿期胎盘结核尚可经脐静脉入肝形成直接传播。

一般进入人体的结核分枝杆菌均能到达肝脏,但肝脏再生修复能力较强,有丰富的单核吞噬细胞系统。胆汁也有抑制结核生长的作用,虽然结核分枝杆菌易侵及肝脏,但不易形成病灶,甚至有人认为肝结核有自愈倾向。只有当机体免疫力极度低下,大量结核分枝杆菌和毒素入肝时才能致病。近年来,国外报道发现 HIV 感染者或艾滋病患者肝结核发病率显著增加,说明细胞免疫在肝结核发病中的重要性。肝脏感染结核分枝杆菌后,随着疾病发展演变和机体免疫力的变化,病变在不同的阶段表现出多种形式。

3. 临床特征

肝结核较为少见,而且缺乏特异性症状和体征,所以临床误诊率较高。多数肝结核系全身粟粒性结核的一部分,称为继发性肝结核,患者主要表现为肝外肺、肠等结核引起的临床表现,一般不出现肝病的临床症状,经过抗结核治疗肝内结核可随之治愈,临床上很难做出肝结核的诊断。

4. 病理诊断

①大体:粟粒性结核最为常见,其特点是小的结核结节弥散全肝。结节呈白色、灰色或略带黄色。结核结节相互融合形成单个或多个大结节时称肝结核球(瘤),结核球为结核性肉芽肿和(或)干酪样坏死物质,有时酷似肿瘤,多为单发,圆形或类圆形,淡黄色或黄白相间的肿物,形态较规则,质地柔韧或坚硬,与肝实质分界清楚。

②镜下:肝结核的基本病理变化为干酪坏死性肉芽肿。结核结节的中央为干酪样坏死,周围伴有增生的上皮样细胞和朗汉斯多核巨细胞,并伴有淋巴细胞和成纤维细胞围绕。肝结核性肉芽肿处于不同病期,可表现为干酪样坏死、液化坏死、纤维组织增生及钙化等。

免疫力低下的患者可出现坏死,但见不到郎汉斯巨细胞。有关肝结核的病理分型尚无统一标准,一般可分为粟粒性结核、结核瘤、结核性肝脓肿、结核性胆管炎、肝浆膜性结核等。各种病理类型可同时存在,并可互相转化。

a. 结核性肝脓肿常位于汇管区。结核结节可互相融合,然后病灶中心液化成脓肿。

b. 肝结核约 1/3 累及胆管引起结核性胆管炎,病变可为局限性或弥漫性,胆管增粗,管壁增厚、变硬。

c. 肝浆膜性结核,即所谓的"糖衣肝",是由于肝被膜上发生粟粒性结核灶或包膜增生肥厚而形成的。

③特殊染色:抗酸染色是检测分枝杆菌的传统方法,其特异性高但是其敏感性较差,有一定的假阴性率;另外,该方法不能对分枝杆菌分型。

④分子病理 PCR 结合探针杂交,检测的敏感性明显提高,与前者相比降低了假阴性率,能同时检测 13 种分枝杆菌。

（二）麻风

1. 定义

麻风是由麻风分枝杆菌引起的一种极为慢性且传染性较低的疾病,主要累及皮肤及外周神经,严重者可致容貌毁损和肢体畸残。该病主要发生在热带和亚热带。

2.临床特征

麻风很少累及肝脏,主要是肝脏药物反应和淀粉样变性。引起肝脏药物毒性反应常见的是用于治疗麻风的药物利福平或氨苯砜。麻风患者出现全身性淀粉样变性很常见,但有明显的地理分布和个体差异。

3.病理诊断

皮肤和肝脏病变之间有良好的相关性。在结核样型麻风患者的肝脏可见到结核样肉芽肿,但很少检查到抗酸杆菌。相反,瘤型麻风患者在肝实质内或者汇管区附近有成团的泡沫状巨噬细胞和坏死灶,其中经常见到大量抗酸杆菌。偶尔在多菌型麻风会出现肝脏肿大,这些肝脏病变常伴有中性粒细胞的浸润。麻风分枝杆菌的形态、染色与结核分枝杆菌相似,细长、略带弯曲,常呈束状排列。革兰和抗酸染色均为阳性。麻风杆菌是典型的胞内菌,可见大量麻风分枝杆菌存在于细胞内,其胞质呈泡沫状,称麻风细胞。这一点与结核分枝杆菌区别有重要意义。

(三)鸟分枝杆菌感染

鸟分枝杆菌感染是由鸟-胞内分枝杆菌复合体(Mycobacterium avium complex,MAC)感染引起的人兽共患性传染病。MAC包括数个密切相关的菌种,即鸟分枝杆菌和胞内分枝杆菌,它们的形态学特征非常相似,引起的疾病症状、放射学特点及治疗结果等均难以区分,因此,国际分枝杆菌分类学工作组将它们归为一类。

这种条件致病菌进入机体最主要是通过支气管或肠黏膜。当前认为 MAC 感染 AIDS 患者的主要途径是消化道,呼吸道途径则次之。

临床上此感染最常见的症状是不明原因的发热。弥散部位包括任何组织器官,但最常见的是肺和气管,单核吞噬细胞系包括肝、脾、腹腔后淋巴结,胃肠道、骨骼系统和皮肤,而脑、脑脊液和眼眶偶发。

MAC 感染人体后可侵害多种组织器官包括肺、骨髓和淋巴结等,主要包括单一的结节、结节状的支气管扩张、结节样的浸润和在免疫力低下患者中的播散性浸润四种类型,常继发于 HIV 感染或其他免疫功能受损患者。

六、寄生虫病

(一)阿米巴肝脓肿

1.定义

阿米巴肝脓肿是由于溶组织阿米巴滋养体从肠道病变处经血流进入肝脏,使肝发生坏死而形成,实为阿米巴结肠炎的并发症,但也可无阿米巴结肠炎而单独存在。回盲部和升结肠为阿米巴结肠炎的好发部位,该处原虫可随肠系膜上静脉回到肝右叶,故肝右叶脓肿者占绝大部分。

2.临床特征

阿米巴肠病常并发阿米巴肝脓肿,国内临床资料统计的占比为 1.8%～10%,亦有高达46%者,国外尸检材料统计的占比为 10%～59%。临床上起病较缓慢,病情较长,可有高热、不规则发热和盗汗。

3.病理诊断

①大体：阿米巴肝脓肿基本是位于肝脏右叶，并且是多灶的。阿米巴脓肿的形成是疾病累及肝脏的标志性特征，一旦出现肝脓肿就应当考虑阿米巴的可能。超声穿刺物为典型的巧克力样脓液，质黏稠或稀薄，有肝腥味。慢性肝脓肿容易继发细菌感染，如大肠埃希菌、葡萄球菌、变形杆菌等。细菌感染后脓液失去其典型特征，呈黄色或黄绿色、有臭味。

②镜下：a.在发展成脓肿之前，在肝窦内可见少量中性粒细胞，局部可有水肿或者小灶的坏死，窦内可以找到滋养体。滋养体与巨噬细胞相似，胞质常呈灰蓝色。常见到嗜红细胞。b.脓肿早期以多发性小脓肿较为常见，以后逐渐互相融合形成单个大脓肿。脓肿中央为大片坏死区，其脓液为液化坏死组织，含有坏死的肝细胞、红细胞、白细胞、脂肪，可见夏-雷结晶。脓液中一般不容易找到阿米巴滋养体，但是在脓腔壁上或边缘部可发现滋养体，而很少见到包囊。

③免疫组织化学染色和特殊染色：使用抗阿米巴抗体可以在石蜡包埋组织中检测阿米巴的存在。PAS染色很容易发现滋养体。

（二）肝脏疟疾

1.定义

疟疾是经按蚊叮咬或输入带疟原虫者的血液而感染疟原虫所引起的虫媒传染病。我国主要是间日疟原虫和恶性疟原虫，其他少见，近年偶见国外输入的一些病例。

2.临床特征

主要表现为全身发冷、发热、多汗，周期性规律发作，长期多次发作后，可引起贫血和脾肿大。

3.病理诊断

①寄生虫血症期：在红细胞和增生的肝巨噬细胞内可见到疟色素，呈棕黑色、灰黑色，为双折射的细颗粒。后期出现在汇管区的巨噬细胞内。

②急性期：肝窦淤血明显，另外，可见到肝小叶Ⅲ带的缺血性坏死。肝窦内充满红细胞，其内常见疟原虫，呈微弱的圆形、卵圆形，有附着毛细血管壁的倾向，有时可被丰富的疟色素覆盖。在病程较长的病例，汇管区周围的肝细胞内可见到疟色素颗粒。

③小叶内和汇管区炎症轻微。

（三）肝脏弓形体病

1.定义

弓形体病是由弓形体引起的人畜共患性原虫病。人群普遍易感，但多为隐性感染。

2.临床特征

本病为全身性疾病，患者由于弓形体寄生部位及机体反应性的不同，临床表现较复杂，有一定病死率及致先天性缺陷率，近年确认本病为艾滋病重要的致命性机会性感染。先天性弓形体感染可表现为婴儿肝炎后综合征，患儿出生时或出生后数天出现黄疸和肝大，亦可伴脾大。

3.病理诊断

①肝细胞内可以见到特征性的小囊，囊内含有很多虫体即滋养体（速殖子），直径 3～

$6\mu m$,有一个卵圆形的核,伴有或不伴有肉芽肿反应,此种小囊多见于免疫缺陷患者。

②肝小叶内可见多灶性、小灶性坏死性炎症,轻度脂肪变性,很少见到淤胆。

③先天性弓形体病可表现为巨细胞性肝炎。

(四)肝脏利什曼病

1.定义

利什曼病,也叫黑热病,是由利什曼原虫引起的人畜共患病,可引起人类皮肤及内脏黑热病,多见于艾滋病患者。

2.临床特征

临床主要表现为长期不规则的发热、肝脾肿大、贫血、消瘦、白细胞计数减少和血清球蛋白的增加。本病多发于地中海国家、热带及亚热带地区,以皮肤利什曼病最常见。

3.病理诊断

①肝脏出现弥漫性肝窦内和汇管区单个核炎细胞浸润,以浆细胞为主。小叶内肝巨噬细胞增生。

②肝脏小叶内可见非坏死性的上皮样肉芽肿,其由大量的巨噬细胞构成,细胞内偶可见到寄生虫。病原体一般见于巨噬细胞和肝巨噬细胞内,原虫为卵圆形,直径 $2\sim5\mu m$,无鞭毛,核呈嗜碱性。上皮细胞和肝细胞内较少见到。

③肝细胞可出现大泡性脂肪变性,少量严重病例会有淤胆及坏死性肉芽肿。

④特殊染色:吉姆萨染色能够非常清晰地显示吞噬细胞中的寄生虫。

(五)肝脏蛔虫病

1.定义

蛔虫病由似蚓蛔线虫(简称蛔虫)所引起。

2.临床特征

蛔虫是人体内最常见的寄生虫之一。成虫寄生于小肠。此外,犬弓首线虫(简称犬蛔虫)是犬类常见的肠道寄生虫,其幼虫能在人体内移行,引起内脏幼虫移行症。蛔虫进入胆道系统,可引起胆管堵塞。

3.病理诊断

肝活检偶可遇到蛔虫堵塞胆管后的肝脏改变,需要与大胆管堵塞性病变相鉴别。经内镜逆行性胰胆管造影(endoscopic retrograde cholangiopancreatography,ERCP)或磁共振胰胆管造影(magnetic resonance cholangiopancreatography,MRCP)检查具有重要诊断价值。

(六)肝脏血吸虫病

1.定义

血吸虫病是由裂体吸虫属血吸虫引起的一种慢性寄生虫病,主要流行于亚州、非州、拉美等国家。

2.临床特征

血吸虫病主要分两种类型,一种是肠血吸虫病,主要为曼氏血吸虫和日本血吸虫引起;另一种是尿路血吸虫病,由埃及血吸虫引起。我国主要流行的是日本血吸虫。

3.病理诊断

①早期阶段,虫卵会集中在门静脉的根部,出现明显的嗜酸性粒细胞反应。最后发展成嗜酸性肉芽肿,周围有淋巴细胞、组织细胞及多核巨细胞浸润。

②最终汇管区的虫卵变性、死亡,变成空壳和钙化,以及不同程度的炎症反应,形成汇管区纤维化。

③汇管区的巨噬细胞和肝巨噬细胞中会见到血吸虫色素,与疟色素很相似。

④不同程度的纤维化可导致门静脉高压,镜下可见特征性的"烟嘴样"纤维化结构。一般不会进展成肝硬化。

⑤特殊染色抗酸染色,除了埃及血吸虫外所有血吸虫均染色阳性;普鲁士蓝染色血吸虫色素中的铁不着色,可以与疟色素区分。

(七)华支睾吸虫病

1.定义

华支睾吸虫病,也称肝吸虫病,是由华支睾吸虫寄生于人体肝内胆管所引起的寄生虫病。

2.临床特征

人类常因食用未经煮熟含有华支睾吸虫囊蚴的淡水鱼或虾而被感染。轻感染者可无症状,重感染者可出现消化不良、上腹隐痛、腹泻、精神不振、肝大等临床表现,严重者可发生胆管炎、胆结石及肝硬化等并发症。1975年在我国湖北江陵西汉古尸粪便中发现本虫虫卵,继之又在该县战国楚墓古尸见该虫卵,从而证明华支睾吸虫病在我国已有2000多年历史。

3.病理诊断

①早期表现为小叶间胆管扩张和上行性胆管炎,有时伴发感染形成脓肿。进展期和晚期病变以慢性炎症和纤维化为主,可见到虫卵及钙化灶,通常会有较多嗜酸性粒细胞浸润。

②在较大的胆管,其周围小腺体呈腺瘤样增生,伴有杯状细胞化生和黏液分泌,偶可导致胆管癌,在肝内多灶性分布。

③有时肝内胆管内可见到污物、石头和虫体,或者胆管节段性扩张,直径可达6mm,管壁增厚。成虫大小为(10～25)mm×(3～5)mm,多见于肝外和大胆管内。蚴虫在终末胆管内生长良好,严重病例在近端胆管和胆囊内也可见到。

4.穿刺检查

囊肿穿刺或者十二指肠引流胆汁检查,可在胆汁中发现虫体和虫卵。

(八)肝包虫病

1.定义

肝包虫病(或称肝棘球蚴病)是人感染棘球绦虫的幼虫(棘球蚴)所致的慢性寄生虫病。

2.临床特征

肝包虫病是牧区较为常见的寄生虫病,在我国主要流行于畜牧业发达的地区。病因是犬绦虫寄生在狗、狼、狐等动物的小肠内,随粪便排出的虫卵常黏附在狗、羊的毛上,人吞食被污染的食物后即被感染。包虫囊肿在肝内逐渐长大,依所在部位引起邻近脏器的压迫症状,并可发生感染、破裂播散及空腔脏器阻塞等并发症。

3.病理诊断

①棘球蚴感染人体后可以形成一个球囊,最大直径可达 30cm。囊壁外层由致密的无细胞玻璃样变的胶原纤维构成,常有钙化,其外为少量肉芽组织,可见成纤维细胞、淋巴细胞、浆细胞和少量嗜酸性粒细胞。囊壁内层成分是透明的生发层,为新生的原头蚴附着处。

②多房棘球蚴球囊,缺乏纤维性的边界,囊壁较薄,也没有生发层和原头蚴。外围肉芽组织较明显,可见较多的嗜酸性粒细胞和中性粒细胞,以及小灶的钙化。

③如果囊壁破裂,常诱发明显的异物肉芽肿反应和嗜酸性粒细胞浸润,继发性急性胆管炎或硬化性胆管炎。

④特殊染色:VonKossa 染色用于钙盐染色,钙盐沉积区域呈黑色。

第八节　肝硬化

1.定义

肝硬化是指多种原因引起的肝细胞弥漫性变性、坏死,广泛纤维组织增生和肝细胞结节状再生,三种病变反复交替进行,使肝小叶结构破坏,继而形成假小叶,肝内血液循环被改建,最后导致肝脏变形、变硬。是临床上常见的肝脏疾病。

2.发病机制

①正常情况下血液从汇管区到中央静脉的流动是途经肝窦的,一旦出现纤维化、纤维间隔形成,就出现了肝脏血流动力学的紊乱。相当数量的血液经过纤维间隔中的血管直接从肝门到达肝静脉。这样血流异常造成血液未能与肝细胞直接接触及参与生理功能,不能完成氧气、营养物质交换及异生物质的移出。肝脏合成的物质如白蛋白、凝血因子等不能释放到血液中。

②再生结节内肝细胞增生,肝板由 2 层或 3 层肝细胞构成,引起肝血窦间隙狭窄。血液与肝细胞接触面积减少、交换效率显著减低。

③肝硬化纤维间隔和狭窄的窦间隙,远不如正常海绵状肝实质那样顺利通畅,时间长了会出现门脉高压。

3.临床病因

各种致病因子都可能引起肝脏损伤而发生肝硬化。肝硬化中有少数病因不清楚,也称隐源性肝硬化。一些迹象显示许多隐源性肝硬化是源于非酒精性脂肪性肝炎(non－alcoholic steatohepatitis,NASH),只是在病理诊断时没有明确的证据。还有一些肝硬化是由于特异性细胞角蛋白或胆小管转运蛋白的基因突变导致的。肝硬化依据病因可分为病毒性肝炎肝硬化、酒精性肝硬化、代谢性肝硬化、胆汁淤积性肝硬化、肝静脉回流受阻性肝硬化、自身免疫性肝硬化、毒物和药物性肝硬化、营养不良性肝硬化、隐源性肝硬化等。在我国大多数为肝炎后肝硬化,少部分为酒精性肝硬化和血吸虫性肝硬化。

4.病理诊断

(1)大体

肝脏形态异常,早期肿大,晚期根据病因不同,可以缩小(常见于病毒性肝炎肝硬化),也可以增大(常见于淤血性肝硬化、酒精性肝硬化等)。外观呈灰褐色或棕黄色,表面有弥漫性大小不等的结节和塌陷区,质地硬,包膜增厚。切面可见肝脏正常结构被岛屿状结节代替。

(2)镜下

纤维间隔和再生结节形成是肝硬化的主要形态学改变。

①正常肝小叶结构破坏或消失,被假小叶取代。

②残存肝细胞呈结节状再生和排列,其周围为纤维间隔。

③有的肝硬化如胆汁性肝硬化,汇管区间质增生增宽和纤维化。

④根据进程或发展阶段,会有不同程度的肝细胞水肿、脂肪变性,甚至坏死,以及不同程度的炎细胞浸润。

(3)病理检查

规范的肝活检病理检查应当包括肝硬化诊断、病因评估、组织学活动度、进展分期,以及是否有肝细胞癌的发生。病理医生诊断肝硬化的难易程度取决于所取得的标本状况。标本足够大,再生结节足够小,就很容易做出诊断。相反,从一个大的硬化结节中心取出的一条纤细肝组织或者碎片状肝组织是很难做出诊断的,病理医生仅仅提示可能为肝硬化。当肝硬化未充分形成及肝硬化病变并不是弥漫性分布时,会造成穿刺诊断困难或出现误差。

肝活检穿刺针的类型也会影响诊断的难易程度,使用很细的穿刺针取出的组织对诊断肿瘤或许是足够的,但对于许多疾病来说要做出准确的诊断也许是不够的。例如,在对慢性肝炎进行分期时,CT引导下的细针针刺活检可能会把肝硬化诊断为桥接纤维化。

需要注意的是,在诊断肝硬化时,针刺活检往往比楔形活检更有价值。楔形活检虽然组织块大,但大多是肝被膜和被膜下肝组织,正常情况下有更多的纤维组织分割,常常会误诊为肝硬化或者增加诊断难度。楔形活检组织被膜下过多的纤维组织和血管必须与肝硬化的改变相区别。肝硬化纤维分隔延伸至整块活检组织、具有弥漫一致的特点,但是肝被膜下纤维仅仅是出现在被膜与紧邻被膜下的区域。

肝硬化组织学诊断的两个基本标准是结节形成和纤维化,反映了肝硬化的定义。一旦发现有明确纤维间隔包绕的结节,肝硬化的诊断就很容易做出。但是在对慢性肝炎肝活检评分时,由于标本破碎造成容易低估纤维化的分期。这时就要结合临床和实验室检查进行病理诊断。

另外,肝硬化是否可逆转是一个有争议的问题,一定要考虑活检标本的类型、标本本身可能存在误差及肝硬化的发展阶段等各种因素,病理医生应该保持严谨认真的态度。肝硬化通过治疗后肝脏纤维化逐渐减轻,但这并不能说明肝细胞板结构和血管之间的关系也恢复到了正常。因此对于不同原因肝硬化逆转的报告诊断要非常慎重。肝硬化的诊断需要病理医生和临床医生密切沟通和交流,单纯依靠组织形态学有时难以明确诊断,甚至出现误诊。

①病因评估。病理医生很难通过活检标本来准确评估肝脏结节的大小,这一点对患者来说通常并不重要,而且根据结节大小对肝硬化进行分类的方法已经不再适用现今临床,因为对于临床来说,病因学分类会更加重要、更有意义。

肝硬化的病因多种多样、复杂重叠。肝硬化是各种原因引起的肝病发展至终末期出现的改变,其形态结构较为单纯,提示发病因素的形态特点在肝硬化阶段大多已经不再明显甚至完全消失,所以多数情况下单纯依靠组织形态学是难以找到病因的,必须结合临床病史综合分析。

能够对病因起到提示作用的形态改变有以下几点。

a.结节和纤维化模式。病毒性肝炎后形成的结节倾向于圆形。胆道疾病如原发性胆汁性胆管炎(primary biliary cholangitis,PBC)、原发性硬化性胆管炎(primary sclerosing cholangitis,PSC)和先天性胆道闭锁发生的结节则形状不规则(七巧板样),称作胆汁源性肝硬化,但由于受到样本限制,在穿刺肝组织中这种模式在实际工作中常难以见到。然而结节周围有水肿、胆管反应和慢性胆汁淤积(羽毛状变性)等会对诊断胆汁性肝硬化会有提示和帮助作用。静脉流出道(中央静脉)周围区域的纤维化和肝窦扩张常见于酒精性肝病。融合的纤维化瘢痕取代了邻近多个小叶的位置,常因于病毒性肝炎、自身免疫性肝炎或者药物性肝损伤在数月内迅速进展而形成。

b.汇管区结构改变。对胆管数目的评估在诊断肝硬化中非常重要。胆管和动脉往往伴行,孔径大致相当,数量大致相同。但是病理医生应牢记的是在同一张切片的一个层面上不是所有的汇管区都必须包含有一个胆管。明确的胆管消失通常提示原发性胆汁性肝硬化或原发性硬化性胆管炎。在一些病例中肝内胆管缺失与药物相关,所以临床和病史很重要。

c.脂肪性肝炎。脂肪性肝炎常见于酗酒和患非酒精性脂肪性肝病的高危人群,以及药物因素,有时查不到任何明显的发病原因。

d.病毒感染。慢性肝炎病变,尤其是界面炎和淋巴细胞浸润,常常提示病毒感染可能。肝细胞异型增生也常和病毒感染有关,而毛玻璃样肝细胞的出现要考虑乙肝或者药物性肝炎可能。淋巴细胞的聚集或淋巴滤泡的形成提示可能存在有丙型肝炎病毒感染。浆细胞大量浸润提示有可能是自身免疫性肝炎,但也会见于病毒性肝炎的组织中。

e.异常物质沉积。肝实质中重度铁沉积,常常意味着遗传性血红蛋白沉积症的可能性。然而,如果是轻度铁沉积或者主要沉积在吞噬细胞和肝巨噬细胞内,则往往表明另有原因。如同胆汁性肝硬化一样,在遗传性血红蛋白沉积病中形成的肝硬化结节有时是不规则的。无论何种原因的肝硬化,都常常可以检测到铜和铜结合蛋白。在结节边缘处铜聚集出现时多提示是由胆汁性疾病造成,Wilson病时整个结节都呈铜染色阳性,但是其他的结节可以为阴性。在 Wilson 病的一些阶段,铜检测可能阴性,所以铜阴性不能排除此病。检测 α_1-抗胰蛋白酶小体时,免疫组化的方法检测要比 D-PAS 的方法更敏感。

②组织学活动度。活动度是一个表示肝硬化进展速度的术语,活动性肝硬化具有慢性肝炎的病理改变,有界面炎和不同程度的坏死,常常用慢性肝炎分期 G2 或以上表示。非活动性肝硬化或者称静止性肝硬化,其炎症活动轻微或者无炎症及坏死,则常以 G0 或 G1 表示。

在非活动性或者静止性肝硬化时,纤维间隔与小叶间的界面是清晰可辨的。炎细胞浸润轻微,并且局限在纤维间隔内。没有或者几乎没有灶性坏死或小叶内炎症。相反,在活动性肝硬化,界面由于肝细胞损伤及炎症浸润变得模糊不清,肝实质有肝细胞损伤和炎症。肝硬化任何阶段都可以出现临床生化和病理形态不一致的现象,一个重要原因就是肝硬化的活动程度在肝脏的不同部位常常是不同的。

5.鉴别诊断

(1)结节性再生性增生

出现肝细胞增生结节,结节周围无纤维化包绕或者纤维化不明显,结节的周边肝细胞挤压呈条索状。必要时进行网织纤维染色和 Masson 染色来加以鉴别。

(2)先天性肝纤维化

肝小叶结构保存完整,但是可以看到汇管区胆管畸形,常常是胆管分散在汇管区周边、数量增多、管腔不规则。汇管区纤维致密,可有轻度的中性粒细胞性胆管炎及其周围炎,但是缺乏病毒性肝炎和自身免疫性肝炎(autoimmune hepatitis,AIH)的活动性改变。

(3)未发展到肝硬化期的慢性肝炎

当慢性肝炎伴纤维化及结构异常时,需要与活动性肝硬化鉴别,需要结合临床病史及其他实验室检查,不能单纯依靠肝活检来诊断。

(4)高分化肝细胞癌

高分化肝细胞癌的细胞板结构会更加异常,网状纤维缺乏或消失,细胞具有恶性的细胞学特点。其次,肝细胞铁沉积经常见于不同病因导致的肝硬化,但在肝细胞癌中通常见不到。

(5)肝硬化结节和异型增生结节

随着影像学的进展和移植术后对切除肝硬化肝脏检查手段方面研究的增多,人们对越来越多的异型增生结节有了进一步的认识。异型增生结节分为低级别和高级别,从形态上与肝硬化结节区分难度很大。而且虽然人们通过辅助检查手段如特殊染色、免疫组化和分子病理等做了一系列探索,但是到目前为止还没有发现特异性的敏感指标。不同于大再生结节的是,异型增生结节含有异型增生(非典型增生)的肝细胞和膨胀性生长方式。大再生结节与低级别异型增生结节之间的鉴别经常是困难的,就像高级别异型增生结节与高分化肝细胞癌的鉴别一样困难。在对癌前病变结节进行诊断和鉴别时,一定要牢记结节的肝穿标本不能代表整个结节,并且在穿刺未取到的部位中可能已经有肝细胞癌发生。

第五章

内分泌系统疾病的病理诊断与鉴别诊断

第一节　垂体疾病

一、垂体囊肿

（一）颅颊裂囊肿

颅颊囊在胚胎发育过程中形成 3 个部分即腺垂体（垂体前叶）、垂体结节部和垂体中叶，中叶一般在出生后即萎缩。颅颊裂为颅颊囊的中空部分，如残留，此裂分隔前叶和中叶，在中叶残留处形成许多＜5mm 的小囊。这些小囊偶可增大形成囊肿。虽然这些囊肿无功能，但可压迫周围组织而出现如垂体功能低下或尿崩症等症状，颅颊裂囊肿多见于成年人。

光镜：囊肿被覆纤毛或柱状上皮，偶尔有杯状细胞和鳞状上皮化生灶。

（二）软脑膜囊肿

软脑膜囊肿由鞍区和鞍旁软脑膜形成，可以是先天性或后天获得性，由于囊肿向鞍上扩张和压迫可出现垂体功能低下和（或）尿崩症。

（1）大体

囊内含清亮液。

（2）光镜

囊壁由层状软脑膜结缔组织构成，被覆单层扁平上皮。

（三）皮样和表皮样囊肿

皮样和表皮样囊肿由异位或创伤性种植的上皮细胞引发。可发生在鞍区、鞍上及颅内，特别是小脑桥脑角处。形态与颅外其他部位的皮样和表皮样囊肿相同。

二、原发性腺垂体肿瘤

原发性腺垂体肿瘤包括腺瘤、不典型腺瘤和癌，其中腺瘤占绝大部分。

（一）腺瘤

腺垂体腺瘤分类应根据组织学、免疫组化、超微结构、临床内分泌功能、影像学和手术所见综合考虑。腺瘤大小为 0.1～10cm。≤1cm 者称为微小腺瘤或小腺瘤，＞1cm 为中等大腺瘤，

≥10cm 为大腺瘤。腺瘤可位于鞍内或扩张至鞍外（如鞍上、蝶窦、鼻咽、海绵窦）等。一般为膨胀性生长，亦可侵袭性生长，侵犯硬脑膜、骨、神经及脑组织等（侵袭性腺瘤）。手术时所见腺瘤常为紫红色，质软。大腺瘤可有出血、坏死及囊性变。催乳素（prolactin，PRL）腺瘤可见砂粒体样小钙化灶。

所有腺瘤形态一致。瘤细胞似正常前叶细胞或稍大，瘤细胞弥漫成片或排成索、巢、假腺或乳头状结构，间质为血管丰富的纤细间质，瘤细胞可有一定的异型性但核分裂罕见。单凭HE 染色形态不能鉴别上述分类中各种类别的腺瘤，只能用免疫组织化学结合临床内分泌功能才能进行正确分类。

1. 生长激素细胞腺瘤

占垂体腺瘤的 10%～15%，占手术切除垂体腺瘤的 25%～30%。临床表现为肢端巨大症或巨人症。血清生长激素（growth hormone，GH）和胰岛素样生长因子-1（亦称 somatomedin－C）增高。有些患者血内 PRL 也可增高。

病理：大体上这些肿瘤一般界限清楚，位于腺垂体的侧翼。根据电镜下瘤细胞内分泌颗粒的多少，分为多颗粒型和少颗粒型。多颗粒型主要由以往所称嗜酸细胞构成，免疫组化：胞质GH 强阳性。核 Pit-1 强阳性，核周低分子量 CK 中度阳性，胞质可不同程度表达 α-亚单位。分泌颗粒圆形，150～600nm。少颗粒型由排列成实性片块嫌色细胞构成，核异型性和核仁明显。核旁有中丝构成的球形纤维小体，此小体低分子量 CK 强阳性。GH 灶性弱阳性，核 Pit-1 阳性，分泌颗粒直径为 100～250nm。

2. 催乳素细胞腺瘤

这是垂体腺瘤中最常见的一种，但半数是尸检时偶然发现。手术切除者并不多，占手术切除垂体腺瘤的 11%～26%，可能是这种肿瘤常常由内科治疗的缘故。年轻女性多见，男性患者年龄相对较大，女性患者临床表现为泌乳和卵巢功能不正常如无月经和不育等。男性主要表现为性功能低下，偶尔可有泌乳。血清 PRL 升高（>250ng/mL）。影像学显示女性患者常为小腺瘤而男性多数为大腺瘤并向鞍上伸展。

病理：小腺瘤最常见于前叶的后侧部分，大腺瘤可侵入硬脑膜、鼻窦和骨。肿瘤软、红或灰色，质实，如有砂粒体则可显砂粒感。

少颗粒 PRL 腺瘤是最常见的一种亚型。嫌色细胞排列成乳头、小梁或实性片块，也可围绕血管形成假菊形团，可有钙化和砂粒体形成。免疫组化：PRL 强阳性呈核旁（相当于 Golgi区）PRL 阳性小球，核 Pit-1 常阳性，ER 亦可阳性。分泌颗粒球形，少，大小为 150～300nm，分泌颗粒的异位胞吐是 PRL 瘤的电镜诊断标志。多颗粒型 PRL 腺瘤较少颗粒少见。由嗜酸性细胞构成，胞质弥漫性 PRL 阳性。分泌颗粒大者可达 700nm，异位胞吐也为诊断指标。

3. 腺瘤具有生长激素和催乳素细胞分化

①混合型 GH-PRL 细胞腺瘤：这种腺瘤具有少颗粒型 PRL 和多颗粒型 GH 腺瘤的临床表现和病理形态。

②生长催乳素细胞腺瘤：最常见于巨人症和年轻的肢端巨大患者。

病理：肿瘤主要由嗜酸性细胞构成，排列成弥漫或实性片块，其中可见散在嫌色细胞。

免疫组化：同一细胞可显 GH 和 PRL 阳性，α-亚单位可不同程度阳性，低分子量 CK 染色显核周阳性,像多颗粒 GH 瘤,核 Pit-1 强阳性,偶尔 ER 阳性。分泌颗粒核心色泽均匀,颗粒异型性明显,大者可达到 1000nm。可见异位胞吐。

③嗜酸性干细胞腺瘤:临床上有轻度高 PRL 血症,有或无肢端巨大,通常血清 GH 不高。此瘤多见于女性,生长快,呈浸润性生长。

病理:由略嗜酸的大细胞形成实性片块,胞质空泡状(相当于巨大线粒体),PRL 强阳性,GH 散在阳性,有些肿瘤甚至检测不出 GH,电镜下胞质内充满大线粒体和巨型线粒体,可见散在含纤维小体或核旁成束 CK(+)中丝的细胞。分泌颗粒少,150～200nm,可找到异位胞吐。

4. 促肾上腺皮质激素细胞腺瘤

占垂体腺瘤的 10%～15%。临床表现为 Cushing 综合征(垂体依赖性高皮质醇血症)。血浆促肾上腺皮质激素(adrenocorticotropic hormone,ACTH)升高较异位分泌 ACTH 患者的血浆 ACTH 低。

病理:引起 Cushing 综合征最常见的为垂体嗜碱细胞小腺瘤(由促皮质激素细胞构成,常位前叶的中心部位);而引起 Nelson 综合征者常为大腺瘤而主要是嫌色细胞或少颗粒细胞腺瘤。

多颗粒 ACTH 腺瘤是最常见的 ACTH 瘤亚型,由嗜碱性粒细胞排列呈血窦样结构,免疫组化显示 ACTH、β-内啡肽和其他阿黑皮素原(proopiomelanocortin,POMC)来源的肽阳性。引起 Cushing 综合征的腺瘤可见低分子量 CK(+),而 Nelson 综合征时肿瘤细胞不含角蛋白微丝,分泌颗粒大小形态和核心致密度不等,105～450nm。

少颗粒 ACTH 腺瘤:较多颗粒型少见,光镜下肿瘤由嫌色细胞构成。CK 强阳性而 ACTH 和其他由 POMC 衍生肽弱阳性。电镜下细胞器发育不好,少量分泌颗粒,颗粒的大小、形态和密度变异大。

Nelson 瘤(双侧肾上腺切除后垂体长出的肿瘤)无 CK 阳性微丝。

Crooke 细胞腺瘤:在高皮质醇血症反馈作用下正常垂体 ACTH 细胞可出现核周玻璃样物沉着,称 Crooke 变性。由 Crooke 变性细胞构成的腺瘤罕见,形态像多颗粒 ACTH 腺瘤。电镜下核周有成环状中丝(角蛋白)聚集,分泌颗粒被推至细胞边缘和包裹在高尔基区内,核异型性明显。

5. 促甲状腺激素细胞腺瘤

罕见,仅占垂体腺瘤的 1% 左右。临床可表现为甲亢、甲减或甲状腺功能正常。由于大多数促甲状腺素(thyroid stimulating hormone,TSH)腺瘤为浸润性大腺瘤,可影响视野。

病理:大体常为侵袭性和纤维化大腺瘤。光镜下瘤细胞为嫌色细胞,细胞界限不清,核不同程度异型性,间质纤维化较常见,偶尔可见砂粒体。

免疫组化:TSH 阳性,分泌颗粒球形,大小为 150～250nm,沿胞膜排列。有些颗粒多的细胞,偶尔可见 350nm 的大颗粒。

6. 促性腺激素细胞腺瘤

虽然临床上可有性功能失常的表现,但主要临床症状为由于肿瘤造成的头痛、视野影响和脑神经损伤。中年男性多见。发生在绝经前年轻女性时可出现原发性卵巢功能衰退的症状。

诊断此瘤必须有血清促卵泡素(follicle stimulating hormone,FSH)或黄体生成素(luteinizing hormone,LH),或两者均升高。一般是 FSH 升高,或 FSH 和 LH 均高,单独 LH 升高者罕见。

病理:分男性型和女性型 2 种,均为嫌色细胞,排列成索、乳头或实性,可有假菊形团形成,灶性细胞嗜酸性变常见。

FSH/LH 男性型电镜下像无功能腺瘤,细胞器很少。FSH/LH 女性型瘤细胞内有丰富的轻度扩张的粗面内质网,高尔基体呈蜂窝状。两型分泌颗粒均很少,<200nm,位于胞膜附近,免疫组化:α-亚单位、β-FSH 和 β-LH 不同程度阳性。

7.多激素垂体腺瘤

这种腺瘤可分泌多种激素,最常见为 GH、PRL 或 GH、PRL 和 TSH 等。虽然分泌多种激素,但临床上常常仅表现一种激素的功能。

病理:形态和免疫组化可显示单一种细胞分泌多种激素或多种细胞分泌多种激素,即单一形态多激素腺瘤和多形态多激素腺瘤。

8.无功能细胞腺瘤

约占垂体腺瘤的 1/3。无激素亢进症状,主要症状为头痛、视野受损、脑神经损伤,偶尔有海绵窦症状。如瘤细胞广泛坏死出血则可导致垂体功能低下症状或垂体卒中。

病理:无功能促生长激素细胞腺瘤像少颗粒 GH 腺瘤。无功能催乳素细胞腺瘤和无功能促甲状腺激素细胞腺瘤形态与其相应的功能性腺瘤相似。无功能促皮质激素细胞腺瘤常伴有催乳素血症。此瘤的 I 型像功能性多颗粒 ACTH 瘤,II 型则像少颗粒 ACTH 瘤,无功能促性腺细胞腺瘤形态与其功能性腺瘤同,代表无功能腺瘤的最大一组。嗜酸性细胞瘤代表无功能促性腺细胞腺瘤伴广泛嗜酸性变。细胞排列成片或巢,含丰富的嗜酸性颗粒状胞质。

(二)垂体癌

当垂体腺瘤侵犯破坏周围硬脑膜及骨组织时称为侵袭性腺瘤。诊断癌的指标是出现转移。垂体癌一般起始为垂体腺瘤,可引起种种激素异常或临床上无功能。浸润转移部位有蛛网膜下隙、脑实质、颈淋巴结、骨、肝和肺等。

1.病理

形态上无特殊的改变,可出现细胞密集、坏死、出血、核分裂增多、核异型性明显。Ki-67 指数高,可高达 12%,而腺瘤仅为 1%,侵袭性腺瘤为 4.5%;但亦有的垂体癌 Ki-67 指数在腺瘤范畴内。

2.免疫组化

除 NSE、Syn、CgA 阳性外,各种垂体激素亦可阳性。

3.遗传学

各种垂体腺瘤和垂体癌均有不同程度的染色体不平衡,如 GH 腺瘤、PRL 腺瘤和 ACTH 腺瘤的染色体不平衡为 48%~80%,GH 腺瘤中最常见,为 9、17 增多,18、1、2、11 丢失。PRL 腺瘤中常见的为 4q、5q 增多,1、2、11 和 13 丢失。ACTH 腺瘤中 5、8 和 11 丢失常见,促性腺激素细胞腺瘤中 13q 丢失常见。一般来说染色体不平衡在侵袭/复发腺瘤较腺瘤多见,癌又较侵袭/复发腺瘤多见,Nam 等研究结果表明 11q13 和 13q 的 LOH 对预测垂体腺瘤的侵袭性有意义。Rickert 等分析 4 例垂体癌转移,染色体不平衡平均为 8.3(增多 7,丢失 1.3),最常见的增多为 5p、7p 和 14q,他们认为 14q 丢失可能与垂体癌的恶性进展和转移有关。

三、腺垂体增生

腺垂体各种促激素细胞都能增生,而导致相应的临床症状。但单凭形态诊断增生很困难,因垂体内各种促激素细胞分布不均匀,另外,手术切除或吸出的组织常常是破碎和局部的,不能反映垂体的全貌。影像学显示蝶鞍弥漫性扩大,当增生的腺体向鞍上扩张才引起肿块效应如头痛、恶心、呕吐、视野缺损和脑神经麻痹。

病理:增生可以是弥漫性或局灶性,用网织纤维染色可区分增生和腺瘤,增生时前叶腺泡可扩大但血管网织纤维支架完整,而腺瘤时网织纤维支架破坏。免疫组化显示增生病灶中除主要的增生细胞外还混杂有其他促激素细胞,前叶增生可同时伴有一个腺瘤。

四、垂体后叶和间质肿瘤

(一)垂体后叶肿瘤

垂体后叶肿瘤是一组独特的位于鞍区考虑来源于垂体后叶胶质细胞的低度恶性肿瘤,包括垂体细胞瘤、鞍区颗粒细胞瘤、梭形细胞嗜酸性细胞瘤、鞍区室管膜瘤。

1. 垂体细胞瘤

为一种边界清楚,呈实性、低级别成人梭形细胞胶质肿瘤,起源于神经垂体或漏斗部。其细胞密度中等,由片状或簇状排列的伸长细胞组成,胞质丰富,嗜酸性,无胞质内颗粒及空泡形成。肿瘤细胞核大小一致,有小核仁;没有或罕见核分裂象。肿瘤细胞主要表达波形蛋白和 S-100 蛋白,胶质纤维酸性蛋白(glial fibrillary acidic protein,GFAP)表达多样。

2. 梭形细胞嗜酸性细胞瘤

组织形态学上,肿瘤细胞呈交错的梭形束状排列,胞质丰富,强嗜酸性。细胞核圆形或卵圆形,染色质深,可见小的核仁。肿瘤细胞可呈多形性,细胞核呈现轻-中度异型性,可见核分裂象。肿瘤间质有淋巴细胞浸润。免疫组化:肿瘤细胞抗线粒体抗体、S-100 蛋白、Vimentin 和 EMA 呈阳性。

3. 鞍区颗粒细胞瘤

见于神经垂体和垂体柄,大多数体积小,为尸检偶然发现。手术切除肿瘤都因肿瘤大而引起临床症状。形态与身体其他部位的颗粒细胞瘤相同,肿瘤无包膜但界限清楚,组织化学染色 PAS 阳性。免疫组化:TTF-1、CD68 阳性,但 GFAP 和 S-100 常常阴性。

(二)间质肿瘤

1. 脑膜瘤

女性多见,占脑膜瘤总数的 20%,完全限于鞍区的脑膜瘤罕见。

2. 脊索瘤

发生在蝶鞍的脊索瘤患者年龄>30 岁,生长缓慢,但有局部侵袭性。形态与其他部位脊索瘤相同。免疫组化:低分子量 CK、EMA 和 S-100 阳性,有时 CEA 亦显阳性。

3.神经鞘瘤

鞍区神经鞘瘤罕见,形态及免疫组化与其他部位神经鞘瘤相同。

五、鞍区其他肿瘤和转移性肿瘤

(一)颅咽管瘤

1.定义

颅咽管瘤由颅颊囊残留物发生,占颅内肿瘤的 2%～4%,是儿童最常见的蝶鞍肿瘤,约占儿童中枢神经肿瘤的 10%。颅咽管瘤任何年龄都能发生,高峰为 5～20 岁,第 2 个高峰为 50～60 岁。3/4 有肿块效应(头痛和视野缺损)。大多数患者有垂体功能低下,<50%患者有高催乳素血症,约 25%患者有尿崩症。儿童可呈侏儒。

影像学多数为囊性病变,仅 10%为实性。50%显蝶鞍增大和被腐蚀,>50%鞍区钙化。肿瘤可浸润下丘脑,甚至第三脑室,由于此瘤的高浸润性,所以手术常切不净,以至术后复发率高,特别是年轻患者,可高达 10%～62%。术后放疗可降低复发率。颅咽管瘤为良性但局部浸润性,仅有个别恶变的报道。85%完全在鞍上,仅 15%有鞍内成分。大多数肿瘤诊断时<1cm,界限清楚但不一定有包膜。

2.诊断要点

①切面囊性多见,内含黏稠油样液(像黑泥)及胆固醇和钙化。在疏松的纤维间质中有上皮细胞岛和囊,胆固醇结晶,角化碎屑(成为钙化核心)。②组织学类型可分造釉细胞瘤型和乳头型。乳头型多见于成人,特点是假乳头状鳞状上皮;成实性或囊状。③一般没有纤维化和胆固醇,此型似较造釉细胞瘤型预后好。④免疫组化 CK(＋)。⑤电镜可见张力纤维和细胞间连接,无分泌颗粒。

(二)生殖细胞肿瘤

生殖细胞肿瘤包括生殖细胞瘤、胚胎性癌、畸胎瘤、内胚窦瘤和绒癌,约占成人颅内肿瘤的不到 1%,占儿童颅内肿瘤的 6.5%,最常见的部位为松果体,其次为鞍上。鞍区纯的生殖细胞瘤和纯的畸胎瘤最多见,也有混合性生殖细胞瘤。所有生殖细胞肿瘤形态与其他部位同。

(三)Langerhans 细胞组织细胞增生症

Langerhans 细胞组织细胞增生症(Langerhans cell histiocytosis,LCH)包括嗜酸性肉芽肿、HSC 症、L-S 病,可累及神经垂体和下丘脑,导致尿崩症,垂体功能低下和高催乳素血症。LCH 很少累及前叶,形态与其他部位同,免疫组化 CD-1a(＋),S-100(＋)。电镜下可找到 Birbeck 颗粒。

(四)间充质肿瘤

文献报道的有血管瘤、血管球瘤、血管母细胞瘤、脂肪瘤、软骨瘤、软骨肉瘤、软骨黏液样纤维瘤、骨巨细胞瘤、软组织腺泡状肉瘤、骨肉瘤及纤维肉瘤等。形态与其他部位软组织肿瘤同。

(五)转移性肿瘤

由于垂体血运丰富,所以许多恶性肿瘤,如肺、乳腺和胃肠道癌经血行转移到垂体并不少见,有研究报道其转移率可高达 26.7%。累及神经垂体较腺垂体多见。

第二节　甲状腺疾病

一、弥漫性非毒性甲状腺肿

弥漫性非毒性甲状腺肿是由于缺碘使甲状腺素分泌不足,促甲状腺素(TSH)分泌增多,甲状腺滤泡上皮增生,胶质堆积而使甲状腺增大,一般不伴甲状腺功能亢进(甲亢),又称为单纯性甲状腺肿。本型甲状腺肿常常呈区域性分布,又称地方性甲状腺肿。我国病区人口已超过3亿,大多位于内陆山区及半山区,全国各地也有散发。本病主要表现为颈部甲状腺增大,早期多无其他症状,后期可引起压迫、窒息、吞咽和呼吸困难。少数患者可伴甲状腺功能亢进或低下等症状,极少数可发生癌变。

1.病因及发病机制

(1)缺碘

地方性水、土、食物中缺碘及青春期、妊娠和哺乳期对碘需求量增加而相对缺碘,甲状腺素合成减少,通过反馈刺激垂体促甲状腺素(TSH)分泌增多,甲状腺滤泡上皮增生,摄碘功能增强,达到缓解。如果持续缺碘,滤泡上皮增生,所合成的甲状腺球蛋白不能碘化而被上皮细胞吸收利用,则滤泡腔内充满胶质,使甲状腺增大。用碘化食盐和其他含碘食品可治疗和预防本病。

(2)致甲状腺肿因子作用

①水中钙和氟可引起甲状腺肿,因其影响肠道碘的吸收,且使滤泡上皮细胞膜的钙离子增多,从而抑制甲状腺素的分泌,引起甲状腺肿;②某些食物(如卷心菜、木薯、菜花、大头菜等)可致甲状腺肿,如木薯内含氰化物,抑制碘化物在甲状腺内运送;③硫氰酸盐及过氯酸盐妨碍碘向甲状腺聚集;④药物,如硫脲类药、磺胺药、锂、钴及高氯酸盐等,可抑制碘离子的浓集或碘离子有机化。

(3)高碘

常年饮用含高碘的水,因碘摄入过高,过氧化物酶的功能基过多地被占用,影响了酪氨酸氧化,使碘有机化过程受阻,甲状腺呈代偿性增大。

(4)遗传与免疫

家族性甲状腺肿的原因是激素合成中酶的遗传性缺乏,如过氧化物酶、去卤化酶的缺陷及碘酪氨酸耦联缺陷等。

2.病理诊断

根据其发生、发展过程和病变特点,可分为增生期、胶质贮积期和结节期。

(1)增生期

又称为弥漫性增生性甲状腺肿。肉眼观:甲状腺呈弥漫性对称性中度增大,一般不超过150g(正常为20~40g),表面光滑。镜下观:滤泡上皮增生呈立方或低柱状,伴小滤泡和小假乳头形成,胶质较少,间质充血。此期甲状腺功能无明显改变。

（2）胶质贮积期

肉眼观：甲状腺呈弥漫性对称性显著增大，重 200～300g，有的可达 500g 以上，表面光滑，切面呈淡或棕褐色，半透明胶冻状，又称为弥漫性胶样甲状腺肿。镜下观：部分上皮增生，可有小滤泡或假乳头形成，大部分滤泡上皮复旧变扁平，滤泡腔高度扩大，大量胶质贮积。

（3）结节期

又称为结节性甲状腺肿。肉眼观：甲状腺呈不对称性结节状增大，结节大小不一，有的结节边界清楚（无完整包膜），切面可有出血、坏死、囊性变、钙化和瘢痕形成。镜下观：部分滤泡上皮呈柱状或乳头状增生，小滤泡形成；部分上皮复旧或萎缩，胶质贮积。间质纤维组织增生、间隔包绕形成大小不一的结节状病灶。

二、弥漫性毒性甲状腺肿

弥漫性毒性甲状腺肿是指血中甲状腺素过多，作用于全身各组织所引起的临床综合征，临床上统称为甲状腺功能亢进症，简称为甲亢。由于约有 1/3 的患者有眼球突出，故又称为突眼性甲状腺肿，也称为 Graves 病或 Basedow 病。临床上主要表现为甲状腺增大，基础代谢率和神经兴奋性升高，如心悸、多汗、烦热、潮汗、脉搏快、手震颤、多食、消瘦、乏力和突眼等。本病多见于女性，男女之比为 1∶（4～6），以 20～40 岁女性最多见。

1. 病因及发病机制

弥漫性毒性甲状腺肿属于自身免疫性疾病，其依据是：①血中球蛋白增高，有多种抗甲状腺的自身抗体，常与一些自身免疫性疾病并存。②血中存在与促甲状腺激素受体结合的抗体，具有类似促甲状腺激素的作用，如甲状腺刺激免疫球蛋白（thyroid－stimulating immunoglobulin，TSI）和甲状腺生长免疫球蛋白（thyroid growth immunoglobulin，TGI），甲状腺刺激免疫球蛋白通过激活腺苷环化酶和磷脂酰肌醇通路引起甲状腺素过多分泌，甲状腺生长免疫球蛋白则刺激甲状腺滤泡上皮增生，两者共同作用引起毒性甲状腺肿。③可能与遗传有关，研究发现某些患者亲属中也患有此病或其他自身免疫性疾病。④精神创伤，可能干扰了免疫系统而促进自身免疫疾病的发生。

2. 病理诊断

肉眼观，甲状腺弥漫对称性增大，为正常的 2～4 倍，表面光滑，质地较软，切面灰红呈分叶状，胶质少。镜下观：①滤泡上皮增生呈高柱状，有的呈乳头状增生，小滤泡形成；②滤泡腔内胶质稀薄，滤泡周边胶质出现许多大小不一的上皮细胞吸收空泡；③间质血管丰富、充血，淋巴组织增生。

除甲状腺病变外，患者还可伴有全身淋巴组织增生，胸腺和脾增大，心脏肥大、心腔扩张，心肌和肝细胞可有变性、坏死及纤维化。眼球突出的原因是眼球外肌水肿、球后纤维脂肪组织增生、淋巴细胞浸润和黏液水肿。

三、甲状腺功能减退

甲状腺功能减退是甲状腺素合成和释放减少或缺乏而出现的综合征。根据年龄不同可发生克汀病及黏液水肿。

1.病因

甲状腺功能减退的主要病因为：①甲状腺肿瘤、炎症、外伤、放射等实质性损伤；②发育异常；③缺碘、药物及先天或后天性甲状腺素合成障碍；④自身免疫性疾病；⑤垂体或下丘脑病变。

2.分类及病理临床联系

（1）克汀病或呆小症

主要是由于地方性缺碘，在胎儿和婴儿期从母体获得或合成甲状腺素不足或缺乏，导致生长发育障碍，表现为大脑发育不全、智力低下、表情痴呆、愚钝颜貌，骨形成及成熟障碍，四肢短小，形似侏儒。

（2）黏液水肿

原因主要为少年及成人甲状腺功能低下，组织间质内出现大量类黏液（氨基多糖）积聚。镜下观：可见间质胶原纤维分解、断裂变疏松，充以 HE 染色为蓝色的胶状液体。临床上可出现畏寒、嗜睡、月经不规则，动作、言语及思维减慢，皮肤发凉、粗糙及非凹陷性水肿。氨基多糖沉积的组织和器官可引起相应的功能障碍或症状。

四、甲状腺炎

甲状腺炎分为急性、亚急性、慢性三类。急性甲状腺炎较少见，是由细菌感染引起的化脓性炎症；亚急性甲状腺炎多与病毒感染有关，属于肉芽肿性炎；慢性甲状腺炎最常见，包括慢性淋巴细胞性甲状腺炎和慢性纤维性甲状腺炎两种类型。

（一）亚急性甲状腺炎

亚急性甲状腺炎是一种与病毒感染有关的巨细胞性或肉芽肿性炎症。女性多于男性，中青年人多见。临床上表现为起病急，发热不适，颈部有压痛，可有短暂性甲状腺功能异常，病程短，常在数月内恢复正常。甲状腺呈不均匀结节状轻度增大，质实。切面呈灰白色或淡黄色，可见坏死或瘢痕组织，常与周围组织粘连。光镜下，部分滤泡被破坏，胶质外溢，引起巨噬细胞性肉芽肿形成，类似结核，并有多量的中性粒细胞及不等量的嗜酸性粒细胞、淋巴细胞和浆细胞浸润，可形成微小脓肿，无干酪样坏死。愈复期巨噬细胞消失，滤泡上皮细胞再生，间质纤维化和瘢痕形成。

（二）慢性甲状腺炎

1.慢性淋巴细胞性甲状腺炎

此病是一种自身免疫性疾病，又称为桥本甲状腺炎。较常见于中年女性，临床上常为甲状腺弥漫性增大，晚期一般有甲状腺功能低下的表现。肉眼观：甲状腺呈弥漫性增大，质韧，切面呈分叶状，色灰白或灰黄。镜下观：甲状腺实质组织广泛破坏、萎缩，大量淋巴细胞浸润，淋巴滤泡形成，纤维组织增生，有时可见多核巨细胞。

2.慢性纤维性甲状腺炎

又称为 Riedel 甲状腺肿或木样甲状腺炎，病因不明，罕见。中年女性多见，临床上早期症状不明显,晚期表现为甲状腺功能低下,增生的纤维瘢痕组织压迫可产生声音嘶哑、呼吸及吞咽困难。肉眼观:甲状腺呈中度增大,病变呈结节状,质硬似木样,与周围组织明显粘连,切面呈灰白色。镜下观:甲状腺滤泡萎缩,大量纤维组织增生、玻璃样变,伴有少量淋巴细胞浸润。

本病与淋巴细胞性甲状腺炎的主要区别:①本病向周围组织侵犯、粘连;后者仅限于甲状腺内;②本病虽有淋巴细胞浸润,但不形成淋巴滤泡;③本病有显著的纤维化及玻璃样变,质地硬。

五、甲状腺肿瘤

(一)良性肿瘤

1. 甲状腺腺瘤

(1)概述:

甲状腺腺瘤是常见的甲状腺良性肿瘤。

(2)诊断要点:

a. 形态为单个有完整包膜的结节,直径一般在 4cm 以下,灰色或浅棕色,质软,肉样。b. 大腺瘤常有出血、坏死、囊性变、纤维化和钙化。

组织学诊断标准为:a. 有完整的包膜;b. 腺瘤内滤泡及滤泡上皮细胞大小较一致;c. 腺瘤与周围甲状腺的实质不同;d. 压迫周围甲状腺组织。腺瘤与结节性甲状腺肿内单个的结节有时鉴别很困难。一般来说结节性甲状腺肿的结节常显包膜不完整,结节内滤泡大小不等和结节内外滤泡形态较一致。光镜下甲状腺腺瘤以滤泡性腺瘤为主

滤泡性腺瘤:绝大多数腺瘤为滤泡性腺瘤。由于腺瘤的种种组织学形态,曾有许多描述性的名称,如胚胎性腺瘤,胎儿性腺瘤,小滤泡性腺瘤和大滤泡性腺瘤等;但多数腺瘤可同时有几种上述组织学形态,加上不同的组织学类型并没有特殊临床意义,所以这些名称已被废弃。

许特莱细胞腺瘤,是在滤泡性腺瘤中唯一有形态和临床特点的亚型,亦称嗜酸性细胞腺瘤。许特莱细胞腺瘤多数表现为良性,但恶性的比例较一般滤泡性腺瘤为高,所以有些学者认为所有的许特莱细胞腺瘤均应看作潜在恶性。由大的嗜酸性细胞构成,核大,核异型性明显。瘤细胞排列成小梁状,偶尔可形成小滤泡,内含少量胶质。

其他少见的亚型有以下几种。

②玻璃样小梁状肿瘤

概述:玻璃样小梁状肿瘤是另一种亚型。好发于中年妇女,直径 0.3~4cm,平均 2.5cm。21%~62% HTT 有 RET/PTC 基因重排,所有阳性病例均有 RET/PTC 融合基因。形态和遗传学方面 HTT 与乳头状癌有相似之处,但前者多数为良性。

诊断要点:光镜下由多角形、卵圆形或梭形细胞排列成小梁,有些肿瘤瘤细胞可形成实性的细胞团,像副神经节瘤的细胞球,故又称副神经节瘤样腺瘤。瘤细胞核内可有假包涵体,可见核沟。偶尔可见砂粒体。瘤细胞质内因富含中丝而成玻璃样。血管周围有玻璃样变的纤维组织包绕。免疫组化 TTF-1 和 thyroglobulin 阳性,calcitonin 阴性。

③印戒细胞小滤泡性腺瘤。

诊断要点:滤泡性腺瘤中含大量印戒样细胞。免疫组织化学显示印戒细胞胞质内充满甲状腺球蛋白。少数情况下,这些印戒细胞为黏液染色阳性。

④伴奇形怪状核的腺瘤

诊断要点:腺瘤内有散在或成簇巨大的核奇形并深染的细胞,其余与典型的滤泡性腺瘤同。

2.其他良性肿瘤

其他良性肿瘤有甲状腺腺脂肪瘤、畸胎瘤、皮样囊肿、颗粒细胞瘤、副神经节瘤和血管瘤等。所谓的甲状腺囊肿实质上均为囊性变的腺瘤或结节。

(二)交界性肿瘤(恶性潜能未定的甲状腺肿瘤)

主要是指肿瘤具有异型性及可疑有包膜及血管浸润的一类肿瘤。

伴有乳头状癌核特征的非浸润型滤泡型甲状腺肿是指肿瘤细胞呈滤泡状,细胞核具有乳头状癌的核沟及毛玻璃样改变,但无包膜及血管浸润。

(三)甲状腺癌

1.乳头状癌

(1)概述:

乳头状癌是甲状腺最常见的恶性肿瘤,根据肿瘤的大小和浸润范围可分为:①微小乳头状癌,直径<1cm,平均 5~7mm;②甲状腺内;③甲状腺外三个类型。

(2)诊断要点:

①肿瘤灰白色、质实、常为多中心性;②复杂分支乳头状,含纤维血管轴心。表面被以单层柱状上皮;③乳头上皮核呈毛玻璃样,有核沟、核内假包涵体和核相互重叠。④砂粒体。组织学可分纯乳头状癌和乳头滤泡癌混合型。只有少数是纯乳头状癌,半数以上为混合型。其他类型还有滤泡型、弥漫硬化型、柱状细胞癌、嗜酸性细胞乳头状癌等。

乳头状癌的免疫组化 TTF-1、甲状腺球蛋白、CK19、RET、HMBE-1 和 galectin-3,BRAF-V600E 阳性。

甲状腺乳头状癌的预后好,影响预后的因素有侵犯血管、核异型性、肿瘤侵至甲状腺外及近迈。

(3)鉴别诊断:

主要与结节性甲状腺肿和腺瘤中的假乳头,特别是增生性乳头相鉴别。假乳头常位于扩张的滤泡腔或囊性变区,细胞没有乳头状癌细胞的形态特点如毛玻璃样核和核重叠等。用 CK19 和 RET 免疫组化有一定帮助,乳头状癌 CK19 和 RET 可呈弥漫或灶性阳性。

2.滤泡癌

(1)概述:

滤泡癌占甲状腺癌的 20%~25%。多数患者在 40 岁以上,女性较男性多 2~3 倍。恶性度较乳头状癌高。血行转移率高,主要转移至肺及骨等处,淋巴结转移少。其 10 年及 20 年存活率在 30% 以下。滤泡癌中非整倍体可高达 60%,而乳头状癌仅 28%。

甲状腺滤泡癌分二型:①有包膜,但有显微镜下血管和(或)包膜浸润,此型称为包裹性血管浸润型;②包膜不完整并明显浸润周围甲状腺组织,此型称为浸润型。包裹性血管浸润型滤泡癌肉眼观察像甲状腺滤泡性腺瘤。

（2）诊断要点：

①浸润型滤泡癌切面灰白色，可侵占大部分甲状腺组织并侵出甲状腺包膜外，与周围组织粘连或侵入周围组织如气管、肌肉、皮肤和颈部大血管，并常累及喉返神经。②包裹型和浸润型均可有出血、坏死、囊性变、纤维化和钙化。③镜下形态可从分化极像正常甲状腺的滤泡结构到明显恶性的癌，其间有多种过渡型。癌细胞排列成滤泡、实性巢索或小梁。滤泡内可含少量胶质。

（3）免疫组化：

滤泡癌 TTF-1、甲状腺球蛋白、低分子量 CK 和 bcl^{-2} 阳性，P53(-)，cyclinD1 低表达，P27 高表达。Ki-67 指数<10%。

亚型：①许特莱细胞癌，形态与许特莱细胞腺瘤相似，但有包膜、血管和（或）邻近甲状腺实质浸润或有卫星结节形成。预后较差，5年存活率 20%～40%。

②透明细胞癌，罕见，肿瘤由具有透明胞质的癌细胞构成。癌细胞界限清楚，胞质内富含糖原，核常中位，亦可偏位。

（4）鉴别诊断：

滤泡癌主要与腺瘤特别是不典型腺瘤相鉴别。滤泡癌有血管或包膜浸润。有说服力的血管浸润是癌细胞穿透血管壁伴血管腔被肿瘤堵塞。瘤栓应附于血管壁上而不是游离在血管腔内。包膜浸润是肿瘤性滤泡穿透和裂开或破坏包膜的胶原纤维。包膜内有滤泡不能作为浸润的证据，因为在肿瘤发展过程中良性滤泡亦可被包裹在包膜内。细胞核的异型性无鉴别诊断价值。诊断甲状腺透明细胞癌必须先除外转移性肾透明细胞癌和甲状旁腺癌。可用免疫组化染色，甲状腺透明细胞癌为 TTF-1 和 thyroglobulin 阳性。

3.髓样癌

（1）概述：

髓样癌占甲状腺癌的 5%～10%。年龄高峰为 40～60 岁，亦可见于青少年和儿童。性别差别不大。髓样癌来自甲状腺的 C 细胞，能分泌降钙素。80%～90% 的髓样癌为散发性，10%～20% 为家族性。

（2）诊断要点：

①肿瘤包膜可有可无，直径 1～11cm，界限清楚；切面灰白色、质实。②散发性髓样癌多为单个结节，体积较大。家族性髓样癌常伴 C 细胞增生，为多结节性。③分布在甲状腺二侧叶的中上部。④癌细胞呈圆形、多角形或梭形。核圆形或卵圆形，核仁不显，核分裂罕见。⑤肿瘤可呈典型的内分泌肿瘤样结构或形成实性片块、细胞巢、乳头或滤泡样结构。如滤泡样结构中充有嗜酸性物质则与滤泡癌所含的胶质很难鉴别。梭形细胞常呈漩涡状排列或呈肉瘤样。⑥髓样癌的另一特点是间质有淀粉样物质沉着。淀粉样物质的形成可能是与降钙素的分泌有关。⑦现在越来越多的材料指出髓样癌的形态可像滤泡癌或乳头状癌且没有间质淀粉样物质。这种肿瘤应作免疫组化及电镜观察，髓样癌为降钙素 calcitonin 阳性。

约 2/3 病例手术时已有颈淋巴结转移。其他转移部位有上纵隔、肾上腺和骨等。手术时无淋巴结转移者预后好，10年存活率可达 60%～70%；有淋巴结转移者 10年存活率为 40%

左右。癌组织中有坏死、核分裂多和以梭形细胞为主者预后差。

近来发现越来越多的滤泡上皮和 C 细胞混合型癌,称为髓样-滤泡混合型癌或髓样-乳头混合型癌。光镜下癌细胞排列成小梁或滤泡样或乳头状结构。临床表现恶性度较高。

（3）鉴别诊断：

髓样癌为 calcitonin 阳性,thyroglobulin 阴性。滤泡癌、乳头状癌和未分化癌均为 thyroglobulin 阳性,calcitonin 阴性。髓样-滤泡混合型癌和髓样-乳头混合型癌则 thyroglobulin 和 calcitonin 均为阳性。

4. 岛状癌

（1）概述：

岛状癌多见于老年人。其生物学行为介于分化好的甲状腺癌(乳头状癌和滤泡癌)与未分化癌之间。淋巴和血行转移率高,预后差,平均 5 年存活率为 50%,岛状癌可合并其他类型甲状腺癌,甚至可出现横纹肌样分化。WHO 版"内分泌器官肿瘤分类"将岛状癌归入低分化癌,低分化甲状腺癌有三种组织学类型即岛状、实性和小梁型。

（2）诊断要点：

①细胞大小一致,排列成实性巢或小岛状结构,可夹杂有乳头和(或)小滤泡,血管丰富。②有不等量的核分裂和凝固性坏死。

（3）鉴别诊断：

主要与髓样癌鉴别,前者 calcitonin 阴性,甲状腺球蛋白和 TTF-1 阳性,bcl^{-2} 80% 阳性,40%～50% 表达 TP53。

5. 未分化癌

（1）概述：

未分化癌占甲状腺癌的 5%～10%。多见于 50 岁以上的妇女。高度恶性,很早发生转移和浸润周围组织。组织学形态变异较多,常见的类型为梭形细胞型、巨细胞型和二者的混合型。有一种小细胞未分化癌,现已证实多数甲状腺所谓的小细胞未分化癌实际上是非霍奇金淋巴瘤,由于瘤组织中包含残存的滤泡而被误认为癌。还有一些"小细胞未分化癌"可能是不含淀粉样物质的髓样癌或岛状癌。未分化癌生长快,很快侵犯周围器官组织,引起呼吸吞咽困难和声音嘶哑。

（2）诊断要点：

①肿瘤体积大,固定,石样硬。切面有出血、囊性变及许多坏死灶。②癌细胞分化不良,正常和不正常核分裂多见,梭形细胞型有时很像分化差的肉瘤如恶性纤维组织细胞瘤、骨肉瘤和血管肉瘤等。巨细胞型中奇形怪状的单核和多核瘤巨细胞多见,亦可有破骨细胞样的多核巨细胞。③但无论是那一类型的未分化癌中都能找到分化较好的甲状腺癌如滤泡癌或乳头状癌成分,因此一般认为未分化癌是从已存在的分化较好的甲状腺癌转化而来。④未分化癌的预后极差,一般均在诊断后一年内死亡。

（3）鉴别诊断：

主要与肉瘤、淋巴瘤、甲状腺髓样癌鉴别,未分化癌为 thyroglobulin 和上皮细胞标记阳性,LCA 阴性,calcitonin 阴性。电镜亦证实这些癌的细胞为上皮性。

6.鳞状细胞癌

概述:占甲状腺癌的 1% 以下。年龄高峰 40～60 岁。患者常有长时期的甲状腺炎史或甲状腺肿史。可能的组织发生为:①甲状舌管残留物;②鳞状上皮化生灶的肿瘤性转化。

六、肉瘤和转移瘤

(一)淋巴组织肿瘤

非霍奇金淋巴瘤主要为弥漫大 B 细胞和 MALToma,霍奇金淋巴瘤,浆细胞瘤和 Langerhans 细胞增生症等。

(二)间叶组织来源的肿瘤

良性少见,有脂肪瘤、血管瘤、平滑肌瘤、神经鞘瘤和孤立性纤维性肿瘤。肉瘤有平滑肌肉瘤、脂肪肉瘤、纤维肉瘤、软骨肉瘤、骨肉瘤和血管肉瘤等。诊断甲状腺肉瘤必须先除外癌,特别是梭形细胞未分化癌。

(三)转移瘤

除转移性肾癌可在甲状腺内形成较大瘤结外,大多数转移瘤都很小,均为显微镜下水平,所以临床很难发现。最常见的转移瘤为来自头颈部的鳞癌,其次为黑色素瘤、乳腺癌和肺癌等。

第三节　甲状旁腺疾病

一、原发性甲状旁腺功能亢进

原发性甲状旁腺功能亢进(简称原发性甲旁亢)是指由甲状旁腺增生、腺瘤或癌引起的甲状旁腺素分泌过多。实验室特点为:高血甲状旁腺素(parathyroid hormone,PTH)、高血钙及低血磷。PTH 分泌过多使钙从骨质吸收至血内、增加肾小管再吸收钙和增加肠对钙的吸收。高血钙造成一系列临床症状和体征如乏力、嗜睡、神经肌肉疼痛和无力、神经官能症、肾结石、肾绞痛、高血压、消化性溃疡、急性和慢性胰腺炎、痛风、胆石症、骨痛、骨折和囊性纤维性骨炎等。

近年来由于诊断技术的改进,这类以结石和骨病变为特点的长期甲旁亢患者已经很少见。大多数患者是以血钙高和(或)血 PTH 增高而入院,因此患者一般无明显的症状或体征。

原发性甲旁亢在西方国家发病率高,我国发病率较低。女性多见。各年龄组均能发生,以 40～50 岁多见。

(一)甲状旁腺腺瘤

1.典型腺瘤

原发性甲旁亢的患者中的 80%～90% 是由甲状旁腺腺瘤、10%～15% 由甲状旁腺增生、1%～5% 由甲状旁腺癌引起。腺瘤一般累及单个腺体,偶尔可同时累及两个腺体。某医院 758 例引起原发性甲旁亢的腺瘤中 750 例为单个腺瘤,8 例为双腺瘤。甲状旁腺腺瘤的部位随胚胎发育时正常甲状旁腺的位置而异,可从颈动脉交叉到心包,从甲状腺的前面到胸骨后或食管后,有时可位于甲状腺包膜内,甚至被结节性甲状腺肿的结节所包裹。

腺瘤一般较小,平均重 0.5~5g,亦有重 10~20g 者,甚至达 100g 者。有包膜。腺瘤体积小时呈椭圆形,与正常腺体不同之处在于腺瘤色较暗,柔软性较差和边缘稍钝。大腺瘤可呈卵圆形、球形或泪滴状,纵隔甲状旁腺腺瘤可有一纤维性蒂。腺瘤常呈橘褐色,如腺瘤中含多量嗜酸性细胞则色暗呈巧克力色。质软、柔顺、包膜薄、灰色。腺瘤包膜外常有一圈残留的正常甲状旁腺组织。腺瘤切面均质肉样。橘褐色至红褐色,有灶性出血,囊性变或纤维化区。囊内含无色透明液或巧克力色液。

①光镜:瘤细胞排列成巢、索或片块,亦有形成腺泡或假腺样结构。间质血管丰富。多数腺瘤以增大的主细胞为主要成分。瘤细胞核大深染,核异型性较明显。10%的腺瘤可见巨核细胞(直径可达 20μm)。核分裂极罕见。瘤细胞胞质略嗜酸,偶尔呈颗粒状或空泡状。瘤细胞中常有散在和成簇的嗜酸性细胞。

腺瘤由主细胞构成和(或)过渡型嗜酸性细胞。嗜酸性细胞直径为 12~20μm,具亮红色颗粒状胞质,核较小。过渡型嗜酸性细胞较嗜酸性细胞小,胞质浅红色。由过渡型嗜酸性细胞构成的功能性腺瘤占 3%~5%;而完全由嗜酸性细胞构成的功能性腺瘤(嗜酸性细胞应占腺瘤的 90%以上)较少见。由水样清细胞构成的功能性腺瘤极罕见。

②免疫组化:腺瘤为 PTH、CgA、CK8、CK18 和 CK19 阳性。Ki-67 指数低,如>5%应考虑恶性的可能性。分子生物学技术检查在 PTH 染色阳性和阴性的部分均能检出 PTHm-RNA。

③电镜:瘤细胞核呈圆形或卵圆形,有 1~2 个小的球形核仁。细胞膜折叠明显。细胞间有桥粒和桥粒样连接。成腺泡排列的细胞其腔面有丰富的微绒毛和发育好的复合连接器。主细胞都有丰富的功能性细胞器,即有丰富的核糖体、多聚核糖体、多量粗面内质网排列成板层状、同心圆或指纹状及发达的高尔基体。嗜酸性细胞胞质内充满线粒体,部分线粒体嵴排列成晶体状、环形或 C 形。过渡型嗜酸性细胞胞质内除多量线粒体外,尚可见不等量的功能性细胞器。瘤细胞的分泌颗粒大小、形态和分布均不规则,直径 250~300nm,多数呈圆形或卵圆形,有的呈逗号状、棍棒状,甚至哑铃状,核心电子密度较高,空晕窄。部分腺瘤的胞质内可见 7+2 型纤毛和环形层状小体。这种小体为同心圆层状排列的光面内质网。环形层状小体可能与蛋白质合成有关。正常甲状旁腺中见不到这种小体。环形层状小体多见于功能活跃的腺瘤,亦有学者报道甲状旁腺增生的细胞内亦可见环形层状小体。

④遗传学:cyclin D1/PRAD1 重排,cyclin D1 高表达及 11q13(MEN1)杂合子丢失等。

2. 不典型腺瘤

这是指一些腺瘤有癌的形态,但没有明确的浸润性生长。所谓癌的形态包括与周围组织粘连,有核分裂,纤维化,小梁状生长方式和包膜内有瘤细胞,但无明确的包膜、血管或神经浸润,这种肿瘤属恶性潜能不明确的肿瘤。

(二)甲状旁腺癌

占原发性甲旁亢的 2%~4%。诊断甲状旁腺癌的标准为:局部浸润或局部淋巴结转移或远处脏器如肺、肝、骨等转移。

大多数文献报道的甲状旁腺癌累及一个甲状旁腺。体积较小，最大直径为 $1.3\sim6.2cm$，平均 $3.3cm$；重 $0.8\sim42.4g$，平均 $12g$。形态不规则，分叶状或有伪足，常与周围组织如甲状腺、颈部软组织粘连浸润，质地较腺瘤实。

①光镜：癌组织由纤维条索分隔成小梁，癌细胞体积较大，核染色质粗，核仁明显，有核分裂。大多数甲状旁腺癌的分化较好，给人以"良性"的错觉。有学者报道 1 例原先诊断为腺瘤、数年后因肺转移而确诊为癌的病例，回顾性复查原发瘤和转移灶的切片，形态上均无癌的指征。癌与腺瘤鉴别的要点是：①癌细胞呈小梁状排列，有厚的纤维条索分隔；②有包膜浸润；③血管侵犯；④有核分裂；⑤淋巴结和（或）其他脏器组织转移。核分裂在鉴别良恶性上最有价值，因正常甲状旁腺和甲状旁腺腺瘤中无或极少核分裂。癌的组织学形态与预后无关。

②电镜：癌细胞主要为功能活跃的主细胞，核形不规则，胞质内充满粗面内质网、光面内质网和线粒体。有时高尔基体发达。可见环形层状小体。有的癌细胞有多量分泌颗粒，但临床功能不活跃。可以有无功能甲状旁腺癌（免疫组化能有免疫活性 PTH），鉴别这种癌与甲状腺癌较困难。诊断甲状旁腺癌一般要求有甲旁亢现象。

③遗传学：13q 丢失和 HRPT2(1q25)突变较常见。Erickson 等用 FISH 检测一组甲状旁腺腺瘤和癌的染色体 1、6、9、11、13、15、17 和 22，结果 67％腺瘤和 78％癌染色体增多，73％腺瘤和 33％癌染色体丢失。在腺瘤中染色体 11 丢失多见，癌中染色体 11 增多多见。学者认为染色体 11 增多与甲状旁腺肿瘤的侵袭性行为密切相关。

甲状旁腺癌患者的年龄较腺瘤为轻，平均 44 岁。男女发病率相等。67％患者有典型的骨改变（囊性纤维性骨炎）、尿路结石和肾实质病变等。甲状旁腺癌的生物学行为与甲状腺乳头状癌相似，即 5 年存活率较高。甲旁亢症状的再现预示有复发或转移。死亡常常是由于甲旁亢的并发症如高血钙导致的，而不是由于癌的广泛浸润和转移。

（三）甲状旁腺原发性增生

原发性增生是指不明原因的所有甲状旁腺均增生和功能亢进。原发性甲状旁腺增生约占原发性甲旁亢的 15％，其中主细胞增生约占 12％，水样清细胞（透明细胞）增生约占 3％。

1. 主细胞增生

曾被称为结节性增生、多腺体性腺瘤病或多腺体性累及。所有甲状旁腺（4 个或更多）均增大伴部分或全部细胞增生。临床上主细胞增生与腺瘤无区别。41％主细胞增生者 X 线可见骨病变，5％有典型的囊性纤维性骨炎，53％有肾结石。几乎所有的家族性甲旁亢均为主细胞增生。18％的主细胞增生合并多发性内分泌肿瘤（multiple endocrine neoplasia，MEN），特别是 1 和 2A 型。

约半数增生的病例的所有腺体相等地增大，另半数中有 1 个腺体明显增大（假腺瘤样增生），而其余 3 个腺体仅稍大或几乎正常，最大的体积可超过其余 3 个的总和。这种增生称为不对称性增生。病程长的结节明显。腺体总重可达 $150mg\sim10g$，亦有报道重 15g 甚至 20g 者。迷走的甲状旁腺亦可增大。增生的腺体呈黄褐色至红褐色，可含大小不等的囊腔，内含草色或棕色液。

①光镜：增生的主细胞排列成条索、片块或腺泡样结构。间质有散在不等量的脂肪细胞。增生的腺体保存小叶结构。偶尔增生的腺体完全由嗜酸性细胞构成或由主细胞、嗜酸性细胞

和过渡型嗜酸性细胞混合而成。

②电镜:由功能活跃的细胞构成。高尔基体发达。有丰富的粗面内质网,排列成板层状或成堆。成熟的分泌颗粒量不等,常常位于细胞膜直下,紧靠毛细血管或组织间隙。细胞膜有多量指状突起。

2. 水样清细胞增生

水样清细胞(亦称透明细胞)增生与主细胞增生不同,临床上无家族史亦不并发 MEN。

①大体:观察 4 个腺体均显著增大,总重均超过 1g,可达 65g,亦有报道重达 125g 者。上腺比下腺大,有的病例上腺每一个重 3～50g,而每个下腺仅重 0.1～1g。正常情况下,下腺较上腺为大。增生的腺体有伪足从腺体主体伸出很长距离。腺体质柔软,红褐色至黑棕色,常含大小不等的囊腔。

②光镜:增生细胞体积大,界限清楚,直径为 10～40μm,平均 15～20μm。胞质水样透明,1μm 厚的半薄切片显示胞质内充满小的空泡。核为圆形或卵圆形,直径 6～7μm。核位于细胞的基底部。细胞排列成索、片块、巢或腺泡状。水样清细胞增生的组织学与肾透明细胞癌相似。增生的腺体内有大小不等的囊腔,囊内壁被覆单层水样清细胞,囊内常含清亮液和脱落的细胞。

③电镜:细胞质的水样清亮不是由于糖原而是由于大量空泡造成的,空泡直径为 0.2～2μm,由三层膜包绕。空泡一般中空,少数含无定形物或晶状、针状、颗粒状物。空泡之间为各种细胞器如线粒体、游离核糖体、粗面内质网、高尔基体和分泌颗粒。细胞内脂质少。水样清细胞增生无论在临床、大体、光镜还是电镜形态方面均与主细胞增生不同,因此一般认为两者没有关联,但亦有认为水样清细胞由主细胞转化而来,两种增生仅为同一疾病的变异而已。

3. 主细胞增生与腺瘤的鉴别

原发性甲旁亢是 4 种病理实体的结果即 1～2 个甲状旁腺的腺瘤、主细胞增生、水样清细胞增生和甲状旁腺癌。甲状旁腺癌的大体和光镜下特点均已足以确诊,而且迄今为止还未见有多腺体累及的报道。水样清细胞增生总是累及所有的甲状旁腺,而且大体和光镜特点亦很典型。最困难和最常遇到的鉴别诊断问题是主细胞增生和腺瘤。由于 95% 的原发性甲旁亢是由腺瘤和主细胞增生引起,所以两者的鉴别是病理和外科医师最常遇到的问题。从手术范围来说如为腺瘤只需做腺瘤切除,如为增生则应把 3 个甲状旁腺全部切除,第 4 个甲状旁腺做次全切除。经典的鉴别依据是腺瘤周围有一圈正常甲状旁腺,但结节状或假腺瘤样主细胞增生时残留的甲状旁腺组织亦可形成一个圈包绕结节或假腺瘤,特别是遇到不对称性增生时,与腺瘤的鉴别更困难。文献上有许多鉴别正常和不正常甲状旁腺,以及鉴别增生和腺瘤的方法,但都成效不大。Lloyd 等发现甲状旁腺增生时 p27 阳性细胞数量为 3 倍于腺瘤,提示 p27 免疫组化可用于区别增生和腺瘤。电镜在鉴别诊断上没有价值。有人认为环形层状小体可作为腺瘤的特异性指标,因为增生细胞中无此小体,但在我们分析的腺瘤和增生的材料中均能找到环形层状小体,目前的鉴别方法还是光镜下辨别间质有无脂肪细胞、细胞内脂质多寡、与正常甲状旁腺有无移行过程和是否保留小叶结构。腺瘤间质内无脂肪细胞、细胞内脂质少、与正常甲状旁腺无移行过程和无小叶结构。

二、继发性甲状旁腺功能亢进

继发性甲旁亢是指任何能导致低血钙的疾病所引起的 PTH 代偿性分泌过多的一种状态。常见的造成低血钙的疾病有慢性肾脏病、佝偻病或骨质疏松和小肠吸收不良综合征等。例如慢性肾脏病时由于磷的排出减少导致磷滞留和高磷血症。高磷血症必然引起低血钙;同时高磷血症又使肾合成 $1,25(OH)_2D$ 减少,从而减少肠对钙的吸收,进一步加重低血钙;同时骨骼对 PTH 的耐力增加,使钙从骨骼移至血内的量减少。以上这些都造成严重的低血钙。

低血钙刺激甲状旁腺增生,分泌多量 PTH 以代偿。继发性甲旁亢的大体和镜下形态与原发性甲旁亢的主细胞增生相似。增生细胞常弥漫一致,亦有呈结节状增生。增生的腺体脂肪减少。电镜下大多数主细胞呈功能活跃状态,功能性细胞器增多。过渡型嗜酸性细胞可增多,但典型的嗜酸性细胞少见。

三、三发性甲状旁腺功能亢进

三发性甲旁亢是指在继发性甲旁亢患者的 1 个至多个腺体发生自主性腺瘤或增生(一般为一个自主性腺瘤)。三发性甲旁亢与原发性甲旁亢的区别是患者曾确诊有低钙血症,由于低血钙刺激甲状旁腺增生导致 PTH 过量分泌即继发性甲旁亢,在此基础上甲状旁腺又发生自主性腺瘤或增生,则为三发性甲旁亢。由肾疾病引起的继发性和三发性甲旁亢都伴有高血磷,血内尿素氮增高和肌酸酐清除率降低,而原发性甲旁亢则伴低血磷。

单从甲状旁腺的病理形态很难鉴别原发性、继发性或三发性甲状旁腺腺瘤或增生。

四、异位甲状旁腺功能亢进

异位甲旁亢是指由非甲状旁腺组织所发生的肿瘤引起的高血钙、低血磷和血 PTH 增高,甲状旁腺本身无病变。常见的引起异位甲旁亢的肿瘤有肺鳞癌和肾细胞癌,其他肿瘤有腮腺未分化癌、肾上腺癌、脾淋巴瘤、硬化性血管瘤和间充质瘤等。

五、其他肿瘤和瘤样病变

(一)甲状旁腺囊肿

甲状旁腺囊肿罕见,多数为无功能性。囊肿来源尚有争议,有学者认为来自第三和第四鳃囊残留物,有人则认为是滞留性。80%囊肿位于下颈部,常附着于甲状腺或伸入上纵隔。直径为 $1\sim10cm$ 或更大,单房性。囊内含清亮液,液内可测出 PTH。囊壁灰白色,质韧。

光镜:囊内壁被以单层扁平的主细胞或无细胞被覆,壁内可见小簇挤压的甲状旁腺组织、胸腺或鳃囊残留物。

功能性甲状旁腺囊肿可能是功能性腺瘤梗死或退化囊性变的结果。

(二)脂肪增生

脂肪增生少见。女性多见。4 个甲状旁腺均增大,呈浅橘红色。切除的甲状旁腺重 100～

200mg,最大的可达 800mg。

光镜:甲状旁腺中有大量成熟的脂肪细胞,脂肪细胞和实质细胞的比例为 1∶1。

(三)脂肪腺瘤

脂肪腺瘤亦称甲状旁腺错构瘤或甲状旁腺瘤伴黏液性变的间质。肿瘤由大量脂肪细胞、黏液性变的间质和片块状排列的主细胞或嗜酸性细胞构成。部分脂肪腺瘤为功能性。

(四)无功能性甲状旁腺腺瘤和癌

甲状旁腺内嗜酸性细胞的数量随年龄增长而增多,有时可形成结节。老年人甲状旁腺中嗜酸性细胞结节与腺瘤不易区别。光镜下不能鉴别嗜酸性细胞结节、功能性腺瘤和无功能性腺瘤。由于正常嗜酸性细胞不分泌 PTH,所以完全由嗜酸性细胞构成的结节或腺瘤通常是无功能的,电镜下无或极少分泌颗粒。近年来功能性嗜酸性细胞腺瘤的报道越来越多。无功能嗜酸性细胞腺瘤或癌与甲状腺的 Hurthle 细胞腺瘤或癌很难鉴别。电镜和免疫组化染色 PTH 和 thyroglobulin 有一定的帮助。

(五)转移瘤

甲状旁腺可直接被甲状腺癌侵犯,但由其他脏器组织的原发癌转移到甲状旁腺极为罕见。文献上有报道的甲状旁腺转移癌来自乳腺、肺、肾的癌、白血病及皮肤的恶性黑色素瘤。

第四节　肾上腺疾病

一、肾上腺皮质疾病

(一)肾上腺皮质功能亢进

肾上腺皮质分泌三大类激素,每类激素分泌过多,可导致相应的临床综合征,因此肾上腺皮质功能亢进引起的综合征有:①皮质醇增多症(Cushing 综合征),由皮质醇分泌过多引起;②原发性醛固酮增多症(Conn 综合征),由醛固酮分泌过多引起;③肾上腺生殖器综合征,由性激素分泌过多引起。

1.皮质醇增多症

皮质醇增多症可发生在任何年龄,但以中年妇女为多见。男女比例为 1∶3。临床特点为长期过多的皮质醇作用的结果。患者呈中心性或躯干性肥胖、满月脸、水牛背、高血压、肌肉无力、皮肤薄易擦伤、皮肤色素增多、腹壁紫纹、闭经、多毛、痤疮、葡萄糖耐量不正常、骨质疏松、心血管病、对感染抵抗力降低和心理性不正常等。至少有 4 种情况能引起皮质醇增多症:①医源性;②垂体性;③肾上腺性;④异位性。Cushing 综合征的肾上腺变化中 75%~85%为双侧肾上腺增生,15%~25%为肾上腺皮质腺瘤或癌。增生中约 70%为双侧肾上腺皮质弥漫性增生,30%为皮质结节状(腺瘤样)增生。手术切除的增生的肾上腺每侧重多数<8g,但尸检肾上腺每侧重可>10g。双侧重量基本相等。

(1)肾上腺增生

病理诊断:a.大体双侧弥漫性增生的肾上腺边缘钝圆,黄色。切面皮质明显增宽,有一条宽而不规则的棕色内带和一边界清楚的黄色脂质帽。网状带显著增宽,占皮质的内 1/2 或更多(相当于肉眼所见的棕色内带),外层为稍增宽的索状带(相当于肉眼所见的黄色脂质帽)。索状带中的透明细胞常较正常大,富含脂质;b. Cushing 综合征的肾上腺皮质改变与 ACTH 作用的时间和量有关。在过多的 ACTH 作用下,与网状带交界处的索状带细胞脂质消失,变成网状带的致密细胞。在长期大量 ACTH 作用下整个皮质除灶性分布的正常球状带外全部为一致的致密细胞。Cushing 综合征尸检的肾上腺常呈这种改变。

(2)双侧结节状(腺瘤样)增生的肾上腺

病理诊断:a.表面和切面均可见大小不等的结节,结节直径一般在 1cm 以下。b. 结节由致密细胞和透明细胞构成,结节周围的肾上腺皮质亦呈增生性改变。尸检的肾上腺其结节均为致密细胞。

(3)肾上腺皮质微小结节不典型增生

概述:肾上腺皮质微小结节不典型增生是 Cushing 综合征罕见的病因。结节自主性分泌皮质醇,地塞米松不能抑制。

病理诊断:双侧肾上腺含多数无包膜的黄色至黑色的结节,结节由大的嗜酸性或透明细胞构成,结节间的皮质常萎缩。

(4)肾上腺皮质腺瘤

概述:肾上腺皮质腺瘤为导致 Cushing 综合征的最常见原因,肿瘤分泌过多的皮质醇而导致 Cushing 综合征。

病理诊断:一般重 30～100g,有包膜,切面红褐色。大肿瘤可有出血。大多数瘤细胞像束状带的透明细胞。核可有不同程度异型性,核分裂不常见。

(5)肾上腺皮质癌

病理诊断:a. 体积一般较大,重量常超过 100g,有的甚至达数千克;b. 表面有不完整的包膜,切面灰白或黄色,有出血、坏死、囊性变和钙化;c. 癌细胞异型性明显,核分裂多寡不等。

电镜下光面内质网较少,有大量形形色色的线粒体。细胞内腔及核内假包涵体多见。基底膜破裂和不完整。癌易侵犯淋巴管和血管,转移至局部淋巴结及远处器官如肺等。

2. 原发性醛固酮增多症

原发性醛固酮增多症可由以下原因引起:a. 分泌醛固酮的肾上腺皮质腺瘤,占 80％～85％;b. 双侧肾上腺皮质小结节或大结节性增生(特发性醛固酮增多症),占 13％～18％;c. 分泌醛固酮的肾上腺皮质癌,占 2％;d. 可用糖皮质激素抑制的醛固酮增多症,少见;e. 由非内分泌肿瘤如卵巢肿瘤引起的醛固酮增多,少见。低血钾、高血钠、血 pH 升高,血醛固酮高和血肾素低。患者年龄高峰为 30～50 岁,女比男多。

①肾上腺皮质腺瘤(醛固酮瘤)

病理诊断:a. 为单个,偶尔有双侧单个腺瘤。腺瘤体积小,直径＜2cm,重量＜4g;b. 发生在左侧肾上腺者多见。从肾上腺的前面或后面向表面突出或完全埋于腺体内。突至肾上腺表面的部分有包膜,埋在皮质内部分无包膜但界限清楚;c. 切面金黄色或黄棕色;d. 由透明细胞、致密细胞和一种杂交细胞混合而成,但多数以透明细胞为主。杂交细胞较透明细胞小,核浆比例像球状带细胞,胞质富含脂质。杂交细胞的形态和生化具有索状带透明细胞和球状带细胞的特点。瘤细胞排列成短索或腺泡状,间以含毛细血管的纤维组织。核可有一定的异型性,但无核分裂;e.电镜下:瘤细胞胞质内有不等量的脂滴。其线粒体可像正常球状带或索状带透明细胞内的线粒体。致密细胞样的瘤细胞内有多量溶酶体和丰富的光面内质网,基底膜完整。间质胶原纤维增多;f.关于腺瘤邻近的肾上腺皮质和对侧肾上腺的改变情况,各文献报道不一,有的观察到索状带萎缩而球状带增生,有的则认为正常。

②肾上腺皮质癌

病理诊断:罕见,皮质癌体积较大,重500～2000g不等。有包膜、黄白或灰粉色,有出血坏死。癌细胞异型性明显,可有灶性或大片凝固性坏死。易侵犯血管和转移至肝、肺、骨和腹膜后等处。

③肾上腺皮质增生

病理诊断:a.皮质弥漫性或结节状增生,多数为双侧性,偶尔为单侧性。一侧肾上腺重5～8g;b.增生的细胞主要为富含脂质的透明细胞,夹杂成堆致密细胞。球状带弥漫性或灶性增宽;c.电镜下增生细胞内有成堆排列的光面和粗面内质网。线粒体嵴为管泡状。

青少年皮质增生以男性为多见,血压常为恶性高血压。中老年患者则以女性多见,血压较青少年组为低。

3.肾上腺生殖器综合征(肾上腺性激素分泌过多)

肾上腺性激素分泌过多可由于先天性肾上腺增生(CAH)、肾上腺皮质腺瘤或癌引起。

(1)先天性肾上腺增生

概述:先天性肾上腺增生多数发生在婴幼儿和儿童,女性约占80％。

病理诊断:肾上腺皮质呈弥漫性或结节状增生。增生的肾上腺一侧平均重15g。肾上腺表面呈脑回状或结节状。切面棕色。形态像Cushing综合征的肾上腺。由于血内高水平的ACTH,索状带和网状带融合成一致密细胞带,此致密细胞带可伸展到球状带之下,但常常总是有薄层索状带与球状带分隔。球状带呈不同程度增生。21-羟化酶部分缺乏的病例球状带可2～4倍于正常。21-羟化酶完全缺乏的病例则球状带厚度变异较大,从增生到完全消失。

(2)肾上腺皮质腺瘤或癌

肾上腺皮质腺瘤或癌可发生在任何年龄,但半数以上为12岁以下的儿童。男女发病率无明显差别。临床表现有性早熟、男性化或女性化,有的则可出现混合型皮质功能亢进症状,如同时出现男性化和Cushing综合征。

①肾上腺皮质腺瘤。病理诊断:一般重30～100g,有包膜,切面红棕色肉样。大肿瘤呈分叶状。可有出血、坏死和钙化。大多数瘤细胞像网状带细胞,夹杂有少量透明细胞。核可显不同程度的异型性,核分裂不常见。

②肾上腺皮质癌。病理诊断:亦常有包膜。大者重量可达3000g,分叶状。切面因出血、坏死、钙化和囊性变而呈粉、黄、棕、红杂色相间。核异型性明显,核分裂常见,甚至可见不正常核分裂。转移部位主要为淋巴结、肝、肺和骨等处。腺瘤和癌均以致密细胞为主,线粒体为圆形,有丰富的光面内质网排列成堆或平板状。有散在粗面内质网片断和大量溶酶体。细胞膜

指状突发达。

（二）肾上腺皮质功能减退

1.概述

肾上腺皮质功能减退可原发于肾上腺皮质结构破坏或代谢失常,亦可继发于下丘脑-垂体的病理或生理功能异常。原发性皮质功能减退常见的临床病理类型有:原发性慢性肾上腺皮质功能减退(Addison病)、原发性急性肾上腺皮质功能减退(急性肾上腺广泛出血,肾上腺危象)、继发于下丘脑-垂体病变或功能异常的肾上腺萎缩。

Addison病罕见,临床特点为低血压、虚弱、皮肤和口腔黏膜色素沉着、低血糖和电解质紊乱,为一种自身免疫性疾病,常合并恶性贫血、胰岛素依赖性糖尿病、慢性黏膜皮肤念珠菌病、甲状旁腺功能减退、性机能减退和自身免疫性甲状腺疾病。这些总称为多腺体自身免疫综合征。

2.病理诊断

a.肾上腺萎缩变形。整个肾上腺像薄饼样薄。二侧共重仅2.5g或更小;b.皮质萎缩甚至不连续,代之以散在的皮质细胞小结节,有淋巴细胞浸润甚至有生发中心的淋巴滤泡形成;c.髓质基本正常。

（三）无功能性肾上腺皮质肿瘤

1.无功能性肾上腺皮质结节和腺瘤

病理诊断:a.大小自数毫米至数厘米。小者位于包膜内,大者突至包膜外。黄色或橘黄色;b.主要由透明细胞构成。增生的结节与腺瘤的区别以直径1cm为界,≥1cm者为腺瘤,<1cm者为结节;c.结节常为多发性和双侧性,多见于高血压患者,高血压患者皮质结节的检出率可2～4倍于正常人群;c.腺瘤大小直径1～5cm。包膜完整或不完整。有纤维间隔将腺瘤分隔成小叶。大腺瘤常有出血、玻璃样变和黏液性变。

2.无功能肾上腺皮质癌

（1）概述:

较少见。多数发生于成人。男女比例约2:1。患者常因腹痛、腹块而就诊。癌体积可很大,大者直径＞20cm,重≥1000g。有包膜。切面黄色,常有广泛坏死、出血和囊性变。

（2）病理诊断:a.纤维血管间隔将瘤组织分隔成大小不等的小叶;b.不同肿瘤甚至同一肿瘤的不同部位瘤细胞分化程度不一,有的分化好形如腺瘤,有的分化差,细胞呈梭形或有多量瘤巨细胞和核分裂;c.肾上腺皮质癌易侵入肾上腺静脉、下腔静脉和淋巴管;d.转移至肝、肺、淋巴结和其他脏器;d.手术后5年存活率约30%。

（3）鉴别诊断:

腺瘤与癌的鉴别主要根据浸润和转移。其他形态指标如癌常显大片坏死、重量＞100g、有宽的纤维带、弥漫性生长、正常和不正常核分裂、血管浸润等,但这些指标无一特异,就以重量来说良性腺瘤重量可＞1000g,而癌也可很小,重量仅38g。至于瘤巨细胞和核异型性更无鉴别意义,因这些在腺瘤中均能见到。

功能性和无功能性肾上腺皮质肿瘤单从形态不能鉴别。鉴别诊断主要依据临床症状、生化和激素测定。皮质肿瘤免疫组化显示Syn和Melan-A阳性,有时α-inhibin亦可阳性。

二、肾上腺髓质疾病

WHO 2017 年版关于肾上腺髓质肿瘤的分类包括：嗜铬细胞瘤、肾上腺外副神经节瘤、头颈副神经节瘤、交感神经副神经节瘤、肾上腺神经母细胞瘤、混合性嗜铬细胞瘤、混合性副神经节瘤。

(一)嗜铬细胞瘤

1. 概述

嗜铬细胞瘤多见于 20～50 岁。20% 发生于儿童，儿童患者年龄高峰为 9～14 岁。性别无明显差异。肾上腺嗜铬细胞瘤右侧较多见，家族性嗜铬细胞瘤左侧较多见。约 10% 为双侧性或多发性。肾上腺外嗜铬细胞瘤最常见的部位为沿后颈部到盆底的交感神经链，主要是腹膜后和后纵隔，30%～50% 发生于 Zuckerkandl 器，10% 来自膀胱，其他少见部位有肝门、肾门、下腔静脉背侧、肛门、阴道、睾丸和尾骶部等。

2. 病理诊断

(1)诊断要点

a. 肿瘤重量平均为 100g，直径 1～10cm，平均为 3～5cm。b. 多数肿瘤界限清楚有完整包膜。c. 位于肾上腺内的小肿瘤有一薄的纤维包膜或由周围被压迫的肾上腺组织构成的假包膜。膀胱的嗜铬细胞瘤位于膀胱肌层内，可突入膀胱腔，界限清楚，但无包膜。d. 切面灰白或粉红色。经福尔马林固定后成棕黄色或棕黑色。e. 大肿瘤切面常有出血、坏死和囊性变，有时有钙化。由包膜发出的纤维条索伸入瘤组织内将瘤组织分隔成分叶状。f. 瘤细胞多数为多角形，少数为梭形或柱状。小的多角形细胞与正常髓质中嗜铬细胞大小相似，而大的多角形细胞可比正常嗜铬细胞大 2～4 倍。g. 瘤细胞胞质丰富，颗粒状、丝状或空泡状。经福尔马林固定的组织，瘤细胞胞质嗜碱。瘤细胞核呈圆形或卵圆形，核仁明显，核异型性多见，但核分裂少或无。h. 瘤细胞排列成巢、短索、小梁或腺泡状。有富含血管的纤维组织或薄壁血窦分隔。有些肿瘤中可见到像神经母细胞样的小细胞，有些则可见成熟的神经节细胞。瘤细胞核呈圆形或卵圆形，有的则核形极不规则，有核内假包涵体。核仁明显，呈岩石或线团样。胞质内有丰富的细胞器如大量线粒体、丰富的粗面和光面内质网、核糖体和溶酶体等，高尔基体较发达。i. 胞质内有不等量的神经分泌颗粒，其形态与正常髓质嗜铬细胞的分泌颗粒相似。分泌肾上腺素的颗粒直径 50～500nm，形态不规则，除圆形和卵圆形外还有棍棒形、哑铃形或逗号形等。分泌颗粒核心电子密度高，界膜与核心之间的空晕窄。分泌去甲肾上腺素的颗粒大小较一致，直径 100～300nm，呈圆形或卵圆形。核心电子密度高，均质或花心状。核心偏位，空晕很宽以致有的颗粒像鸟眼。同时分泌去甲肾上腺素和肾上腺素的嗜铬细胞瘤，上述二种不同的颗粒一般储存在不同的瘤细胞内，但亦有同一瘤细胞内含二种颗粒者。

(2)免疫组化

主要是 CgA 强阳性，epinephrine、Syn 也可阳性，其他标记有 NSE、Leu7、Leu-enkephalin、metenkephalin、somatostatin、calcitonin、VIP、ACTH 等，S-100 染色支柱细胞阳性，分子生物学技术检测出 CgA 和 CgBmRNA。

家族性嗜铬细胞瘤发病年龄早,双侧性多见(可高达70%)。每一家族中发生嗜铬细胞瘤的患者的年龄和部位常常相同。这是一种常染色体显性遗传伴很高的外显率。由于有此遗传背景,所以家族性嗜铬细胞瘤常合并一些遗传基因缺陷病如Von Hippel-Lindau病、神经纤维瘤病和脊髓发育异常等,亦合并其他内分泌肿瘤如甲状腺髓样癌、甲状旁腺增生或腺瘤,三者构成MEN2型。

WHO 2017版内分泌肿瘤分类中将嗜铬细胞瘤统一归在恶性肿瘤,不再分为良性或恶性,可根据以下指标对肿瘤的预后进行评估,包括:

①浸润(血管、肾上腺被膜、肾上腺周围软组织)。

②结构形态(不规则、增大及融合的细胞巢,弥漫性生长)。

③细胞形态(梭形、小细胞、高细胞密度、细胞一致、显著异型性)

④坏死(局灶性或融合性坏死、在细胞巢中出现粉刺样坏死)

⑤增殖活性(核分裂相增加、不典型核分裂、Ki-67增殖指数)。

⑥其他(肿瘤大小>5cm、粗结节状、缺乏玻璃样变小球、异常血管类型、支持细胞减少或缺失)。

常见的转移部位为淋巴结、肝、肺和骨等。

嗜铬细胞瘤周围的脂肪常呈棕色脂肪性变即脂肪组织像胚胎或冬眠动物的脂肪组织。据有关研究这是由于儿茶酚胺的溶脂作用所致。

4.鉴别诊断

有功能的嗜铬细胞瘤的诊断不困难,有少数功能不明显(只分泌多巴胺)的肿瘤与肾上腺皮质肿瘤、软组织腺泡状肉瘤、肾细胞癌等鉴别会有一定的困难。电镜及免疫组化有一定帮助。嗜铬细胞瘤电镜下有典型的神经分泌颗粒,免疫组化显示CgA强阳性,Syn、NSE、CD15阳性。皮质肿瘤Syn、D11、α-inhibin和melanA阳性,NSE部分阳性;肾细胞癌CK、EMA和Vim阳性;软组织腺泡状肉瘤PAS染色胞质内有晶状体样物,肌源性标记为阳性。

(二)肾上腺髓质增生

1.概述

正常肾上腺不同部位皮髓质的比例不同(皮髓质之比:头部5:1,体部15:1,尾部∞:1)。大部分的髓质位于肾上腺的头部和体部,而尾部和体的两翼部几乎完全由皮质构成,所以只有在尾部和翼部出现髓质才能考虑髓质增生。诊断髓质增生需先对切除的肾上腺作面积测量研究。临床考虑髓质增生是患者有嗜铬细胞瘤的症状,血内和尿内儿茶酚胺试验异常,但无嗜铬细胞瘤。髓质增生可见于MEN2和Von Hippel-Lindau病。

2.病理诊断

a.髓质增生可呈单侧或双侧性。肾上腺的重量和外形正常或增大。切面髓质弥漫性扩大,伸入尾部和两翼,可有孤立的小结节。b.结节直径<1cm者为髓质结节状增生,如直径>1cm应诊断为嗜铬细胞瘤。c.髓质嗜铬细胞核肥大,可见多核或巨核细胞,胞质空泡状或颗粒状,胞质内常见玻璃样点滴。d.免疫组化和电镜形态与嗜铬细胞瘤相同。

(三)副神经节瘤

副神经节包括颈动脉体、主动脉肺动脉体、颈静脉鼓室、迷走神经体、喉和散布在身体其他部位的副神经节。副神经节与副交感神经系统有密切关系,对血氧和二氧化碳张力的变异起反应,因此参与调节呼吸功能。副神经节发生的肿瘤(副神经节瘤)一般均以解剖部位命名,如颈动脉体瘤。副神经节瘤一般无症状,约 1%副神经节瘤可分泌儿茶酚胺或儿茶酚胺合成酶,从而产生嗜铬细胞瘤样的临床症状。

1. 颈动脉体副神经节瘤

(1)概述:

副神经节瘤中以颈动脉体副神经节瘤最多见。各年龄段均能发生,最小 3 个月,但多数为 40～50 岁。女性稍多见。散发病例中 3%～8%为双侧性,而有家庭史的病例中 38%为双侧性。

(2)病理诊断:a. 多数颈动脉体副神经节瘤最大径 3～6cm,亦有＞20cm 者。肿瘤界限清楚,可有假包膜。b. 瘤细胞卵圆或多角形,较正常大。核可有异型性,但核分裂罕见。c. 瘤细胞排列成巢(细胞球)、索或腺泡状。巢索之间有丰富的血窦,间质可硬化或血窦显著扩张而出血。d. 转移发生率 1%～10%不等,可转移至淋巴结、骨、肺、肝等。e. 免疫组化显示瘤细胞 CgA 强阳性,支柱细胞 S-100 阳性。

2. 其他

还有颈静脉鼓室副神经节瘤、迷走副神经节瘤、喉副神经节瘤,主动脉肺副神经节瘤由位于心底部与大血管相关的播散的副神经节发生。可分为心脏和心外副神经节瘤。这些肿瘤的相当一部分可功能活跃,分泌过量的儿茶酚胺而产生嗜铬细胞瘤样临床症状;其他少见副神经节瘤的部位有眼眶、翼状窝、鼻咽、食管、气管、甲状腺、涎腺、口腔,等等。

(四)神经母细胞瘤和神经节瘤

神经母细胞瘤和神经节瘤是一组来自神经母细胞的肿瘤(包括神经母细胞瘤、节细胞神经母细胞瘤和神经节瘤,它们与嗜铬细胞瘤均来自交感神经原细胞。神经母细胞瘤是这组中最不成熟和最恶性的肿瘤,神经节瘤是分化成熟的良性肿瘤,节细胞神经母细胞瘤则是从神经母细胞瘤向神经节瘤分化过程中的中间阶段。这三种肿瘤都能分泌儿茶酚胺和它的产物如去甲肾上腺素、香草扁桃酸、多巴胺、高香草酸(homovanillic acid,HVA)和多巴。尿内多巴胺和 HVA 排出量的增加是神经母细胞瘤的特征。神细母细胞瘤本身含很小量的儿茶酚胺,而且所分泌的儿茶酚胺在肿瘤内很快代谢,故多数神经母细胞瘤患者无高血压的症状和体征。

1. 神经母细胞瘤

(1)概述:

神经母细胞瘤好发于婴幼儿,80%患者为 5 岁以下,35%患者为 2 岁以下。少数亦可发生于青少年或成人。成人发病年龄高峰为 20～40 岁,最大者 70 岁以上。年龄与预后有密切关系,1 岁以下的患儿较 1 岁以上者预后好。神经母细胞瘤、Wilm 瘤、胶质瘤和白血病是儿童期主要的肿瘤。部分神经母细胞瘤有家族史。

预后:神经母细胞瘤的转移发生得早而广泛。除局部浸润和局部淋巴结转移外,主要是由血行转移至肝、肺、骨和骨髓内播散。骨转移可呈溶骨性改变或伴新骨形成,以致 X 线下病变骨呈毛刺状或洋葱皮样。肾上腺神经母细胞瘤的预后比肾上腺外的差。分子生物学技术检测有 N-myc 癌基因表达者预后差。一部分神经母细胞瘤及其转移灶可分化成神经节神经母细胞瘤或神经节瘤。1%～2%的神经母细胞瘤可自行消退。

（2）病理诊断：

①诊断要点：

a.神经母细胞瘤的好发部位为肾上腺髓质和腹膜后，占50%～80%；其次为后纵隔脊椎旁、盆腔、颈部和下腹部交感神经链；偶尔亦可见于后颅凹或其他部位。b.肿瘤软，分叶状，有完整或不完整的包膜。重量多数为80～150g，亦有＜10g者。切面灰红色。大肿瘤常有出血、坏死和（或）钙化。c.瘤组织由弥漫成片或片块状排列的淋巴细胞样细胞构成。瘤细胞呈圆形、卵圆形或短梭形。核深染。胞质极少。d.多数肿瘤中可找到假菊形团，假菊形团中央为纤细的神经纤维微丝。

②免疫组化：NF、Syn、NSE及CgA阳性。

（3）鉴别诊断：

主要与其他小细胞恶性肿瘤如淋巴瘤、Ewing/PNET瘤、小细胞未分化癌和胚胎性横纹肌肉瘤鉴别。

2.神经节神经母细胞瘤

（1）概述：

罕见的恶性肿瘤。约1/3发生于肾上腺，其余可位于腹膜后、纵隔和其他部位。多见于年龄较大的儿童和成人。

（2）病理诊断：

镜下特点为由未分化神经母细胞、假菊形团、神经纤维和神经节细胞混合而成。神经节细胞越多预后越好。

免疫组化：CgA、Syn、NSE、NF及S-100阳性。

3.神经节瘤

（1）概述：

良性肿瘤。儿童和成人都能发生。最常见的部位为后纵隔和腹膜后，其他部位有肾上腺和有交感神经链处，亦可发生于消化道、子宫、卵巢和皮肤。神经节瘤可分泌过量儿茶酚胺而导致高血压。

（2）病理诊断：

a.肿瘤为圆形，有包膜，质实。b.切面灰白色波纹状，可有散在的钙化和黏液性变区。c.为无髓鞘的神经纤维中有成片或散在分化成熟的神经节细胞。d.电镜示神经节细胞核大，核仁明显。胞质内含丰富的细胞器。有大量形态不一的线粒体、粗面内质网和扩张的光面内质网，高尔基体发达。神经分泌颗粒直径100～700nm。免疫组化示S-100和NSE阳性。

三、肾上腺其他肿瘤和瘤样病变

（一）髓脂肪瘤

髓脂肪瘤为肾上腺少见的良性肿瘤，由成熟的脂肪组织和造血组织构成。大部分为无功能性，近年来有少数功能性髓脂肪瘤的报道。症状有气短、腹痛、血尿、性激素分泌过多综合征或 Cushing 综合征等。肿瘤大小差别很大,显微镜下可见直径 20cm 或更大。肿瘤呈圆形,质软,常无包膜,但与残留的肾上腺组织界限清楚。切面红黄相间,红色区为造血组织,黄色区为脂肪组织。大肿瘤常有出血、钙化或骨化。

(二)肾上腺囊肿

少见,体积小。多数为尸检时或手术时偶然发现,偶尔有直径达数厘米因引起症状而手术者。组织学分类有:出血性假囊(囊壁内有含铁血黄素沉着、钙化和肾上腺组织结节)、淋巴管瘤样囊肿、寄生虫性囊肿和上皮性囊肿,后者最少见。

(三)肾上腺间叶组织肿瘤

间叶组织来源的肿瘤有血管瘤和血管肉瘤、淋巴管瘤、神经纤维瘤、神经鞘瘤、脂肪瘤、平滑肌瘤和平滑肌肉瘤等。

(四)淋巴瘤

除非洲 Burkitt 淋巴瘤常侵犯肾上腺外,肾上腺的原发和继发的淋巴瘤均罕见,继发淋巴瘤主要为非霍奇金淋巴瘤和浆细胞瘤。

(五)转移瘤

晚期肿瘤全身播散时可累及肾上腺,常见的转移癌来自肺、乳腺、胃和结肠,其他有皮肤黑色素瘤。肾上腺转移瘤因无症状,多数为尸检时偶然发现;仅少数因发生剧痛而手术。

第五节　糖尿病

糖尿病是一种由于体内胰岛素相对或绝对不足、靶细胞对胰岛素敏感性降低或胰岛素结构缺陷而引起的碳水化合物、脂肪和蛋白质代谢紊乱的慢性疾病。临床上表现为多饮、多食、多尿和体重减少(即三多一少)等症状。

1. 病因和发病机制

糖尿病一般可分为原发性及继发性两类。日常所称糖尿病是指原发性糖尿病,按其病因、发病机制、病变、临床表现及预后的不同可分为以下两种。

(1)胰岛素依赖型糖尿病

胰岛素依赖型糖尿病又称Ⅰ型糖尿病,占糖尿病的 10% 左右。患者多为青少年,起病急,发展快,病情重,胰岛 B 细胞明显减少,血中胰岛素降低,易合并酮血症甚至引起昏迷,治疗依赖胰岛素。目前认为,本型是在遗传易感性的基础上,胰岛感染了病毒或受毒性化学物质的影响,使胰岛 B 细胞损伤的一种自身免疫性疾病。

(2)非胰岛素依赖型糖尿病

非胰岛素依赖型糖尿病又称Ⅱ型糖尿病,约占糖尿病的 90%,成年发病,起病缓慢,发展较慢,病情较轻,胰岛数目正常或轻度减少。早期血中胰岛素不下降,甚至增高,体内无抗胰岛细胞抗体形成,也无其他自身免疫反应的表现。一般认为与肥胖有关,因体内胰岛素相对不足及组织对胰岛素不敏感所致。

2.病理诊断

(1)胰岛病变

1型糖尿病早期为非特异性胰岛炎,继而胰岛 B 细胞颗粒脱失、空泡变性、坏死、消失,胰岛变小、数目减少,纤维组织增生、玻璃样变;Ⅱ型糖尿病早期病变不明显,后期胰岛 B 细胞减少,常见胰岛淀粉样变性。

(2)动脉病变

细动脉玻璃样变、动脉粥样硬化较非糖尿病患者出现较早且严重。动脉硬化可引起相应组织结构的病变和功能障碍。

(3)肾病变

①肾体积增大,早期肾血流量增加,肾小球滤过率增高,导致早期肾体积增大,通过治疗可恢复正常。

②结节性肾小球硬化,表现为肾小球系膜轴内有结节状玻璃样物质沉积,结节增大可使外周毛细血管阻塞。

③弥漫性肾小球硬化,约见于 75% 的患者,同样在肾小球内有玻璃样物质沉积,分布弥漫,主要损害肾小球毛细血管壁和系膜,肾小球基膜普遍增厚,毛细血管腔变窄或完全闭塞,最终导致肾小球缺血和玻璃样变性。

④肾小管-间质损害,肾小管上皮细胞出现颗粒样和空泡样变性,晚期肾小管萎缩。肾间质损害包括纤维化,水肿,淋巴细胞、浆细胞和多形核白细胞浸润。

⑤血管损害,糖尿病累及所有的肾血管,多数损害是动脉硬化,特别是入球和出球小动脉硬化。肾动脉及其主要分支的动脉粥样硬化,在糖尿患者要比同龄的非糖尿病患者出现得更早。

⑥肾乳头坏死,常见于糖尿病患者患急性肾盂肾炎时,肾乳头坏死是缺血加感染所致。

(4)视网膜病变

早期可表现为微小动脉瘤和视网膜小静脉扩张,继而出现渗出、水肿、微血栓形成、出血等非增生性视网膜病变;还可因血管病变引起缺氧,刺激纤维组织增生、新生血管形成等增生性视网膜病变,视网膜病变易引起失明。此外,糖尿病易合并白内障。

(5)神经系统病变

周围神经可因血管病变出现缺血性损伤或症状,如肢体疼痛、麻木、感觉丧失、肌肉麻痹等。脑细胞可发生广泛变性。

(6)其他组织或器官病变

可出现皮肤黄色瘤、肝脂肪变性和糖原沉积、骨质疏松、糖尿病性外阴炎及化脓性和真菌性感染等。

3.病理临床联系

本病的典型症状为多饮、多食、多尿和消瘦。胰岛素严重缺乏时,蛋白质、脂肪分解代谢增强而生成氨基酸和脂肪酸,脂肪酸在肝内氧化生成酮体,使患者出现酮血症和酮尿症,导致酸中毒,发生糖尿病性昏迷。晚期患者常因心肌梗死、肾衰竭、脑血管病变及合并感染而死亡。

第六章

泌尿及男性生殖系统疾病的病理诊断与鉴别诊断

第一节　急性肾小球肾炎

肾脏的基本结构和功能单位是肾单位,每个肾脏约有 100 万个肾单位。肾脏的代偿功能很强,一旦有部分肾单位发生病变时,其他肾单位可进行代偿。肾单位由肾小球和其所属的肾小管组成,肾小球结构的变化在肾脏疾病中具有重要意义。

肾小球呈球形,直径约 $200\mu m$,由位于中央的血管球和位于外周的肾小囊组成。血管球始于入球小动脉,从血管极进入肾小囊后,分成 5～8 个初级分支。每支再分出袢状的毛细血管,最后盘曲折绕形成 20～40 个毛细血管袢,近血管极处毛细血管汇合,形成一条出球小动脉离开肾小囊,并再度分支形成球后毛细血管网供血于肾小管。

肾小球系膜充填在各叶毛细血管之间,构成毛细血管袢的轴心。由系膜细胞和基底膜样的系膜基质组成。正常情况下,一个系膜区有 1～2 个系膜细胞。系膜细胞具有收缩、吞噬、合成基底膜和系膜基质等功能,并能分泌多种生物活性介质。系膜基质起支持和通透作用。

肾小球毛细血管内皮细胞、基底膜、肾小囊脏层上皮细胞(足细胞)共同构成肾小球的滤过膜。肾小管起始部膨大凹陷而成的杯状双层上皮囊称肾小囊(又称鲍曼囊)。其外层(或称壁层)为单层扁平上皮。在肾小球的尿极处与近曲小管上皮相连接,在血管极处反折为肾小囊内层(或称脏层),两层上皮之间的狭窄腔隙称为肾小囊腔,与近曲小管腔相通。

肾小球的滤过作用主要与蛋白分子的大小、携带的电荷和构型有关。分子体积越小,通透性越大;分子携带阳离子越多,通透性越强。

肾小球肾炎(glomerulonephritis,GN),简称肾炎,是一组以肾小球损害为主的变态反应性炎症。肾小球肾炎分为原发性肾小球肾炎和继发性肾小球疾病。原发性肾小球肾炎是指原发于肾脏的独立性疾病,肾为唯一或主要受累的脏器。继发性肾小球疾病的肾病变或继发于其他疾病,或作为全身性疾病的一部分,如系统性红斑狼疮,高血压病、过敏性紫癜、结节性多动脉炎、糖尿病。

1. 病因及发病机制

目前关于肾小球肾炎的病因和发病机制尚未完全阐明。大量肾活检和实验性肾炎的病理研究表明肾小球肾炎大多数由免疫因素引起,其中主要机制为抗原抗体复合物沉积性变态反应,细胞介导的免疫机制则可能是某些类型的肾小球疾病常见的发病因素。

已知能引起肾小球肾炎的抗原有外源性和内源性两大类。外源性抗原包括药物、外源性凝集素、异种血清及生物性病原体(细菌、病毒、寄生虫、真菌和螺旋体等)感染的产物。内源性抗原包括肾小球性抗原(肾小球基底膜抗原、内皮细胞和系膜细胞的细胞膜抗原、足细胞的足突抗原等)和非肾小球性抗原(DNA、核抗原、免疫球蛋白、肿瘤抗原和甲状腺球蛋白等);参与反应的抗体主要是 IgG,此外还有 IgA、IgM。

(1)原位免疫复合物形成

肾小球本身的固有成分,在某种情况下成为抗原(原位抗原);或非肾小球抗原进入肾小球后,与肾小球某一成分结合而形成植入性抗原,均可刺激机体产生相应抗体。抗原与抗体在肾小球原位结合,形成的免疫复合物称原位免疫复合物。

①肾小球固有成分。有以下几种:a.抗肾小球基底膜性肾小球肾炎和肺出血肾炎综合征的肾小球基底膜抗原,免疫荧光检查显示沿基底膜呈现特征性的连续的线性荧光;b.可诱发膜性肾小球肾炎的上皮细胞抗原成分;c.可诱发系膜增生性肾小球肾炎的系膜抗原;d.抗内皮细胞抗原如血管紧张素转换酶抗原。

②植入性抗原。已被证实植入性抗原的种类正在不断增加。可引起肾小球肾炎的植入性抗原有:DNA、免疫球蛋白、细菌、病毒和寄生虫等感染的产物和某些药物等。植入性抗原引起的病变常显示颗粒状或不规则分布的免疫荧光反应。

(2)循环免疫复合物形成

非肾小球性的内源性或外源性可溶性抗原刺激机体产生相应抗体,抗原和抗体在循环血液中形成循环免疫复合物,随血液循环流经肾脏时,沉积在肾小球,并常与补体结合,引起肾小球的病变。免疫复合物在电镜下表现为电子密度较高的沉积物,可沉积在:内皮细胞与基底膜之间,构成内皮下沉积物;基底膜;基底膜与足细胞之间,构成上皮下沉积物;系膜区。荧光标记的抗免疫球蛋白或抗补体抗体可显示为不连续的颗粒状沉积物。

循环免疫复合物在肾小球内沉积与否、沉积的部位和数量受多种因素的影响,其中最重要的两个因素是复合物分子量的大小和所携带的电荷。一般来说,含阴离子的复合物不易通过基底膜,常沉积于内皮下;含阳离子的复合物可穿过基底膜,沉积于上皮下;电荷中性的复合物易沉积于系膜区。当抗原稍多于抗体或抗原与抗体等量时,所形成的免疫复合物在血液中能停留较长时间,随血液循环流经肾小球时,沉积下来引起肾小球的损伤。但是当抗体明显多于抗原时,可形成大分子不溶性免疫复合物,常被血液中的吞噬细胞清除,不会引起肾小球损伤。当抗原明显多于抗体时,可形成小分子可溶性免疫复合物、不能与补体结合,易通过肾小球滤出,也不引起肾小球损伤。其他影响免疫复合物沉积的因素包括肾小球血流动力学、系膜细胞的功能和滤过膜电荷情况等。

(3)细胞免疫在肾小球肾炎发生中的作用

研究表明,有些肾小球肾炎的发生和进展与细胞免疫密切相关。在人类和实验动物肾小球肾炎均可见一些肾小球内存在激活的巨噬细胞、T 细胞,这些细胞的产物促进肾小球损伤。致敏 T 细胞和激活的巨噬细胞释放的淋巴因子和细胞因子可刺激系膜细胞的增生,使系膜基质增加,引起肾小球硬化。

（4）肾小球肾炎发生中的炎症介质

肾小球内出现免疫复合物或致敏 T 细胞后如何进一步引起肾小球损伤是肾小球肾炎发病机制中的一个重要课题。肾小球内免疫复合物形成或沉积仅是引起肾小球肾炎的致炎因子,真正的炎症改变及肾小球的损伤主要是通过多种炎症介质的释放引起的。

①补体的激活。沉积的免疫复合物可激活补体,激活的补体具有多种生物学活性:a. 具有趋化作用的补体成分如 C_{5a} 引起中性粒细胞及单核巨噬细胞浸润。中性粒细胞可以释放蛋白酶、氧自由基和花生四烯酸代谢产物。蛋白酶使肾小球基底膜降解,氧自由基导致细胞损伤,花生四烯酸代谢产物使肾小球滤过率降低。b. C_{3a}、C_{4a} 和 C_{5a} 可刺激细胞释放组胺等血管活性物质,增加毛细血管的通透性。c. $C_{5b\sim9}$ 形成的膜攻击复合物可使细胞溶解破坏,并可以使细胞外基质过度合成从而引起肾小球基底膜增厚。

②肾小球固有细胞及其产物。肾小球固有细胞（内皮细胞、系膜细胞和上皮细胞）受炎症刺激和活化后,可分泌多种炎症介质,如 IL-1 等细胞因子、转化生长因子、上皮细胞生长因子、血小板衍生生长因子、胰岛素样生长因子、氧自由基、内皮素和一氧化氮等。

③炎细胞及其产物。巨噬细胞、淋巴细胞、自然杀伤细胞等可释放多种生物活性物质,如 IL-1、蛋白溶解酶、白细胞三烯、前列腺素等细胞因子,参与肾小球肾炎的变质、渗出、增生等过程。

2.基本病理变化

肾小球肾炎是以增生性炎为主的超敏反应性疾病。

（1）增生性病变

①细胞增生性病变。增生的细胞主要是肾小球系膜细胞、内皮细胞和上皮细胞（尤其是壁层上皮细胞）,使肾小球内细胞数目增多。

②毛细血管壁增厚。基底膜变化可以是基底膜本身的增厚,也可以是上皮下、内皮下或基底膜本身的蛋白性物质（如淀粉样物质、免疫复合物）沉积引起。增厚的基底膜理化性状改变,通透性增高,而且代谢转换率降低,免疫复合物不易被分解和清除,病变进展可导致血管袢或血管球硬化。

③硬化性病变。肾小球玻璃样变指光镜下 HE 染色显示均质的嗜酸性物质堆积。电镜下表现为细胞外出现无定形物质,其成分为沉积的血浆蛋白、增厚的基底膜和增多的系膜基质。进一步可导致肾小球的固有细胞减少甚至消失,毛细血管袢塌陷,管腔闭塞,胶原纤维增加,肾小囊的脏层和壁层融合,形成节段性或整个肾小球的硬化。镜炎症或损伤后的瘢痕狭窄下为均质红染的无结构小球,在 Masson 三色染色中显示为蓝色。肾小球玻璃样变和硬化为各种肾小球改变的最终结局。

（2）渗出性病变

肾小球肾炎时,渗出的细胞主要是中性粒细胞和单核细胞,偶见少许嗜酸性粒细胞。渗出的中性粒细胞释放蛋白水解酶,可破坏内皮细胞、上皮细胞及基底膜。肾小球内有时可见纤维素渗出。此外,红细胞也可漏出,其数量多少不等,大量漏出可见肉眼血尿,小量漏出时仅见镜下血尿。

（3）变质性病变

肾小球肾炎时，由于各种蛋白水解酶和细胞因子的作用，导致基底膜通透性增加，毛细血管壁发生纤维素样坏死，可伴血栓形成。同时由于肾小球血流和滤过性状的改变，肾小管上皮细胞常发生变性，管腔内可出现由蛋白质、细胞或细胞碎片浓聚形成的管型；当肾小球发生玻璃样变和硬化时，相应肾小管萎缩或消失。

3. 临床表现

肾小球肾炎患者常表现为具有结构和功能相互联系的症状组合，即综合征。肾小球肾炎的临床表现与病理类型有密切的联系，但并非完全相对应。不同的病变可引起相似的临床表现，同一病理类型的病变可引起不同的症状和体征。此外，肾小球肾炎的临床表现还与病变的程度和阶段等因素相关。肾小球肾炎的主要临床表现分为以下几个综合征：

（1）急性肾炎综合征

主要病理类型为急性弥漫性增生性肾小球肾炎。起病急，常表现为血尿、轻到中度蛋白尿、少尿、常伴轻度水肿和高血压。严重者可出现氮质血症或肾功能不全。

（2）急进性肾炎综合征

主要病理类型为新月体性肾小球肾炎。起病急，病情进展快，预后差。表现为血尿、蛋白尿，迅速出现少尿或无尿，伴氮质血症，导致急性肾功能衰竭。

（3）肾病综合征

主要表现为：大量蛋白尿（尿中蛋白含量达到或超过 3.5g/d）；高度水肿；低蛋白血症；高脂血症和脂尿，即所谓的"三高一低"。临床上出现肾病综合征的肾炎有几种不同类型，主要包括微小病变性肾小球肾炎、膜性肾小球肾炎、膜性增生性肾小球肾炎、系膜增生性肾小球肾炎和局灶性节段性肾小球硬化，这些类型的病因和发病机制不同，预后也不同。

（4）无症状性血尿或蛋白尿

主要病理类型为 IgA 肾病。临床表现为持续或复发性镜下血尿或肉眼血尿，可伴有轻度蛋白尿。

（5）慢性肾炎综合征

为各型肾炎终末阶段的表现。主要表现多尿、夜尿、低比重尿、高血压、贫血、氮质血症和尿毒症，缓慢发展为肾功能衰竭。

4. 分类

原发性肾小球肾炎常见临床病理类型有急性弥漫性增生性肾小球肾炎、快速进行性（新月体性）肾小球肾炎、肾病综合征及相关的肾炎类型、IgA 肾病、慢性肾小球肾炎等。

（1）急性弥漫性增生性肾小球肾炎

简称为急性肾小球肾炎，是临床上最常见的类型，病变特点是以肾小球毛细血管内皮细胞和系膜细胞增生为主，伴中性粒细胞和巨噬细胞浸润。发病机制为循环免疫复合物沉积所致。大多数病例与 A 族乙型溶血性链球菌感染有关。患者大多为儿童，成人少见。

①病理变化。肉眼观：两肾对称性弥漫性增大，表面光滑，被膜紧张，颜色呈红色，称为"大红肾"。有时在肾的表面和切面可见散在的粟粒大小的出血点，状如蚤咬，又称为"蚤咬肾"。切面皮质增厚，纹理模糊，皮髓质分界尚清楚。

镜下观:a.肾小球病变,弥漫性累及两肾的大多数肾小球,肾小球体积增大。肾小球毛细血管内皮细胞和系膜细胞明显肿胀增生,有较多的中性粒细胞和少量单核细胞浸润,肾小球内细胞数目明显增多,肾小球毛细血管受压,管腔狭窄,甚至阻塞。严重时,肾小球毛细血管壁发生纤维素样坏死,可伴有明显出血。肾球囊内有红细胞、浆液、纤维蛋白等渗出物。b.肾小管病变,肾小管上皮细胞肿胀,管腔内可见滤出的各种成分,如蛋白质、红细胞、白细胞等,以及由这些成分凝集而成的管型。c.肾间质病变,肾间质血管显著扩张、充血,伴有水肿和炎细胞浸润。

②病理临床联系。此型肾小球肾炎在临床上表现为急性肾炎综合征。

a.尿的改变:少尿或无尿,由于肾小球毛细血管内皮细胞和系膜细胞肿胀增生,压迫毛细血管致使管腔狭窄、闭塞,血流受阻,肾小球滤过率降低,而肾小管重吸收功能无明显障碍,故引起少尿,严重者可无尿,造成水、钠和代谢产物在体内潴留,导致氮质血症。血尿、蛋白尿、管型尿,由于肾小球毛细血管损伤、管壁通透性增高,可引起血尿、蛋白尿,各种异常成分在肾小管中凝集形成管型等,随尿液排出形成管型尿。

b.水肿:主要因水钠潴留所致,超敏反应使患者全身毛细血管通透性增高可使水肿加重,常发生于组织疏松的眼睑部,重者可波及全身。

c.高血压:主要是水钠潴留使血容量增加所致,血压多为轻度或中度升高,少数严重者可导致心力衰竭及高血压脑病。

③结局。多数预后好,尤其是儿童患者,95%的患者可在数周或数月内痊愈。少数患者反复发作,转为慢性硬化性肾小球肾炎。极少数患者病变严重,发展为弥漫性新月体性肾小球肾炎。

(2)新月体性肾小球肾炎

比较少见,多发生于青壮年。病变特点为肾小球内有大量新月体形成。病变严重,进展很快。常在数周至数月内发生肾功能急剧恶化,故又称为快速进行性肾小球肾炎。

①病理变化。肉眼观:两肾弥漫性增大,颜色苍白,切面肾皮质增厚,纹理模糊,皮质与髓质分界尚清楚,可见散在的点状出血灶。镜下观:肾小球病变,大部分肾小球内有典型的新月体或环状体形成。新月体是肾小囊壁层上皮细胞显著增生,在毛细血管丛周围堆积形成的新月形小体。当增生的上皮细胞在毛细血管丛周围包绕成环状时,则称为环状体。早期新月体或环状体主要是细胞成分,而后纤维组织逐渐增多,最终细胞成分和渗出物完全由纤维组织替代。新月体使肾小球球囊腔变窄或闭塞,并压迫毛细血管丛。新月体纤维化,毛细血管丛萎缩、纤维化,最终整个肾小球纤维化和透明样变性。肾小管病变,肾小管上皮细胞水肿、玻璃样变性,部分肾小管上皮细胞萎缩,甚至消失。肾间质病变,肾间质水肿和炎细胞浸润,后期发生纤维化。

②病理临床联系。发病初期与急性肾炎综合征相似,血尿比较明显,蛋白尿相对较轻。由于大量新月体形成造成肾球囊腔闭塞,肾小球滤过率急剧下降,患者迅速出现少尿或无尿。随病变进展,大量肾小球纤维化、玻璃样变,肾单位功能丧失,最终导致肾衰竭。

③结局。此型肾炎由于病变发展迅速,预后极差,预后一般与病变的广泛程度和新月体的数量有关。具有新月体的肾小球比例低于80%的患者预后略好于比例更高者。

（3）膜性肾小球肾炎

这是引起成人肾病综合征最常见的原因。以肾小球毛细血管基膜弥漫性增厚为主要病变特点，而肾小球内无炎细胞浸润。多见于青中年人，男性多于女性。起病缓慢，病程较长，常反复发作。临床上主要表现为肾病综合征，即以大量蛋白尿、高度水肿、高胆固醇血症和低蛋白血症为特征。患者对糖皮质激素疗效不敏感，持续蛋白尿，预后差，晚期部分患者出现肾衰竭。

（4）微小病变性肾小球病

又称为轻微肾小球病变，是引起儿童肾病综合征最常见的原因。病变特点是弥漫性肾小球脏层上皮细胞足突消失。镜下观：肾小球无明显改变或病变轻微，又因在肾小管上皮细胞内见有大量脂质沉积，被称为脂性肾病。近年研究认为，本病的发病可能与免疫功能异常有关。多见于儿童，临床表现为肾病综合征，水肿常为最早出现的症状，蛋白尿多为选择性。此型肾炎激素治疗效果良好。少数患者可有反复，一般不发展为慢性。

（5）慢性肾小球肾炎

是各种类型的肾小球肾炎发展到晚期的一种共同病理类型，又称为硬化性肾小球肾炎，病变特点是大量肾小球发生纤维化、玻璃样变。多数患者有肾炎病史，也有部分患者起病隐匿，无自觉症状，发现时病变已进入晚期。

①病理变化。肉眼观：两肾体积对称性缩小，颜色苍白，质地变硬，表面呈弥漫性细颗粒状，称为继发性颗粒性固缩肾。切面见肾皮质明显变薄，皮质和髓质分界不清。小动脉壁增厚、变硬，断面呈哆开状，肾盂周围脂肪组织增多。镜下观：大量肾小球纤维化、玻璃样变性，所属肾小管萎缩，甚至消失，纤维化、玻璃样变性的肾小球相互靠拢集中；残存的相对正常的肾单位发生代偿性肥大，表现为肾小球体积增大，肾小管扩张，管腔内可见多种管型；肾间质纤维组织明显增生，并见多数淋巴细胞和少量的浆细胞浸润，肾内细小动脉硬化，管腔狭窄。

②病理临床联系。临床表现为慢性肾炎综合征，出现多尿、夜尿、低比重尿、高血压、氮质血症和尿毒症。

a.尿的改变：由于大量肾单位被破坏，血液只能快速通过少数代偿肥大的肾单位，导致肾小球滤过速度加快，滤过量显著增加，原尿通过肾小管的速度也加快，而肾小管的重吸收功能有限，尿浓缩功能降低，因而出现多尿、夜尿、低比重尿（常固定在 1.010 左右）。由于残存的肾单位结构和功能相对正常，故蛋白尿、血尿、管型尿常不明显。

b.贫血：由于大量肾单位被破坏，促红细胞生成素形成减少；同时，代谢产物在体内堆积，可抑制骨髓造血，故患者常有贫血。

c.高血压：大量肾小球纤维化使肾组织严重缺血，肾素分泌增加，引起肾性高血压。高血压又可引起全身细小动脉硬化，肾缺血加重，血压持续升高。

d.氮质血症和肾功能不全：随着疾病的发展，丧失功能的肾单位逐渐增多，残存的相对正常的肾单位越来越少，肾小球滤过率明显降低，体内各种代谢产物大量堆积，出现氮质血症，进而发展为尿毒症。

③结局。慢性肾小球肾炎的进展速度差异很大，预后均极差。患者常因尿毒症、高血压引起的心力衰竭和脑出血而死亡。血液透析和肾移植是目前挽救慢性肾小球肾炎晚期患者生命的有效方法。

第二节　肾盂肾炎

肾盂肾炎是由细菌感染引起的肾盂和肾间质的化脓性炎症。女性多见,其发病率为男性的 9～10 倍。临床上表现为高热、腰部酸痛、脓尿及菌尿,常有尿频、尿急、尿痛等膀胱刺激症状。按病程长短和病变特点不同,分为急性和慢性两种类型。

1. 病因与发病机制

致病菌以大肠埃希菌最为常见,占 60%～80%,其次为变形杆菌、副大肠埃希菌、产气杆菌、葡萄球菌等,少数为铜绿假单胞菌。急性肾盂肾炎常由单一细菌感染引起,慢性肾盂肾炎多为两种以上细菌的混合感染。细菌通过以下两种途径感染泌尿道。

(1)上行性感染(逆行性感染)

这是肾盂肾炎最常见的感染途径。病原菌多为大肠埃希菌。常继发于尿道炎、膀胱炎之后。病原菌沿着输尿管或其周围的淋巴管上行至肾盂和肾间质,引起一侧或两侧肾组织化脓性病变。女性尿道短,故上行性感染较男性更多见。

(2)血源性感染

病原菌多为葡萄球菌,细菌由体内某处感染灶侵入血液,随血流至肾引起病变。此种感染途径较为少见,可为全身脓毒血症的一部分,两肾常同时发生病变,病原菌一般先侵犯肾皮质,后经髓质蔓延至肾盂致病。

常见诱发因素:①尿路梗阻,尿路梗阻可使尿液排出受阻,残存的尿液增加,而尿液又是细菌良好的培养基,使细菌得以生长繁殖。常见于泌尿道结石、前列腺增生、肿瘤、妊娠子宫等压迫,尿道炎症或损伤后的瘢痕狭窄等;②医源性因素,如膀胱镜检查、导尿、其他泌尿道手术等引起的尿路黏膜损伤或带入病原菌导致感染,诱发肾盂肾炎,其中长期留置导尿管是诱发本病的重要因素;③尿液反流,当膀胱三角区发育不良、输尿管畸形或下尿道梗阻等原因造成排尿时尿液从膀胱输尿管反流时,有利于细菌侵入肾组织而引起感染。

2. 类型、病理变化及临床病理联系

肾盂肾炎一般分急性和慢性两种。其中急性肾盂肾炎常由一种细菌感染引起,慢性肾盂肾炎则可为两种或两种以上细菌混合反复感染所致。

(1)急性肾盂肾炎

急性肾盂肾炎是发生在肾盂、肾小管和肾间质的急性化脓性炎症,为泌尿系统常见的感染性疾病。常由上行性感染引起。组织学特征为肾间质灶性化脓性炎症伴脓肿形成、肾小管坏死。

①病理变化。

a. 肉眼观,肾脏体积增大,充血,质软,肾盂黏膜充血水肿,表面有脓性渗出物覆盖,可见小出血点;严重时,肾盂内有脓液蓄积。肾脏表面散在大小不等的黄白色脓肿,脓肿周围是紫红色的充血带。病灶可局限于肾脏的某一区域或弥漫性分布。有时多个病灶相互融合,形成大的脓肿。切面脓肿不规则地分布于肾皮质和髓质各处或呈楔型分布,并且可见黄色条纹自髓质向皮质延伸。

b.光镜下,上行性感染引起的病变中肾小球通常很少受累。血源性感染常先累及肾皮质,病变发生于肾小球及其周围的肾间质,逐渐扩展,破坏周围组织,并向肾盂延伸。上行性感染和血源性感染病理变化特点不同,前者肾盂炎症明显,从肾乳头部向皮质形成索状或不规则脓肿;后者主要在皮质内形成小脓肿。

②并发症。

a.肾乳头坏死:肾乳头因缺血和化脓而发生坏死。肉眼所见的特征是在肾锥体乳头侧2/3区域内出现境界清楚的灰白或灰黄色的坏死灶,病变可累及单个、数个或所有的乳头。镜下见肾乳头发生凝固性坏死,正常组织与坏死组织交界处可见大量中性粒细胞浸润。

b.肾盂积脓:严重尿路阻塞,特别是高位尿路阻塞时,脓性渗出物无法排出,蓄积于肾盂、肾盏及输尿管内,形成肾盂积脓。

c.肾周围脓肿:当病变严重时,肾内化脓灶可穿破肾被膜,在肾周围形成脓肿。

③病理临床联系。

a.发热、寒战、白细胞增多等比较明显的全身急性感染症状,系急性化脓性炎所致。

b.腰痛和肾区叩痛是由于肾脏肿大,被膜紧张所致。

c.脓尿、蛋白尿、菌尿和管型尿系因化脓性病灶破入肾小管,也可出现血尿。脓尿在泌尿系统不同部位感染时均可形成,但白细胞管型仅在肾小管内形成,提示病变累及肾脏,有利于肾盂肾炎的临床诊断。

d.尿频、尿急、尿痛等膀胱刺激症状,主要是因炎症对膀胱和尿道黏膜的刺激引起。

尿液中病原体的培养有助于明确诊断。因病变呈灶性分布,且肾小球通常较少受累,因此患者一般不出现高血压、氮质血症及肾功能不全。

④结局。绝大部分患者可在短期内治愈。若治疗不彻底或尿路梗阻等诱因未消除可转变为慢性;严重尿路梗阻可导致肾盂积脓。

(2)慢性肾盂肾炎

慢性肾盂肾炎的病变特点是慢性肾小管炎症、间质纤维化和瘢痕形成,并伴肾盂和肾盏的纤维化和变形。慢性肾盂肾炎是引起慢性肾功衰竭的重要原因之一。

慢性肾盂肾炎根据发生机制分为两种类型,其一为慢性反流性肾盂肾炎,为常见类型,具有肾内反流或先天性膀胱输尿管反流的患者,常反复发生感染导致一侧或双侧肾脏出现慢性肾盂肾炎的改变。其二是慢性阻塞性肾盂肾炎,尿路阻塞导致尿液潴留,感染反复发作。根据阻塞部位不同而分别呈双侧或单侧。

①病理变化。

a.肉眼观,一侧或双侧肾体积缩小,质地变硬,表面凹凸不平,可见粗大不规则的凹陷性瘢痕。肾脏瘢痕数量多少不等,多见于肾脏的上下极,原因是这些部位易发生肾内反流。病变可单侧亦可双侧,如为双侧性,两侧改变不对称。这一特征与慢性肾小球肾炎不同,肾小球肾炎的病变常为弥漫性,颗粒状分布较为均匀,两肾病变对称。切面可见肾被膜增厚,皮、髓质界限模糊,肾乳头萎缩变钝,肾盂和肾盏因瘢痕收缩而变形,肾盂黏膜增厚、表面粗糙。

b.光镜下,可见肾小管和肾间质的慢性非特异性炎症。肾实质病变呈不规则灶性分布,表现为肾间质大量淋巴细胞、浆细胞浸润,淋巴滤泡形成,间质纤维化。部分肾小管萎缩消失,部分肾小管代偿性扩张,扩张的肾小管的管腔内可见均质红染的胶样管型,与甲状腺滤泡相似。肾盂、肾盏黏膜固有层纤维性增厚,伴淋巴细胞、浆细胞和巨噬细胞浸润,部分上皮细胞坏死脱落、增生或伴有鳞状上皮化生。早期肾小球很少受累,但肾小囊周围可发生纤维化,后期部分肾小球可发生纤维化和玻璃样变。非病变部位的肾小球则发生代偿性改变。瘢痕内小动脉发生闭塞性动脉内膜炎,其他部位细、小动脉因继发性高血压而出现玻璃样变和硬化。慢性肾盂肾炎急性发作时,可见大量中性粒细胞浸润,甚至有小脓肿形成。

②病理临床联系。

a.慢性肾盂肾炎反复发作,发作期间则出现与急性肾盂肾炎相似的临床表现。

b.多尿、夜尿是因肾小管病变,尿浓缩功能降低所致。低钾血症、低钠血症和代谢性酸中毒是因肾小管重吸收功能降低,电解质丧失过多引起的。

c.高血压是由于肾组织纤维化和小血管硬化引起肾组织缺血、肾素分泌增加。晚期肾单位破坏严重,引起氮质血症和尿毒症。

肾盂造影检查显示肾脏体积不对称缩小,伴有局灶性粗大瘢痕和肾盂肾盏变形,有助于临床诊断。

③结局。慢性肾盂肾炎病程较长,可反复发作。如能及时治疗消除诱发因素,病情可被控制。有的患者发病数年后出现局灶性节段性肾小球硬化,伴有严重的蛋白尿,此类患者的预后多不佳。如病变严重且广泛,患者可因高血压导致心力衰竭或发生尿毒症而危及生命。

第三节　肾小管疾病

以肾小管损伤为主的肾疾病称肾小管疾病。

肾小管对于尿浓缩,多种物质的吸收、排泄,以及调节机体的水电解质平衡和酸碱平衡均有重要作用。肾小管是肾单位的重要组成部分,与肾小球和肾间质共同组成功能和结构的统一整体。肾小管和肾间质的关系尤为密切,两者的病变常互为因果,肾小管病变可继发肾间质病变,同样,肾间质病变也可继发肾小管病变。因此,常将肾小管和肾间质疾病统称肾小管间质疾病。实践证明,肾小管疾病和肾间疾病伤的治疗方法不同,预后也不同。所以,如有可能区分两者原发和继发关系,仍应称肾小管疾病或肾间质疾病,若不能区分两者的因果关系则称之为肾小管间质肾病。

一、高渗性肾病

由于短时间大量高渗性液体输入体内,这些高渗的糖类物质易渗入肾小管上皮细胞。导致的肾小管上皮细胞重度空泡变性,称高渗性肾病。轻者,无明显的功能变化,去除损伤因素,可很快恢复,重者,可出现急性肾功能损伤。

1.光镜

肾小管上皮细胞胞质充满细小的空泡,使细胞透明肿胀,肾小管管腔狭窄;细胞膜完整;细胞核轻度固缩。病变以近端肾小管最严重,有时肾小球上皮细胞也出现空泡变性。

2.免疫病理

依原有的肾小球病,肾小球可有或无阳性表现。

3.电镜

肾小管上皮细胞质内可见多数空泡,由内质网肿胀演变而来并有较多的吞噬泡。其他细胞器病变不明显。细胞核染色质可出现边集状态。细胞腔面微绒毛可见脱落现象。

二、低钾血症肾病

多种原因可导致血钾过低(<4mmol/L),如慢性胃肠功能性疾病的长期钾摄入不足、胃肠道或肾脏疾病质内多数脂质空导致的失钾过多,以及滥用药物(泻药、利尿剂、皮质激素类药物等)、原发性醛固酮增多症、利德尔综合征(Liddle syndrome)、巴特综合征(Bartter syndrome)、吉特曼综合征(Gitelman syndrome)等失钾性肾病等引起的失钾过多等。血钾过低可导致肾小管损伤,称低钾血症肾病。

患者主要表现为肾小管浓缩和稀释功能的障碍,后期出现肾小球功能障碍。

1.光镜

肾小管上皮细胞大空泡变性,尤以近端肾小管损伤为重,肾间质水肿。后期呈现肾小管萎缩和肾间质纤维化。

2.免疫病理

依原有的肾小球病,肾小球可有或无阳性表现。

3.电镜

肾小管上皮细胞基底皱褶重度扩张,空泡形成。在晚期,细胞萎缩,微绒毛消失。

三、肾小管上皮细胞的病毒感染

肾小管上皮细胞的病毒感染常发生于免疫力低下的患者,肾小管上皮细胞对某些病毒的易感性较明显,如巨细胞包涵体病毒、腺病毒、EB病毒、多瘤病毒、水痘病毒、SARS病毒、汉坦病毒、登革热病毒、A型流感病毒、柯萨基病毒等。

病理检查中,不但要有光镜和免疫病理的资料,而且要有原位杂交和电镜观察证实,证明病毒的确在细胞内生长和繁殖,以摒除血清抗体的污染。

四、急性肾小管坏死

各种原因的肾缺血和肾毒性物质导致的肾小管凝固性坏死称急性肾小管坏死。患者出现急性肾衰竭。多种原因可导致急性肾小管坏死(表6-3-1)。

表 6-3-1　急性肾小管坏死的原因

急性肾缺血

　1.创伤、烧伤及大手术

　2.大出血、严重脱水

　3.血管炎

　4.肾动脉及其主要分支的血栓形成

　5.肾动脉及其主要分支胆固醇栓塞

　6.血栓性微血管病

　7.急性血红蛋白尿

　8.革兰阴性杆菌败血症

　9.败血症性流产、子痫、胎盘早剥、产后急性肾衰竭

急性肾毒性物质损伤

　1.内源性

　　(1)尿酸和尿酸盐沉积、草酸盐沉积、胱氨酸沉积

　　(2)骨髓瘤管型肾病、肌红蛋白管型、血红蛋白管型、胆色素管型

　2.外源性

　　(1)重金属制剂:含汞、铅、镉、铀、铋、金、铂、铬、锂、砷、磷等制剂

　　(2)抗生素类:两性霉素、多黏菌素、氨基糖苷类抗生素、头孢菌素类、红霉素、新霉素、卡那霉素、先锋霉素等

　　(3)免疫抑制剂:环孢素、FK506 等

　　(4)消炎镇痛药:磺胺类、乙酰唑胺、非类固醇消炎药、利福平等

　　(5)含马兜铃酸的中草药

　　(6)抗凝药物:华法林等

　　(7)造影剂

　　(8)化学性毒物:有机磷、杀虫剂、除草剂、四氯化碳、氯仿、甘油、乙二醇、苯、酚等

　　(9)生物性毒素:蛇毒、生鱼胆、蝎毒、蜂毒、斑蝥毒素、毒蕈等

1．大体

肾脏体积增大、苍白,切面可见肾皮质增厚苍白,肾髓质淤血呈红紫色。

2．光镜

肾小球无明显病变。肾小管上皮细胞常见重度空泡和(或)颗粒变性,刷毛缘脱落,细胞扁平,管腔扩张,在上述严重变性的背景下,可见弥漫性或灶状细胞崩解、脱落,部分肾小管腔内可见细胞碎片或颗粒管型堵塞。肾间质弥漫水肿,伴有灶状淋巴和单核细胞浸润。有的病例肾小管上皮细胞刷毛缘脱落,细胞扁平,管腔扩张,也属于急性肾小管坏死的范畴,但未见明确的坏死崩解的细胞碎片,病理诊断只能称急性重度肾小管损伤。崩解的细胞碎片可能已被尿液冲入下肾单位,有时上皮细胞完全脱落消失,仅余肾小管基膜,称裸基膜形成。有的则可见肾小管基膜断裂,就临床表现、治疗和预后而言,与急性肾小管坏死无异。

在后期或恢复期,肾小管上皮细胞出现再生现象:细胞扁平,细胞核染色质增粗浓染,排列紊乱。

3.免疫病理

依原有的肾小球病,肾小球可有或无阳性表现。

4.电镜

依原有的肾小球病,肾小球可有或无电子致密物。肾小管上皮细胞吸收空泡和溶酶体增多,微绒毛脱落,胞质崩解。

五、肾小管萎缩和代偿肥大

长期慢性、较微弱的损伤因素可导致肾小管萎缩。引起急性肾小管坏死的病因去除或终止后,肾小管可经过再生修复而恢复正常,严重者可导致萎缩。受损较轻的肾小管则出现代偿和肥大现象,从而起到功能代偿作用。

病理检查可见萎缩的肾小管基底膜增厚、屈曲,上皮细胞体积缩小,细胞核染色质浓缩、深染,细胞质浓染,刷毛缘变窄乃至消失,管腔扩张。严重者,可见肾小管消失,被增生的小圆细胞和结缔组织取代。与萎缩的肾小管相对应,常出现灶状的肾小管代偿肥大,代偿肥大的肾小管上皮细胞体积增大,管径增粗。

第四节　肾脏肿瘤及瘤样病变

肾脏肿瘤以来源于肾小管上皮细胞的原发肿瘤最多见,多见于中老年患者。肾脏血运丰富,来自其他器官的转移性肿瘤也不少见。儿童的肾脏肿瘤少见,多数与胚胎残留组织有关。

根据世界卫生组织 2016 年公布的有关肾肿瘤和肿瘤样病变分类,总结如下。

一、肾脏肿瘤的基因检测和免疫组织化学检查

近年来,对各种肿瘤的基因异常和突变的研究较多,对来源于各段肾小管上皮细胞的肾脏肿瘤也是如此,世界卫生组织 2016 年公布的有关肾肿瘤和肿瘤样病变分类中,有关基因的分析与描述,较往年的分类增加了很大篇幅,但有定论的不多,所以,距应用于临床尚有相当长的距离。以常见的透明细胞肾细胞癌为例,各家报道不一,包括 3P－/VHL 突变/失活;TCEB1 突变;组蛋白修饰基因和染色质重构基因突变:PBRM1、SETD2、BAP1 和 KDM5C;其他基因的丢失或获得等。

针对肿瘤细胞的特异性和较特异的抗体的出现,对肾脏肿瘤的病理诊断和鉴别诊断,已广泛应用于病理学诊断。

对于肾脏肿瘤而言,核蛋白转录因子 PAX8 和 PAX2、碳酸酐酶Ⅸ(CA-Ⅸ)、CD 系列,特别是 CD10、CD117、CD57 等较常用、不同分子量 CK 常用、Vimentin 常用。此外,甲基酰基辅酶 A 消旋酶(AMACR)、TFE3/TFEB、HMB45、Melanin-A、小眼转录因子(MITF)等,偶尔应用。

二、肾脏上皮性肿瘤

（一）良性肿瘤

1. 肾皮质腺瘤

肾皮质腺瘤是来源于肾脏近曲小管上皮细胞的良性肿瘤，又称肾皮质管状腺瘤或乳头状/管状腺瘤，多见于老年人。各种晚期肾脏疾病的硬化肾，特别是长期的透析肾多见。患者无症状，高精度的影像学检查(CT、磁共振等)可发现。

（1）大体

肾皮质可见直径 15mm 以下的球形结节，灰白色，与周围分界清楚。

（2）光镜

肉眼观察虽然肿瘤与周围分界清楚，但镜下无包膜。瘤细胞形态一致，细胞核染色质细腻，核仁不明显，有中等量的胞质，嗜酸性，无病理性核分裂象及坏死。瘤细胞呈管状、腺泡状或乳头状排列。

（3）免疫组织化学

低分子量的 CK(＋)，CD10(＋)，PAX8/PAX2(＋)。

（4）鉴别诊断

①与高分化肾细胞癌的区别：后者瘤体直径大于 15mm；出现透明细胞；出血坏死。

②与肾小管局灶性结节状增生的区别：肉眼不形成肿瘤；增生肥大的肾小管属于代偿肥大，必与萎缩病变相伴随。

2. 嗜酸性粒细胞腺瘤

肾的嗜酸性粒细胞腺瘤是来源于肾脏集合管上皮细胞的良性肿瘤，又称嗜酸细胞性腺瘤、嗜酸细胞瘤。约占肾脏肿瘤的 5%。多见于老年人，平均年龄为 62 岁。多数无临床症状，有的出现腰痛或血尿。多数通过影像学检查发现。

（1）大体

肿瘤与周围分界清楚，体积较大，平均直径为 6cm。切面均匀致密，红褐色，中心部位可出现水肿、玻璃样变或瘢痕形成。

（2）光镜

瘤细胞具有丰富的嗜酸性胞质，小圆形泡状细胞核，常见小核仁。偶见大而深染的怪异细胞核，无病理性核分裂象。瘤细胞呈实性巢索状排列，可混有管状和微囊状结构。

（3）免疫组织化学

高分子量的 CK(＋)，CD117(＋)，Vimentin(－)，PAX8/PAX2(－)。

（4）电镜

瘤细胞内大量拥挤的大的线粒体，其他细胞器很少。

（5）鉴别诊断

①与颗粒性透明细胞肾细胞癌的区别：前者以实性巢状结构为主，后者以管状或乳头状结构为主；前者无坏死，后者常见出血坏死；前者瘤细胞形态较一致，后者多形性较明显，且常混

有透明癌细胞;前者的瘤细胞以大量线粒体为超微结构特点;后者 Vimentin 阳性,前者阴性。

②与嫌色细胞癌的区别:前者瘤体切面呈红褐色,后者为棕黄色;前者的瘤细胞胞质呈嗜酸性颗粒性,后者为毛玻璃状;后者的细胞膜厚,呈植物细胞样,核周晕明显,前者 Hale 胶状铁染色阴性,后者阳性;大量线粒体为前者的超微结构特点,后者则可见多数微泡。

3.后肾腺瘤、后肾腺纤维瘤和后肾间质瘤

后肾肿瘤是与后肾组织相似的良性肿瘤,又称胚胎性腺瘤、肾源性肾瘤。多见于青壮年,女性多见,男女比例约为 1:2。患者无症状,依据高精度的影像学检查(CT、磁共振等)可发现。根据其组织形态分为后肾腺瘤、后肾腺纤维瘤和后肾纤维瘤。

(1)大体

肾实质可见直径平均为 4cm 的球形肿物,灰白色,与周围分界清楚。

(2)光镜

肉眼观察虽然肿瘤与周围分界清楚,但镜下无包膜。瘤细胞形态一致,细胞核染色质细腻,核仁不明显,有少量嗜酸性胞质,无病理性核分裂象。瘤细胞呈管状、腺泡状排列。间质呈无细胞的水肿样、黏液样或玻璃样变的状态。无坏死。

后肾腺纤维瘤可见与后肾腺瘤相似的上皮样结构,伴有梭形细胞。后肾纤维瘤又称后肾间质瘤,形态与胃肠间质瘤相似。

(3)免疫组织化学

PAX8/PAX2(+),CD10(+),Vimentin 和 WT-1 阳性。

(4)鉴别诊断

①与黏液性管状和梭形细胞癌的区别:后者是近年来报道的低度恶性的肾肿瘤,具有明显的黏液形成和梭形细胞出现。

②与肾集合管癌的区别:集合管癌虽然呈管状排列,但异型性非常明显;癌间质为丰富的伴有血管的纤维结缔组织;免疫组织化学高分子量 CK、植物血凝素阳性。

③与肾母细胞瘤的区别:肾母细胞瘤为肾胚芽成分、上皮样成分和间胚叶成分共同构成的恶性肿瘤,异型性明显。

④与乳头状肾细胞癌的区别:乳头状肾细胞癌的癌细胞有一定的异型性;以真乳头状排列为主;间质为富于血管的纤维组织。

(二)恶性肿瘤

1.透明细胞肾细胞癌

透明细胞肾细胞癌是来源于近曲肾小管上皮的恶性肿瘤,又称肾腺癌、肾上腺样癌、经典性肾细胞癌,是肾脏最常见的恶性肿瘤,占肾脏肿瘤的 65%～70%。多见于老年人,患者平均61 岁。男性多见,男女之比为(1.6～2):1。常见的临床表现为血尿、肾区疼痛和肾区肿块;影像学检查显示肾实质肿物。

(1)大体

肾实质可见直径平均为 8cm(1.8～21cm)的球形肿物,与周围分界清楚。切面呈黄色,易见出血、坏死及囊性变,10%～15% 的病例可见钙化和骨化,使之呈多彩样。

（2）光镜

肉眼观察虽然肿瘤与周围分界清楚,但镜下无包膜。癌细胞体积较大,呈立方形,有时呈柱状或楔形。胞质内含有大量糖原和脂类物质,使之呈透明状,有的可见嗜酸性颗粒状胞质。细胞核染色质细腻或粗颗粒状,圆形、卵圆形或怪异形,核仁可大可小。病理性核分裂象不常见。癌细胞多呈实性巢索状排列,部分呈管状、腺泡状或乳头状排列。间质有丰富的毛细血管。

（3）免疫组织化学

PAX8/PAX2（+）。EMA（+）,CD10（+）,CK18 和 AEI/AE3（+）,Vimentin（+）。

（4）电镜

癌细胞表面可见微绒毛,胞质内多数脂质空泡和有大量糖原。

恶性程度分级:Fuhrman 根据癌细胞核的形态特点,将肾细胞癌分为 4 级,已得到广泛采用。Ⅰ级:细胞核呈均匀一致的圆形,直径＜10μm,核仁不明显;Ⅱ级:细胞核增大,略显不规则,直径达 15μm,核仁明显;Ⅲ级:细胞核很不规则,直径达 20μm,可见大核仁;Ⅳ级:细胞核呈怪异状,直径达 20μm 或更大,可见大核仁,易见梭形癌细胞,核染色质呈凝块状。

（5）鉴别诊断

分子遗传学分析显示,透明性肾细胞癌时,3 号染色体的短臂缺失,TCEB1 突变,组蛋白修饰基因和染色质重构基因突变:PBRM1、SETD2、BAP1 和 KDM5C;其他基因的丢失或获得有别于其他肾脏肿瘤。

①与嫌色细胞癌的区别:嫌色性肾细胞癌呈单一的实性巢状排列。癌细胞胞膜较厚,呈植物细胞状。胞质呈毛玻璃状或细颗粒状,核周晕明显,Hale 胶状铁染色阳性。免疫组织化学显示高分子量 CK 和植物血凝素阳性。电镜下可见细胞内多数 150～300nm 的空泡。

②与经典的肾脏透明细胞肉瘤的区别:透明细胞肉瘤发生于儿童,预后很差,早期骨转移。免疫组织化学 CK（-）,Vimentin（+）。

③与呈透明细胞表现的乳头状肾细胞癌、囊性肾细胞癌的区别:依主要的肿瘤组织结构进行鉴别。

④与上皮型肾血管平滑肌脂肪瘤的区别:后者上皮性抗原（CK、EMA 等）阴性。而显示黑色素的 HMB45 阳性。

⑤与浸润的或转移的具有透明细胞特点的其他肿瘤的区别。肾上腺皮质癌:肾上腺有原发癌;免疫组织化学 CK 阴性。软组织透明细胞肉瘤:呈肉瘤样结构,癌巢不明显;免疫组织化学 CK（-）,S-100（+）,HMB45（+）。前列腺癌:免疫组织化学 PSA（+）。

2.囊肿伴肾细胞癌

这型肾细胞癌属于透明性肾细胞癌的一个特殊类型。约占透明性肾细胞癌的 3.5%。主要发生于成年人,平均年龄为 51 岁。一般无侵袭性,预后较好。

根据其发生特点可分为两型:

（1）原发于肾囊肿的肾细胞癌

此为在孤立性或多发性肾囊肿的基础上,恶变或发生的肾细胞癌。长期血液透析的肾脏发病率较高。

①大体：肾实质内出现边界清楚的囊性瘤样肿块。有时可见囊内出血。

②光镜：肿瘤周围可见较厚的纤维组织包膜，囊肿壁衬覆单层立方上皮。上皮细胞具有嗜酸性胞质。有时上皮细胞呈重层或乳头状结构，这是肾囊肿的特点。当部分囊壁出现透明的癌细胞或透明细胞小岛时，可诊为癌变或原发于肾囊肿的肾细胞癌。

③免疫组织化学与电镜：与透明细胞肾细胞癌相同。

（2）低度恶性的多灶囊性肾肿瘤

此为具有囊肿样特征的肾细胞癌。

①大体：肿瘤呈现囊性表现。

②光镜：囊壁内侧由具有透明性肾细胞癌的肿瘤细胞被覆。

③免疫组织化学与电镜：与透明细胞肾细胞癌相同。

④鉴别诊断。

a.与透明细胞肾细胞癌囊性变的区别：后者是实性肿瘤的背景下，出血坏死的基础上，有囊性病变。缺乏真正的囊壁。

b.与囊肿壁伴有泡沫细胞反应的区别：真正的泡沫细胞由单核巨噬细胞衍变而成，CK 阴性，CD68 阳性，缺乏真正的癌巢，而且常伴有其他炎症细胞浸润。

3.乳头状肾细胞癌

乳头状肾细胞癌是来源于近曲肾小管上皮细胞的恶性肿瘤。占肾脏原发的上皮性肿瘤的 7%～14%。60～70 岁的老年人好发，尤多见于男性，男女比例为（2～3.9）∶1。临床表现无特异性。预后较透明性肾细胞癌好，较嫌色性肾细胞癌差。

（1）大体

肾实质内界限清楚的球形肿块，平均直径为 6.4cm。切面可见纤维性假包膜，呈黄、红、白等多彩状。常见坏死和囊性变。

（2）光镜

癌细胞呈立方状或多边状，可见较丰富的胞质，一种呈嗜酸性，另一种嗜碱性，或呈混合性，嗜碱性乳头状肾细胞癌较嗜酸性者预后差。癌细胞胞核较小，富含染色质。癌细胞排列成乳头状、乳头小梁状或乳头实体状，乳头有纤维血管性轴心，轴心内易见富含类脂的泡沫细胞。肿瘤无包膜，呈浸润性生长。根据被覆于乳头的上皮特点，分为两型。Ⅰ型：上皮呈小立方形，单层排列，预后较好。Ⅱ型：上皮细胞核较大，富有嗜酸性胞质，多层排列，预后较差。

（3）免疫组织化学与电镜

特征与透明细胞肾细胞癌相同。

（4）鉴别诊断

细胞遗传学显示 7、16、17 号染色体呈现三倍体，Y 染色体缺失。

应与有乳头样结构的透明性肾细胞癌和集合管癌鉴别。有乳头样结构的透明性肾细胞癌仅在实体结构的基础上，有少数乳头样结构，而且以透明的癌细胞为主。集合管癌以管状结构为主，纤维性肿瘤间质丰富。

4.透明细胞乳头状肾细胞癌

该肿瘤是一种独立类型的肾脏肿瘤。来源尚无定论。其恶性程度尚有争论。

（1）大体

肿瘤呈囊性和囊实性结构，边界清楚，有假包膜。

（2）光镜

癌细胞体积较小，具有透明的胞质，呈纤细乳头状排列。

（3）免疫组织化学

CK7（＋），CD10（－），AMACR（－），343E12（＋）。

（4）电镜特征

特征与透明细胞肾细胞癌相同。

（5）鉴别诊断

与透明细胞肾细胞癌的鉴别：虽然两者均有透明的癌细胞，但细胞排列方式不同，后者CD10（＋）；与乳头状肾细胞癌的鉴别：癌细胞形态不同，免疫组织化学也不同。

5. 嫌色性肾细胞癌

嫌色性肾细胞癌是来源于集合管上皮细胞的恶性肿瘤，约占肾脏肿瘤的6％。平均发病年龄为59岁。多数无症状，部分患者可触到肿块，部分有血尿。预后较透明细胞肾细胞癌好。

（1）大体

肾脏肿瘤体积较大，平均直径为9.0cm（2.0～23cm）。呈分叶状，无包膜。切面呈均质黄棕色。部分病例有中心瘢痕、出血和坏死，囊性变罕见。

（2）光镜

癌细胞呈大圆形或多边形，胞膜较厚，细胞界限清楚，有如植物细胞。有丰富的毛玻璃状的胞质，透明的核周晕明显，形成了嫌色性肾细胞癌的特点。有时约30％的病例有细颗粒状胞质，但透明的核周晕明显，称嗜酸性嫌色性肾细胞癌。癌细胞多数呈实性巢索状排列，部分有灶状的管状和小梁状排列。少数病例呈肉瘤样结构。约40％的病例出现玻璃样变的间质。Hale胶状铁染色阳性。

（3）免疫组织化学

CD117（＋），Baf47（＋），CK7（＋／－）。

（4）电镜

胞质内有多数150～300nm的空泡。

（5）鉴别诊断

嫌色性肾细胞癌的分子遗传学特点是：1号染色体或Y染色体缺失，或混合性缺失。

①与透明性肾细胞癌的区别：后者的胞质更透明，前者的胞质呈毛玻璃状，细胞膜厚。两者免疫组织化学、Hale胶状铁染色和电镜表现均不同。

②嗜酸性嫌色性肾细胞癌与肾的嗜酸性粒细胞腺瘤和颗粒性肾细胞癌的区别：前者的核周晕明显。

6. 集合管癌

集合管癌是来源于集合管上皮细胞的恶性肿瘤，又称Bellini导管癌，占肾脏原发的上皮性肿瘤的1％以下。可见于任何年龄，总的发病年龄较轻，平均为34岁（13～83岁）。临床表现无特异性。预后较透明性肾细胞癌差，多数患者首诊时已有转移。

（1）大体

肿瘤位于肾髓质，增大时可波及肾皮质、肾窦乃至肾门脂肪组织。切面灰白实性，硬韧，可有出血、坏死及囊性变。

（2）光镜

癌细胞立方状，胞质嗜酸性，有的嗜碱或嫌色，细胞核大，核仁明显，高恶性分级。癌细胞呈小管状或乳头状排列，少数呈肉瘤样结构。纤维性和胶原性间质较多。肿瘤周围的肾小管上皮细胞常显示轻重不等的异型性。

（3）免疫组织化学与电镜

Baf47、高分子量CK、植物血凝素阳性。

（4）电镜

癌细胞的线粒体较多，细胞表面可见少数粗大微绒毛，细胞间有桥粒。

（5）鉴别诊断：细胞遗传学显示1、6、14、15和22号染色体呈单体表现。

①与乳头状肾细胞癌的区别：乳头状肾细胞癌以乳头状结构为主，乳头轴心常见泡沫细胞，肿瘤间质较少。

②与肾髓质癌的区别：肾髓质癌少见，癌细胞的恶性分级较高，主要呈索状或网状排列，肿瘤的纤维性间质非常明显，CK阴性。

③与伴有腺样结构的肾盂移行细胞癌的区别：伴有腺样结构的肾盂移行细胞癌应注意肾盂黏膜的病变，常可见肾盂内的菜花状或乳头状肿物，有移行上皮非典型增生和与肿瘤的移行状态；而且移行细胞癌常有全尿路（肾盂、输尿管、膀胱）多灶发生的特点。

7. 肾髓质癌

肾髓质癌是来自肾髓质，与肾盏或肾乳头结构有关的恶性肿瘤。发病年龄为11～40岁，以青年好发，男性为女性的2倍。常与镰状细胞病伴发。病情进展快，预后差，发现肿瘤时，常已有转移，平均存活期仅为15周。

（1）大体

肿瘤主要位于肾髓质，肾皮质和肾盂周围可出现卫星结节。

（2）光镜

癌细胞嗜碱性，细胞核染色质细腻，核仁明显。癌细胞呈腺网状排列，有不规则的腺腔形成，尚可见管状、梁状、乳头状乃至卵黄囊瘤样结构。纤维性间质明显，而且常有水肿和黏液变。

（3）免疫组织化学与电镜

肾髓质癌主要来自肾髓质，与肾盏或肾乳头结构有关，CK阴性。

（4）电镜

具有上皮源性的特点。

（5）鉴别诊断

①与肾盂腺癌的肾髓质浸润的区别：肾盂黏膜的原发病灶乃至移行状态是肾盂腺癌的诊断依据。而且呈典型的腺管状或腺样排列。

②与肾集合管癌的区别：集合管癌的细胞异型性较明显。癌细胞主要呈管状或腺样排列。

8.黏液性管状梭形细胞癌

黏液性管状梭形细胞癌可能来自集合管。无明显的年龄差异。女性较男性多见(4∶1)。生长较慢,属于低度恶性的肾细胞癌。

(1)大体

呈边界清楚的肿瘤结节,切面灰白湿润。

(2)光镜

肿瘤实质可见小而细长的小管状结构,小管间为淡染的黏液样间质,伴有梭形细胞。

(3)免疫组织化学与电镜

高分子量 CK(＋)。

(4)电镜

可见集合管上皮的特点。

(5)鉴别诊断

与后肾腺瘤的区别:后者仅有规则的腺管结构和黏液样间质,免疫组织化学也较复杂〔PAX8/PAX2(＋),CD10(＋),Vimentin 和 WT-1 阳性〕。

9.管状囊性肾细胞癌

管状囊性肾细胞癌可能来自集合管上皮细胞。病例较少,生长和预后尚无定论。

(1)大体

肾实质内的边界清楚的瘤块。

(2)光镜

癌细胞呈圆形或立方形,核染色质细腻,伴嗜酸性胞质,呈不规则的管状和囊状排列,有较丰富的纤维性间质。

(3)免疫组织化学与电镜

高分子量 CK(＋)。

(4)电镜

可见集合管上皮的特点。

(5)鉴别诊断

与具有管状排列的各种肾细胞癌鉴别,其他伴管状排列的肾细胞癌均可见多少不等实性结构。

10.肉瘤样肾细胞癌

肉瘤样肾细胞癌是恶性度较高的肾细胞癌,又称梭形肾细胞癌。较少见,约占肾脏肿瘤的1.5％。平均发病年龄为 60 岁。多数患者有血尿、可触及肿块、体重下降等症状。预后很差。可见于各种生长较快、恶性度较高的肾细胞癌,并非一种独立的组织学类型。

11.家族性和遗传性肾细胞癌

一些遗传性癌症综合征常累及肾脏,大多数有癌基因和抑癌基因参与,并有基因突变。

包括 von Hippel-Lindau 综合征:染色体 3p25 异常,VHL、pVHL 基因突变,可出现双肾多灶透明细胞肾细胞癌;遗传性乳头状肾细胞癌:染色体 7q1 异常,c-MET、HGF-H 基因突变,可出现双肾多灶乳头状肾细胞癌;遗传性平滑肌瘤病:染色体 1q42-43 异常,FH 基因突变,可出现双肾多灶乳头状肾细胞癌;Birt-Hogg Dubbe 综合征:染色体 17p11.2 异常,BHD、Fol-liculin 基因突变,可出现双肾多灶嫌色性肾细胞癌、透明细胞肾细胞癌、嗜酸性粒细胞瘤、乳头状肾细胞癌等;结节性硬化症:染色体 9q34、16p13 异常,TSC1、Hamartin、TSC2、Tuberin 基因突变,可出现双肾多灶血管平滑肌脂肪瘤;以及 MAIATI 1-TFEB 基因易位家族性肾细胞癌、琥珀酸脱氢酶缺乏性肾细胞癌等。

家族性和遗传性肾细胞癌的病理形态与一般的各种肾细胞癌相同,但发病年龄较轻,多见于儿童,呈双肾多灶状发生,基因检测有一定的规律。

三、主要见于儿童的肾母性和囊肿性肿瘤

(一)肾母细胞瘤

肾母细胞瘤是来源于肾胚芽组织的恶性肿瘤,又称 Wilmu 瘤、胚胎瘤、腺肉瘤、腺肌肉瘤等。多见于 6 岁以前的儿童,偶见于成人。临床常首先发现腹部包块,偶见血尿和疼痛。

1.大体

肾内巨大瘤块,平均达 550g,呈球形,边界清楚,切面鱼肉状,易见出血、坏死及囊性变。以囊肿为肿瘤的主体者,称囊性肾母细胞瘤。

2.光镜

肿瘤主要由三种基本成分构成:未分化的胚芽组织、间胚叶性间质和上皮样成分。多数肾母细胞瘤均由上述三种成分构成,但各自比例不同。

有的则由一种成分或由一种成分为主构成的肾母细胞瘤,如下:

(1)胚芽细胞型

瘤细胞呈小圆形,胞质极少,胞核染色质粗糙,核仁不明显。少量黏液样间质。可呈弥漫性分布,称弥漫性胚芽细胞型,浸润性明显,预后差。也可呈结节分布,称器官样胚芽细胞型,浸润性不明显,预后较好。

(2)间胚叶性间质型

以幼稚的黏液样细胞和梭形细胞为主,也可出现脂肪组织、平滑肌组织、横纹肌组织、骨和软骨组织,它们的分化成熟程度差别可以很大。

(3)上皮样型

瘤细胞可呈小管状、肾小球状、乳头状、移行细胞状、基底细胞状排列,也可见柱状细胞、鳞状细胞、神经和神经内分泌分化。

(4)肾母细胞瘤的间变成分

异型性明显、病理核分裂象是肾母细胞瘤恶性程度的重要指征,可局灶性存在或弥漫性分布,弥漫分布者预后最差,称间变性肾母细胞瘤。

3.免疫组织化学与电镜

对肾母细胞瘤的诊断无帮助。但可作为鉴别诊断的手段。

4.鉴别诊断

肾母细胞瘤与畸胎瘤、胚芽细胞型与小细胞性恶性肿瘤、间胚叶性间质型与相应的肉瘤、

上皮样型与各型肾细胞癌容易相混。而未分化的胚芽组织、间胚叶性间质和上皮样成分是肾母细胞瘤的主要诊断依据,即使单形态的肾母细胞瘤也只是以其中一种成分为主,多部位取材,总可以发现其他成分的存在。

（二）肾源性残余

肾内出现灶状胚性肾组织成分,称为肾源性残余。具有发展为肾母细胞瘤的潜能。3岁以下的婴儿,肾源性残余的出现率约为1%。40%的肾母细胞瘤患者的肾内可见肾源性残余。

（1）大体

肾内出现点片状灰白色小结节。据其存在的部位,分为肾被膜下的叶周型和肾实质深部的叶内型。

（2）光镜

肾源性残余由原始的肾小管样结构造成,分化较好,无肾胚芽组织,叶周型和叶内型只是存在部位不同,而组织形态相似。据其发展和形态,分为初发性肾源性残余、静止性肾源性残余和浸润性肾源性残余,静止性者最终被纤维组织取代,浸润性者将发展为肾母细胞瘤。初发性者既可发展为静止性,也可发展为浸润性。

（3）鉴别诊断

与肾母细胞瘤的区别:肾源性残余体积小,结构单纯。

（三）肾母细胞瘤病

浸润性肾源性残余和不成熟的肾胚芽组织弥漫性或多灶状分布于肾实质内时,称肾母细胞瘤病。

（四）囊性分化的肾母细胞瘤

囊性分化的肾母细胞瘤可呈部分或弥漫分布。囊壁被覆立方或柱状上皮细胞,可有乳头状结构。囊肿间质中可见多少不等的幼稚的胚芽组织和间胚叶性间质。与肾母细胞瘤囊性变和囊性肾瘤不同。预后较好,所以将其单独列出。

（五）儿童囊性肾瘤

囊性肾瘤是以囊肿表现为特点的肾实质肿瘤,与肾囊肿性疾病不同,又称多囊性肾瘤。与肾母细胞瘤来源相同,只是分化良好。该肿瘤与囊性分化的肾母细胞瘤不同,前者仅有被覆上皮细胞的囊肿样结构,而后者尚有肾母细胞瘤的成分。虽然各年龄均可发生囊性肾瘤,但婴幼儿最多见。

四、主要见于儿童的肾间叶性肿瘤

（一）肾透明细胞肉瘤

肾透明细胞肉瘤的组织来源尚不清楚。发病高峰为2岁左右,占儿童肾脏恶性肿瘤的4%。容易出现骨转移。

（1）大体

肾髓质或肾中央出现球形肿块,界限清楚,切面鱼肉状,黏液样。

（2）光镜

瘤细胞呈多边形，核染色质细腻，核仁不明显，胞质含有多数透明的空泡。瘤细胞呈巢索状排列，肿瘤间质可见网状毛细血管。此外，瘤细胞形态和排列尚有多种形式：上皮样型、梭形细胞型、硬化型、黏液样型、囊肿型、血管周细胞瘤型、栅栏排列型及多形细胞型等。

（3）免疫组织化学

vimentin 阳性。

（4）电镜

瘤细胞的细胞器稀少。

（5）鉴别诊断

①与透明性肾细胞癌的区别：后者多见于老年人；免疫组织化学 CK 阳性；透明细胞肉瘤的细胞形态和排列呈多样性。

②与肾母细胞瘤和间胚叶母细胞肾瘤的区别：见本章相应项下。

（二）肾横纹肌样瘤

肾横纹肌样瘤的组织来源尚不清楚。此病为好发于婴幼儿的高度恶性的肿瘤，发病高峰为 1.5 岁左右。占儿童肾脏恶性肿瘤的 2%。15% 的病例合并颅内的神经外胚叶恶性肿瘤。常合并高钙血症。

（1）大体

肾内可见边界不清的实性瘤块，常见浸润和转移的卫星结节。

（2）光镜

瘤细胞胞核呈圆形或卵圆形，细胞核核仁明显，胞质丰富，具有嗜酸性颗粒，常见大的圆形或椭圆形的嗜酸性包涵体。瘤细胞无排列特点，呈弥漫性分布。有时呈上皮样型、纺锤样细胞型、硬化型、淋巴瘤样型等排列特点。

（3）免疫组织化学

vimentin 阳性，INI 1 阴性。

（4）电镜

可见胞质内特殊的缠绕状的中间丝。

（5）鉴别诊断

①与颗粒性肾细胞癌的区别：后者常在成年人中发病，呈癌巢、腺样或乳头状排列，CK 阳性。

②与肾母细胞瘤的区别：后者可见或多或少的肾胚芽细胞、中胚叶成分和上皮样成分的存在。

③与肾透明细胞肉瘤的区别：后者可见透明细胞的存在。

④与间胚叶母细胞肾瘤的区别：后者以梭形的纤维细胞为主，在肾实质内穿插生长。

（三）先天性间胚叶母细胞肾瘤

先天性间胚叶母细胞肾瘤是一种与生肾组织有关的以梭形细胞增生为主的良性肿瘤。又称婴儿间胚叶肾瘤或婴儿平滑肌样错构瘤。多见于 6 个月以前的婴儿。

（1）大体

肾内的球形肿物，边界清楚，切面灰白，有编织样结构。

（2）光镜

瘤细胞表现为梭形，呈纵横交错的束状排列，有如子宫平滑肌瘤。束状排列的瘤细胞穿插于残存的肾小球和肾小管间。瘤细胞与成纤维细胞、肌成纤维细胞和平滑肌细胞相似。肿瘤细胞密集、核分裂增多、具有浸润特点时，称细胞性或非典型间胚叶母细胞肾瘤。较以纤维为主的经典性间胚叶母细胞肾瘤生长快。

（3）免疫组织化学

vimentin、fibronectin 和 actin 阳性。

（4）鉴别诊断

①与肾母细胞瘤的区别：间胚叶母细胞肾瘤结构单纯，肾母细胞瘤由三种成分或一种以上成分组成。

②与肾透明细胞肉瘤的区别：后者为实体性肿瘤，肿瘤内不会遗留残存的肾组织；梭形细胞型的透明细胞肉瘤呈梭形，胞质浅染透明，间质黏液样物质明显。

③与肾横纹肌样瘤的区别：后者为实体性肿瘤，肿瘤内不会遗留残存的肾组织；多以圆形或椭圆为主，胞质红染颗粒状，电镜下可见特殊缠绕存在的中间丝。

五、非上皮性肿瘤

肾脏可发生多种良性非上皮性肿瘤，如平滑肌瘤、脂肪瘤、血管瘤、淋巴管瘤等，与其他部位的相应肿瘤相比，并无特异性。现就几种特异性的肾脏良性和恶性非上皮肿瘤叙述如下。

（一）血管平滑肌脂肪瘤和上皮样血管平滑肌脂肪瘤

肾脏血管平滑肌脂肪瘤和上皮样血管平滑肌脂肪瘤曾被认为是一种良性的错构瘤。近年来，分子生物学研究证实本病是一种单克隆性肿瘤，属于血管周细胞（PEC）来源的肿瘤，被列为血管周细胞瘤家族的一员。伴随影像诊断学的发展，发现该肿瘤并非少见。约 1/3 的患者与累及脑和皮肤的结节性硬化症合并发生。本病无性别差异，发病年龄较轻（25～35 岁），不伴结节性硬化的患者中，女性较多，男女比例为 1∶4，发病年龄为 45～55 岁。患者常有腰痛和腹部包块的症状，有时出现腹膜后出血。当脂肪成分明显时，影像学检查显示一定的特性。

（1）大体

表现为边界清楚的球形肿块，但无包膜，有的可长入肾被膜，甚至向肾外生长，切面依肿瘤的组织成分不同而有区别，脂肪组织多，呈黄色，平滑肌多，灰白质韧，血管多则呈红褐色。可伴有出血。

（2）光镜

可见肿瘤由三部分组成：缺乏弹力膜的厚壁扭曲的血管，以血管为中心的杂乱排列的平滑肌及分化良好的脂肪组织。增生的血管平滑肌有时表现为细胞核增多、细胞核怪异且染色质增粗、核分裂象增多，但不能作为恶性的指征。有时平滑肌细胞含有较多的糖原，呈现上皮样细胞的特点，易与肾细胞癌混淆。

（3）免疫组织化学

增生的上皮样平滑肌细胞显示 HMB45 阳性。

当肿瘤以增生的上皮样细胞为主时,称上皮样血管平滑肌脂肪瘤,这时便具有了恶性潜能,有时可出现淋巴结或远隔转移。

（4）电镜

平滑肌成分内的结晶状的黑色素前体。

（5）鉴别诊断

①与间胚叶母细胞肾瘤的区别:后者主要发生于婴幼儿,成分单一,与肾小球和肾小管混杂存在。

②与肾的平滑肌瘤、脂肪瘤或血管瘤的区别:后者成分单一。

③当平滑肌成分出现异型性时,应与平滑肌肉瘤或横纹肌肉瘤鉴别。应多取材,发现多成分的组合,免疫组织化学 HMB45 阳性,有助于确诊。

（二）肾髓质间质细胞瘤

肾髓质间质细胞瘤又称肾髓质纤维瘤,是发生于肾髓质的良性肿瘤,多见于成年人。约 50% 的尸体解剖病例可发现该肿瘤。约 50% 的病例呈多发性。瘤细胞可分泌前列腺素,具有调解肾内血压和对抗高血压的功能。

（1）大体

可见位于肾髓质的灰白色、边界清楚的小结节,直径多为 0.3cm 左右。可多发。

（2）光镜

瘤细胞呈星形或多边形,泡状核,松散透明的胞质,杂乱分布于疏松的间质中。偶见玻璃样变和淀粉样变。组织化学研究发现,瘤细胞含有中性脂肪、磷脂和酸性黏多糖。

（3）电镜

瘤细胞内有多数含脂类物质的电子致密颗粒。

（4）鉴别诊断

应与肾的纤维瘤鉴别,后者瘤体较大,纤维细胞呈紧密的束状排列。

（三）肾小球旁器细胞瘤

肾小球旁器细胞瘤又称肾素瘤。为来源于肾小球旁器细胞的良性肿瘤。多见于成年人。患者表现持续性顽固的高血压,血浆内含有高水平的肾素。

（1）大体

可见位于肾皮质的灰黄色、边界清楚的小结节,直径小于 3cm。

（2）光镜

瘤细胞小圆形,胞核染色质细腻,胞质透明,含少数嗜酸性颗粒。胞质颗粒 PAS 或 Bowen 染色阳性。瘤细胞呈实性巢索排列,有时出现管状或乳头状结构,间质毛细血管和血窦丰富。

（3）免疫组织化学

瘤细胞显示肾素阳性。

（4）电镜

可见胞质内的含肾素的内分泌颗粒。

（5）鉴别诊断

应与肾的血管瘤和血管周细胞瘤鉴别，后者瘤体较大，缺乏小圆形的瘤细胞，无肾小球旁器细胞瘤特有的临床症状。

（四）混合性上皮和间质肿瘤

混合性上皮和间质肿瘤为上皮成分和间质成分混合的良性肿瘤。多见于成年女性。又称为成人型中胚叶细胞肾瘤、肾盂囊性错构瘤、成人成熟性肾母细胞瘤等。

镜下上皮成分排列成腺管、微囊和囊状结构，被覆上皮可呈扁平状、立方状、柱状及复层移行上皮状等，胞质透明、淡染或嗜酸性，偶见鞋钉状的米勒管上皮形态。上皮可呈乳头状增生。间质以梭形细胞为主，纤维细胞和平滑肌细胞均可出现，有时呈卵巢间质样，有时混有黏液、脂肪等。细胞核的异型性和核分裂象不明显。

免疫病理学检查可见上皮成分 CK 阳性，间质成分 Vimentin 和 SMA 阳性。ER 和 PR 也可阳性。

肾的恶性软组织肿瘤以平滑肌肉瘤多见，但应首先除外具有异型性平滑肌细胞的血管平滑肌脂肪瘤。其次是血管周细胞瘤、血管肉瘤、横纹肌肉瘤等。与其他部位的相应肉瘤无明显差异。淋巴造血系统肿瘤常浸润于肾内。

六、肿瘤样病变

（一）黄色肉芽肿性肾盂肾炎

黄色肉芽肿性肾盂肾炎属于特殊类型的亚急性和慢性肾盂肾炎。多见于 40～60 岁的女性。患者有或曾有过下尿路感染的临床症状。

（1）大体

肾髓质可见界限不清的肿块，有时可波及肾皮质；切面黄色；与肾细胞癌相似。

（2）光镜

瘤块中央可见坏死组织，有时出现小脓肿，周围为大量组织细胞、泡沫细胞和多少不等的多核巨细胞，最外层为浆细胞、淋巴细胞和肉芽组织。

（3）鉴别诊断

泡沫细胞较多的部位，应与透明性肾细胞癌鉴别，应多取材以显示其组织结构的多样性。必要时，进行免疫组织化学检测，前者 CK 阴性，CD68 阳性，而后者相反。

（二）肾的软斑病

肾的软斑病也属于特殊类型的亚急性和慢性肾盂肾炎。

（三）肾的炎性假瘤

肾的炎性假瘤较少见，是一种由大量胶原、肌成纤维细胞和炎症细胞组成的瘤样病变。与其他部位的炎性假瘤无明显差别。

第五节　肾功能不全

肾功能不全是指各种原因引起肾功能严重障碍时，出现代谢废物及毒物在体内蓄积，水、电解质紊乱和酸碱平衡失调,并伴有肾内分泌功能障碍的病理过程。根据发生急缓分为急性和慢性肾功能不全。两者发展到最严重阶段出现尿毒症。

一、急性肾功能不全

急性肾功能不全是指各种原因在短时间内引起肾泌尿功能严重障碍,以致机体内环境严重紊乱的病理过程,临床表现为氮质血症、高钾血症和代谢性酸中毒等。根据患者尿量变化可分为少尿型和非少尿型两种类型,以少尿型多见。

(一)原因和分类

根据不同原因,急性肾功能不全可分为肾前性、肾性、肾后性三类。

1.肾前性急性肾功能不全

常见于各类休克、创伤、严重烧伤、大出血、严重脱水、急性心力衰竭等,上述原因使有效循环血量减少、心排血量下降,引起肾血管收缩,导致肾灌流不足,以致肾小球滤过率下降和钠水潴留,使肾泌尿功能急骤降低,而发生急性肾功能不全。如缺血时间短,肾实质尚无损害,一旦恢复肾血流,肾功能可转为正常,故此类型又称为功能性急性肾功能不全。

2.肾性急性肾功能不全

该病是指肾实质器质性病变引起的肾功能不全。临床上以肾缺血和肾毒物引起急性肾小管坏死最常见。①急性肾小管坏死:最常见,持续性肾缺血时间较长,损伤肾实质所致;肾中毒引起急性肾小管坏死,如重金属、抗生素、肿瘤化疗药物、免疫抑制剂、有机化合物、细菌毒素、蛇毒等随血流入肾后直接损害肾小管上皮细胞,导致肾小管的变性、坏死;②急性肾实质性病变:如急性肾小球肾炎、狼疮性肾炎、肾盂肾炎、恶性高血压、两侧肾动脉血栓形成或栓塞、结节性多动脉炎等。

3.肾后性急性肾功能不全

这是指从肾盏到尿道口,其中任何部位阻塞引起的急性肾功能不全。常见于双侧尿路结石、盆腔肿瘤、前列腺增生和前列腺癌等引起的尿路梗阻。早期并无肾实质损害,如及时解除梗阻,肾泌尿功能可很快恢复。

(二)发生机制

各种原因引起的急性肾功能不全的主要发生机制有以下几个方面。

1.肾缺血

与肾缺血导致肾灌注压降低、肾血管收缩有关。①肾灌注压下降:由于血容量减少,使肾血液灌注压降低,肾小球滤过率降低;②肾血管收缩:主要是交感-肾上腺髓质系统兴奋,血中儿茶酚胺增多,肾素-血管紧张素系统激活,导致肾小动脉收缩,肾血流减少,引起少尿或无尿。

2.肾小管阻塞

临床上可见于异型输血、挤压综合征、磺胺结晶、肾缺血性病变等引起的急性肾小管坏死,上皮细胞碎片、肌红蛋白、血红蛋白等形成的管型阻塞肾小管腔,使管腔内压力升高,造成肾小球有效滤过压降低,发生少尿。

3.肾小管原尿反流

肾小管严重损伤时,上皮细胞广泛坏死,基膜断裂,尿液经断裂的基膜扩散到肾间质,使间质水肿,压迫肾小管和肾小管周围的毛细血管,使肾小管受压,阻塞加重,肾小管内压进一步升高,肾小球有效滤过压下降,肾小球滤过率也随之下降,发生急性肾功能不全。

（三）功能和代谢的变化

临床上以少尿型急性肾功能不全多见,现以少尿型急性肾功能不全为例,介绍机体功能和代谢的变化。发展过程分为少尿期、多尿期和恢复期三个阶段。

1. 少尿期

少尿期是病情的最危重阶段,尿量显著减少,并伴有严重内环境紊乱。一般持续数日到数周,平均为 7～12 日,少尿期持续时间愈久,预后愈差。

(1)尿的改变:①少尿或无尿,患者出现少尿($<400mL/24h$)或无尿($<100mL/24h$);②低比重尿,尿比重固定在 $1.010～1.020$,为原尿浓缩稀释功能障碍所致;③尿钠高,肾小管对钠重吸收障碍,致尿钠高($>40mmol/L$);④血尿、蛋白尿、管型尿,由于肾小球滤过障碍和肾小管受损,尿中出现红细胞、白细胞、蛋白质等,尿沉渣检查可见透明、颗粒和细胞管型。

(2)水中毒

少尿,体内分解代谢加强,内生水增多,摄入或输入水分过多等均可引起体内水潴留,并导致稀释性低钠血症,水分向细胞内转移引起细胞水肿。严重时,可出现心力衰竭、肺水肿和脑水肿。

(3)高钾血症

这是患者最危险的变化。引起高钾血症的原因:①尿量减少使钾随尿排出减少;②组织损伤和分解代谢增强,使钾大量释放到细胞外液;③酸中毒时,细胞内钾离子外逸;④输入库存血或食入含钾量高的食物或药物等。高钾血症可引起心传导阻滞和心律失常,严重者出现心室颤动或心脏停搏。

(4)代谢性酸中毒:

①肾小球滤过率降低,使酸性代谢产物滤过减少而在体内蓄积;②肾小管分泌 H^+ 和 NH_3 能力降低,使碳酸氢钠重吸收减少;③分解代谢增强,体内固定酸产生增多。酸中毒可抑制心血管系统和中枢神经系统功能,影响体内多种酶的活性,并促进高钾血症的发生等。

(5)氮质血症

肾功能不全时,因肾不能充分排出代谢产物,以及体内蛋白质分解代谢增强,致使血中非蛋白氮(nonprotein nitrogen,NPN)含量超过 28.6mmol/L,称为氮质血症。轻度的氮质血症对机体影响不大,重度可引起呕吐、腹泻,甚至昏迷。

2. 多尿期

急性肾功能不全患者,如能安全度过少尿期,尿量开始增加到 400mL/24h 以上时,即进入多尿期。说明肾小管上皮细胞已有再生,病情趋向好转,尿量可达每日 3000mL 以上。多尿机制:①肾血流量和肾小球滤过功能逐渐恢复正常;②新生肾小管上皮细胞功能尚不成熟,钠水重吸收功能还比较低;③肾间质水肿消退,肾小管内管型被冲走,阻塞解除;④少尿期中潴留在血中的尿素等代谢产物经肾小球大量滤出,增加原尿渗透压,产生渗透性利尿。

多尿早期,由于肾功能尚未完全恢复,氮质血症、高钾血症和酸中毒并不能立即得到改善。后期,由于水、电解质大量排出,易发生脱水、低钾血症和低钠血症。多尿期持续 1～2 周,之后可进入恢复期。

3.恢复期

尿量开始减少并逐渐恢复正常,血中非蛋白氮含量下降,水、电解质紊乱和酸碱平衡失调得到纠正。肾小管功能需要数月甚至更长时间才能完全恢复。少数患者由于肾小管上皮细胞和基膜破坏严重,出现肾组织纤维化而转变为慢性肾功能不全。

非少尿型急性肾功能不全可能由于肾内病变较轻,临床表现一般较轻,病程较短,并发症少,预后较好。主要特点为:①尿量不减少,可在 $400\sim1000mL/24h$;②尿比重低且固定,尿钠含量也低;③氮质血症,其发生机制可能是肾小球滤过率下降程度不如少尿型严重和肾小管损害较轻,主要表现为尿浓缩功能障碍。少尿型和非少尿型可相互转化。

二、慢性肾功能不全

慢性肾功能不全是指肾实质的进行性破坏,肾单位逐渐减少,不足以充分排除代谢产物和维持内环境的恒定,导致体内代谢产物蓄积,水、电解质紊乱和酸碱平衡失调以及肾内分泌功能障碍的病理过程。

(一)原因

1.肾疾病

如慢性肾小球肾炎、慢性肾盂肾炎、肾结核、肾肿瘤等,其中慢性肾小球肾炎占慢性肾功能不全患者总数的 $50\%\sim60\%$。

2.肾血管病变

如糖尿病性肾小动脉硬化症、高血压性肾小动脉硬化等。

3.尿路慢性阻塞

如尿路结石、肿瘤、前列腺增生等。

(二)发生机制

慢性肾功能不全的发生机制,可能与健存肾单位日益减少、矫枉失衡、肾小球过度滤过、肾小管-肾间质损害有关。

1.健存肾单位学说

在慢性肾疾病时,肾单位不断被破坏而丧失功能,肾功能由残余肾单位(健存肾单位)承担,这些健存肾单位要加倍地工作以进行代偿。健存肾单位随着病变发展而逐渐减少,当健存肾单位不足以维持正常泌尿功能时,机体就出现内环境紊乱,患者表现为慢性肾功能不全的临床症状。

2.矫枉失衡学说

在肾疾病晚期,体内某些溶质增多,机体通过代偿使某种调节因子分泌增多,以促进这些溶质的排泄,此即"矫枉"过程。这种矫枉作用可以引起新的不良影响,使内环境发生"失衡",而使机体进一步受损,如肾疾病晚期由于肾小球滤过率降低,使肾排磷减少,发生高磷血症和低钙血症。低钙血症引起甲状旁腺素(PTH)分泌增多,甲状旁腺素促使肾排磷增加,使内环境恢复稳定。

3.肾小球过度滤过学说

肾疾病晚期,部分肾单位被破坏后,残留肾单位发生代偿。随着代偿肾单位负荷过重,出现过度滤过,长期负荷过重引起肾小球硬化,促进慢性肾功能不全发生。

4.肾小管-肾间质损害

肾功能损害程度与慢性肾小管肾间质病变严重程度关系密切。

(三)发展过程

慢性肾功能不全的病程呈进行性加重,可分为以下四个阶段。

1.肾功能代偿期(肾储备功能降低期)

肾具有强大的储备代偿能力,此期肾排泄与调节水、电解质、酸碱平衡功能基本正常,尚可维持机体内环境的稳定,肌酐清除率(是判断肾功能的重要指标)为正常值的 $50\%\sim80\%$,可无明显症状。

2.肾功能不全早期

肾实质损害加重,肌酐清除率下降到正常值的 $20\%\sim50\%$,有轻度氮质血症。外环境变化时,如感染、创伤等,难以维持内环境的稳定,常有多尿、夜尿、酸中毒等临床表现。

3.肾功能不全中期

肾功能进一步减退,肌酐清除率下降到正常值的 $10\%\sim20\%$,有较重的氮质血症、酸中毒、夜尿、多尿、高磷血症、低钙血症、贫血等临床表现。

4.肾功能不全晚期

该病是急性和慢性肾功能不全的最严重阶段,内生肌酐清除率下降到正常值的 10% 以下,有明显的水、电解质紊乱及酸碱平衡失调和多系统功能障碍,临床上出现中毒症状。

(四)机体功能和代谢的变化

1.尿的改变

(1)夜尿:

正常成人白天尿量约占总量 2/3,夜间占 1/3。慢性肾功能不全患者,早期即有夜间排尿增多症状,往往超过 $500mL$,甚至夜间尿量与白天尿量相近或超过白天尿量,称夜尿,发生机制尚不清楚。

(2)多尿

是慢性肾功能不全较常见症状。发病机制是健存肾单位因代偿作用而功能增强,肾血流也集中在这些肾单位,使这些肾单位的肾小球滤过率增高,原尿生成增多,流经肾小管时流速加快,肾小管来不及充分重吸收,使终尿增多。另外,滤出的原尿中溶质(尿素)含量高,产生渗透性利尿。慢性肾功能不全时肾髓质破坏使高渗环境不能形成,尿浓缩功能降低。

(3)低渗或等渗尿

早期肾浓缩功能降低而稀释功能正常,因而出现低比重尿或低渗尿,随着病情发展,肾浓缩及稀释功能均发生障碍,终尿的渗透压接近血浆渗透压,尿比重常固定在 $1.008\sim1.012$,称为等渗尿。

(4)少尿

晚期肾单位大量破坏,尽管单个健存肾单位尿液生成仍多,但是肾单位极度减少,每日终尿总量少于 400mL。

(5)蛋白尿、血尿和管型尿

肾小球滤过膜通透性增强使蛋白质滤过增多,因肾小管上皮细胞受损使滤过的蛋白质重吸收减少,慢性肾病变时肾小球基膜溶解破坏、通透性增高,血液中的红、白细胞从肾小球滤过,在肾小管内可形成各种管型,随尿排出。

2.氮质血症

早期由于健存肾单位的代偿作用,血中非蛋白氮升高不明显,当摄入蛋白质增加或体内分解代谢增强时非蛋白氮才会明显升高,到晚期,由于肾单位的大量破坏和肾小球滤过率的降低,血中非蛋白氮可明显升高而出现氮质血症。

3.水、电解质代谢紊乱

(1)水代谢紊乱

因水摄入增加,排泄不能相应地增加而发生水潴留,引起肺水肿、脑水肿和心力衰竭。当严格限制水摄入时,水的排出不能相应地减少而发生脱水,是由于肾对尿的浓缩与稀释能力降低所致。

(2)电解质代谢紊乱

①钠代谢紊乱,有不同程度钠丢失,失钠引起细胞外液和血管内液量减少,进一步降低肾小球滤过率。应适当补充钠盐以免发生低钠血症;②钾代谢紊乱,由于醛固酮分泌增多使肾远曲小管分泌钾增多,早期即使肾小球滤过率下降,也能维持血钾在正常水平而不至于升高。晚期出现少尿或因严重酸中毒、急性感染、应用钾盐过多时,可发生严重高钾血症。如进食过少或严重腹泻,又可出现低钾血症。严重的高钾血症和低钾血症均可影响心脏和神经肌肉的活动而威胁生命;③钙、磷代谢紊乱,血磷升高、血钙降低,同时继发甲状旁腺功能亢进和肾性骨营养不良。早期肾小球滤过率降低使磷排出减少,发生高磷血症,此时,血钙降低,血浆中游离钙减少能刺激甲状旁腺分泌甲状旁腺素(PTH),甲状旁腺素可抑制肾对磷的重吸收,使磷排出增多。随着慢性肾功能不全的进行性加重,肾小球滤过率极度下降。此时,甲状旁腺素分泌增多已不能使磷充分排出,故血磷显著升高。并且此时甲状旁腺素分泌增多不但不能调节钙、磷代谢,反而加强溶骨活性,使骨磷释放增多。一方面使血磷水平不断上升,形成恶性循环;另一方面使骨盐溶解、骨质脱钙,发生肾性骨营养不良。成人表现为骨质疏松、纤维性骨炎和骨软化症,儿童表现为肾性佝偻病。

4.酸碱平衡失调

由于肾小球滤过率下降,酸性产物滤过减少,肾小管排氢和碳酸氢盐重吸收减少,肾小管上皮细胞产氨减少,导致代谢性酸中毒。

5.肾性高血压

因肾实质病变引起的高血压称为肾性高血压,是急性肾功能不全常见的并发症。发生机制:①钠水潴留,肾排钠排水减少,体内钠水潴留,引起血容量增加、心排血量增多,导致血压升高,称为钠依赖性高血压;②肾素-血管紧张素系统活性增强,肾血流量减少,刺激肾球旁细胞分泌肾素,并激活肾素-血管紧张素系统,使血管收缩、外周血管阻力增加,引起血压升高,称为肾素依赖性高血压;③肾分泌扩血管物质减少,肾髓质的间质细胞分泌降压物质前列腺素减少,血管扩张、排钠、降低交感神经活性的作用减弱,引起血压升高。

6. 肾性贫血

各种因素造成肾促红细胞生成素产生不足,或血浆中一些毒性物质干扰红细胞的生成与代谢而导致的贫血称为肾性贫血。

7. 出血倾向

由于血中毒性物质抑制血小板功能,使血小板黏附和聚集减少、血小板第Ⅲ因子释放被抑制,发生凝血障碍。表现为皮下淤斑和黏膜出血、胃肠道出血、鼻出血等。

三、尿毒症

急、慢性肾功能衰竭发展到最严重阶段,除存在水、电解质和酸碱平衡紊乱及内分泌功能失调外,还有代谢终产物和内源性毒物在体内蓄积,从而引起一系列自体中毒症状,称为尿毒症。尿毒症是肾功能衰竭的终末期,是机体多系统器官功能调节障碍的结果,有人形象地将它称为"集各系统症状于一身的综合征"。

(一)尿毒症的发病机制

尿毒症的发病机制极为复杂,目前认为可能是毒性物质在体内蓄积,水、电解质和酸碱平衡紊乱,以及内分泌功能障碍等多因素共同作用的结果,其中毒性物质的蓄积在尿毒症发病中起着非常重要的作用。近年来,已从尿毒症患者血中分离出200多种代谢产物或毒性物质,其中有一些物质与尿毒症的症状有关,称为尿毒症毒素。下面介绍几种公认的尿毒症毒素。

1. 甲状旁腺素

尿毒症时几乎所有患者都有甲状旁腺功能亢进引起的PTH分泌增多。PTH能引起尿毒症的大部分症状和体征:①肾性骨营养不良;②皮肤瘙痒;③刺激胃泌素释放,促使溃疡发生;④促进钙进入脑细胞,引起周围神经和中枢神经系统的损害;⑤增加蛋白质的分解,促进含氮物质的蓄积;⑥引起高脂血症与贫血。

2. 胍类化合物

胍类化合物是体内精氨酸的代谢产物。正常情况下,精氨酸主要在肝脏通过鸟氨酸循环生成尿素、胍乙酸和肌酐。肾功能衰竭时,这些物质的排泄发生障碍,精氨酸通过另一条途径转变为甲基胍和胍基琥珀酸。尿毒症时血浆中甲基胍和胍基琥珀酸明显增高。甲基胍是毒性最强的小分子物质,给动物注射大量甲基胍,可出现呕吐、腹泻、肌肉痉挛和嗜睡等尿毒症症状。胍基琥珀酸的毒性比甲基胍弱,它能抑制脑组织中转酮醇酶的活性,影响脑细胞功能。此外,它还能抑制血小板第Ⅲ因子的活性,促进溶血,与尿毒症时的出血倾向和贫血有关。

3. 尿素

尿素在尿毒症发生中的作用是有争议的,部分患者血中尿素含量并不增高。尿素是体内最主要的含氮代谢产物。近年研究认为,尿素的毒性作用与其代谢产物——氰酸盐有关,后者可使蛋白质发生氨基甲酰化。单胺氧化酶、黄嘌呤氧化酶等发生氨基甲酰化,其酶活性被明显抑制,还可使胍基琥珀酸产生增多;突触膜蛋白发生氨基甲酰化,可使高级神经中枢整合功能发生障碍,引起疲乏、头痛、恶心、呕吐和嗜睡等症状。

4.胺类

包括多胺、脂肪族胺和芳香族胺。不同的胺可引起不同的临床症状。多胺(精胺、腐胺和尸胺)可抑制 Na^+,K^+-ATP 酶的活性,引起恶心、呕吐、蛋白尿和溶血,还可增加微血管壁通透性,促进肺水肿、脑水肿等的发生。

5.中分子物质

中分子物质是指分子量在 500~5000 的一类物质,化学结构不明。尿毒症时中分子物质浓度升高,可能与周围神经病变、细胞免疫功能降低、红细胞生成减少、血小板功能受损和葡萄糖利用障碍等有关。

此外,肌酐、尿酸、酚类、晚期糖基化终末产物和 β_2-微球蛋白等,对机体也有一定的毒性作用。肌酐可引起溶血、嗜睡等;尿酸高者易并发心包炎;酚类可抑制血小板功能,引起出血。总之,尿毒症的临床表现甚为复杂,很难将其归因于某种单一毒素的作用,往往是多种毒性物质和代谢障碍综合作用的结果。

(二)尿毒症的主要临床表现

尿毒症时,除上述水、电解质、酸碱平衡紊乱,贫血、出血倾向和高血压等进一步加重外,还可出现各器官系统功能障碍以及物质代谢障碍所引起的临床表现。

1.神经系统症状

神经系统病变是尿毒症的主要症状,发病率高达 80% 以上,主要表现为尿毒症性脑病及周围神经病变。尿毒症性脑病早期表现为乏力、头昏、头痛、失眠、理解力及记忆力减退等,随着病情的加重可出现烦躁不安、肌肉颤动、抽搐;最后可发展到嗜睡、惊厥和昏迷。其发生机制尚不清楚,可能与下列因素有关:①大量毒性物质蓄积,使 Na^+,K^+-ATP 酶活性降低,能量代谢障碍,脑细胞膜通透性增高,引起脑细胞水肿;②肾性高血压所致的脑血管痉挛加重缺血缺氧,引起脑神经细胞变性和脑水肿;③电解质和酸碱平衡紊乱,引起神经细胞功能异常。尿毒症时周围神经病变常表现为足部发麻、刺痛或灼痛、腱反射减弱或消失,最后可发展为麻痹,其发生可能与体内胍基琥珀酸或 PTH 增多有关。

2.消化系统症状

消化系统症状是尿毒症患者最早、最突出的症状,早期可表现为食欲缺乏或消化不良,以后出现厌食、恶心、呕吐或腹泻等。其发生可能与尿毒症时尿素在血中堆积,经消化道排出增多,在肠道尿素酶作用下分解产氨增多,氨刺激胃肠道黏膜引起炎症和多发性表浅性小溃疡等有关。此外,胃泌素灭活减少,导致胃酸分泌增多,促使溃疡形成。

3.心血管系统症状

由于肾性高血压、酸中毒、高钾血症、钠水潴留、贫血及毒性物质等的作用,可引起心力衰竭和心律失常等。尿毒症心包炎是晚期常见并发症,与尿毒症毒素、水钠潴留和感染等因素有关。患者常有心前区疼痛,体检时闻及心包摩擦音,严重时心包腔中有纤维素及血性渗出物出现。

4.呼吸系统症状

尿毒症患者伴有酸中毒时呼吸可加深加快,严重时出现深大呼吸(Kussmaul 呼吸)。由于尿素经唾液酶分解生成氨,患者呼出气体可有氨味。若病情进一步发展,可引起肺水肿,其发生与心力衰竭、毒性物质使肺毛细血管通透性增加、低蛋白血症和钠水潴留等因素有关。尿毒症患者常于肺泡隔上出现转移性钙化灶,可能与甲状旁腺功能亢进和磷酸钙在肺组织内沉积有关。20%患者有纤维素性胸膜炎(尿素刺激引起的炎症)。

5.免疫系统

尿毒症患者容易发生感染,也是造成患者死亡的主要原因之一。这可能与患者免疫功能低下有关。尿毒症毒素可以显著抑制细胞免疫反应,引起淋巴细胞分化和成熟减慢,中性粒细胞趋化性、吞噬和杀菌能力降低,甚至导致免疫缺陷。患者易患流行性感冒、结核和病毒性肝炎等,恶性肿瘤的发生率亦明显增高。

6.内分泌系统

尿毒症时除了肾脏内分泌功能障碍外,还可以出现其他内分泌紊乱,如继发性甲状旁腺功能亢进可引起骨质疏松和硬化;胃泌素分泌增多可导致胃溃疡。性功能障碍也是尿毒症患者常见的临床表现之一。男性表现为性欲低下、睾丸萎缩和精子减少等;女性可出现月经不调或闭经、不孕等。这主要与血浆睾酮和雌激素水平降低、催乳素水平升高有关。

7.皮肤症状

尿毒症患者面色多呈黄褐色,与贫血和黑色素沉积有关。皮肤瘙痒常见,主要是尿毒症毒素刺激皮肤感觉神经末梢,以及继发性甲状旁腺功能亢进引起皮肤钙盐沉积所致。由于汗液中含有较高浓度的尿素,尿素结晶在皮肤表面沉积形成尿素霜。

8.物质代谢障碍

(1)糖耐量降低

约50%的尿毒症患者葡萄糖耐量降低,其机制与尿素、肌酐和中分子量毒物等的毒性作用有关:①使胰岛素分泌减少;②使生长激素的分泌增多,拮抗胰岛素的作用加强;③使胰岛素与靶细胞受体结合障碍;④使肝糖原合成酶活性降低。

(2)负氮平衡

主要表现为消瘦、恶病质和低白蛋白血症等。低白蛋白血症是引起肾性水肿的重要原因之一。其发生机制有:①摄入蛋白质减少或因厌食、恶心和呕吐等使蛋白质吸收减少;②某些毒性物质如甲基胍,使蛋白分解代谢加强;③合并感染时可导致蛋白分解增强;④因出血而致蛋白丢失;⑤随尿丢失一定量的蛋白质。

(3)高脂血症

尿毒症时由于胰岛素拮抗物使三酰甘油生成增加;同时脂蛋白酶活性降低引起三酰甘油的清除率降低,故尿毒症患者血中三酰甘油含量增高,导致高脂血症。此种改变可能与甲基胍的蓄积有关。

(三)慢性肾功能衰竭和尿毒症防治的病理生理基础

1.治疗原发病

明确病因,积极防治原发病,可防止肾实质的继续破坏,改善肾功能。

2.去除加重肾损害的因素

控制感染,纠正水、电解质和酸碱平衡紊乱,减轻高血压和心力衰竭,避免使用缩血管药物和肾毒性药物等,防止肾功能进一步恶化。

3.饮食控制营养疗法

饮食控制和营养疗法是肾功能不全患者非透析治疗中最重要的措施之一。应根据不同病因制定不同的饮食方案,其关键是控制蛋白质的摄入量及成分。应给与优质低蛋白高热量饮食,减少蛋白质分解,并注意电解质和维生素的补充。

4.透析疗法

(1)血液透析(人工肾)

是根据半透膜原理,将患者的血液经血管通路引入透析机,在透析机中透过透析膜与透析液之间进行物质交换,再把经过净化的血液回输至体内,以达到清除体内废物和毒素,纠正电解质、酸碱平衡紊乱的目的。如能坚持合理的透析,大多数患者的生活质量能得到显著改善,不少患者能存活15～20年以上。

(2)腹膜透析

其基本原理与血液透析相同,但其利用的是腹膜的滤过与透析作用。将透析液注入腹膜腔内,并定时更新透析液,以实现持续地对尿毒症毒素进行清除。其疗效与血液透析相似,但在残存肾功能与心血管的保护方面要优于血液透析。

5.肾移植

肾移植是将健康者的肾脏移植给有肾脏病变并丧失肾脏功能的患者,是目前治疗尿毒症最有效的方法。肾移植按其供肾来源不同,分为自体肾移植、同种肾移植和异种肾移植,我们通常所说的"肾移植"是指同种异体肾移植。近年来,肾移植技术取得了很大的进展,但仍存在供肾来源困难、移植后排斥和感染等问题。

第六节　膀胱疾病

一、膀胱的炎症性疾病

多种原因可引起膀胱炎,如细菌、真菌、寄生虫的感染,化学性、物理性、机械性损伤等。尤以大肠杆菌和链球菌感染最常见。女性膀胱炎多于男性。

(一)急性膀胱炎

诊断要点:a.轻度急性膀胱炎,仅见膀胱黏膜充血及分布不均的灶状水肿和中性粒细胞浸润;b.严重的急性膀胱炎,黏膜严重充血和水肿,尿路上皮增生并可伴有溃疡,中性粒细胞弥漫浸润,可深达肌层,小血管壁水肿增厚,内皮细胞增生;c.伪膜性膀胱炎,出现脓性纤维素性渗出物在黏膜表面形成伪膜;d.出血性膀胱炎,充血和出血很严重时;e.坏疽性膀胱炎,累及膀胱血管导致血液循环障碍时,在严重的炎症病变基础上,又有广泛组织坏死。

(二)慢性膀胱炎

1.概述

多由急性膀胱炎迁延或反复发作演变而来。

2.诊断要点

a.尿路上皮不规则增生或有炎性息肉形成。并常有鳞状上皮化生;b.②黏膜下充血,弥漫的或多灶的淋巴细胞、单核细胞、浆细胞及多少不等的中性粒细胞和嗜酸性粒细胞浸润;c.有多少不等的纤维结缔组织增生,血管壁增厚;d.严重者可导致膀胱壁增厚、挛缩;e.浸润的淋巴细胞聚集形成多数淋巴滤泡,使黏膜呈颗粒状,称为滤泡性膀胱炎;f.大疱性膀胱炎是另一种少见的非特异性慢性膀胱炎,黏膜和黏膜下层出现严重的局限性水肿和出血,使膀胱黏膜呈现多数葡萄状隆起。

(三)特异性膀胱炎

1.气肿性膀胱炎

诊断要点:由具有产气功能的细菌感染引起的慢性膀胱炎。在黏膜下层出现多数含气的囊腔,囊壁无上皮被覆,常见多核巨细胞。

2.滤泡性膀胱炎

诊断要点:膀胱黏膜呈现多数细小的结节突起。膀胱黏膜下呈灶状分布的淋巴和单核细胞,有时可见生发中心形成。

3.嗜酸细胞性膀胱炎

诊断要点:膀胱镜下可见膀胱黏膜弥漫性水肿伴有点灶状出血。镜下可见黏膜及黏膜下层有大量嗜酸性粒细胞浸润,伴有纤维化和平滑肌变性、萎缩。

4.间质性膀胱炎

(1)概述:

本病病因不详,有内分泌失调、感染等多种学说,中老年女性多见。

(2)诊断要点:

膀胱壁充血及点片状出血,可见弥漫性或灶状分布,病灶僵硬并呈收缩状。可见黏膜充血或伴有出血、糜烂及溃疡。膜下层明显增厚,结缔组织增生,淋巴细胞、浆细胞及少量中性粒细胞和嗜酸性粒细胞弥漫性浸润。黏膜增生的结缔组织和浸润的炎症细胞可向深部肌间隙发展,严重者遍及膀胱全层,并逐渐取代肌纤维。

5.黄色肉芽肿性膀胱炎

诊断要点:膀胱黏膜下可见单发或多发的黄色肿瘤样结节。病灶由淋巴细胞、浆细胞、单核巨噬细胞和少数多核巨细胞组成,其中可见多数假黄色瘤细胞。

6.皮革性膀胱炎

诊断要点:膀胱壁硬韧、灰白,有时可见斑块状隆起。可见尿路上皮增生或有溃疡形成,其下有钙盐沉积,并可出现异物巨细胞反应。

7.放射性膀胱炎

诊断要点:早期病变为黏膜充血、出血、水肿及水泡形成。进而出现坏死性小动脉炎及轻重不等的炎细胞浸润。晚期病变主要为轻重不等的闭塞性小动脉炎,黏膜下层及肌间隙大量结缔组织增生。

8.结核性膀胱炎及卡介苗导致的肉芽肿性膀胱炎

(1)概述:

膀胱结核多由肾结核蔓延而来,部分继发于前列腺结核。多数膀胱结核的首发病灶位于膀胱三角区,尤以输尿管开口的周围最常见。

(2)诊断要点:

早期病灶为黏膜表浅的小型干酪样病灶,周围有充血带。病变进展,则出现多灶干酪样溃疡,并产生较多的纤维组织,其间混有上皮样细胞和淋巴样细胞及少数朗格罕巨细胞。

9.血吸虫性膀胱炎

(1)概述:

成虫寄生于膀胱静脉内,虫卵逆流进入膀胱黏膜下,形成虫卵结节。

(2)诊断要点:

急性虫卵结节以成堆的虫卵为中心,周围有较多的嗜酸性粒细胞和多少不等的肉芽组织。慢性虫卵结节除虫卵外,周围有较多的上皮样细胞、异物巨细胞和淋巴样细胞。陈旧的虫卵结节以纤维组织为主,中心可见钙化的虫卵。

二、膀胱肿瘤和瘤样病变

(一)上皮性肿瘤

1.良性肿瘤

(1)尿路上皮乳头状瘤

尿路上皮乳头状瘤是尿路最常见的良性肿瘤,又称外生性乳头状瘤、典型的乳头状瘤。青壮年男性好发。常见的症状是间断性无痛性血尿。容易复发。

①大体:呈柔软的具有细蒂的伸出性肿物,乳头纤细。

②光镜:该肿瘤的突出特点是具有精细的乳头状结构,有纤维血管组成的轴心。被覆尿路上皮细胞,细胞形态和排列与正常的尿路上皮相似,异型性极小。无浸润现象。

③鉴别诊断:与尿路上皮乳头状增生相鉴区别,后者是无轴心的假乳头。

(2)低度恶性潜能的尿路上皮乳头状肿瘤

肿瘤呈乳头状外生性生长,被覆的尿路上皮层次增多,具有轻度异型性,称低度恶性潜能的尿路上皮肿瘤。男性多见(约为女性的5倍)。多见于输尿管口附近。常见的症状是间断性无痛性血尿。容易复发。

①大体:呈柔软的伸出性乳头状肿物,直径多为1~2cm。

②光镜:该肿瘤具有乳头状结构,有纤维血管组成的轴心。被覆尿路上皮细胞,与真正的尿路上皮乳头状瘤相比,细胞层次增多,极排列虽然存在,但可见灶状轻度紊乱,异型性不明显。无浸润现象。

③鉴别诊断:根据被覆的尿路上皮细胞的层次和排列,可与真正的乳头状瘤鉴别。

(3)内翻性尿路上皮乳头状瘤

内翻性尿路上皮乳头状瘤又称 Brunnian 腺瘤。中老年男性好发,多见于膀胱三角区和膀胱颈。常见的症状是间断性无痛性血尿,尿路梗阻。

①大体:呈柔软的半球状外生性肿物,表面光滑或略呈分叶状,有时呈息肉状。

②光镜:表面可见较正常的尿路上皮被覆。分化好的尿路上皮细胞巢索向黏膜下呈推进式生长,巢索中央为胞质丰富的表层尿路上皮细胞,边缘为胞质极少的基底细胞,有如密集的Brunn巢。有的细胞巢呈腺样化生,上皮呈柱状,并可见存有黏液的腺腔,以腺性结构为主时,称腺性内翻性尿路上皮乳头状瘤。有的细胞巢呈鳞状上皮化生,以鳞状细胞巢为主时,称鳞状尿路上皮内翻性乳头状瘤。

③鉴别诊断

a.与腺性膀胱炎或囊腺性膀胱炎的区别:后者虽然可见尿路上皮呈 Brunn 巢和囊腺样Brunn 巢在黏膜下增生,但与黏膜下水肿及多少不等的炎症细胞混合存在,弥漫分布,不形成瘤块。

b.与尿路上皮癌的区别:尿路上皮癌的癌细胞有一定的异型性,并可见条索状或斑片状向深部浸润的现象。

c.与尿路上皮腺癌的区别:泌尿道的腺癌表现为单层细胞排列、具有一定的异型性,并有一定浸润性生长的特点,而内翻性尿路上皮乳头状瘤中的腺样结构均在密集的 Brunn 巢样结构的基础上出现,分化好。

(4)鳞状细胞乳头状瘤

膀胱的尿路上皮受人类乳头瘤病毒感染时,出现鳞状细胞化生并呈尖锐湿疣样的变化,所以,膀胱鳞状细胞乳头状瘤可以认为是膀胱的尖锐湿疣。常与外阴尖锐湿疣伴同存在。

(5)绒毛状腺瘤

膀胱绒毛状腺瘤是一种少见的乳头状良性肿瘤,被覆柱状上皮。多见于 40~60 岁的男性。以血尿或尿内黏液为主要临床表现。好发于膀胱顶部,故有人认为来自脐尿管,也有人认为属于尿路上皮的肠上皮化生。

①大体:宽蒂或半球状乳头状隆起。好发于膀胱顶部。

②光镜:单层柱状上皮被覆于乳头表面。或呈腺样和囊性排列。与大肠绒毛状腺瘤相似。

③鉴别诊断:与膀胱黏液腺癌的区别:后者细胞异型性明显,排列紊乱,浸润性生长。

2.恶性肿瘤

(1)尿路上皮癌:

尿路上皮癌是膀胱最常见的恶性肿瘤,占 90%。具有多灶状发生和易复发的特点。尿路上皮癌根据癌细胞的异型性、结构特点和浸润程度分为如下各型。

①尿路上皮原位癌:原发性尿路上皮原位癌少见,占比不足膀胱上皮癌的 1%,而伴随浸润性尿路上皮癌者,则很常见。尿路上皮原位癌具有多灶状发生的特点。患者的常见症状是血尿和下腹部疼痛。

a.大体:膀胱黏膜面无明显的肿块,仅有出血和糜烂。

b.光镜:尿路上皮全层或大部分(>全层的 2/3)被排列紊乱的异型细胞取代,无浸润现象。

②非浸润性低级别尿路上皮乳头状癌:肿瘤仍呈乳头状,但被覆的尿路上皮的层次和异型

性,较低度恶性潜能的尿路上皮肿瘤明显。男性多于女性 3 倍,输尿管口附近易见。常有血尿。

a.大体:膀胱黏膜面可见簇状乳头状肿物。

b.光镜:肿瘤被覆的尿路上皮层次增多,部分排列紊乱,细胞核异型性略明显。

c.鉴别诊断:根据肿瘤被覆的尿路上皮的增生程度和异型性,可与尿路上皮乳头状瘤、低度恶性潜能的乳头状瘤鉴别。

③非浸润性高级别尿路上皮乳头状癌:肿瘤仍呈乳头状,但部分有融合现象,被覆的尿路上皮的层次增多、排列紊乱和异型性较明显。常有血尿。

a.大体:膀胱黏膜面可见宽蒂或无蒂的乳头状肿物。

b.光镜:肿瘤的乳头状结构出现融合现象,被覆的尿路上皮层次增多,排列紊乱,细胞呈多形性,细胞核染色质增多,核仁明显,核分裂象易见。

c.鉴别诊断:根据肿瘤被覆的尿路上皮的增生程度和异型性,可与尿路上皮乳头状瘤、低度恶性潜能的乳头状瘤和非浸润性低级别尿路上皮乳头状癌鉴别。

④浸润性尿路上皮癌:浸润性尿路上皮癌又称移行上皮癌。是尿路常见的恶性肿瘤。男性多见,约为女性的 3.5 倍。致病因素与吸烟、职业接触苯胺类化学物质等致癌物、应用非那西汀等治疗药物有关。

a.大体:癌组织呈实性包块状或伴有粗大乳头状浸润性生长于黏膜下或肌层。

b.光镜:可见乳头状结构或不明显或完全失去乳头状结构,细胞失去了排列的极向,细胞的异型性明显,核分裂象多,浸润明显。免疫组化显示 CK 阳性。

除上述的常见形态结构者外,尚可见下列亚型:巢状尿路上皮癌、微囊型尿路上皮癌、微乳头型尿路上皮癌、淋巴上皮瘤样型尿路上皮癌、弥漫浆细胞样/印戒细胞样尿路上皮癌、肉瘤样尿路上皮癌、巨细胞型尿路上皮癌、低分化尿路上皮癌、富脂性尿路上皮癌、透明细胞型尿路上皮癌等。

c.鉴别诊断:应与各种低分化癌的浸润或转移相鉴别。应多取材,寻找与泌尿道被覆上皮的关系;各种亚型移行细胞癌应与相应的肿瘤相鉴别;掌握各自的免疫组化的标记。

(2)膀胱鳞状细胞癌:膀胱的鳞状细胞癌占该部位恶性肿瘤的 5%。好发于老年人,女性多于男性。多见于泌尿道结石、膀胱血吸虫病、长期留置导尿管、膀胱憩室等长期慢性刺激的患者。膀胱的鳞状细胞癌较尿路上皮癌预后差。

①大体:膀胱腔面呈现实性肿块,常有坏死和溃疡。

②光镜:与子宫颈或食管的鳞状细胞癌相似,多表现为高分化和中分化。呈伸出性生长而浸润不明显的高分化的鳞状细胞癌又称膀胱的疣状癌。

③鉴别诊断:应与伴有鳞状上皮化生的尿路上皮癌鉴别,后者的主要成分是尿路上皮癌,化生的鳞状上皮分化好。

(3)膀胱腺癌

膀胱的腺癌占该部位恶性肿瘤的 2%。好发于中老年人。来源于尿路上皮的腺性化生或腺性膀胱炎,部分来自脐尿管。膀胱的腺癌较尿路上皮癌预后差。

①大体:膀胱腔面呈现实性肿块,常有坏死和溃疡,表面常见黏液。

②光镜:与大肠的腺癌相似。有时可呈黏液癌和印戒细胞癌结构。

③鉴别诊断。

a.应与伴有腺上皮化生的尿路上皮癌鉴别:后者的主要成分是尿路上皮癌,化生的腺上皮分化好。

b.与大肠腺癌的膀胱壁浸润的区别:后者原发于大肠,自膀胱壁深层向黏膜方向浸润生长。

(4)脐尿管癌

脐尿管癌是位于膀胱顶部的来源于脐尿管残余的高度恶性的肿瘤。

①大体:位于膀胱顶部深在的富于黏液的实性肿块。

②光镜:80%以上的脐尿管癌为黏液癌,少部分为腺癌或鳞状细胞癌。癌组织散布于膀胱壁深层或全层,甚至腹壁。

③鉴别诊断

a.有别于常见的膀胱腺癌,后者以黏膜固有层和浅肌层为主,非癌黏膜常见腺性膀胱炎等腺性化生病变。

b.应注意除外大肠腺癌的膀胱浸润,后者可发现大肠的原发癌灶。

(5)膀胱透明细胞腺癌:

透明细胞腺癌又称中肾癌。为一种少见的膀胱恶性肿瘤。以女性多见。好发于中老年女性。可能来自米勒管。

①大体:位于膀胱壁的实性肿块。

②光镜:癌细胞含有大量糖原,使之呈透明状,常见鞋钉状细胞混于透明细胞间。可见少量黏液分泌。癌细胞呈巢索状、小管状、腺样、微囊状、乳头状排列,但无基底膜。部分病例显示前列腺特异抗原阳性。

③鉴别诊断

a.与透明细胞型移行细胞癌的区别:后者结构单一,无管状、腺样或乳头状等排列。

b.与转移的透明性肾细胞癌区别:后者血管和血窦丰富,无黏液。

(6)膀胱复合性癌

膀胱尿路上皮癌、原位癌、鳞状细胞癌及腺癌,在组织发生上有同源性密切关系,所以,各种组织类型的癌可同时出现于同一病例,称复合性癌。尤以低分化的尿路上皮癌最常见。

(二)非上皮性肿瘤

膀胱的软组织肿瘤与发生于其他部位的相应肿瘤相似。较有特点的如下。

1.膀胱软组织肿瘤

膀胱可发生与其他部位相似的软组织肿瘤,如血管瘤、平滑肌瘤、纤维瘤或间质细胞瘤等。较有特点的是膀胱的横纹肌肉瘤,多见于男婴的膀胱,呈息肉状生长。切面灰白、富于黏液,故称葡萄状肉瘤。瘤细胞呈梭形,有宽大的带状粉染胞质,间质富含黏液。免疫组化显示肌原性标记阳性。

2.膀胱副神经节瘤

膀胱副神经节瘤为良性肿瘤。又称膀胱的嗜铬细胞瘤。占膀胱肿瘤的 0.1%。好发于青壮年,女性多于男性。患者可出现高血压症状,尤以膀胱充盈或收缩时常见。

①大体:多数为膀胱壁内的直径为 1cm 的瘤结节,有的病例瘤体较大甚至呈多灶发生。切面发黄,甲醛浸泡后呈棕色。

②光镜:瘤细胞呈多边形,胞核染色质细腻,胞质丰富透明或细颗粒状。瘤细胞呈簇状或巢状排列,间质薄壁血管和血窦丰富。

③免疫组化:显示神经内分泌的特点,特别是嗜铬素标记阳性。

④电镜:可见胞质内大量神经内分泌颗粒。

3.膀胱恶性黑色素瘤

与发生于其他部位的恶性黑色素瘤相似。应与转移性恶性黑色素瘤鉴别,后者有原发部位,而且多位于膀胱壁的肌层。

(三)瘤样病变

1.腺性和囊腺性膀胱炎

腺性和囊腺性膀胱炎属于慢性和增生性膀胱炎的一种类型。尿路长期慢性刺激(结石、长期留置导尿管等)易导致本病。

①大体:膀胱黏膜表面灶状隆起,可呈多灶状,可呈息肉状或乳头状增生。

②光镜:膀胱黏膜固有层呈多数 Brunn 巢聚集增生,伴有多少不等的慢性炎症细胞浸润。部分 Brunn 巢呈腺样结构,细胞呈重层排列,外层基底细胞样,内层柱状,腔内可见黏液。

③鉴别诊断:应与浸润性尿路上皮癌鉴别,后者虽然可有 Brunn 巢出现,但多数表现为不规则巢索状,细胞异型性明显。应与膀胱内翻性尿路上皮乳头状瘤鉴别,后者可见瘤样结节。

2.肾源性腺瘤

肾源性腺瘤又称肾源性化生。是尿路上皮的特殊类型的化生,而非真性肿瘤。特别多见于膀胱憩室。多发生于慢性炎症刺激、放射治疗或手术后。

①大体:膀胱黏膜表面灶状隆起,可呈多灶状,可呈息肉状或乳头状增生。

②光镜:膀胱黏膜表面和固有膜可见乳头状、息肉状或腺管状结构。乳头或小管被覆形状一致的立方细胞,无或很少异型性,有明显的基底膜,与肾小管上皮细胞相似。乳头或小管间可见慢性炎症细胞浸润。

③鉴别诊断。

a.与尿路腺癌的区别:后者虽有乳头和腺管状结构,但无清楚的基底膜,细胞异型性明显。

b.与转移浸润的前列腺癌的区别:后者异型性明显,前列腺特异抗原阳性。

3.乳头状和息肉状膀胱炎

①大体:膀胱黏膜呈灶状或多灶状隆起。

②光镜:黏膜固有层水肿,少量炎症细胞浸润,呈假乳头状或息肉状增生。被覆的尿路上皮可出现轻度非典型增生。

③鉴别诊断:与移行细胞癌鉴别:后者有真性乳头增生,异型性和浸润性明显。

4.鳞状上皮化生

多见于慢性膀胱炎、膀胱结石症的慢性刺激。膀胱憩室内常见鳞状上皮化生,而且演变为鳞状细胞癌的概率较高。雌激素的刺激也可导致鳞状上皮化生,而且化生的鳞状上皮细胞质呈透明状。化生的鳞状上皮出现角化及角化不全时,称为白斑病,癌变率较高。

5.膀胱炎性假瘤

膀胱炎性假瘤为瘤样增生的特殊的慢性炎症。又称肌成纤维细胞样瘤。成年人好发,主要症状为血尿。

①大体:为膀胱壁的实性肿块。

②光镜:慢性炎症的背景。间质水肿和黏液变。其中可见多数梭形具有带状嗜酸性胞质的怪异细胞。

③鉴别诊断:应与横纹肌肉瘤或平滑肌肉瘤鉴别,后者细胞成分较单一,免疫组化肌源性标记阳性。

6.膀胱手术后梭形细胞结节

膀胱外科手术后1～3个月,手术断段形成肿块。镜下形态与炎性假瘤相似,常伴肉芽组织增生。

7.膀胱淀粉样变性病

膀胱淀粉样变性病多见于老年人,常为全身性淀粉样变性病的一部分。

①大体:膀胱壁出现质硬的斑块。

②光镜:黏膜下或肌间可见均质粉染的特殊蛋白沉积,周围组织压迫性萎缩。刚果红染色阳性。

8.膀胱软斑病

膀胱软斑病是膀胱的一种特殊的慢性炎症病变,因全身或局部抵抗力下降时,病原菌(以大肠埃希菌多见)不能被及时清除和分解,导致特殊的炎性肉芽结构形成。被组织细胞或单核巨噬细胞吞噬后,其溶酶体功能不健全,所以形成了细胞内包涵体。

①大体:可见膀胱黏膜和黏膜下层有多发的灰黄色结节状斑块,尤以膀胱三角区多见。

②光镜:可见病变主要由组织细胞聚积而成,组织细胞有嗜酸性颗粒状胞质,在一些细胞内可见同心圆状包涵体,称为 MG 小体或钙化小体,嗜碱性,PAS 染色、铁及钙染色均呈阳性反应。

③电镜及免疫组化:观察证明这些组织细胞内含有细菌,主要为革兰阴性的大肠埃希菌。在细菌、类脂性包涵物及 MG 小体之间有过渡移行的现象,因而证明 MG 小体是细菌在溶酶体内变性崩解的产物。巨噬细胞功能异常从而对细菌的反应失调可能为其病变发生机制。

第七节　前列腺炎

在成年男性前列腺中,常见少量急、慢性炎细胞灶性浸润,一般无临床意义。只有当炎细胞浸润广泛、数量也多,或临床上出现明显症状时,诊断前列腺炎才是恰当的。前列腺炎有多种多样原因引起,表现各异,形态改变亦不尽相同。

一、急性细菌性前列腺炎

常表现为突发寒战、发热，排尿刺激症状，下背部、肛门、外阴部疼痛。肛门手指检查（简称肛指检查）：前列腺肿大、硬韧，有压痛。前列腺炎多由泌尿道感染蔓延而来，如尿道炎、膀胱炎及肾盂肾炎。通过尿液培养，可确定致病菌，主要为大肠埃希菌，其他菌有肠球菌、克雷伯菌、沙霉菌、假单胞菌，还有淋病奈瑟菌。一般不作活检，因有酿成败血症的潜在危险。

光镜：前列腺腺泡周围多量中性粒细胞浸润，并渗入腺泡腔内，呈腺泡炎表现。腺泡常遭破坏，形成许多细胞碎屑，偶可形成小脓肿，见于接受免疫抑制剂治疗的患者。

二、慢性前列腺炎

可由细菌或非细菌引起。慢性非细菌性前列腺炎比细菌性前列腺炎更常见。慢性细菌性前列腺炎常因泌尿路感染反复发作所致，大肠埃希菌是主要致病菌。前列腺结石及结节状良性增生可压迫尿道引起细菌侵入。慢性非细菌性前列腺炎的病因不清，在尿液培养及前列腺分泌物中常找不到细菌，起病隐匿，常反复发作。血清（prostate specific antigen，PSA）的水平不定。

光镜：前列腺导管及腺泡周围慢性炎细胞浸润，以淋巴细胞、单核细胞为主，常见浆细胞。腺泡上皮可萎缩、化生或增生，可伴纤维结缔组织增生。

慢性前列腺炎出现化生或修复性再生时，上皮可出现非典型性改变，会误认为前列腺上皮内瘤。

三、肉芽肿型前列腺炎

肉芽肿型前列腺炎为形态上以肉芽肿为特点的慢性前列腺炎。此病变可以是感染性的，也可以是由治疗措施所引起，或是全身性疾病的局部表现。感染性的病因包括结核分枝杆菌、梅毒螺旋体等；真菌有隐球菌、组织胞浆菌、芽生菌等；寄生虫有血吸虫、包囊虫等。属于医源性的有手术后、放射治疗后及卡介苗（Bacillus Calmette－Guérin，BCG）灌注后。属于全身性肉芽肿病的有类风湿病、结节病、Wegener 肉芽肿、结节性动脉周围炎、Churg-strauss 血管炎等，还有软斑病及特发性或非特异性肉芽肿性前列腺炎。肉芽肿性前列腺炎较少见，约占前列腺良性病变的 0.8%，发病年龄多为 50～70 岁，发病前多有尿路感染史，出现尿路刺激症状、发热、寒战等，尿液化验常示脓尿或血尿。肛指检查：前列腺质地硬韧、呈弥漫性或结节性，临床上可疑为癌瘤。

1. 非特异性肉芽肿性前列腺炎

这是肉芽肿性前列腺炎中最常见的类型。病因不明，可能由不同原因导致前列腺腺泡-导管阻塞，分泌物潴留，腺泡上皮破坏，而致细胞碎屑、分泌物、细菌毒素甚至精液溢入间质，引起局部灶性肉芽肿性反应。

光镜：肉芽肿由上皮样细胞、中性粒细胞、嗜酸性粒细胞、淋巴细胞、浆细胞及巨细胞组成，中央见较多的泡沫样细胞，无干酪样坏死，结节状结构常不明显，多核巨细胞少见。炎细胞浸润常绕上皮已遭破坏而脱落的腺泡周围,在陈旧的病变中,腺泡可因炎性破坏而闭塞,发生广泛纤维化。

有时炎症反应很重,其中腺泡结构变形,甚至破残而不清楚,上皮细胞可有非典型性,核深染及大小不等,可能会误认为癌。此种情况有报道约占前列腺炎的 4%,这在穿刺活检中比在前列腺切除标本或经尿道切除的标本中更值得注意。因在大标本中,更易看清楚炎症中的腺泡结构,而在穿刺活检中,有时根本看不到腺泡或导管结构。与前列腺癌的鉴别要点还在于:癌具癌细胞的细胞学特点,而炎症中浸润细胞是炎细胞属性,出现巨细胞及纤维化。炎症灶用免疫组织化学检测前列腺上皮,若无上皮细胞,也有助于炎症的诊断。

2. 结核性前列腺炎

常继发于患肺结核或泌尿生殖系其他部位结核的患者。孤立发生于前列腺的结核罕见。在前列腺实质内,形成 1～2mm 的干酪样坏死结节,为黄色的小灶或条纹。其组织学所见,同其他部位的结核。

3. 真菌性前列腺炎

由深部真菌病的真菌血症引起,是深部真菌病的局部表现。致病真菌有孢子菌、组织胞浆菌、弯曲菌及隐球菌等。常形成坏死性或非坏死性肉芽肿,可通过确认病变中的病原体而获得诊断。真菌病原体在组织切片中的形态特点。

在国内,前列腺的真菌病常是念珠菌所致,由局部感染引起,是唯一伴急性炎症的真菌性炎症。从前列腺液中可检测到念珠菌,为成群孢子体及细长的假菌丝。

4. 手术后或穿刺活检后的肉芽性前列腺炎

发生于近期经尿道前列腺切除手术或前列腺穿刺活检之后。

光镜:此肉芽肿的中央为纤维素样坏死区,周围绕有栅栏状排列的上皮样细胞,以及多核巨细胞、淋巴细胞、浆细胞及嗜酸性粒细胞,常呈特殊的匍匐状形态。后者的特点并结合其先前的手术操作病史,有助于与感染性肉芽肿性炎鉴别。手术后时隔不久引起的肉芽肿,常有较多的嗜酸性粒细胞出现在肉芽肿的周围,此时,应与以过敏为发病基础的肉芽肿性炎,如类风湿结节相区别。后者炎细胞浸润的特点是弥漫性的,不同于手术后肉芽肿性炎的围绕肉芽肿周围浸润。本病不需治疗。

5. 前列腺 Wegener 肉芽肿病

Wegener 肉芽肿病是一种累及多器官的坏死性肉芽肿性血管炎,好发于上呼吸道、肺及肾。累及前列腺者占 Wegener 肉芽肿病的 7.4%,常引起尿路梗阻、感染、血尿及急性尿潴留。

光镜:前列腺内肉芽肿性病变呈星状或地图样分布。主要病变为化脓性及凝固性坏死,周边有组织细胞浸润带,并有淋巴细胞、浆细胞,偶见多核巨细胞。破坏性血管炎常累及小动脉及小静脉。坏死灶的改变有点像经尿路切除前列腺后的变化。Wegener 肉芽肿形成的结节,一般不如结核病或结节病那样明显。

6. 前列腺软斑

软斑病偶尔可单独发生于前列腺,更常同时伴有消化道及泌尿生殖系多器官的软斑病。临床上,前列腺弥漫性肿大,质硬韧,易误认为癌。

光镜:前列腺间质中,见多量胞质嗜酸性的巨噬细胞聚集,并有淋巴细胞、浆细胞浸润。这些组织细胞的胞质内有诊断性的 Michaelis-Gutmann 小体,该小体是境界清楚的、直径 5～8μm 的球形小体,具有靶心样或牛眼样形态,应用 vonkossa 钙特染或 PAS 染色,呈阳性反应。

在软斑的早期,有胞质嗜酸性的成片组织细胞,可像 Gleason 4 级癌。但前者中常混有炎细胞浸润,没有小的前列腺腺泡,可见 Michaelis-Gutmann 小体,组织细胞标志物 CD68(＋),角蛋白(－);而后者恰恰相反,CD68(－),角蛋白(＋)可资鉴别。

7. 黄色肉芽肿型前列腺炎

该病又称黄色瘤,见于老年患者,偶可扪到前列腺内病变,呈结节状,但多数病例是经尿道切除的前列腺标本或活检组织的意外发现。病变为成簇、成片的含脂质的、胞质呈泡沫状的组织细胞,常混有浸润的炎细胞。黄色瘤样细胞 CD68(＋)、CK(－)。

若病灶中缺乏炎细胞浸润,有时需与"肾上腺样型"前列腺癌鉴别。但后者中可见明显的核仁,常有腺泡性分化,以及 PSA 免疫组织化学染色阳性,均有别于黄色瘤。

8. 其他类型的肉芽肿性前列腺炎

有因治疗措施如应用 BCG 诱发的、Teflon 诱发的肉芽肿性前列腺炎,还有全身性肉芽肿性疾病在前列腺的表现,如过敏性前列腺炎、前列腺结节病、类风湿肉芽肿等。

第八节　前列腺癌

一、前列腺腺泡腺癌

前列腺腺泡腺癌就是一般所说的前列腺腺癌,是前列腺最常见的恶性肿瘤。多见于老年人,好发于前列腺的外周区。前列腺腺癌的临床表现为下尿路梗阻症状,肛指检查可扪及肿块。有时肿瘤的局部症状不明显,而先出现淋巴结或骨的转移。根据不同的临床表现,可分为以下类型。潜伏癌:无症状,常在尸检中发现,病灶小,多为高分化癌;隐匿癌:以转移癌为首发症状,瘤体小,无明显局部症状;偶发癌:临床表现为前列腺结节状增生等良性病变,为此而做手术的切除标本中,发现伴发的前列腺癌;临床癌:具典型前列腺癌的临床表现,临床血清 PSA 检测常升高。

目前,诊断前列腺癌的方法有肛门手指检查、血清 PSA 检测、超声等影像学检查,以及穿刺活检。其中穿刺活检对确定诊断尤为重要,目前的常规方法就是经直肠超声引导下的空心针穿刺组织活检。标准的穿刺部位推荐至少 10～12 点穿刺,即分别在前列腺两侧叶的尖部、中部及基底部进行多点穿刺取样。在临床持续怀疑前列腺癌,但活检阴性的情况下也可以采用饱和穿刺,即穿刺部位可以多达 20 个点以上,以增加穿刺的阳性检出率。

1. 大体

病灶大多数位于前列腺外周区,为单个灰白色或灰黄色境界不清的结节,质硬。瘤体大小不一,从直径小于 5mm 到侵占整个前列腺,无包膜。约 25% 的前列腺癌发生于移行区,可侵犯外周区或向前侵袭纤维肌性间质区域。发生于中央区的前列腺癌少见。很多前列腺癌呈多灶性,有的癌灶肉眼很难辨认。前列腺癌可见侵犯精囊腺和周围软组织,如脂肪、前列腺周围的疏松结缔组织和神经血管束。由于前列腺没有真正组织学被膜,所以很难确定腺体边界,因此,在病理检查取材时,于手术标本的外周切缘,应涂以墨汁,以便于镜下确定肿瘤是否侵犯外科手术切缘。

　　2. 光镜

　　前列腺癌是前列腺分泌细胞来源的侵袭性恶性上皮性肿瘤。此癌可呈现多种不同的细胞特征、不同程度的间变和分化、不同的免疫组织化学反应及不同的生长方式,并且有侵袭性特点。因此,对癌的诊断要综合病变的多项特征,而不是仅仅依赖于某一项指标。

　　核的特征:前列腺癌中前列腺导管-腺泡分泌细胞核的变化,主要表现为核增大,核浆比例增高,核形不规则,核染色质增粗且靠近核膜排列,出现一个或多个大而明显的核仁。在良性增生性病变中,无论是分泌细胞还是基底细胞中,均可出现核仁,一般小于 $1\mu m$,不如癌细胞中那样大而明显,后者常大于 $1.2\mu m$,甚至超过 $1.5\mu m$。在实际工作中,确定核及核仁的大小,一般不用直接测量的方法,而往往是通过与周围的或良性病变的腺泡细胞核的对比来确定。发现大而明显的核仁是诊断前列腺癌最重要的指标。应该指出,在前列腺癌的同一张切片中,也不是所有癌细胞均有大核仁,往往能见到另一种间变的核,表现为核大、染色质增多、结构模糊、核深染、呈煤球样。前列腺癌细胞中可见核分裂,但往往出现在高级别的癌中,在 Gleason 3 级的腺泡癌中往往见不到核分裂,因此,核分裂不能作为分化好的前列腺癌和良性病变的鉴别指标。

　　腺体结构异常指浸润性癌性腺体的大小及轮廓不规则。一般而言,癌性腺泡较正常腺泡小,腔内缘缺乏正常腺泡的乳头状结构,腺泡轮廓成角而不圆整,腺泡间质含量不等,因此,其间距不均。癌性腺泡结构的最大特点是缺乏基底细胞层。CK34βE12 或 P63 抗体染色不能显示基底细胞层的存在。但若细胞缺乏异型性,在细胞学上腺泡不怀疑为癌,则仅凭 1～2 个腺泡缺乏基底细胞层是不能诊断为癌的,因为这种现象也可见于良性病变中。除了特征性的小腺泡结构,前列腺癌中还可看到其他一些腺体的结构异常,如腺体融合、筛状、实片状生长等,这些特征也是前列腺腺泡腺癌 Gleason 分级的主要依据。

　　细胞学特征:前列腺癌细胞可以呈透明细胞样(胞质淡染或泡沫状);暗细胞样(胞质轻度嗜碱性);胞质颗粒状、嗜酸性改变或空泡状形态。约 10% 的前列腺癌出现神经内分泌细胞分化。

　　间质侵袭是癌性腺泡侵袭性生长方式的表现。有多种形式,最常见的是间质内及平滑肌束内的浸润及侵袭,容易辨认。如为血管或淋巴管侵袭,应把它们与组织固定后腺体周围出现的人工收缩假象相鉴别。若为脉管受侵袭,腔面应覆有内皮细胞,或腔内混有红细胞,淋巴细胞。神经周围间隙癌性侵袭常见,应与良性腺泡贴近神经束相鉴别,癌性侵袭的状态必须是环绕神经束的四周而不仅是见于一侧。当然前列腺外侵袭可认定为癌,但其前提是病变腺泡必须位于前列腺之外,这在高分化癌的穿刺活检中应该引起特别注意,因正常前列腺腺泡可位于前列腺周围的脂肪组织中,横纹肌内的腺泡也不一定是前列腺外侵袭,因前列腺的前面和侧面就存在着横纹肌,其中分布正常腺泡。在这些情况下,确认侵袭,还要结合细胞学的癌性特点。

还有一些变化虽非诊断性,但对癌的诊断也有参考意义。①腔内黏液:腺癌腺腔内见酸性黏液[阿辛兰(pH2.5)],而正常腺泡腔内为中性黏液(PAS染色阳性),为均质性丝状物,轻度嗜碱性。但这种黏液也见于前列腺上皮内瘤(prostatic intraepithelial neoplasia,PIN)、不典型腺瘤样增生(atypical adenomatous hyperplasia,AAH)及硬化性腺病。②类结晶:为轮廓清楚的嗜酸性针状或柱状类结晶,常见于高、中分化癌的腺腔内,但也见于PIN、AAH及前列腺良性病变中。

前列腺腺泡腺癌中有一些非常特异的癌的特征,从未在良性病变中观察到。①胶原小结:为无细胞的、嗜酸性、间质性细纤维团块,呈结节状,从腺泡周围间质突入腺腔内,这一特殊结构常见于产生黏液的腺癌,可能是酸性黏液外渗入间质的结果,出现于13%的腺癌中,而不见于良性增生及PIN。这种小结并不常见,但对诊断癌是重要的线索,在穿刺活检中更值得注意。②肾小球样小体:增大的腺泡腔内有癌细胞聚集,呈筛状,常附着于腺泡腔的一侧,宛似肾小球,故命名为肾小球样小体。此种结构在前列腺癌少见,但具独立的诊断意义。③神经周围侵犯:指肿瘤细胞沿着神经束或包绕着神经束侵袭性生长。在良性病变中有时也会看到良性腺体对神经周围的挤压现象,可能会造成诊断上的陷阱。因此,要重视受累神经周围腺体的癌性特征,包括单层的上皮、显著的核仁等。上述3项诊断癌的指标可能同时出现,但其中任何一项指标都是癌的表现形式,因此,只要标本中确认有一项存在,就可诊断为癌。但在实际工作中,不要仅凭一项指标行事,而要尽可能详细观察其他癌性特征,寻找更多的依据综合考虑,根据诊断要点做出癌的诊断。

在穿刺活检中,常会碰到病变范围很小的情况,如仅于一个组织条中<5%或<1%,从而涉及诊断癌的最小病变范围问题。一般认为,对微小癌的诊断应持谨慎态度,其指标为拥挤紧密排列的新生小腺泡,呈浸润性生长,其细胞核增大,染色质过深,且有明显核仁,胞质淡染或双染性,腺泡腔内可见蓝色黏液或类结晶体,腺泡腔内缘圆整,而无不规则凹凸,其旁的间质一般无改变,免疫组织化学检测表明基底细胞缺失。更有学者提出:至少应有3个异常腺泡(包括核的异常改变、基底细胞层缺如及浸润性生长);此外,还需邻近无良性增生病变、萎缩、炎性病变,年龄大于60岁,血清前列腺特异性抗原升高。否则,若条件不全具备,则宜诊断为前列腺不典型小腺泡增生(atypical small acinar proliferation,ASAP),该名词并非独立的疾病实体,其含义是疑为前列腺癌,但不能确定,建议3~6个月随访复查。

前列腺腺泡腺癌的变异型:上面所述的是典型前列腺腺泡腺癌的一般特点和形态,但前列腺腺泡癌的形态是多种多样的,还有一些类型的形态很像良性病变,如萎缩、结节性增生、非侵袭性PIN或炎性改变。虽这些类型的病变常与典型的前列腺腺泡癌伴发,但在穿刺活检中,可能仅看到这些改变,因此,正确的诊断实属必要。现将主要的变异型分述如下。

1. 萎缩亚型

低倍镜下,此型癌的腺泡被覆上皮的胞质少,很像萎缩的腺泡。其鉴别点在于:细胞学上核的异型性,表现为多数癌细胞有大而明显的核仁;结构上,癌细胞呈浸润性生长,癌细胞或癌组织与正常前列腺腺泡掺杂,呈不规则的浸润,这不同于萎缩性改变。萎缩性改变常呈小叶状分布,且前者为萎缩后增生的形态,即中心为萎缩而扩张的腺管,而周边部常为增生成簇的腺体围绕。此外,萎缩性病变通常伴有增生性间质反应,而在萎缩型癌中一般见不到。最后可用免疫组织化学检测其是否存在基底细胞来确认。癌中完全缺如,萎缩性病变中存在,常常是部分缺失,不完整地围绕腺泡。萎缩型形态不具有预后意义,也不改变相应的 Gleason 分级。

2.假增生亚型

此亚型癌为排列紧密的大腺泡结构,内覆灶性内折乳头状或外突的上皮,细胞呈柱状,胞质丰富,类似结节性增生,故命名之。癌与增生性病变最重要的不同是癌具核的非典型性,即大而明显的核仁,且缺乏基底细胞,以及(AMACR)P504S 阳性。此时病变常与 Gleason 3 级或 4 级经典型腺泡癌并存,并呈浸润性生长,可见精囊浸润。假增生亚型腺泡癌 Gleason 分级为 3 级。

3.微囊亚型

微囊亚型是 WHO 分类中新增加的亚型,肿瘤性腺体呈中等程度的囊性扩张,囊的平均直径是经典腺泡腺癌中小腺泡的 10 倍左右。囊腔圆形,衬覆的上皮扁平,呈萎缩性改变,类似前列腺的囊性萎缩,但免疫组织化学表达 P504S(AMACR),基底层细胞完全缺失。Gleason 分级为 3 级。

4.黏液亚型

黏液亚型又称胶样癌。在典型的腺泡腺癌中,至少有 1/3 的病例有黏液分泌,但不能诊断为黏液癌。要诊断黏液癌,细胞外黏液的含量至少要达 25%,单纯的黏液癌是少见的。临床表现与典型腺泡型相似,在发病年龄、血清 PSA 浓度及转移方式方面无大差别,对内分泌治疗或放疗的效果欠佳,最近的研究表明和经典腺泡腺癌的存活率相似。光镜下,含多量细胞外黏液,由悬浮于黏液中的癌细胞巢或细胞团组成,很像较常见的乳腺黏液癌。在活检中,偶尔只见黏液湖,而不见肯定的瘤细胞。此时,不能轻易否定此诊断,应将蜡块深切,做不同深度的切面,往往能发现肿瘤细胞。黏液癌的细胞核增大,呈程度不同的异型。在某些低级别的癌中,核仁不明显,但一旦他们出现在黏液湖中,就非常有诊断意义。黏液癌中,一般不见含胞质内黏液的印戒细胞。可见胶原小体,后者为无细胞的嗜酸性间质性细纤维团块,呈结节状,从腺泡周围间质突入腺腔内,可能是酸性黏液外渗入间质的结果。胶原小体的出现提示黏液癌的可能性,但无预后意义。黏液亚型前列腺癌的 Gleason 分级忽略黏液的存在,一般是 3 级或 4级。黏液癌含酸性黏液及 PSA、前列腺酸性磷酸酶(prostatic acid phosphatase,PAP),但不产生 CEA,这些特点有利于与来自直肠、膀胱的黏液腺癌及 Cowper 腺癌鉴别,这种鉴别诊断很重要,因为他们的治疗方法与预后不同。鉴别要点是采用免疫组织化学检测到癌细胞表达 PSA 及 PAP,从而确定前列腺来源。

5.印戒细胞样亚型

部分腺泡腺癌的癌细胞会呈现空泡样结构,类似消化道的印戒细胞癌,但其胞质内空泡并非黏液,因此称为印戒样细胞,肿瘤中至少 25% 由印戒样细胞组成,才能诊断为此亚型癌。其临床表现与经典型腺泡癌相似,但属于高度侵袭性的肿瘤,预后较差。主要的鉴别诊断是消化道和泌尿道的转移性印戒细胞癌,通过印戒细胞样亚型前列腺癌表达 PSA,细胞内黏液染色阴性可以鉴别。

6.泡沫样腺体亚型

其特点为具泡沫状丰富胞质的多角形或柱状肿瘤细胞,核浆比小,核小,常无明显核仁。泡沫状胞质,并非类脂,而为微小的空泡,腺泡腔中含粉红色分泌物。此型癌的诊断除特殊形态的胞质外,有赖于密集的腺体,呈浸润性的生长方式,以及缺乏基底细胞层。此型癌常与经典型腺癌并存,泡沫样腺体亚型的 Gleason 分级忽略细胞的特点,仍然主要依据结构特征,大多数癌为 Gleason 3~4 级,属中级别的前列腺癌。主要的鉴别是和黄色肉芽肿型前列腺炎之间的鉴别,后者间质内可以有大量的泡沫样组织细胞聚集,免疫组织化学 CD68 阳性,而泡沫样腺体亚型前列腺癌免疫组织化学 PSA(+),P504S(+),P63 标记基底细胞缺失,对确诊有帮助。

7. 肉瘤样亚型

肉瘤样癌与癌肉瘤两者的临床病理特征相似,预后都很差,最近的分子研究也证实两种成分具有相同的克隆起源,WHO 因此将其看作同一疾病。此型肿瘤罕见,由恶性的上皮成分和恶性的梭形细胞和(或)恶性间叶性成分组成。其上皮成分典型者常为腺癌,其 Gleason 分级高。其肉瘤样成分可为恶性的梭形细胞组成,亦可为特异性的恶性间叶性成分,如骨肉瘤、横纹肌肉瘤、平滑肌肉瘤、脂肪肉瘤或血管肉瘤。此种具有基质的骨或软骨肉瘤成分应与一些癌瘤间质中的骨或软骨的良性化生相鉴别。免疫组织化学,其中癌性成分 PSA 和(或)CKAE1/AF3(+)。大多数病例,血清 PSA 不增高,此型癌浸润性强,常发生淋巴结及远处转移,5 年生存率<40%。

8. 多形性巨细胞亚型

此类型在新版 WHO 分类中明确提出,是非常少见的亚型,侵袭性很强。部分患者有经典腺泡腺癌内分泌治疗或放疗后的病史。形态特点是可见具有多形性核特征的瘤巨细胞、怪异核细胞和间变肿瘤细胞,但缺乏梭形细胞的成分。此型可以和经典型腺泡腺癌共存,但通常是 Gleason 评分 9 分以上的肿瘤。偶然的情况下也可以合并出现小细胞癌、鳞状细胞癌等其他成分。免疫组织化学示表达上皮标志物 CK、CAM5.2 等,但只有约一半的病例表达 PSA。

二、前列腺导管内癌

前列腺导管内癌的概念是腺泡内和(或)导管内上皮的肿瘤性增生,具有部分高级别 PIN 的特征,但较之细胞学异型性更显著,通常和高级别高分期的前列腺癌相关。WHO 分类中将导管内癌作为一种前列腺癌的组织学亚型单独列出。导管内癌的组织学特征类似于高级别 PIN,肿瘤细胞局限于腺泡内或导管内,并可沿着导管腺泡弥散,基底细胞层至少要部分保存。但细胞的异型性较高级别 PIN 更加明显,核仁显著,呈现出高级别腺泡腺癌的核特征。导管内癌最常见的结构是致密的筛状结构和实性结构,并常常伴发 Gleason 4 级或 5 级的前列腺腺癌,有研究也显示其分子特征类似高级别的腺癌,因此可以作为一种独立的预后因素。值得注意的是前列腺导管内癌的概念内涵和乳腺导管内癌的是完全不同的,后者属于早期非浸润性病变,但前者理解为高级别的癌累及腺泡和导管更为恰当。在小活检标本中辨别导管内癌具有重要意义,尤其是如果仅在活检标本中见到导管内癌的成分,要提示临床,必要时重复活检除外浸润性癌的可能性。导管内癌本身不给予 Gleason 评分。

三、前列腺导管腺癌

前列腺导管腺癌或称具子宫内膜样特点的腺癌、乳头状癌和子宫内膜样癌。大约占前列腺癌的 3.2%,是前列腺腺癌的一种亚型。往往和前列腺腺泡腺癌共存,纯的导管腺癌很少见。

临床表现与典型的腺泡腺癌相似。膀胱镜下为息肉状、质脆的肿物,从位于精阜尖部的前列腺囊开口处或其邻近的导管内,向外突出。前列腺常增大,在大多数病例能扪到硬结。确诊时,血清 PSA 的浓度可正常。前列腺导管腺癌具有侵袭性,5 年生存率低,为 15%～43%。有 25%～40%的病例在诊断时已有转移,可转移到肺、肝、骨及阴茎等。

1. 光镜

导管腺癌常累及尿道周围的前列腺大导管,呈乳头状生长,或广泛累及外周区的腺泡、呈弥漫浸润性生长,常引起增殖性间质反应。典型有三种结构:乳头状、筛状型及实性型。乳头状结构往往分支复杂,被覆单层或假复层高柱状上皮,细胞质呈嗜酸性,双染性,核形长,位于基底,核仁明显,染色质不规则,核分裂常见;筛状型者为导管内复杂的腺性(筛状)或实性结构,中心部常有坏死灶,像粉刺癌。此种结构的癌常位于前列腺实质内。此外还有一种单个的、非融合筛状的、类似上皮内瘤变的结构,被称为上皮内瘤变样导管腺癌,与上皮内瘤变不同的是衬覆的上皮更加拥挤,呈假复层样,伴有囊性扩张,基底层细胞完全缺失。上述几类结构常同时并存,并有过渡。有时可与发生于该处的尿路上皮癌混淆。乳头状、筛状型导管腺癌常为 Gleason 4 级,如果实性型伴有坏死,被认为是 Gleason 5 级。而单纯的上皮内瘤变样导管腺癌预后较好,相当于 Gleason 3 级。导管腺癌的癌细胞表达 PSA 及 PAP,CK34βE12 或 P63 阴性(显示基底细胞缺失)。有时少量细胞 CK34βE12 阳性,可能为导管癌在导管内蔓延、原导管的残留基底细胞或为癌细胞的表型转化。

2. 免疫组织化学

在前列腺癌的诊断和鉴别诊断中,常用的免疫组织化学是检测显示基底细胞的高分子量角蛋白(CK34βE12)、P63,以及显示分泌细胞的前列腺特异性抗原(PSA)及前列腺酸性磷酸酶(PAP)。因前列腺是由导管-腺泡内层分泌上皮组成的恶性肿瘤,在诊断中,最需与腺泡上皮增生或基底细胞增生性病变相鉴别。其鉴别的要点是前列腺癌完全由分泌细胞组成,基底细胞层缺如;而腺上皮及基底细胞的增生性病变均含有完整的或间断的基底细胞层。因此,基底细胞层的存在与否是鉴别癌与非癌病变的重要指标之一。但在光镜下,区别分泌细胞与基底细胞有时很困难。此时,应用免疫组织化学染色特异性显示分泌细胞与基底细胞就很必要。高分子量角蛋白的抗体能特异性地标记前列腺基底细胞。克隆编号 CK34βE12 的单克隆抗体对前列腺的基底细胞最具选择性,被广泛采用。一般认为,不论病灶大小,若 CK34βE12 免疫组织化学染色明确阳性,证实有基底细胞的存在,都应诊断为良性或非癌性病变;反之,CK34βE12 阴性,表明基底细胞缺如,则可能是癌。但近来有人发现在少数前列腺癌的原发灶及转移灶中,特别是导管腺癌,存在 CK34βE12 的阳性细胞,认为可能是恶性细胞向基底细胞方向分化,或表型转化,或癌细胞在固有导管内浸润的结果。即使如此,可以认为 CK34βE12 的检测对前列腺的腺泡性增生与前列腺癌的鉴别是很有意义的。近来,建议联合用 P63 来显示前列腺基底细胞,因 P63 染色使基底细胞的胞核阳性着色,这个特点有助于区别是基底细胞阳性着色还是腺泡周围细胞的非特异性着色。

PSA 和 PAP 均由前列腺分泌上皮所产生,具器官特异性。PSA 定位于前列腺各分区的腺体分泌上皮的胞质内,而在基底细胞、精囊腺上皮、射精管上皮及移行细胞中不表达。前列腺癌时,瘤细胞仍保持能产生这两种物质的功能,用免疫组织化学法可清楚地显示它们的存在。因此,检测 PSA 或 PAP 可明确穿刺标本中腺癌的前列腺属性,而将侵入前列腺的继发性腺癌等区别开来,因其 PSA 或 PAP 为阴性。也可因骨或淋巴结等转移瘤瘤细胞 PSA 阳性而断定其前列腺来源。但据报道,少数高级别前列腺癌不表达 PSA。在一些非前列腺组织中,PSA 有时呈阳性,这些组织包括尿道及尿道周围腺体(男性及女性)。尿路上皮腺性化生(腺性及囊性膀胱炎)、肛门腺体(男性)、脐尿管残余及中性粒细胞。对于一些非前列腺源性肿瘤,有时 PSA 也可呈阳性,包括尿道/尿道周围腺癌(女性)、膀胱腺癌、阴茎的 Paget 病、男性涎腺肿瘤(多形性腺瘤、黏液表皮样癌、腺样囊性癌、涎腺导管癌)、乳腺癌、成熟性畸胎瘤及某些肾源性腺瘤。关于 PAP 的特异性,据报道亦有一些非前列腺组织的 PAP 阳性者,这些组织有胰岛细胞、肝细胞、胃的壁细胞、某些肾小管上皮细胞及中性粒细胞。有报道表明,一些非前列腺源性肿瘤中亦有 PAP 阳性者,例如某些神经内分泌肿瘤(胰岛细胞瘤、胃肠道类癌)、乳腺癌、泌尿道腺癌、肛门的一些肛源性癌,涎腺肿瘤(男性)及成熟性畸胎瘤。上述资料表明,在根据 PSA 及 PAP 检测结果确定肿瘤的前列腺来源时,应结合临床表现和组织学特点做全面考虑。

2001 年,有学者提出了一个新的前列腺癌标志物,即 P504S。P504S 是一种胞质内 α-甲酰基辅酶 A 消旋酶(AMACR)。P504S 是前列腺癌较敏感的标志物(敏感度达 82%～100%),在正常前列腺组织不表达。但 P504S 并非前列腺特异性标志物,因在高级别 PIN、AAH、ASAP 等增生性病变中,也可有不同程度的表达。在一些非前列腺源性肿瘤中,如尿路上皮癌及结肠腺癌中亦有表达。因此,此抗体染色除有助于确定前列腺癌的诊断外,亦能发现需与癌鉴别的增生性病变。目前 P504S 与 CK34βE12 或 P63 及 PSA 联合应用,已经在临床病理诊断中发挥着重要作用。

3. 鉴别诊断

前列腺癌应与癌前病变和与癌相似的良性或其他病变相鉴别。常见的需鉴别的病变包括 PIN、非典型腺瘤样增生、非典型小腺泡增生、萎缩后增生、基底细胞增生及硬化性腺病等。

大腺泡型及筛状型癌(Gleason 3、4 级癌)与前列腺上皮内瘤鉴别,后者在腺泡周围有基底细胞层,前者完全缺如;必要时可借助于检测 CK34βE12 或 P63 以显示基底细胞的存在。另外大腺泡癌或筛状癌亦常伴有小腺泡癌区域,这种小腺泡除细胞学异常外,常具浸润性生长的特点。

胞质透明的前列腺癌与透明细胞良性病变灶的鉴别:许多前列腺癌都含胞质透明的细胞成分,包括来自移行区的癌,其中透明细胞更多见于高级别的癌(Gleason 4 级或 5 级)。而许多良性病变亦可出现透明的细胞,去雄激素治疗亦可导致良性腺泡胞质透明性变,还有成堆的组织细胞,胞质泡状的平滑肌母细胞,及腺泡上皮化生细胞、透明细胞筛状增生等。两类不同性质的病变会出现鉴别问题。其鉴别要点有三:一是癌细胞具细胞学特点,特别是核的变化及出现明显的大核仁,在良性病变不会出现此类改变;二是良性腺泡的上皮性病变均具基底细胞层,而癌性腺泡则完全缺如,没有 CK34βE12 或 P63 阳性的细胞;三是若为间质性透明细胞,必要时可用免疫组织化学确定其间质属性,而与癌的上皮性属性相区别。

小腺泡前列腺癌与非典型腺瘤样增生:非典型腺瘤样增生为前列腺灶性的小腺泡增生,是一群密集的、新生的小腺泡,其结构像癌,特别像高分化小腺泡癌。其区别是前者的增生细胞无明显的大核仁,腔中没有嗜碱性黏液,更主要的是存在断续的基底细胞层,非典型腺瘤样增生好发于结节状增生灶旁,且与周围的大腺泡有过渡形态,这不同于小腺泡癌。后者,与增生结节在部位上互不相干,也无过渡现象。

萎缩亚型前列腺癌与萎缩后增生:纯的萎缩亚型前列腺癌少见,一般都伴有数量不等的经典型腺泡腺癌,但若在组织含量很少的穿刺活检中,见到呈萎缩改变的恶性腺泡,需与萎缩后增生相鉴别。萎缩亚型癌的腺泡扩张,被覆低矮的上皮,但至少部分肿瘤细胞的核增大,核仁明显,呈现癌细胞的特点,腺腔内含蓝染黏液,这些都不见于萎缩后增生,且后者含基底细胞层。

前列腺癌与硬化性腺病:硬化性腺病的变化与乳腺硬化性腺病相似。常见于结节状增生灶旁,为排列不规则的小腺泡,被增生明显的纤维性间质挤压,使腺泡不圆整,会被误认为是间质增殖性反应的小腺泡癌,但腺上皮无大核仁及有保存完好的基底细胞层,是辨认硬化性腺病的要点。有时用 S-100 抗体可发现腺泡中有肌上皮细胞出现,后者在正常腺泡中不存在,这是基底细胞化生的结果;而小腺泡癌既无基底细胞,也无肌上皮细胞。

前列腺癌与正常精囊、射精管组织:正常精囊组织见于 20% 的良性前列腺增生的活检标本中。在老年患者,精囊上皮细胞可显现明显异常,表现核大、染色质多而染色深,大核仁,核形不规则,有时可见核内胞质及环型核,这种改变可能是反应性激素减弱的退行性变化,因为它几乎不见于 20 岁以前的男性。这种假恶性的非典型细胞在穿刺活检中,若不熟悉,特别易误诊为癌。但细胞胞质丰富、含粗大的棕褐色色素颗粒,以及无 PSA、PAP 的表达,均有助于精囊上皮的正确辨认。精囊周围部排列紧密的腺样结构,有时也需与前列腺癌浸润精囊鉴别。因在精囊的这个部位不具纤维血管轴心的复杂皱襞结构,也无精囊上皮中常见假恶性细胞,特别在穿刺活检,不能一眼就看出是精囊结构,其与腺泡癌浸润的鉴别主要靠癌细胞的细胞学改变,必要时,可借助于免疫组织化学,标记前列腺腺泡标志物(PSA 及 PAS 阳性)及标记基底细胞。若为癌浸润,则 PSA(+),PAP(+)而 CK34βE12(-)或 P63(-)。若为精囊腺体,则腺上皮 PSA(-),PAP(-)而 PAX-8(+),基底细胞 CK34βE12(+)或 P63(+)。

4. 前列腺癌的分级

前列腺癌的分级系统有多种,其中 Gleason 分级系统是由 WHO 及国际泌尿病理学会(ISUP)推荐的,目前是国内外临床和病理上应用最广泛的分级系统。此系统由 Gleason 于 1966 年提出,后经 1974 年、1977 年两次修订。通过对 2911 例前列腺癌患者的长期随访,发现 Gleason 分级评分与前列腺癌患者死亡之间呈良好线性关系,表明 Gleason 分级能较好地帮助预测患者的预后。Gleason 分级是根据前列腺癌的生长方式,即腺体的分化程度来划分的,而不考虑细胞学的改变。根据腺体的分化程度,从好到差,共分为 5 个等级(1~5 级),1 级分化最好,5 级分化最差。该分级系统也考虑到前列腺癌生长方式的多样性,兼容了不同区域癌瘤结构的变异,即包括主要和次要两种生长方式。主要生长方式是指最占优势面积的生长方式;次要生长方式是指不占主要面积,但至少占 5% 以上面积的生长方式。若肿瘤结构均一,则可看作主要生长方式和次要生长方式相同。Gleason 分级总分是将两种生长方式评分相加而得的和,以此作为判断预后的基准。所以,Gleason 分级的特点是:1 个分级原则(生长方式),2 个方面(主要和次要生长方式),5 级制(腺体分化程度 1~5 分级),10 分计(分化最差者为 5+

5＝10）的分级系统。Gleason 分级系统最近的两次修订分别发生在 2005 年和 2014 年,2014 年 ISUP 共识会议提出了新修订的 Gleason 系统,也被 2016 版的 WHO 分类所采用。这次修订变化较大的是 3 级和 4 级,严格了 3 级的定义,扩大了 4 级的范围。

1 级少见。它是由单纯圆形腺泡组成的团块,境界清楚,无浸润周围正常腺体的现象。癌性腺泡形态均一,轮廓及腔面圆整,腺泡间距均匀,一般少于一个腺泡的直径。癌细胞的胞膜清楚,胞质淡染或透亮,核及核仁中等增大,腺腔中酸性黏液量少,类结晶约见于半数病例。

2 级与 1 级很相似,但瘤灶稍不规整,只有很轻微的浸润,单个瘤细胞的特点与 1 级癌无法区别。

由于在活检标本中无法判断病灶的准确边界,因此,2014 年 ISUP 共识会议认为 Gleason 评分 2～5 分不适用于穿刺活检标本,在其他类型标本中也不推荐使用。

3 级是前列腺癌最常见的生长方式,最大的特点是单个腺泡的生长方式,腺泡的大小、形状和腺泡间距可有明显差异。单个肿瘤性腺泡常常穿插在正常腺泡之间,腺泡可以有分支,但不融合。与 2005 年的标准不同的是新修订的标准中认为所有的筛状腺体,无论其大小和轮廓是否规则,均定义为 4 级。

4 级的最主要特点是腺泡融合,肿瘤边缘有浸润条、索,而不整齐。最主要的生长方式是呈筛状或腺腔形成差的腺体,也可以见到肾小球样的腺体,但取消了 2005 年标准中的超肾样结构。

5 级的特点是腺泡融合成片、不形成腺腔;或癌细胞呈实性片状/巢状排列,肿瘤边缘似破布状,很不整齐;也可呈条索状、单个细胞;另外,任何的筛状结构伴坏死都被归为 5 级。

对前列腺癌亚型的 Gleason 分级,一般不考虑细胞学特点,如泡沫状腺体,又如灶性黏液或胶原小体,而只依据其基本结构评分。如假增生亚型属于 3 级,导管腺癌是 4 级,黏液癌忽略黏液间质,根据细胞巢的结构诊断 3 级或 4 级。前列腺癌的神经内分泌癌、尿路上皮癌、鳞癌和转移性部位的前列腺癌,以及激素或放疗后的前列腺癌不进行分级评分。

根据 2014 ISUP 共识,针对不同的手术标本,在病理报告中运用 Gleason 分级系统的原则有些许不同。

在前列腺穿刺的标本中,即使仅见小灶的癌组织,也应进行 Gleason 评分,报告其总分。即使只有一种 Gleason 分级的小灶前列腺癌,也应报告其 Gleason 评级的总分。

在穿刺活检中,次要生长方式肿瘤成分的含量若＜5％时,不计入评分。但若次要生长方式的评级高于主要生长方式者,则不管其含量多少,均需要报告其评级。

在穿刺活检中,出现第三种生长方式时,如兼有 3、4 及 5 级,对其最终评分应反映其主要生长方式及最高级的生长方式。

在前列腺根治切除标本中,如果出现两种生长方式,次要的成分是低级别,且含量＜5％时,则可以忽略;如果次要成分是较高的级别,且含量＜5％时,则建议使用报告第三种生长方式的形式。例如:Gleason 评分可以报告为 3＋3＝6,伴有第三种成分 G4。

在根治标本中,出现三种生长方式时,如最少的成分不是最高级别,则可以忽略;如最少的成分是最高级别,且含量≥5％,则 Gleason 评分是最多的成分＋最高级别的成分;如最少的成分是最高级别,且含量＜5％,则 Gleason 评分是反映其主要和次要生长方式,并说明第 3 种生长方式的含量。

在新的共识中,还强调,无论在穿刺还是在根治标本中,评分为 7 分的诊断均应报告其中 G4 级成分所占的比例,因为其与患者的治疗方案的选择有关。

新版 WHO 分类还采纳了 2014 ISUP 共识中的一种新的分级系统,称为分级分组系统,该系统依据 Gleason 总分和疾病的危险程度的不同,分为 5 个级别。①分级分组 1 组:Gleason 评分≤6;②分级分组 2 组:Gleason 评分 3+4=7;③分级分组 3 组:Gleason 评分 4+3=7;④分级分组 4 组:Gleason 评分=8 分;⑤分级分组 5 组:Gleason 评分=9 或 10 分。这种更精确的分组可以准确反映生物学行为;另外,分成 1~5 级,其中 1 级对应 Gleason 评分 3+3=6,也有利于缓解高分化癌患者的焦虑,同时,避免过度治疗。

5. 前列腺癌分期

现已证实与前列腺癌预后有关的重要因素,包括术前血清 PSA 水平、组织学 Gleason 评分、TNM 分期及手术切缘情况。诊断前列腺癌时的血清 PSA 水平可作为评定预后的一项指标;可据此将患者分为不同的预后类别。治疗后血清 PSA 水平亦是监测患者肿瘤复发的重要指标。

根治性前列腺切除标本的 Gleason 分级评分是术后预示前列腺癌预后的最重要指标之一,前列腺癌穿刺活检标本的 Gleason 评分与前列腺癌放疗后的预后密切相关。

手术切缘的情况是手术后重要的预后参数,手术切缘阳性代表肿瘤未被完全切除,根治性前列腺切除标本中切缘可分为 3 类,不肯定、局限性及广泛阳性,其预后也依次变差。

前列腺癌的分期与预后密切相关。目前,被泌尿外科及病理科医师广泛采用的是 TNM (2010) 的分期系统:T_1 及 T_2 期是前列腺内的腺癌,T_3 期是伴前列腺癌外侵袭的腺癌,T_4 期是侵犯膀胱或直肠的前列腺癌。T_1 及 T_2 期癌瘤只局限于前列腺内,临床上不明显,肛门指检摸不到,通常是在因前列腺良性疾病而做经尿道前列腺切除的标本中发现的(T_{1a} 及 T_{1b}),或由于血清 PSA 升高,肛指检查摸不到,而通过穿刺活检发现的前列腺癌(T_{1c})。而 T_{2a}、T_{2b} 及 T_{2c} 则为在临床上已显现,且已由肛指检查证实。按 TNM 分期,T_1 期癌组织的含量少于前列腺标本总量 5% 者为 T_{1a},大于 5% 者为 T_{1b} 期。T_{1a} 期前列腺癌与 T_{1b} 期前列腺癌相比,除体积较小外,Gleason 分级较低,进展为临床前列腺癌的概率较低。T_{1b} 期前列腺癌可已侵入周边区,有 25% 的病例已侵入前列腺包膜(PT_3 期)。T_{1c} 期前列腺癌的分级各不相同,侵入包膜的概率更高,虽然肛诊摸不到肿瘤,实际上大多数已是临床癌了。T_{1a}、T_{1b} 和 T_{1c} 期前列腺癌的存活率依次递减。

所有前列腺癌(T_1、T_2 及 T_3 期)的 75% 源自外周区,20% 发生于移行区,偶尔发生于中央区。发生于外周区的前列腺癌向内可侵犯移行区或中央区,或沿包膜向下扩散,直到前列腺尖部。偶尔可向前侵犯含肌性成分的部分。癌瘤若局限于一侧(一叶),定为 PT_{2a} 或 PT_{2b}。若小于一叶的一半,为 PT_{2a};若大于一叶之一半,为 PT_{2b};若肿瘤累及两叶则为 PT_{2c}。

侵犯包膜,只要不穿透包膜及侵犯前列腺尖部均属 PT_2 而非 PT_3,PT_2 常见神经周围浸润。

前列腺癌向外扩展为 PT_3。前列腺癌侵透前列腺包膜,扩展至周围软组织为 PT_{3a},侵犯到精囊为 PT_{3b},外周区癌的进展常位于后外侧及前列腺尖部。移行区癌进展常发生在前肌性区,此区无明显包膜,有时难以确定有无前列腺外侵犯。显微镜下的膀胱颈累及属于 PT_{3a}。

前列腺外侵犯常通过神经周围浸润累及前列腺外,有时呈局灶性,有时甚为广泛。

前列腺外侵犯常侵及精囊。癌瘤浸润精囊壁,才是真正的精囊侵犯,若仅侵犯精囊周围的软组织不算侵犯精囊（PT_{3b}）。

前列腺外侵犯常见阳性手术切缘,此种病例定为 PT_3+。

PT_4 为前列腺癌侵犯前列腺周围除精囊腺以外的结构,如外括约肌、肛提肌、膀胱、直肠或盆壁等。

第九节　尿石症

尿石症是泌尿系统最常见疾病之一,是尿液中的盐类物质在尿路中沉积形成的结石,因此,又称为尿路结石。好发于男性青壮年,可发生在泌尿道的各个部位,是造成尿路阻塞的重要原因之一。

一、原因和发生机制

1. 尿内晶体过饱和

正常尿中含多种晶体盐类,与尿中的胶质物质维持相对平衡。如晶体盐类浓度增高时,就可使晶体盐类物质析出、沉淀形成结石。常见于脱水、尿量减少、尿浓缩时、甲状旁腺功能亢进、大量使用肾上腺皮质激素、长期服用大量含钙药物或过量维生素 D、长期卧床等。

2. 尿中结石形成抑制物

尿中结石形成抑制物不足尿结石形成的抑制物能抑制结石的形成,一旦缺乏,容易形成结石。常见的抑制物有枸橼酸钠、镁和焦磷酸钠等。

3. 尿内存在核基质

如脱落的上皮细胞、血凝块、炎性渗出物和细菌构成结石的核基质,尿中晶体盐类可沉积于其上,形成结石。

二、类型和病理变化

尿路结石最常发生于肾盂、肾盏和膀胱,约80%的患者为单侧性。尿结石大小不一、数量不等,少者一个,多者可数十甚至数百个如泥沙样结石;形状可呈圆形、椭圆形或不规则形;表面光滑或粗糙。主要有以下几种类型。

1. 草酸盐结石

棕褐色,质坚硬,表面粗糙有刺,呈桑葚形,切面呈环行层状。多数为草酸钙和磷酸钙混合结石。

2. 磷酸盐类结石

灰白色,表面光滑,质硬或松脆易碎。在肾盂、肾盏内可形成鹿角形结石。切面常见有核心,呈同心性层状结构。

3. 尿酸盐结石

黄色或褐色,表面光滑,质硬,圆形或卵圆形,常形成多数小结石。X 线常不显影。

4. 胱氨酸结石

黄白色、光滑、外观蜡样,X 线不易显影。

三、病理临床联系

尿路结石对机体的影响主要为引起泌尿道阻塞和损伤。结石阻塞肾盂和输尿管可引起肾盂和输尿管积水,肾积水过多且时间过长可致肾压迫性萎缩,引起肾衰竭。有些结石损伤肾盂、输尿管和膀胱黏膜引起血尿。有时小结石嵌顿在输尿管,刺激平滑肌痉挛,发生剧烈的绞痛。膀胱结石堵塞尿道开口,出现尿流断。

第七章

女性生殖系统疾病的病理诊断与鉴别诊断

第一节 外阴炎症

一、梅毒

外阴可发生Ⅰ期、Ⅱ期或Ⅲ期梅毒。

Ⅰ期梅毒病变称为软性下疳,病变常位于小阴唇或阴道入口,为无痛性、单发性、硬性丘疹或结节,表面有溃疡。直径约为1cm,常伴腹股沟淋巴结肿大。一般3～6周自愈。炎性渗出物中可找到梅毒螺旋体。皮肤病变在组织学上显示局部溃疡形成,溃疡底或其周有少量中性粒细胞浸润,较深层病变主要是以浆细胞、淋巴细胞及单核组织细胞浸润为主的非特异性慢性炎症。有两点相对突出的病变:①浆细胞较一般慢性炎症明显;②小血管内皮细胞增生肿胀,呈闭塞性脉管炎改变。Ⅰ期梅毒除外阴外,也可发生于阴道、宫颈、乳头、舌及口唇等部位。

Ⅱ期梅毒在上述病变的基础上,增加了表皮增生。常在Ⅰ期之后3～6周出现,表现为湿疣样多发性结节或丘疹性病变,可累及邻近的会阴、肛周及大腿内侧。镜下除血管内膜炎及血管周浆细胞及淋巴细胞浸润外,还有假上皮瘤样增生和上皮内中性粒细胞浸润;需要与人乳头瘤病毒感染所致的下生殖道湿疣鉴别。

Ⅲ期外阴梅毒的特征性病变为树胶肿,除了有大量浆细胞浸润及增生闭塞性动脉内膜炎外,主要特点为形成中央有坏死的结核样肉芽肿,并有不同数量的巨细胞和明显纤维化。

二、腹股沟肉芽肿

腹股沟肉芽肿是由一种革兰阴性肉芽肿性荚膜杆菌引起的慢性疾病。病变为单发或多发的无痛性丘疹,表面有糜烂或呈边缘匐行的溃疡。在组织学上与梅毒性病变有如下不同:①溃疡周上皮常有较明显假上皮瘤样增生,可误诊为癌;②有散在小脓肿形成,小脓肿常在增生的上皮脚间;③在组织细胞内可见Donovan小体,此小体呈短棒状或椭圆形,是Giemsa染色阳性的荚膜杆菌。Donovan小体也可见于细胞外,含有这些小体的组织细胞常呈空泡状。

三、性病性淋巴肉芽肿

性病性淋巴肉芽肿是由一种称为*Chlamydia trachomatis*的衣原体引起的性传播疾病。

最初是外阴皮肤或黏膜的小丘疹或溃疡,病变轻微。数周后出现腹股沟淋巴结肿大,镜下有特征性但并非特异性的病变是星芒状坏死,周围是栅栏状排列的上皮样细胞。肉芽肿周为非特异性慢性炎,常见较明显纤维化及淋巴管扩张。由于广泛纤维化瘢痕形成,常导致尿道、阴道及肛门的瘘管形成和狭窄。应用电镜、免疫组化和 PCR 技术可检测组织中的病原体。

四、软下疳

软下疳是由革兰阴性杜克雷嗜血杆菌引起的一种性传播性疾病。

1.临床特征

①表现为阴唇、阴蒂、阴唇系带周围的多发性溃疡病变,触痛,无硬结。

②生殖器病变出现 1～2 周后,约 50％伴同侧腹股沟淋巴结肿大。

2.大体病理学

①最初表现为一过性、疼痛性丘疹或脓疱,周围环绕一圈红斑。

②因搔抓或摩擦形成溃疡,溃疡边缘隆起、界清但不规整,溃疡底部较软。

3.组织病理学

①溃疡边缘表皮增生。

②溃疡表层附炎性渗出、中间层为显著水肿的肉芽组织,真皮深层多种慢性炎细胞浸润,尤以血管周围为著。

③肿大淋巴结中央为坏死,周边为中性粒细胞和巨噬细胞等浸润。

④活检很难诊断。准确诊断需要细菌培养以识别病原体。

4.分子病理学

DNA 杂交或 PCR 有助于特异病原菌的检测。

5.鉴别诊断

①梅毒。

②疱疹。

6.生物学行为及预后

病变迁延可导致窦道、瘘管形成。不治疗难以自行消退。

五、尖锐湿疣

尖锐湿疣是由人乳头瘤病毒(human papilloma virus,HPV)感染引起的性传播性疾病,90％以上尖锐湿疣由 HPV6 和 HPV11 引起。30％～50％外阴尖锐湿疣合并有宫颈 HPV 感染性病变。有观点认为尖锐湿疣属于良性肿瘤。

六、单纯疱疹病毒性外阴炎

单纯疱疹病毒性外阴炎是由单纯疱疹病毒(herpes simplex virus,HSV)感染所致生殖器黏膜红斑或丘疹、水疱性病变。主要是 2 型 HSV,少数病例也可为 1 型 HSV 感染。

1.临床特征

①最初常常表现为排尿困难和尿潴留,伴会阴疼痛。常见腹股沟淋巴结轻度肿大。

②随后出现水疱、脓疱和疼痛性浅表溃疡。全身症状包括身体不适和发热。

2.大体病理学

①外阴出现水疱、脓疱和疼痛性浅表溃疡。

②病变可累及肛门、尿道、膀胱、宫颈、阴道和外阴。

3.组织病理学

①早期,完整的单纯疱疹小疱延伸至表皮深层。

②感染 HSV 的上皮细胞最初表现为核染色质的均质化,形成磨玻璃样核,然后形成更典型的嗜酸性核内包涵体。特征性核内包涵体见于病变的周边。

③晚期溃疡基底和边缘刮片或新鲜开放的水疱刮片做细胞学检查通常可见多核细胞,这些细胞具有 HSV 感染所导致的细胞学特征。

4.特殊染色

①水疱抽吸液的细胞学检查是识别 HSV 感染的有效方法,刮取标本涂片,迅速固定于 95％酒精或喷雾固定,然后巴氏染色可见多核细胞及核内包涵体。

②HSV 特异抗体进行免疫染色,对组织学改变不典型的病例可能有诊断价值。

5.分子病理学

形态学改变不能可靠用于地区分原发性或继发性感染,也不能鉴别 1 型和 2 型 HSV 感染。PCR 技术利用 HSV 特异性引物来识别 HSV 感染。血清学方法检测 HSV 糖蛋白 G1 和 G2 抗体,可准确地区分 1 型 HSV 与 2 型 HSV。

6.鉴别诊断

需注意与带状疱疹相鉴别。

7.生物学行为及预后

单纯疱疹性外阴炎常反复发作,随着时间的推移,复发频率会降低。

七、传染性软疣

传染性软疣是由软疣病毒引起的一种自限性表皮丘疹性疾病,通过皮肤接触或媒介间接传染,生殖器周围的感染主要通过性接触。

1.临床特征

①传染性软疣通常无症状,但是肛周病变常有瘙痒或继发感染。

②潜伏期为 14～50 天。临床诊断通常不需要活检。

2.大体病理学

①病变为小而光滑的丘疹(直径 3～6mm),中央有小孔或凹陷。

②一般为多发、独立生长,也可单发。偶尔,由 50～100 个单个丛状病变形成斑块。

3.组织病理学

①软疣病变内的刮取物在细胞学上显示特征性嗜酸性胞质内包涵体(Henderson-Paterson 小体），足以确定诊断。

②组织学检查显示表皮向下呈杵状生长，形成梨状，中心细胞变性松解，形成空腔，变性细胞中含有大量具有特征性的病毒包涵体。

③病毒包涵体初期为嗜酸性，随着时间的推移，在细胞溶解之前，胞质内小体的嗜碱性逐渐增强。

④中央的凹陷处可见真皮内有明显的脉管反应，包括内皮细胞增生和脉管周围炎症。

4. 生物学行为及预后

多数病变可自发消退，未治疗的病变可持续数年，期间因密切接触或自体接种而传播。

八、真菌感染

外阴和肛周真菌感染以念珠菌和皮肤真菌为最常见病原体。把皮肤刮取物放入 10％氢氧化钾中，在显微镜下观察，或进行正确的培养，就能够确诊，一般不做活检。

外阴念珠菌感染通常需要通过银染在角质层和浅表上皮内找到真菌病原体才可确诊。

九、其他感染

其他感染如结核、阿米巴病等，发生于外阴者均罕见。寄生虫感染如蛲虫，主要见于儿童，继发于肠道蛲虫感染。

第二节　阴道肿瘤

一、上皮性肿瘤

（一）鳞状上皮肿瘤及癌前病变

阴道部位最常见的肿瘤是原发性鳞状上皮性肿瘤。此类肿瘤可发生在任何年龄，但多见于老年人，阴道上皮内肿瘤是鳞状细胞癌的典型癌前病变。

1. 鳞状细胞癌

指由不同分化程度的鳞状上皮细胞构成的浸润性癌。累及宫颈或外阴的阴道肿瘤应认为是原发性宫颈癌或原发性外阴癌。此外，对于过去曾患宫颈或外阴原发性浸润前期癌或浸润癌的患者，必须有 5～10 年无病生存期，排除了肿瘤复发才能诊断原发性阴道癌。阴道鳞癌占阴道癌的 85％，占女性生殖道恶性肿瘤的 1％～2％。平均年龄约为 60 岁。

大体：肿瘤可为外生型、溃疡型、环形或缩窄型，病变大小可从肉眼无法检查至＞10cm。可为息肉状、带蒂、质硬、有溃疡或蕈伞状，可发生于阴道任何部位。鳞癌是阴道癌最常见的类型，半数病例为溃疡型，1/3 为外生型，其余为环形和缩窄型，偶尔在宫颈涂片中发现癌细胞。组织学：与其他部位鳞状细胞癌相同。大多数病例为中分化非角化型，少数肿瘤细胞为梭形。湿疣状癌是阴道鳞状细胞癌的一个亚型，呈乳头状，有明显角化，核大、深染呈挖空细胞样、核膜皱缩和多核细胞是其典型表现。疣状癌呈乳头状、边缘推进性生长，棘层肥厚，异型性小或无异型性，表面有角化不良和角化亢进的成熟表现。有关鳞状细胞癌各亚型的详细描述见子宫颈肿瘤。

2. 阴道上皮内瘤变

阴道鳞状上皮癌前病变（瘤变）可原发于阴道，或者为宫颈原发性病变蔓延至阴道。阴道上皮内瘤变（vaginal intraepithelial neoplasia，VAIN）的组织学表现和宫颈上皮内瘤变（cervical intra-epithelial neoplasia，CIN）相同，也分 1、2、3 级，称之为异型增生/原位癌或鳞状上皮内瘤变。

VAIN 比 CIN 少见得多，发病率近年有升高趋势，平均年龄 50 岁左右，大部分患者曾有子宫切除或宫颈肿瘤、外阴肿瘤病史。VAIN 和阴道癌发病率明显低于宫颈肿瘤的原因可能是阴道不存在易发生病变的移行区。大多数 VAIN 伴有 HPV 感染，VAIN 中发现至少有 15 种 HPV 病毒，和宫颈类似，VAIN 2 级和 VAIN 3 级与高危型 HPV 有关，最常见的是 HPV16。多灶和单灶性 VAIN 都可有混合型 HPV 感染，VAIN 1 级中可检测到低危型和高危型 HPV 混合感染。

VAIN 可为孤立性，但多灶性病变更常见。孤立性病变主要见于子宫切除术后阴道上 1/3 和阴道穹。VAIN 无症状，肉眼无法诊断。阴道镜检查、宫颈阴道细胞学检查可提示 VAIN，但只有在阴道镜下进行直接活检才能作出正确诊断。如果涂片细胞学检查有异常，而阴道镜宫颈检查正常时，应在阴道镜下仔细检查阴道上皮。VAIN 一般情况下碘不着色，阴道镜下界限清楚的点状醋白区是提示 VAIN 的唯一可靠证据。

VAIN 的组织学和 CIN 类似，许多 VAIN 3 级病变伴有角化过度。所谓"扁平湿疣"指在上皮表浅部分有挖空细胞，基底层正常或有增生但细胞核无异型性。扁平湿疣与伴有挖空细胞的 VAIN 1 级有时难以区别。其他需要与 VAIN 鉴别的病变有萎缩、鳞状上皮异型增生、移行细胞化生，以及腺病时的不成熟鳞状上皮化生，主要根据上皮细胞核的特点进行鉴别。

对 VAIN 自然病程的研究不像 CIN 那么多。文献报道对平均年龄 41 岁、未经治疗的 23 例 VAIN 患者随访至少 3 年，其中半数病变为多灶性病变，只有 2 例进展为阴道浸润性癌，3 例 VAIN 病变持续存在，78％病例自然消退。对 121 例 VAIN 病例进行回顾性研究，复发率为 33％，其中 2％进展为阴道浸润性癌。另外一项研究观察 94 例 VAIN 患者，进展为癌的比例为 5％。高级别 VAIN 是浸润性癌的前驱病变。尽管大多数患者采取了治疗措施，仍有约 8％高级别 VAIN 病例继续进展，但低级别 VAIN 不经治疗有 88％自然消退。

（二）腺体肿瘤及其前驱病变

1. 透明细胞腺癌

这是含有一种或多种类型上皮细胞成分的浸润性肿瘤，常以透明细胞和鞋钉样细胞为主，偶尔以扁平和（或）嗜酸性细胞为主。病理学特征同卵巢同类肿瘤。

2. 子宫内膜样腺癌

仅有少数阴道原发性子宫内膜样腺癌的报道。组织学类似于常见的发生于子宫的子宫内膜样腺癌。

3. 黏液性腺癌

罕见，主要发生在绝经期前后妇女。组织学类似于发生在宫颈的腺癌。

4.中肾管型腺癌

中肾管残迹最常见的部位是阴道侧壁深部。只有少数发生于中肾管残迹的阴道癌报道。肿瘤由异型性、核分裂象活跃的立方或柱状上皮形成良好的管状结构,类似中肾管残迹。

(三)少见的上皮性肿瘤

除鳞状上皮和腺体肿瘤以外,其他类型的阴道原发性上皮肿瘤少见,包括腺鳞癌、腺样囊性癌、腺样基底细胞癌、类癌、小细胞癌、未分化癌等。

二、间叶性肿瘤

(一)阴道肉瘤

指起源于阴道的恶性间叶性肿瘤,罕见,占所有阴道恶性肿瘤不到 2%,病因不清。临床上主要表现为出血和(或)排液,或者为肿物,但有些肉瘤无症状,因此易延误诊断。可发生直接浸润、淋巴转移或血行转移。肿瘤可生长进入阴道壁、盆腔软组织、膀胱或直肠。

1.葡萄状肉瘤

是由小的圆形、椭圆形或梭形细胞构成的恶性间叶性肿瘤,其中有些细胞有骨骼肌分化特点。也称为胚胎性横纹肌肉瘤。

葡萄状肉瘤是最常见的阴道肉瘤,患者几乎均为<5 岁的儿童,平均年龄 1.8 岁,少数为年轻或绝经后女性。临床表现为阴道肿物,肉眼检查肿物质软、水肿,可为结节状、乳头状、息肉状或葡萄样,常突出至阴道内。对儿童葡萄状肉瘤,采用横纹肌肉瘤研究小组的临床分类标准,根据肿瘤的浸润范围、能否再次切除、组织学表现和边缘是否切除干净的综合情况进行分期。以往患者预后差,现采用局部扩大切除结合化疗,3 年存活率达到 85%。

大体:肿瘤直径 0.2～12cm,表面可有完整黏膜被覆,或者有溃疡和出血。切面灰色至红色,可有黏液变和出血。组织学:肿瘤细胞核为圆形、椭圆形或梭形,胞质嗜酸性,有骨骼肌细胞分化的特点。典型病变紧邻上皮的下方含有一层致密的生发层,生发层细胞排列紧密,核小而深染,鳞状上皮可受累。肿瘤细胞核浅染,核仁不明显,核分裂象指数高。息肉样病变的中心部位一般细胞成分稀少,为水肿性或黏液性。任何类型肿瘤中均可见骨骼肌母细胞,有时少见。actin,结蛋白和肌球蛋白免疫组化染色有助于识别骨骼肌母细胞。actin 和结蛋白比肌球蛋白敏感,但不是横纹肌分化特异性标记物。超微结构观察可见特征性骨骼肌母细胞分化特点,如具有 Z 带的粗丝和细丝。

2.平滑肌肉瘤

由平滑肌细胞构成的恶性肿瘤。虽然平滑肌肉瘤是成年人第二位最常见的阴道肉瘤,但至今只有 50 例报道。组织学同子宫的平滑肌肉瘤。

3.阴道低度恶性子宫内膜间质肉瘤和未分化肉瘤

均少见。

(二)良性间叶性肿瘤

良性间叶性肿瘤中只有平滑肌瘤相对常见,此类肿瘤大多数无症状,根据肿瘤大小和生长部位可出现出血、排尿困难或直肠症状。生殖道横纹肌瘤、深部血管黏液瘤、手术后梭形细胞结节等均罕见。

(三)混合性上皮间叶性肿瘤

这是一类上皮和间叶成分都是肿瘤成分的肿瘤,是少见的阴道原发性肿瘤。美国国家癌症数据库 4885 例阴道癌报道中只有 25 例为"复杂的混合性或间质肿瘤"。此类肿瘤包括癌肉瘤、腺肉瘤和类似滑膜肉瘤的恶性混合性肿瘤等,其更常见的原发部位是子宫内膜,病理学特征详见子宫体肿瘤部分。

(四)黑色素细胞、神经外胚层、淋巴组织和转移性肿瘤

1.黑色素细胞瘤

这是由黑色素细胞构成的良性或恶性肿瘤。

①恶性黑色素瘤:由恶性黑色素细胞构成,罕见,侵袭性强,患者平均年龄 60 岁,预后差,5年存活率为 21%,平均存活时间为 15 个月。大体:呈色素性病变,大小一般在 2～3cm。

组织学特点:病变具有浸润性,可有溃疡形成。生长方式大多为雀斑型,但可见交界性细胞巢。原位和佩吉特样生长少见。肿瘤细胞为上皮样或梭形,细胞内可含有色素颗粒,核分裂象指数高,瘤细胞表达 S-100、melan A 和 HMB45。因为外阴的"非典型性"或间变性黑色素细胞病变难以判断,故"交界性"黑色素细胞病变与恶性黑色素瘤的组织学表现常难以区别。上皮样细胞巢提示低分化癌可能,梭形细胞分化可能会造成与肉瘤的混淆。

②蓝痣:指上皮下方树枝状黑色素细胞增生。此部位蓝痣罕见,有普通型和富于细胞型,富于细胞型易与黑色素瘤混淆,胞核有异型性、核分裂象多见支持黑色素瘤。

③黑色素细胞性痣:黑色素细胞性痣指痣细胞巢状增生。阴道黑色素细胞性痣的临床表现和发生在皮肤的相应病变相同。

2.卵黄囊瘤

一种原始恶性生殖细胞肿瘤。阴道卵黄囊瘤的组织学类似卵巢相应肿瘤。

3.外阴原始神经外胚层肿瘤/尤因肿瘤

外阴原始神经外胚层肿瘤/外阴尤因肉瘤(primitive neuroectodermal tumor of vulva, PNET of vulva)属于小圆形蓝细胞肿瘤家族,组织学形态和阴道外 PNET 类似。典型肿瘤特征为一致性小细胞弥漫性片状生长,瘤细胞胞质稀少、浅染,核质比例中或高,核为圆形,染色分布均匀,可有大量核分裂象,可见菊形团,几乎所有病例均表达 CD99。

4.淋巴组织和造血组织肿瘤

这是指阴道原发性及转移性、继发性淋巴组织和造血组织肿瘤,均罕见。

5.转移性肿瘤

这是指原发部位位于阴道以外的阴道肿瘤。阴道转移性肿瘤比原发性肿瘤更常见,最常见的是宫颈和外阴肿瘤直接浸润至阴道,或经血行、淋巴转移,或直接种植至阴道。转移性腺癌常见的原发部位是子宫内膜、结肠、直肠,少见于乳腺。也有尿道和膀胱移行细胞癌转移以及肾细胞癌转移至阴道的报道。过去子宫绒癌转移至阴道的发生率为 50%。临床上常有原发肿瘤的症状。最有意义的症状是阴道异常出血,阴道细胞学检查可能对诊断有帮助。转移性滋养细胞肿瘤禁忌活检,以免过度出血。

第三节　子宫颈疾病

一、子宫颈炎症性病变

（一）急性子宫颈炎

急性子宫颈炎是由微生物或是外伤等因素导致的子宫颈急性炎症病变。

病理学特征：子宫颈黏膜上皮变性、坏死、脱落，有多量中性粒细胞浸润黏膜及黏膜腺体，甚至形成脓肿。

（二）慢性子宫颈炎

慢性子宫颈炎是生育期妇女最常见的妇科病变。

病理学特征：子宫颈黏膜可见单核细胞、淋巴细胞、浆细胞浸润，表面被覆的腺上皮不同程度增生和鳞状上皮化生，常伴发子宫颈腺囊肿（纳氏囊肿）及子宫颈息肉。依据不同的病理组织学表现，可以分为以下亚型。

1. 乳头状子宫颈内膜炎

子宫颈内膜呈乳头状增生，表面被覆单层柱状上皮，细胞无异型性，间质中含有慢性炎症细胞。注意与绒毛腺管状腺癌鉴别。

2. 滤泡性子宫颈炎

在子宫颈上皮下及腺体周围形成明显的淋巴滤泡结构，常伴有生发中心，可能与衣原体感染有关。注意与滤泡性淋巴瘤鉴别，后者缺乏生发中心，并可通过 bcl－2 等免疫标记协助诊断。

3. 浆细胞性子宫颈炎

致密的浆细胞浸润，注意与多发性骨髓瘤鉴别。

4. 黄色肉芽肿性子宫颈炎

间质中间大量泡沫状组织细胞浸润。

（三）子宫颈息肉

子宫颈息肉是宫颈常见的病变，大多数是由炎症刺激引起的，是慢性子宫颈炎的伴发病变。

（1）临床特征

多数患者没有症状，少数患者可出现阴道少量的出血。

（2）大体病理学

位于子宫颈管处，多数为单发病变，直径一般不超过 1cm，大体上息肉呈圆形、卵圆形或瓜子形，表面可略有分叶，有蒂与子宫颈内膜相连，色泽灰红或发白，质地不硬。有时可伴有糜烂或溃疡形成，此时表面有出血和炎性渗出。

（3）组织病理学

息肉为纤维上皮性结构，表面被覆宫颈黏膜柱状上皮，部分黏膜可出现鳞状上皮化生或是微腺体增生,间质可水肿,伴有多少不等的炎细胞浸润,其中以浆细胞为主。

(四)淋巴瘤样病变

淋巴瘤样病变是一种良性的、自限性的淋巴组织增生性病变。

(1)临床特征

好发于生育期妇女,少数病例伴有巨细胞病毒、EB 病毒感染。可出现阴道出血、腹痛及异常细胞学表现。

(2)大体病理学

子宫颈可以增大、糜烂、质脆,但不形成肿块。

(3)组织病理学

①低倍镜下子宫颈管的浅表层,有致密的淋巴细胞浸润,浸润细胞排列成带状,浸润深度一般不超过 3mm。

②浸润的淋巴细胞体积较大,类似生发中心细胞或生发中心母细胞,其间混合有成熟的小淋巴细胞,浆细胞及中性粒细胞。

③免疫组织化学染色显示大的淋巴细胞为 B 细胞,克隆性鉴定显示为多克隆性。少数病例可能检测到 IgG 的重链或轻链的重排。

(4)鉴别诊断

这一病变主要应与子宫颈发生的淋巴瘤相鉴别。后者多在子宫颈出现明显的肿物,淋巴细胞浸润至子宫颈管的深层,并可在血管周围形成套状浸润,通过分子生物学技术检测病变为单克隆性,并有 IgG 的重链或轻链的重排。

(五)子宫颈结核

子宫颈结核几乎都是由输卵管和子宫内膜等上生殖道播散而来。子宫颈管内膜为易感部位,宫颈外口则较少受累。

(1)大体病理学

子宫颈增大,外口凹凸不平,质地较脆,表面呈颗粒状并可有溃疡形成,临床可将其误诊为癌。

(2)组织病理学

显微镜下,可见由郎罕巨细胞及上皮样细胞构成的肉芽肿,中心有时可见干酪坏死,抗酸染色有时可找见阳性杆菌。

二、子宫颈鳞状细胞癌及癌前病变

(一)子宫颈尖锐湿疣

(1)概述

子宫颈尖锐湿疣是指 HPV 感染子宫颈黏膜引起的乳头状增生性病变,感染的 HPV 类型多为低危型 HPV,属于 HPV 感染相关低级别鳞状上皮内病变的特殊亚型。

(2)诊断要点

①大体上尖锐湿疣可以看到外生性、无蒂的突起。

②显微镜下,鳞状上皮呈现乳头状增生,表层上皮伴有角化不全及角化过度,增生上皮的中上部可见到具有特征性的细胞-挖空细胞;挖空细胞有明显的核周空晕,细胞核增大,深染,呈葡萄干样。乳头中心可见纤维血管轴心。

(二)子宫颈鳞状上皮内病变

子宫颈鳞状上皮内病变(squamous intraepithelial lesion,SIL)是指由 HPV 感染所导致的鳞状上皮内病变,WHO 分类将其命名为子宫颈上皮内瘤变(CIN),并分为三级。2014 年 WHO 将其命名为鳞状上皮内病变,并根据其现阶段或是未来癌变的风险性,分为低级别鳞状上皮内病变(LSIL)和高级别鳞状上皮内病变(HSIL)

1.低级别鳞状上皮内病变(LSIL)

(1)概述

同义名包括:宫颈上皮内瘤变Ⅰ级(CIN1)、轻度非典型性增生、扁平湿疣及挖空细胞病等。

(2)诊断要点:

①大体上,LSIL 一般在肉眼上常看不到病变。

②显微镜下,低倍镜下上皮的下半部分细胞密度增加;高倍镜下可以看到上皮的下 1/3 层细胞核极性轻度紊乱,有轻度的异型性,可见少量核分裂;上皮的上 2/3 层为分化成熟的上皮成分,可见挖空细胞。

2.高级别鳞状上皮内病变(HSIL)

HSIL 是一种如果不治疗则具有进展为浸润性癌风险的鳞状上皮内病变。

同义名包括:宫颈上皮内瘤变Ⅱ级(CIN2)、宫颈上皮内瘤变Ⅲ级(CIN3)、中度非典型性增生、重度非典型性增生及鳞状上皮原位癌。

(1)诊断要点:

①大体上,阴道镜检查可见醋白上皮及碘染色。

②显微镜下,病变范围扩展到下 2/3 层(CIN2)甚至全层(CIN3);细胞核异型性明显,核分裂和病理核分裂增多;位置上升到上皮的中层或表层,仅在宫颈上皮上 1/2 层保留分化成熟的鳞状上皮细胞,甚至全层上皮完全被病变细胞所替代。

SIL 病变累及腺体:任何级别的 SIL 病变都可累及腺体。HSIL 累及腺体要与早期浸润癌鉴别。注意 HSIL 累及腺体时,病灶呈圆形或卵圆形,边缘光滑,周围间质正常,没有促结缔组织增生性反应。在子宫颈活检组织中,如果看到 HSIL 广泛累及腺体,应警惕早期浸润癌的可能性。此时,应做连续切片,仔细寻找,如果病变与周围结构的关系不清,难以判断有无浸润时,可以做出"不除外浸润性病变"的诊断。

(2)分子标记物

①p16:一种细胞周期蛋白依赖性激酶抑制剂,参与细胞周期的调控。在 HPV 感染所致的 HSIL/CIN3 中 p16 呈现连续大片状深棕色染色,LSIL/CIN1 可以阴性或阳性表达(局限在中间及表层),因而在以下情况下推荐使用 p16:

a.病理诊断需鉴别是 HSIL 还是不成熟鳞化、萎缩、修复性上皮增生等类似肿瘤病变时。

b.对于组织学有疑问的 CIN2,如果 p16 阳性,建议归入 HSIL,如果阴性则归入 LSIL。

c.细胞学或是 HPV 检测有高危病变的可能性,但组织学没有发现明显病变时

②Ki-67:正常时局限于黏膜上皮的下 1/3,SIL 病变时,Ki-67 阳性表达上移,甚至达全层。

③hTERC:hTERC 基因扩增随 SIL 级别增加而显著增加,hTERC 的 FISH 检测可以作为预测 SIL 预后的辅助手段和指标。

(三)子宫颈微小浸润癌

(1)概述

子宫颈微小浸润癌是指只能在显微镜下观察到且浸润深度≤3mm,宽度≤7mm 的最早期浸润性鳞状细胞癌,属于临床 FIGO 分期ⅠA1 期肿瘤。

(2)诊断要点

由于活检标本中观察到浸润病灶,不能代表病变的全貌。因此,微小浸润癌的诊断,应在对 LEEP、锥切或者子宫全切除标本进行全面的检查后来确定。需采用显微镜测微尺测量肿瘤的浸润深度及宽度。

深度测量:从浸润病灶旁的 SIL/CIN 病变或正常鳞状上皮的基底膜处开始,向下测量实际浸润病灶最深处之间的垂直距离。对于浸润仅限于 SIL/CN 病变累及腺周围,并不累及表层上皮的病例,测量则从腺体的基底到浸润的最深点,当出现多灶微小浸润时应该测量最深处。

宽度测量:

①单张切片中的浸润宽度涉及的主要是沿颈管纵行的浸润病灶的宽度。如为单一病灶,直接测量浸润病灶的最宽径。如为多灶浸润的病灶:a. 浸润灶与 SIL/CIN 病变上皮相延续,分别测量浸润灶的宽度,进行累加得出浸润宽度,病灶之间的正常间质成分不计算在内;b. 在上述情况下,还伴有不与上皮相连的浸润灶,测量应该从最边缘一侧的浸润灶开始至另一边缘的浸润灶结束,包括浸润癌巢及其正常的间质。

②浸润灶出现在多张切片上,此时每张切片上的浸润灶都应该按照上述分别测量,同时还需累加计算颈管环周水平浸润宽度,当侵犯灶见于 3 个或更多个切片时,其环颈管侵犯宽度可按≥7mm 计算。由于宽度的测量较为复杂,重复性受到质疑,2018 年 FIGO 分期中,不再强调对子宫颈早期浸润癌的宽度测量,但是也有研究宽度浸润在判断子宫颈癌临床预后上仍很重要,因此,在现阶段仍需报告肿瘤的浸润宽度,特别是对于此类早期浸润性病变。

(四)子宫颈浸润性鳞癌

子宫颈鳞癌根据浸润扩散程度可以分为原位癌、浅表浸润癌及浸润性鳞癌。此处仅对浅表浸润癌及浸润性鳞癌进行阐述。

1. 浅表浸润癌

关于浅表浸润癌的定义尚有争论。目前较公认的意见是,所谓微小浸润是指早期间质浸润即Ⅰ♯A1 期。浸润间质的深度从发生浸润的表皮基底膜向下测量,按浸润程度分期(表 7-3-1)。微小浸润癌大多无血管癌栓形成及淋巴结转移,预后较好。但少数也有血管癌栓形成,甚至有淋巴结转移。浸润方式分两型:第一型为"发芽"或"喷枪",即不规则(插入性)浸润式,这种浸润式的肿瘤易有血管癌栓形成,易发生转移,局部容易再发;另外一型为推进式(膨胀性)浸润,这型预后较好。目前认为至少要注意两个因素的测定即浸润的深度及广度,也有人认为应当注意三维,即肿瘤体积的测定是微小浸润癌预后的最好指标。多点浸润不累加。需要指出的是,微小浸润癌的诊断需完整切除病变并经规范取材后才能确立,而宫颈活检材料不能诊断。确立浅表浸润癌的意义是对需要保留生育功能的患者,可以采取保守的手术治疗。

表 7-3-1　宫颈癌分期（FIGO）

0 期	原位癌
Ⅰ 期	限于宫颈
ⅠA	浸润深度 5mm、宽度 7mm 以内
ⅠA1	浸润深度 3mm、宽度 7mm 以内
ⅠA2	浸润深度 3～5mm、宽度 7mm 以内
ⅠB	病变限于宫颈、大于ⅠA 期
ⅠB1	病变小于 4cm
ⅠB2	病变大于 4cm
Ⅱ 期	扩散到宫外但未达盆腔侧壁 限于阴道上 2/3
Ⅲ 期	扩散到盆腔侧壁和（或）阴道下 1/3
Ⅳ 期	累及膀胱和（或）直肠骨盆外

2.浸润性鳞癌

浸润性鳞癌,简称为宫颈鳞癌,是女性生殖系统中最常见的恶性肿瘤,患者绝大多数为中老年女性,平均年龄在 40 岁以上。

（1）大体：

宫颈鳞癌大体上可分为三型:外生结节型、溃疡型、管壁浸润型。最后一种肿瘤不形成明显结节状突起,主要往宫颈管壁及周围组织浸润。

（2）光镜：

可分为三型:非角化型、角化型、小细胞型(此型似基底细胞癌,但比皮肤基底细胞癌分化差,异型性较明显)。以上三型中小细胞型预后最差。但也有人认为预后与组织学分型无关。

宫颈鳞癌的扩散与转移宫颈鳞癌可直接扩散到子宫体、阴道、子宫旁组织、卵巢及盆腔器官,如下部输尿管、膀胱、直肠及阔韧带等。晚期癌瘤浸润并互相融合粘连,形成冷冻样团块,称为冷冻骨盆。

宫颈鳞癌的转移常通过淋巴系统,转移可起始于直接扩散之前,但大多发生在有不同程度的直接扩散中,淋巴道转移中常按以下途径转移:子宫旁淋巴结,然后经髂内、髂外、闭孔、腹下及骶部等淋巴结,也可达腹股沟,髂总动脉、主动脉旁及主动脉淋巴结等。有的病例不经常规途径转移,而是跳跃式转移。

宫颈鳞癌很少发生血行转移,少数病例可发生肺(约 9%)及骨(约 4%)的血行转移。

3.鳞癌的少见组织学亚型

具有一定组织学特点的宫颈鳞癌亚型,虽然少见,但生物学行为可能与经典鳞癌有所不同。

（1）伴间质嗜酸性粒细胞浸润的界限性癌：

这型癌呈膨胀性生长,边界清楚。镜下略有鳞状分化,癌细胞较大,胞质较丰富,核也较大,核仁较明显,核分裂较多。间质有大量淋巴细胞和嗜酸性粒细胞浸润。5 年生存率为 97%

（一般鳞癌为 79%），淋巴结转移率也较一般鳞癌低。

（2）淋巴上皮瘤样癌：

此型癌很像鼻咽部淋巴上皮癌，肉眼见肿瘤也呈团块状生长，很像淋巴瘤，有些肿瘤细胞似低分化淋巴细胞，但免疫组化示淋巴细胞标记阴性；而上皮性标记阳性。肿瘤细胞中尚可见较大胞质嗜酸性或嗜碱及嗜酸双染性的有鳞状细胞分化的细胞。预后较一般鳞癌好。

（3）乳头状鳞癌：

此型癌外观呈乳头或疣状。镜下为乳头状原位癌或浸润性鳞癌，活检组织表浅时，常是完整病变切除才见浸润。有明显真性乳头形成，即乳头中心有明显血管结缔组织轴心，并有分支。与尖锐湿疣的鉴别是，后者乳头分支不明显，细胞异型性较轻，有诊断性"挖空细胞"。

（4）梭形细胞鳞癌：

组织结构似食管的梭形细胞癌。梭形细胞区很似肉瘤，但仔细观察或多切片可见鳞状上皮分化的上皮性癌巢，甚至有典型角化。有时可见单核或多核的巨细胞。

（5）疣状癌：

病理及临床特点与外阴的疣状癌相似，体积大，高分化，预后好。

（6）腺样基底细胞癌：

罕见。由基底细胞样细胞巢构成，这些细胞巢有局部腺样分化，也可有鳞状分化。Brainard 等报道 12 例并复习 27 例有随诊资料的病例，此型肿瘤手术治疗后不复发或转移，临床过程良性，提出将此亚型修改命名为"腺样基底上皮瘤"。需要强调的是，此型肿瘤常伴有上皮内肿瘤，甚至经典的早期浸润性癌，诊断时不要忽略。

（7）毛玻璃细胞癌：

是一种分化差的腺鳞癌。癌细胞有丰富的毛玻璃样或颗粒状胞质，细胞界限清楚，细胞核大并有突出的核仁，核分裂多见。间质有丰富的炎症细胞。仔细观察有少量腺样或鳞状分化。肿瘤对放、化疗不敏感，预后较一般鳞癌差。

三、子宫颈腺性癌前病变及早期浸润腺癌

（一）子宫颈腺性癌前病变
（1）概述

2014 年版的 WHO 女性生殖系统肿瘤分类将子宫颈腺性癌前病变命名为：原位腺癌（adenocarcinoma in situ，AIS），并且将子宫颈高级别腺上皮内瘤变（high－grade cervical glandular intraepithelialneoplasia，HG-CGIN）列为 AIS 的同义词，指出这是一种腺上皮呈现恶性表现的上皮内病变，如果不治疗具有进展为浸润性腺癌的风险。

（2）诊断要点

①大体上，AIS 有时可以通过阴道镜观察到，但是如果病变位于子宫颈管内则难以发现病变。多数情况下 AIS 是局灶性的，但也可以是弥漫多灶性，少数病例可以呈跳跃性的多灶病变。

②显微镜下：子宫颈病变保持正常腺体及隐窝结构，但黏膜上皮或腺腔上皮细胞呈不同程

度的复层排列,被覆细胞核大、深染,有异型,胞质黏液稀少,细胞核可见核仁,细胞核分裂活性增加,并可见细胞凋亡。

③免疫组化染色:病变腺体 p16 常呈弥漫强阳性表达。Ki-67:呈高表达,ER 和 PR 表达常常丢失。部分腺体可呈 CEA 阳性。

(3)鉴别诊断

①子宫颈腺体异型增生:子宫颈腺体异型增生也称为子宫颈低级别腺上皮内瘤变(low—grade cervical glandular intraepithelialneoplasia,LG-CGIN),显微镜下表现为腺体及黏膜上皮细胞具有一定的异型性,但又达不到原位腺癌的标准。由于其诊断的可重复性较低,难以与炎症等所致的反应性非典型增生鉴别,2014 年 WHO 没有将其列入子宫颈腺性癌前病变中。当出现这样病变难以与 AIS 鉴别时,可行免疫组化染色,如果 p16 阴性,ER 及 PR 阳性,Ki-67增生指数不高,可以随诊观察。如果病变腺体 p16 弥漫强阳性,Ki-67 指数高,且 ER 和(或)PR 有表达缺失,则认为是取材不理想或是形态不典型的 AIS,临床仍需按照 AIS 处理。

②与其他宫颈良性腺性病变鉴别:一些宫颈的化生及增生性腺性病变,例如输卵管-子宫内膜化生等易与 AIS 混淆,需结合这些良性病变的组织学特征,并选用一组免疫组化染色标记,例如 p16、ER、PR、bcl—2、Vimentin 等综合判断。

(二)子宫颈早期浸润性腺癌

(1)概述

也称微小浸润腺癌,是指浸润性腺癌最早期的形式,浸润间质深度<5mm,淋巴结转移的危险性极低,临床分期ⅠA 期。

(2)诊断要点

早期浸润性腺癌于显微镜下诊断具有一定难度,其细胞学改变与 AIS 相近,与之不同的是组织结构:①腺体更加密集、形状更不规则,乳头及筛状结构更为多见,局灶可以出现融合。②腺体扩散到正常腺体不应该出现的部位。③腺体周围的间质可能出现水肿,炎症细胞浸润和促结缔组织增生性表现。④如果发现血管-淋巴管间隙受累,则有助于确定其为浸润病变。

四、子宫颈浸润性腺癌

子宫颈浸润性腺癌约占子宫颈癌的 15%～25%,临床上可有异常子宫出血,部分病例会出现阴道排液及疼痛表现。通过细胞学检查,一些病例可以发现异常。

大体检查时,80%的病例可以在阴道镜下看到子宫颈肿物,肿物可以是息肉状,也可以是溃疡性的,少部分病例在子宫颈上看不到明确的肿物,但子宫颈管壁弥漫增厚。

组织学上,可依据肿瘤中是否出现黏液成分以及其他组织细胞结构,分为以下组织学类型。

(一)子宫颈内膜腺癌,普通型

这型腺癌腺体结构类似于子宫颈内膜腺体,但其黏液成分较少,腺腔中可以出现筛状及乳头状结构,腺腔被覆的细胞排列成假复层,细胞核增大,深染,可见核分裂。

(二)黏液性腺癌

黏液性腺癌是指肿瘤细胞中含有中等到大量胞质内黏液,腺腔内也可出现明显的黏液,根据细胞及结构的特征又可将其分为以下不同的亚型。

1. 非特殊类型

是指不能归为任何后述的特殊类型中的子宫颈黏液腺癌。肿瘤显示黏液分化,细胞中含有中等到大量胞质内黏液,腺腔内也可出现明显的黏液,但缺乏胃型、肠型和(或)印戒细胞型等腺癌的特征。

2. 肠型

由类似于结肠腺癌的肿瘤细胞构成,杯状细胞是其特征性的表现,偶有神经内分泌细胞和Paneth 细胞。此型黏液腺癌应与结肠腺癌转移到子宫颈相鉴别。

3. 印戒细胞癌

子宫颈原发性印戒细胞癌非常少见,通常印戒细胞腺癌只是低分化黏液腺癌和腺鳞癌的局部表现。在子宫颈发现印戒细胞腺癌首先要除外转移癌。

4. 胃型腺癌

肿瘤显示胃型幽门腺样分化,当其分化非常好时,被命名为微小偏离性腺癌或恶性腺瘤。由于细胞分化极好,活检时,极易漏诊。此型肿瘤常缺乏 HPV 感染的证据,但可能与子宫颈小叶腺体增生有关。有些患者伴有 Peutz-Jeghers 综合征,并可伴有 STK11 基因突变。

诊断要点:①大体上,子宫颈质地变硬韧,黏膜表面可出血、质脆及黏液状;切面呈黄色或灰白色,偶尔囊腔很明显。②显微镜下,在子宫颈间质中可见由黏液上皮组成的腺体浸润,腺体大小不等,细胞胞质透亮或淡染,细胞核增大,深染,可见少数核分裂象。当肿瘤分化极好时,其与正常子宫颈腺体几乎无法区别。但注意观察以下特征:①腺体的大小及形状不规整,排列杂乱无章,一些腺体可以呈囊性或在囊腔内有折叠的乳头形成。②应对整个肿瘤进行完整取材和切片,可在部分腺体中看到具有一定异型性的上皮细胞。③病变腺体侵犯的深度对于诊断至关重要,腺体超出子宫颈正常腺体所在的范围(>超过 8mm)。④观察深部的血管和神经周围是否有腺体成分出现,如果发现血管和神经受累,则是诊断的重要依据。

5. 绒毛腺管状腺癌

肿瘤的外观及组织学表现类似于结肠的绒毛状腺瘤。肿瘤由具有纤细的纤维轴心的乳头组成,表面被覆单层或复层的柱状上皮细胞,细胞一般分化较好,核分裂少见,浸润病灶较为表浅。

(三)子宫内膜样腺癌

原发于子宫颈的子宫内膜样腺癌较为罕见,临床、肉眼检查,以及组织学形态与普通类型的子宫颈腺癌相似。

诊断原发于子宫颈的子宫内膜样腺癌,应该排除子宫体发生的内膜样腺癌侵犯宫颈之后,才能确立诊断。

(四)透明细胞腺癌

子宫颈的透明细胞腺癌较为少见,部分患者有己烯雌酚(diethylstilbestrol,DES)的接触史。

诊断要点:①与 DES 相关的透明细胞腺癌,患者较为年轻,可同时伴有阴道腺病和生殖道畸形。肿瘤多发生在子宫颈的外口。②与 DES 无关的透明细胞腺癌,其大体、临床表现及预后情况与普通型子宫颈腺癌相似。③无论是哪一型,子宫颈透明细胞腺癌与女性生殖道其他部位发生的透明细胞腺癌的组织学表现相似。

(五)浆液性腺癌

肿瘤的组织形态学表现与发生在卵巢或子宫的浆液性腺癌相同。

由于原发于子宫颈的浆液性腺癌非常少见,因此诊断时一定要除外卵巢、输卵管及子宫原发浆液性腺癌播散至宫颈。

(六)中肾腺癌

子宫颈中肾腺癌起源于宫颈壁深部的中肾残件。

(1)诊断要点

①大体上,肿瘤常常发生在宫颈后壁的两侧。

②显微镜下,形态多样,最常见的形态是形成背靠背的小管状结构,管腔内可见嗜酸性或玻璃样的分泌物。此外,还可出现实性、乳头状、裂隙状或筛状结构。

(2)鉴别诊断

①与中肾残件及良性增生相鉴别:后者腺管排列没有如此紧密,细胞也缺乏异型性。

②与子宫内膜样腺癌鉴别:中肾管腺癌可以表达 CD10,但不表达 ER 或 PR,而子宫内膜样腺癌则与之相反。

第四节　子宫体疾病

一、子宫体病变

(一)子宫内膜增生性病变

1.不伴非典型增生的子宫内膜增生症

(1)概述:

对无拮抗雌激素刺激的过度反应,子宫内膜表现为腺体和间质的弥漫性增生,以腺体占优势。2003 年第三版 WHO 女性生殖系统肿瘤分类还根据腺体结构的复杂程度,又分为单纯性增生和复杂性增生,2014 年第四版 WHO 女性生殖系统肿瘤分类取消了这两型之分,但是目前临床医生认为区分两者仍具有一定的治疗意义,故诊断时仍可分别诊断。

(2)诊断要点

①单纯性增生:腺体的形态以管状为主,常伴有囊状扩张或成角,有时可伴有小的上皮出芽。被覆上皮假复层,细胞形态规则,核长形,没有非典型性。可见鳞状上皮桑葚样化生。

②复杂性增生:腺体的形状因上皮不规则地向腺腔内及间质间出芽而表现为广泛的复杂性结构变化。被覆上皮假复层,细胞核一致性变长并且有极向,可见鳞状上皮桑葚样化生。

(3)鉴别诊断:

单纯性增生与复杂性增生之间的区别在于以下几点:①单纯性增生的腺体基本呈管状,偶见向外成角和向内出芽,而复杂性增生腺体形状多不规则;②单纯性增生中腺体的面积略大于间质,而复杂性增生中腺体的面积优势更明显;③单纯性增生几乎都是弥漫一致的,复杂性增生更容易出现局灶性克隆性的特点。

2.子宫内膜非典型增生/子宫内膜样上皮内瘤变

(1)概述:

在无拮抗性雌激素的持续性刺激下,子宫内膜腺上皮的形态发生改变,预示着细胞遗传学水平的变化,并被当作子宫内膜样癌的癌前病变。其癌变比例上升到10%左右。

(2)诊断要点:

①被覆上皮的细胞失去极向;②核变圆,核膜不规则,核仁明显,染色质增粗;③胞质嗜酸性;④几乎总是灶状存在;⑤诊断 EIN 时,病灶需>1mm。

(3)免疫组化:

部分病例存在 PTEN 表达丢失和 β-catenin 在核内表达增强。

(4)鉴别诊断

①与不伴有非典型性的子宫内膜增生鉴别:主要根据细胞及结构的异型进行区别,其中判断细胞学是否存在非典型增生时,可参考周围残存正常腺上皮细胞进行对比。

②与高分化子宫内膜样癌鉴别:并不是依据细胞学特点,而是依据腺体结构的复杂性,例如癌变时,腺体融合出现筛状及迷路结构,腺腔内出现复杂的乳头等,此外出现明确的间质及肌层浸润是癌变的诊断金标准。

(二)子宫体间叶性肿瘤

子宫体间叶性肿瘤主要包括平滑肌肿瘤和子宫内膜间质肿瘤等,绝大多数这类肿瘤通过结合肉眼大体所见及观察镜下的综合信息不难做出病理诊断。但确有少数肿瘤由于:大体形态罕见、怪异;有些良性肿瘤可以大体上呈恶性特点或镜下异型性突出或核分裂多见;有些罕见的恶性肿瘤又可在肉眼或镜下似为良性;有些肿瘤的组织分化方向不易判断等因素,其诊断较为困难和存在误区。

大体观察:子宫体间叶性肿瘤多位于肌壁,呈结节状,但也可原发在内膜,呈息肉状突入子宫腔或脱出子宫颈外口。子宫肌层内的结节最常见的是平滑肌瘤,但也可以是子宫内膜间质结节、低度恶性子宫内膜间质肉瘤、平滑肌肉瘤、腺瘤样瘤或炎性假瘤。大体检查应注意观察肿瘤的质地、色泽和边缘与肌壁的关系等。多数平滑肌瘤呈灰白色结节,质韧,编织状,但腺瘤样瘤、炎性假瘤和少数平滑肌肉瘤也可有同样的肉眼所见。子宫内膜间质肿瘤和平滑肌肉瘤通常呈棕黄色,细腻、质软,但有些肌瘤(如细胞性和上皮样平滑肌瘤)也可呈类似的外观。合并妊娠及口服激素时的肌瘤常有出血和(或)退变,切面呈深红色。肿瘤退变时呈白色半透明状,有坏死时为界限清楚的黄色区。切面黏液样的肿瘤需多取材以除外黏液样平滑肌肉瘤。边缘浸润性生长的肿瘤可以是肉瘤,但也可以是腺瘤样瘤、分割性平滑肌瘤或静脉内平滑肌瘤病。肉瘤通常细腻,常有出血坏死。低度恶性子宫内膜间质肉瘤似蠕虫团样,边缘匍行生长,界限不清。静脉内平滑肌瘤病在宫壁、宫旁,甚至附件、盆腔和大静脉内可见灰白质韧的结节或条索状组织在血管内伸延。这些大体特点均为病理诊断和鉴别诊断提供重要的信息,任何大体上不具备典型平滑肌瘤外观的肿瘤都应充分取材(按肿瘤最大径数字,1 块/cm)。

组织分化:子宫间叶性肿瘤有多种分化图像,甚至同一肿瘤内也可有不同的分化图像。由于肿瘤的图像变化较多,又由于典型的梭形平滑肌肿瘤与其他亚型的平滑肌肿瘤及内膜间质肿瘤的良恶性诊断标准不同,认识肿瘤细胞的各种分化图像和明确分化方向是正确诊断的前提。

成束的梭形细胞最常见于平滑肌肿瘤,但也可见于恶性米勒混合瘤和腺肉瘤的肉瘤成分。典型的平滑肌纤维有丰富嗜酸性、纤维样胞质,细胞核两端钝圆。有时胞质很少,似裸核样,排列紧密,很像子宫内膜间质,但缺乏螺旋动脉。免疫组化染色平滑肌细胞 caldesmon、SMA 和 Desmin 均弥漫强阳性,而子宫内膜间质细胞并不表达,但若合并有平滑肌分化则也可出现灶性表达。有时平滑肌也可呈 CK 阳性,但 EMA 阴性。

子宫内膜间质分化见于子宫内膜间质结节和低度子宫内膜间质肉瘤,有时可同时伴索样分化。子宫内膜间质的分化提示临床可选择孕激素治疗。子宫内膜间质分化形态上至少需具备:似增殖期子宫内膜间质;规则、分支网状的螺旋动脉。有时细胞呈短梭形,胶原增多,但一般不成束排列。间质常玻璃样变,少数可见出血、钙化、蜕膜样变、泡沫细胞、子宫内膜腺体或异源性成分等。免疫组化染色 Vimentin 在间质细胞的表达明显强于平滑肌,也可呈 CK 阳性。

平滑肌肿瘤和子宫内膜间质肿瘤都可出现圆形和多角形上皮样细胞分化,胞质增多、透明或嗜酸性,也可呈印戒状,免疫组化 CK 阳性。若为平滑肌肿瘤则与梭形平滑肌细胞有移行,免疫组化 EMA、CK7、Caldesmon 和 CD10 可协助判断。

性索样图像似颗粒和支持细胞肿瘤,细胞呈分支的索状、小梁状、实性或狭窄的小管状、巢状分布,又被称作"似卵巢性索瘤的子宫平滑肌或子宫内膜间质肿瘤"。免疫组化 CK 和 Inhibin 均阳性。

未分化或分化不良图像仅见于分化差的平滑肌肉瘤.高度恶性子宫肉瘤、子宫癌肉瘤的肉瘤成分和某些罕见的原发肉瘤。

异源性间叶成分见于子宫的间叶性和混合性肿瘤,由于米勒混合性肿瘤相对多见,诊断子宫异源性肉瘤时需注意除外合并有上皮成分。

核分裂计数:是区别子宫间叶或上皮-间叶混合性肿瘤良恶性的重要指标之一,但其计数受到肿瘤细胞的密度(如黏液性平滑肌肿瘤的计数较低)和体内激素影响(如孕激素可使其增多),诊断时需要综合评估。计数以 10 个高倍视野的核分裂数表达。首先需掌握核分裂的形态标准:核分裂中期、后期或末期;胞质明显但核膜消失;除外淋巴细胞、肥大细胞、核固缩、退化和苏木素沉渣。不典型核分裂象在平滑肌肉瘤中多见,可以与奇异性平滑肌瘤的碳化核相似。目前用的核分裂计数方法如下:

①标本需充分固定。

②大体上不典型的平滑肌瘤应充分取材:至少按肿瘤直径(1 块/cm)。

③切片厚度在 5μm 以下。

④确认核分裂时避免将退化固缩的细胞核计入。

⑤用 40 倍物镜和 10 倍或 15 倍目镜观察。

⑥选择核分裂最活跃的区域,从有核分裂的视野开始,移动 9 个连续视野,计数 10 个高倍

视野的核分裂总数。

⑦重复 4 次,取平均数字。

核异型性:无异型性的平滑肌细胞核长而两端钝圆,染色质匀细,呈空泡状,核膜平滑规则,虽然比周围肌壁的细胞核大且密集,但形态一致;有异型性时核大小不一,染色质粗,核膜不规则,核仁增大、明显。轻微或可疑的异型性没有意义,而有意义的细胞异型性是限定在低倍(×60~×150)镜下就能观察到的细胞核深染及细胞多形性,否则视为无意义的或无异型性。如果不很明确或有可疑,再用高倍镜观察比较。异型性的范围可分为弥漫性、局灶性和多灶性,如果在大部分视野可见称为弥漫性,偶尔可见称为局灶性,若有两处及多处异型性细胞灶,且之间相距 1 个低倍视野以上者称为多灶性。恶性肿瘤常可见弥漫而有意义的核异型性。

坏死:形态上有无坏死和识别坏死的类型是诊断的重要指标。平滑肌肿瘤的坏死主要有 3 型。a.瘤细胞凝固性坏死:以异型细胞"鬼影"和核碎片为特征,坏死与存活细胞的界限清楚,通常不伴炎症反应,面积较大时仅在血管周呈套袖样残留少量存活的瘤细胞。b.透明状坏死:又称梗死,与瘤细胞凝固性坏死不同,肌瘤的变性坏死区与存活区之间常有明显的嗜酸性胶原带,类似于肉芽组织的机化(特染 Mas-son,网织纤维可以协助评估),周边炎细胞浸润较明显而不见异型的细胞"鬼影";病变区域内的血管同时退变,而不见完好的血管及其周围存活的肿瘤细胞。但在坏死早期,肉芽组织和胶原带的形成均不明显,Masson 染色呈蓝色可提示其存在。这种坏死最常合并于妊娠的子宫肌瘤。c.溃疡型坏死:以炎细胞浸润及修复性变化为特征,常见于黏膜下平滑肌瘤。上述 3 种坏死,尤其是前 2 者,可以同时存在,有时鉴别困难。还有在肌瘤伴有出血时,肌细胞被冲散并发生退变,虽然出血区周围可出现核分裂活跃的细胞密集带,亦可伴有轻度细胞异型性,但一般无典型的恶性肿瘤细胞或不正常核分裂。

1.子宫平滑肌肿瘤

按组织学图像和生长方式分为普通(经典)组织图像、特殊组织图像和特殊生长方式三大类,各类中均含有良性、恶性潜能不确定和恶性的肿瘤,关于子宫平滑肌肿瘤的分类,目前推出的是 2014 年第四版 WHO 女性生殖系统肿瘤方案。

尽管典型子宫平滑肌肿瘤的诊断并不困难,但有少数则很难划分良恶性,即使是工作多年的病理医生有时也很难做出评估。这些少数肿瘤有的是临床良性,但在形态上具有某些恶性指标,或大体上边界不清楚,或镜下核分裂增多,或核异型性明显;有的是临床恶性,但又具备某些形态上良性指标,如大体形态似良性或镜下核分裂并不多;也有的肿瘤平滑肌的分化并不明显,需要与间质性肿瘤鉴别。大体上,多数肉瘤的边缘呈浸润性生长,但也有的肌瘤边缘并不规则,甚至向周围肌壁伸延;多数肉瘤质地柔软细腻,有出血坏死,但也有的肌瘤质软匀细,编织状结构不突出,也有的伴退变、出血、坏死或囊性变。对不典型的平滑肌肿瘤的诊断现代病理技术尚无肯定的作用,主要还是结合多年传承的临床、术中及大体所见、相应的镜下指标、肿瘤的生长方式和患者对生育的要求等进行综合评估。

镜下观察首先要明确肿瘤是否为平滑肌性分化。有些平滑肌肿瘤可似上皮样或内膜间质样,多取材常能找到典型平滑肌的移行,免疫组化 caldesmon、desmin、SMA 弥漫阳性表达可证实平滑肌分化。平滑肌细胞可以缺少典型的嗜酸性、纤维样胞质,形态上很像内膜间质细胞,尤其是有浸润性边缘和(或)血管内生长时,需注意富细胞性平滑肌瘤、血管内平滑肌瘤病和内膜间质结节、低度间质肉瘤的区别。富细胞性平滑肌肿瘤中有较大的厚壁血管,肿瘤细胞核梭形,成束排列,局部边缘与肌壁有移行,常有较大的人为裂隙;而间质分化则有网状、丛状薄壁血管,瘤细胞核卵圆、散在分布、desmin 阴性,有时可见泡沫细胞。应强调 desmin 弥漫强阳性才能证实平滑肌分化。典型的内膜间质肿瘤可有灶性明确的平滑肌分化或平滑肌肿瘤有内膜间质肿瘤分化,这种混合性肿瘤若有浸润性边缘,则诊断为内膜间质肉瘤。

(1)经典平滑肌肿瘤

经典平滑肌肿瘤是最常见的,或称梭形细胞子宫平滑肌肿瘤,其诊断标准目前采用的是组织结构和细胞改变的多项综合指标。

在 Bell 的材料中,核分裂数≥10 个/10HPF,在有弥漫显著异型性和瘤细胞凝固性坏死的肿瘤中有 90% 临床恶性;而在虽有显著异型性却无瘤细胞凝固性坏死的肿瘤中仅有 40% 临床恶性。Bell 提出,若镜下仅见瘤细胞凝固性坏死而无其他恶性指标,应补充取材以除外恶性;若同时伴有明显异型性,则可不必计数核分裂而直接诊断为肉瘤。但也有少数临床恶性的肿瘤不具备瘤细胞凝固性坏死这一形态特征。"有低度复发率的不典型平滑肌瘤"用于提示一个肿瘤有明确肯定的(尽管是很低限度的)转移和复发危险性,可称作低级别平滑肌肉瘤。镜下肿瘤有弥漫的中-重度异型性,无瘤细胞凝固性坏死,核分裂数<10 个/10HPF。

在 Bell 等的研究中特别提及的是关于核分裂指数的意义。多年来,核分裂数一直是平滑肌肿瘤区别良恶性的重要指标,甚至是唯一的重要指标;但越来越多的材料证实这并不是绝对的指标。Bell 在总结共近 200 例仅有核分裂 5~19 个/10HPF 单项指标并临床随诊的平滑肌肿瘤后,提出肿瘤核分裂可高达 19 个/10HPF 却仍是临床良性的结论;≥20 个/10HPF 而不具备其他恶性指标的平滑肌肿瘤很少见,Bell 称其为"核分裂增多但缺乏经验的平滑肌瘤"。在 Dgani 等(1998 年)报道并复习的 162 例核分裂 5~19 个/10HPF 单项指标的肿瘤中无 1 例复发。其中报道的 20 例材料中,4 例经保守治疗,1 例妊娠并生育;提示对渴望生育的此类肿瘤患者,在充分取材确立诊断后可保留子宫。目前多数学者将核分裂 10~20/10 HPF 的肿瘤称作"核分裂活跃的平滑肌瘤",并明确提出这一诊断名词不能用于同时伴有细胞中-重度异型性、病理性核分裂或瘤细胞凝固性坏死的肿瘤。这类肿瘤多见于生育年龄女性,部分病例合并妊娠、口服孕激素或切除肿瘤时子宫内膜的周期正在分泌期,可能核分裂的增多与机体的激素状态有关。这型肿瘤大体上约 60% 位于黏膜下,40% 质地柔软匀细,20% 有出血囊性变。本文分析了协和医院相关材料,发现也有 2 例核分裂数>15/10 HPF 而无其他恶性指标,经随诊 5 年以上均健在的病例;其中 1 例肿瘤直径为 8cm,突入宫腔达宫颈外口,表面有坏死和溃疡,核分裂为 20 个/10HPF,在 8 张肿瘤的切片中均未见瘤细胞凝固性坏死,其中 1 张切片内可见灶性中度细胞异型性,术后随诊 7 年仍健在。Bell 等研究的 213 例病例中也有 5 例类似病例,核分裂可达 20 个/10HPF,有灶性中度异型性,无坏死、边缘浸润或血管内生长,行子宫切除术后随诊 31~94 个月(平均 59 个月)无一例复发。

本文曾对某医院有完整随诊资料的 42 例不典型平滑肌肿瘤进行了形态学研究,并按 Bell 标准(1994)重新分类。结果显示:42 例中,28 例为肌瘤,14 例为肌肉瘤。与肌瘤组对照,肌肉瘤组 71.4% 核分裂数≥10 个/10HPF、92.9% 有中-重度异型性、71.4% 有瘤细胞凝固性坏死,其中 4 例虽然核分裂数≤4 个/10HPF，但在术后均有盆腔复发，或脑、肺转移；在肌瘤组中则有 7 例核分裂数≥5 个/10HPF，均健在，已平均存活 10.5 年。以上说明综合的组织学诊断方法可明显提高诊断的正确率。目前采用的是在上述 Bell 标准基础上细化的综合指标。此标准为高级别肉瘤指标，低级别肉瘤是存在的，但诊断指标尚有待探讨。

关于低度或不能确定恶性潜能的平滑肌肿瘤，是指临床有复发倾向或低度恶性的肿瘤，和一些按目前指标尚不能明确肯定良恶性的肿瘤，部分复发或转移的病例经积极治疗仍可无病生存多年，但少数的复发或转移瘤恶性程度增高，甚至呈典型的肉瘤形态。Clement 的研究设置了低度恶性和不能确定恶性潜能两组平滑肌肿瘤，并对病例进行随诊和分析，使得这类肿瘤的形态学指标趋于细化。

①低度恶性组可分 4 种情况，部分为低级别肉瘤。a.经验有限的不典型平滑肌瘤：肿瘤核分裂数≤10 个/10HPF，有灶性或多灶性中、重度异型性，但无瘤细胞凝固性坏死。Bell 等对 5 例这组病例切除子宫后随诊 31～94 个月（平均 59 个月）均无复发，但由于病例数太少，尚不能评估预后。b.低度恶性潜能平滑肌肿瘤：指有肿瘤细胞凝固性坏死或不能确定类型的坏死，核分裂≤10 个/10HPF 且无明显细胞异型性的肿瘤。肿瘤坏死的类型有时很难鉴别，是此诊断存在的前提。另外 4 例病例中，1 例核分裂 3/10 HPF，在肌瘤剔除后 60 个月子宫内复发，84 个月网膜复发材料中也有 1 例这类病例，肿瘤有明确的瘤细胞凝固性坏死，但细胞异型性轻微，核分裂 7 个/10 HPF，患者术后 6 年肿瘤盆腔复发而死亡。c.低度复发危险的不典型平滑肌瘤：肿瘤弥漫中、重度异型性，但核分裂数≤10 个/10HPF，无瘤细胞凝固性坏死；Bell 观察的 46 例这类病例中仅 1 例术后 2 年盆腔复发，再次手术后带瘤存活 60 个月。d.经验有限的核分裂活跃的平滑肌瘤：核分裂≥20 个/10HPF，无细胞异型性及肿瘤细胞凝固性坏死。特征是仅有核分裂计数增多，且为小而且正常的核分裂象。截至本文编写时文献仅有 3 例报道，随访 24～206 个月未出现复发或转移。学者所在医院的 1 例 41 岁此型肿瘤患者，其肌瘤的核分裂 26 个/10HPF，单纯切除子宫后 2 年影像学检查发现局部有一个直径约 1cm 的索状阴影，随诊已 38 个月，仍在随诊观察中。

②恶性潜能未定的子宫平滑肌瘤（uterine smooth muscle tumor of uncertain malignant potential，uterine STUMP）：随着认识的深入，综合评估患者的年龄和大体及镜下，包括肿瘤大小、质地、边界及其生长方式，以及上述各项镜下指标，这类肿瘤的诊断率会越来越低。总观 Bell 与 Kempson 的 213 例和 42 例诊断困难的平滑肌肿瘤，其中没有 1 例属于 SMTUMP。这组肿瘤包括以下几种情况：a.肿瘤异型性轻微，核分裂数低，但组织分化不明确（如：梭形或黏液性？梭形或上皮样？）；b.梭形细胞核异型性突出但核分裂数低或瘤细胞凝固性坏死形态不典型，不能肯定；c.核异型性明显，但核分裂数由于制片或组固定等因素不能明确计数。另外，对肿瘤的边缘应注意观察和取材，几乎所有的平滑肌肉瘤都呈浸润性生长，如果一个镜下不典型的平滑肌瘤也呈浸润性生长，则应归类为 SMTUMP。所谓浸润性生长是指瘤组织插入周围肌层达 3mm 以上或将正常平滑肌包裹成游离的结节。

近年 WHO 总结归纳了 143 例这类肿瘤的镜下形态学指标和随诊结果。

对上述肿瘤的临床治疗原则是切除子宫并随诊，但对于希望保留生育的女性仍可切除肌瘤和少量瘤周肌壁后，在紧密随诊下保留子宫。

（2）上皮样平滑肌肿瘤：

肿瘤细胞形态以上皮样为主，当胞质丰富、嗜酸性时常被称作平滑肌母细胞瘤，当胞质透明时又被称作透明细胞平滑肌瘤，实际上，这两种细胞常以其中一种为主而同时存在。

①大体上，多数为单发，直径 6～7cm；切面与典型肌瘤相似，但有些则界限不很清楚，灰黄色，质地较细软，缺乏编织状结构，有的有出血坏死。丛状平滑肌细胞肿瘤的特征是网状分支的条索状生长方式，也属于上皮样平滑肌肿瘤。丛状微小瘤通常体积小（＜1cm），仅镜下可见；多在肌层内呈多发性或在内膜-肌层交界处偶然被发现。上皮样肌肉瘤通常为典型的肉瘤特征。这类肿瘤的细胞形态为圆形或多角形而不是梭形，核较大而圆，位于中央；细胞成簇或索状分布，常能找到与梭形平滑肌细胞的移行现象；有时细胞核靠近核膜侧，很像印戒状细胞。免疫组化和电镜可证实其为肌原性。上皮样平滑肌肿瘤还可伴有奇形怪状核、静脉内生长或脂肪成分。

由于对这类少见肿瘤的经验有限，很难对其临床过程和生物学行为进行明确评估。良性肿瘤一般体积较小，边界清楚，肿瘤细胞质透明，呈弥漫的玻璃样变。此类临床恶性的肿瘤占 12%～40%，评估预后也用综合指标。与梭形细胞者相似，临床恶性的肿瘤常细胞密集，核异型性，核分裂增多，多有瘤细胞坏死。但核分裂数较低，通常 3～4 个/10HPF；异型性有时仅为灶性（但不包括奇形怪状核）；因此对这种少见肿瘤常需广泛取材诊断。子宫的恶性上皮样平滑肌肿瘤的临床病程较典型平滑肌肉瘤缓和，文献报道的有转移的病例虽然术后复发，但仍可带瘤存活数年至十余年。Prayson 等（1997 年）报道的 18 例此类病例中有 2 例伴奇形怪状核细胞，随诊 135、203 个月均无复发；另有 2 例上皮样静脉内平滑肌瘤病异型性不明显，核分裂 1～3 个/10HPF，无瘤细胞凝固性坏死，随诊 4、5 个月也未见复发；后者需注意不要与上皮样平滑肌肉瘤侵入血管混淆。Kurman 等曾总结 26 例上皮样平滑肌肿瘤，提出临床预后较好的肿瘤通常呈膨胀性生长，胞质透明，有广泛玻璃样变而无坏死；但由于恶性病例仅 3 例，并未能提出可信的恶性指标。

②鉴别诊断：应包括子宫原发或转移性癌、原发或转移性恶性黑色素瘤（无色素型）、胎盘床滋养细胞肿瘤或上皮样滋养细胞肿瘤。前者多能找到典型的腺管或鳞状分化，后两者均有特异的免疫组化表达，以及滋养细胞在肌束间的浸润性生长等。另外，多发性微小丛状瘤还需与分化好的内膜间质肉瘤鉴别。虽然后者也可伴丛状生长图像，但瘤细胞卵圆形，胞质少，免疫组化 desmin 阴性，并侵入血管内生长。

任何具有肿瘤细胞凝固性坏死或不具有这种坏死，但呈弥漫性异型性及核分裂数＞3～5 个/10HPF 者，均可诊断为上皮样平滑肌肉瘤。

恶性潜能未定的上皮样平滑肌肿瘤的诊断依据：核分裂数＜5 个/10HPF 及局灶或弥漫中-重度细胞异型性，或核分裂数＞5 个/10HPF，没有中-重度细胞异型性，也没有坏死。

（3）奇异核平滑肌瘤：

少数平滑肌瘤以较多或很多奇形怪状的、多分叶或多核的、深染的细胞核，有时核内可见嗜酸性假包涵体的瘤巨细胞为特征，又被称作多形性、不典型或共质体肌瘤。多见于生育年龄女性，绝经后女性少见。在 Downes 和 Croce 分别报道的 24 例和 59 例材料中，患者平均年龄分别 40.7 岁和 45 岁；由于奇异核的肿瘤细胞虽然不是退化细胞而是增生细胞，但其基因谱系与肌瘤更相近,故归属于肌瘤的亚型之一。

①大体:肿瘤通常较小,多数为 4～7cm,大者可达 29cm;有的伴有典型肌瘤。切面多数与典型的肌瘤相似,肿瘤边界清楚,无血管内生长;富细胞的肿瘤质地较软,略呈棕黄色;少数可有出血、水肿、缺血性坏死或囊性变。

②光镜:高度异型的细胞很像肌肉瘤,呈灶性、多灶性或弥漫分布;与肉瘤不同的是这些高度异型的细胞散布于正常细胞的背景上,这一特点可与肉瘤鉴别。核分裂少,无凝固性坏死。有的肿瘤内可见鹿角状和纤维素样变性的血管,这被认为具有特征性。

Downes 的 24 例材料中,核分裂多数为 2～5 个/10HPF,其中 1 例高达 7 个/10HPF,3 例无核分裂,3 例有个别异常核分裂;Croce 的 59 例中核分裂数 0～7 个/10HPF,其中 37 例(63%)<2 个/10HPF,19 例(32%)2～5 个/10HPF。绝大多数肿瘤都可见细胞核碳化/凋亡,有时很像病理性核分裂。通常肉瘤是病理性的核分裂与正常核分裂同时存在,若仅见病理性核分裂,应注意细胞核碳化/凋亡的可能性。可有缺血性坏死或透明坏死,无瘤细胞凝固性坏死。在坏死的类型难以确定时,细胞的形态特点和核分裂状态是重要的形态指标。

近年,结合分子检测和形态学特点将肿瘤分为 2 型。Ⅰ型:可能是携带延胡索酸水合酶(fumarate hydratase,FH)基因突变的肿瘤,又称遗传性平滑肌瘤病和肾细胞癌综合征(指由于延胡索酸水合酶基因缺陷而导致的家族性平滑肌瘤病和肾细胞癌的发病风险增高);肿瘤的 p16、P53、PTEN、HMGA2 和 MED12 基因改变概率低或无;形态上异型核稀疏弥漫分布,核圆光滑,核膜清晰,核仁大,有核周空晕,常见透明小球和鹿角状血管。Ⅱ型:可能是起源于普通肌瘤,继而获得了附加性基因改变,是一类介于肌瘤与肌肉瘤间的中间型肿瘤;肿瘤的上述基因改变概率较高;形态上常与普通肌瘤并存,异型核密度高,丛状分布,核梭形拉长,核膜不规则,核仁小,染色质深,碳染。

基于 100 余例病例的临床病理资料的积累,这类肿瘤被归类为良性平滑肌瘤的亚型之一。但在 Bell 研究的病例中,有 1 例(2%)临床恶性,学者将其命名为"具有低度复发率的非典型平滑肌瘤";若核分裂数>5 个/10HPF,有不正常核分裂或浸润性边缘,最好归属交界性肿瘤。诊断肉瘤的标准是同时伴有核分裂数>10 个/10HPF 或瘤细胞凝固性坏死。

(4)黏液样平滑肌肿瘤:

不常见。肿瘤富于黏液,半透明状,细胞成分少。瘤细胞呈星网状、双极的或裸核,胞质很少;在细胞较丰富的区域寻找到成束的、有嗜酸性胞质的、典型梭形平滑肌细胞具有诊断意义。黏液样肌瘤的体积较小,边界清楚,镜下常有典型的平滑肌瘤区域,细胞小而一致,无核分裂及异型性。细胞核空泡状伴有 ALK 阳性的肿瘤,应考虑炎性肌成纤维细胞肿瘤。黏液样平滑肌肉瘤切面呈胶冻状,肉眼上似乎境界较清楚,但镜下瘤组织呈岛状、舌状侵入肌壁或肌层血管内。肿瘤组织以成片弱嗜碱或嗜酸的黏液中有散布的星网状瘤细胞为特点,很像软组织黏液样恶性纤维组织细胞瘤;有细胞核异型,核分裂数 0～2 个/10HPF。肿瘤常含有少量非黏液区,核异型和核分裂较明显,有梭形平滑肌肿瘤的细胞和结构特点。有学者曾总结分析此肿瘤的临床病理特点,患者的平均患病年龄为 51.5 岁,肿瘤平均直径为 10.8cm;与预后相关的形态学指标主要是核分裂数,死亡患者的核分裂数>10 个/10HPF。在随诊 5 年以上的患者中,生存率为 11.1%。

　　要诊断任何黏液性平滑肌肿瘤,首先要对其边缘充分取材。有明确浸润性生长时,应诊断为恶性;边界清楚的肿瘤,但可见坏死或无坏死,核分裂数>2 个/10HPF 仍倾向恶性(经验有限)。若边界清楚,无坏死,可见异型性,核分裂数<2 个/10HPF,可以诊断为恶性潜能不确定的肿瘤;没有异型性、核分裂数<2 个/10HPF、无坏死,诊断为肌瘤。

　　鉴别诊断:形态上需与平滑肌瘤较常见的水样变性、较少见(3%~13%)的黏液样变性、黏液样子宫内膜间质肿瘤、炎性肌成纤维细胞肿瘤及其他伴黏液成分的软组织肿瘤鉴别。前者在水肿的结缔组织中有索状、丛状的平滑肌细胞,以及管壁增厚和玻璃样变的大小血管,而不是星网状幼稚间叶细胞,细胞形态温和,奥辛兰黏液染色阴性;水样变性延伸入周围肌壁,不要将此误认为黏液性平滑肌肉瘤的浸润。平滑肌瘤的黏液变性多为局部黏液样物中有温和纤细的瘤细胞稀疏其间,缺乏细胞异型性和浸润性生长。与黏液样子宫内膜间质肿瘤的鉴别主要是后者仍保留有特征性的小血管网和免疫组化 Caldesmon 阴性。发生于子宫的炎性肌成纤维细胞肿瘤罕见,形态以黏液样、成束状和硬化区域为主,束状区域细胞核空泡状伴有 ALK 阳性;此类肿瘤视为中间型肿瘤,体积大、浸润性生长、黏液区域多及坏死者复发转移概率增加。极少数黏液性肿瘤用现有的技术难以明确分类,可诊断为"黏液瘤样肿瘤",这些分类不明确的黏液性中应视为低度恶性或恶性潜能不确定,需要长期随诊。

　　(5)明显血管内生长的间叶肿瘤:

　　主要包括静脉内平滑肌瘤病、低度子宫内膜间质肉瘤、和罕见的米勒管腺肉瘤。非肿瘤性病变如腺肌症和经期内膜组织也可偶见于血管内。

　　组织学上呈多发的圆形、多角形或匍行的瘤组织在肌层内由血管腔形成的裂隙包绕,腔隙衬有内皮细胞,肿瘤局部可与血管壁相连。须注意勿将切片的人为裂隙、肌瘤结节周的水样变性和肿瘤压迫的周围血管错认为肿瘤在血管内生长。肿瘤分化程度的评估标准与非血管内生长者相同。

　　①静脉内平滑肌瘤病:以多发性良性的平滑肌瘤在肌层或宫旁静脉内生长为特征,常伴有平滑肌瘤。组织来源于子宫静脉血管壁或子宫平滑肌瘤的向静脉内生长。当血管内生长的瘤组织微小时称"血管内平滑肌瘤"为宜。除了血管内生长外,肿瘤还可弥漫增生而与受累的血管肌壁融合,并常见玻璃样变和水肿;有时形成丰富的厚壁血管和不规则扩张的管腔,呈血管瘤样图像。平滑肌瘤的各种亚型图像均可在静脉内平滑肌瘤病出现。可侵入大静脉和心脏,有时转移至肺,此时可称"良性转移性平滑肌瘤或低度平滑肌肉瘤"。治疗原则是切除子宫、双附件和子宫外肿瘤,不能彻底摘除者并用对抗雌激素治疗。临床预后较好,但有些病例在手术时或术后多年又发现子宫外肿瘤,偶见肿瘤累及心脏导致死亡的报道。与平滑肌肉瘤侵入血管的区别是静脉内平滑肌瘤病的诊断需用最严格的核分裂标准。若核分裂数>5 个/10HPF,尽管无坏死和异型性也属恶性潜能未确定的肿瘤;若同时有明确的异型性或坏死则可诊断为肉瘤。

　　②低度子宫内膜间质肉瘤:侵入血管的肿瘤组织与静脉内平滑肌瘤病不同,其瘤细胞呈一致的卵圆形,胞质少,弥漫分布而不成束;还有特征性螺旋动脉样血管,免疫组化一般没有肌性表达。对分化不十分明确的病例,由于静脉内平滑肌瘤病相对少见,最好将其归入低度子宫内膜间质肉瘤。

③米勒腺纤维瘤：也可偶见在静脉内生长，但肿瘤有明确的腺管结构。少数腺肌症可累及局部血管，但周围肌层有典型腺肌症的改变。

（6）其他罕见平滑肌肿瘤：

少数平滑肌肿瘤可含异源性成分，如脂肪、骨骼肌、软骨或骨等。平滑肌肿瘤还可含丰富的淋巴细胞、嗜酸性粒细胞、造血细胞、组织细胞或破骨样巨细胞。有的平滑肌肉瘤中有黄色瘤细胞。以下主要介绍几种具有少见生长方式的平滑肌肿瘤。

①弥漫性平滑肌瘤病：一种罕见的良性肿瘤，临床主要表现为阴道出血。形态上以子宫弥漫性增大，大量小平滑肌瘤结节取代整个肌壁为特征。结节的边界不清，以小于 1cm 为主，大者可达 3cm；增大的子宫重量可达 1000g。镜下为无数融合的、典型的、细胞丰富的良性平滑肌结节，注意不要将其误认为浸润性生长；有时结节或肌层内见血管周平滑肌增生。诊断时需注意与淋巴管平滑肌瘤病鉴别，后者多见于结节状硬化患者，常伴肾血管脂肪平滑肌瘤；病变的子宫肌层外观正常，但镜下有多数界限不清的平滑肌结节包绕并突入淋巴管，免疫组化 HMB-45 阳性。

②良性转移性平滑肌瘤：一种非常少见的形态学良性但可转移的平滑肌肿瘤。临床上以子宫肌瘤术后数年发现双肺多发小结节为特征，也有累及后腹膜、纵隔淋巴结、软组织或骨的病例报道。形态上，其在子宫的肿瘤是典型的良性平滑肌瘤，少数可伴侵及血管和静脉内平滑肌瘤病。所谓"良性转移性平滑肌瘤"，是指发现转移灶后，并除外有其他部位（如消化道等）平滑肌肿瘤而作出的诊断。转移瘤的形态与子宫肿瘤相同。其在肺的肿瘤一般体积较小，呈多发实性或囊实性；临床有激素依赖性，妊娠期体积可缩小，切除卵巢或激素治疗后肿瘤停止生长或退缩。1996 年 Takemura 等曾报道 1 例 44 岁日本女性，因查体发现心脏杂音就诊。CT检查双肺多发小结节。手术见右心室有分叶状平滑肌瘤附着并几乎阻塞肺动脉主干。患者 5 年前曾因子宫平滑肌瘤而切除子宫。摘除的心腔内肿瘤和肺结节的活检，以及原子宫的肿瘤镜下检测均显示典型平滑肌肿瘤，组织学上没有恶性证据。2000 年 Tietze 等对 1 例 42 岁女性的子宫肌瘤和术后 4 年双肺小结节剔除的肌瘤进行的对照性基因和染色体研究证实两处肿瘤为单克隆来源，提示并不是所有的平滑肌肿瘤在组织学水平都能帮助预后。

另一个可在子宫外生长的良性平滑肌肿瘤是静脉内平滑肌瘤病，后者仅在静脉内生长并可延伸入右心，一旦发生脏器的转移则称之为良性转移性平滑肌瘤。

③分割状平滑肌瘤：少数子宫平滑肌瘤肉眼观察似恶性，但组织学和临床过程检测提示良性。因大体上呈分割状伸入肌层，肿瘤的边界不规则，界限不清楚，又被称作"浸润性平滑肌瘤"。镜下肿瘤分化好，高度水肿、变性，并呈指状伸入周围肌层或阔韧带。所谓"胎盘子叶样叶状平滑肌瘤"是分割状平滑肌瘤的一个亚型，因大体上子宫的充血外生性肿物延伸入阔韧带和盆腔，外观很像胎盘而得名。分割状平滑肌瘤也可表现各种平滑肌瘤的细胞形态，如富细胞性、上皮样等，前者弥漫的 desmin 阳性可与间质肉瘤鉴别，上皮样分化者则归类为不能确定恶性潜能的平滑肌肿瘤。水肿的多结节状平滑肌瘤和静脉内平滑肌瘤病的血管外肌瘤成分也可出现类似的生长方式。

④子宫血管周围上皮样细胞肿瘤（uterine perivascular epithelioid cell tumor，uterine PE-Coma）：这是近年发现的一组由 HMB45 阳性的、HE 染色呈透明或嗜酸性颗粒状胞质的上皮

样细胞构成的肿瘤的家族成员之一,这组肿瘤家族还包括血管平滑肌脂肪瘤、淋巴管平滑肌瘤病和透明细胞"糖"瘤,常发生在肾、肺和肝脏,部分病例伴有结节状硬化。当肿瘤绝大部分为上皮样细胞成分时称作血管周围上皮样细胞肿瘤,其中少数临床恶性。在 Vang 等报道的 8 例此类肿瘤病例中,患者发病年龄为 40～70 岁(平均 54 岁),多数表现为不正常的子宫出血和子宫肿瘤。按形态和免疫组化表达可将肿瘤分为 A、B 两型,A 型以透明细胞为主,边缘呈舌状伸入肌层,很像分化好的内膜间质肉瘤,HMB45 弥漫阳性而肌肉标记散在阳性表达;B 型以上皮样、嗜酸性粒细胞为主,边缘舌状生长不明显,但 1 例有血管内生长,HMB45 阳性细胞少而肌肉标记阳性细胞多,其中 1 例临床合并结节状硬化。有的学者观察到肿瘤的形态和免疫组化表达均与肾的血管平滑肌脂肪瘤极其相似。Vang 等还发现肿瘤的组织学形态与子宫上皮样平滑肌肿瘤有移行过程,进一步提出应对所有子宫上皮样分化的间叶性肿瘤检测 HMB45 表达,并认为 PEComa 应被视为恶性潜能不确定的肿瘤,其与结节性硬化和上皮样平滑肌肿瘤的关系仍有待进一步探讨。恶性者具有以下指标中 4 项以上:直径＞5cm、高级别异型性、核分裂数＞1/50HPFs、坏死、脉管侵犯。

2. 子宫内膜间质肿瘤

子宫内膜间质肿瘤少见。绝大多数来源于子宫,极少数可在子宫外原发,可能来自异位的子宫内膜。这类肿瘤分类为子宫内膜间质结节、子宫内膜间质肉瘤(endometrial stromal sarcoma,ESS)和未分化子宫肉瘤。间质结节和未分化子宫肉瘤均少见,占间质肿瘤不足 1/4。子宫内膜间质肉瘤分为低级别子宫内膜间质肉瘤(low－grade endometrial stromal sarcoma,LGESS)和高级别子宫内膜间质肉瘤(high－grade endometrial stromal sarcoma,HGESS),两者可先后或同时存在;部分 HGESS 与 YWHAE-NUT2A/B 融合有相关性。

(1)子宫内膜间质结节:

临床上 75％为绝经前女性,平均年龄为 47 岁。临床主要表现为阴道出血,约 10％的患者无症状而因其他原因切除子宫时偶然发现。

①大体:间质结节呈膨胀性生长,通常体积较小,4～5cm,但也可达 15cm;肿瘤可位于内膜也可在肌层,呈息肉或界限清楚的结节状;切面棕黄色,实性,偶见多发性或囊性;边缘也可略不规整,是挤压而不是侵入肌层;很少累及宫颈。

②光镜:形态似增殖期子宫内膜间质。有时细胞可呈上皮样或性索样排列,极少数可有蜕膜样变、成簇泡沫细胞、微囊结构或小灶性坏死钙化,大约 10％有小灶性平滑肌分化。

③鉴别诊断:间质肉瘤与间质结节的区别是边缘浸润,这在刮宫物诊断时是不能区别的。确立诊断需要切除子宫,在肿瘤与肌层交界处充分取材证实。对希望保留生育的女性,可经宫腔镜局部切除肿瘤,但要剔除少量周围内膜或肌壁组织证实诊断。有的肿瘤边缘不规则,直径＜3mm,不伴有血管受累,可诊断为"伴有限浸润的子宫内膜间质肿瘤",通常预后较好。

(2)子宫内膜间质肉瘤(ESS):

发生率占子宫肉瘤的 20％,但发病年龄早于其他子宫恶性肿瘤,50％以上为绝经前女性,少数见于年轻或未婚的女性。有的患者有接受过放疗或因乳腺癌用三苯氧胺的病史。临床主要表现为阴道出血,少数是在检查时发现肿物已从宫颈口脱出,极少数就诊时已有腹腔或肺转移。

间质肉瘤的特点是浸润性生长，大体表现为 3 个主要方式：①肌层弥漫增厚，没有明确的瘤块；②棕-橘黄色、质软的瘤结节；③也是最常见的，多数融合成团、界限不清的条索和小结节；分化较差时呈柔软细腻的息肉状突入并充满宫腔，常有出血坏死。

子宫内膜间质肉瘤以低级别多见，与高级别子宫内膜间质肉瘤的鉴别很重要。前者病程缓和，对孕激素治疗敏感；而后者侵袭性较强，对激素治疗无反应。形态上，低级别子宫内膜间质肉瘤保留子宫内膜间质细胞的分化和特征性的小血管，而高级别的则不具有这些内膜间质的特点，细胞增大变圆，异型性增加；尽管后者的核分裂数通常较高，但核分裂计数对两者的鉴别并无决定性意义；个别高级别肿瘤可见外周原始神经外胚层肿瘤分化图像。少数肿瘤介于这两者之间，即细胞形态似子宫内膜的小间质细胞但缺乏小螺旋动脉样血管或细胞异型性突出；多见于老年患者，临床预后也介于两者之间。

部分 HGESS 与 YWHAE-NUT2A/B 融合有相关性。形态上，HGESS 的肿瘤同时伴有低级别梭形细胞区域，高级别区域免疫组化 CD10、ER、PR 均阴性，cyclin D1 或 c-Kit 弥漫阳性，低级别区域反之。

鉴别诊断：应注意有些腺肌症，特别是在绝经后的女性中，腺体成分很少，镜下很像分化好的子宫内膜间质肉瘤，但肉眼没有明确的肿块，多取材切片通常能找到萎缩的腺体。转移性小细胞肿瘤如淋巴瘤、白血病、乳腺小叶癌等也可累及子宫，这些肿瘤呈更弥漫性浸润，细胞异型性更明显，而没有小螺旋动脉结构，不难与子宫内膜间质肉瘤区别；而与未分化的子宫间质瘤的鉴别常需特异的免疫组化标记协助确诊。

分化好的子宫内膜间质肿瘤细胞无论在光镜、电镜或免疫组化表达上均与增殖期子宫内膜相似。肿瘤有时含透明粉染的骨样胶原基质，这种基质丰富成片时很像玻璃样变的肌瘤；少数子宫内膜间质肉瘤含有灶性泡沫细胞、蜕膜样变、透明细胞变、纤维黏液样、横纹肌样或平滑肌分化；还可有灶性或广泛的上皮或性索样分化，形成梁索状和小管状结构，免疫组化呈上皮-肌样表达，如 actin、CD99、inhibin、keratin 均可呈阳性。有时肿瘤内还可偶见子宫内膜样腺体，甚至有异型性；当腺体增多、管腔扩张、腺管周围出现密集的"间质细胞套"时则称腺肉瘤；若异型的腺体成分明显增多时则称癌肉瘤。

（3）未分化子宫肉瘤：

又称未分化内膜肉瘤，罕见。肿瘤通常体积大（最大径＞10cm），伴出血坏死。镜下，肿瘤细胞片状分布，异型性突出，缺乏间质肿瘤特点。有学者曾研究高级别子宫内膜间质肉瘤与未分化子宫肉瘤的分子遗传学特征，结果提示仅高级别的间质肉瘤保留了子宫内膜间质的分化。

我们曾收集了某医院的 56 例子宫内膜间质肉瘤，由于肿瘤具有不同程度分化重叠的特点，我们按占最大比例的细胞形态将各病例划分病理类型。最常见的病理类型为低级别间质肉瘤（约占 71.4%），其次为高级别间质肉瘤（约占 15.8%）及未分化肉瘤（约占 12.3%）；各组肿瘤的复发率分别为 50%、83.3%、66.7%，并无显著统计学差异。但死亡率有显著差异，有随诊的 41 例材料中，31 例 LGESS 型无死亡病例，而 6 例 HGESS 及 4 例未分化肉瘤分别有 2 例死亡。值得注意的是，HGESS 的 2 例死亡病例均有局灶未分化区域。4 例死亡病例均核分裂象明显增高（最高计数均＞30 个/10HPF，最低计数亦＞10 个/10HPF）；肿瘤大小、坏死、宫旁侵犯及肌层脉管瘤栓、螺旋小动脉样结构及多种方向的分化均对肿瘤预后无显著影响。LGESS 虽然复发率高,但即使多次复发,仍可长期存活。例如我们的一例 LGESS 型的病例,镜下完全是 LGESS 的形态,复发高达 5 次,随访了 30 年仍然存活。

3.子宫内膜间质-平滑肌肿瘤

子宫内膜间质-平滑肌肿瘤很少见,以往又称间质肌瘤。诊断要求两种成分的比例均占 30%以上,因为这两种肿瘤可有少量彼此相互分化。近年 Oliva 等报道的 15 例这类肿瘤病例中,7 例患者随诊 1 年以上,6 例临床良性,1 例浸润性生长的肿瘤术后 4 年复发为典型的间质肉瘤。而在 Schammel 等 38 例的病例报道中,16 例为浸润性生长,其中 3 例术中见子宫外扩散和(或)术后复发,其复发瘤的成分为平滑肌、间质或仍为两者混合分化。目前多数学者认为,为了更好地指导临床治疗,应将浸润性生长的肿瘤命名为子宫间质肉瘤伴平滑肌分化。

4.其他子宫间叶性肿瘤

其中相对常见的是腺瘤样瘤,通常是切除子宫时偶然发现,位于子宫浆膜或肌层内,很像平滑肌瘤,多数体积较小,偶有巨大或囊性的病例报道。横纹肌肉瘤包括发生在青年的胚胎型横纹肌肉瘤、发生在中老年的多形性横纹肌肉瘤和少数腺泡状横纹肌肉瘤。此外,炎性肌成纤维细胞瘤、恶性纤维组织细胞瘤、血管肉瘤、脂肪肉瘤、骨及软骨肉瘤、腺泡状软组织肉瘤和外周原始神经外胚层肿瘤等,均有个案报道。

二、混合性上皮和间叶肿瘤

(一)概述
①是指由上皮和间叶成分共同组成的肿瘤,也称混合性 Müllerian 肿瘤。
②肿瘤的分类是根据上皮和间叶成分的良恶性。
③上皮成分可以是子宫内膜型、输卵管型、宫颈黏液型、鳞状上皮或鞋钉样中肾管样上皮,也可以是几种不同类型的混合。
④间叶成分可以是良性或为恶性,可以是单一成分的肉瘤,也可以是不同肉瘤的混合,而且可以为同源性或异源性。

(二)常见类型
1.腺纤维瘤
(1)临床特征
①腺纤维瘤极其罕见,以至于是否存在这种肿瘤有争议。
②主要发生于绝经后妇女,患者平均年龄为 68 岁。
③常见的临床表现包括不规则阴道出血、子宫增大、盆腔肿块。
(2)大体病理学
①广基、无蒂或息肉样肿块。
②黄褐色或棕色,出血常见。
③质地软或韧性,切面常常呈海绵状或明显囊性。
(3)组织病理学

①由良性间质和上皮组成。

②上皮成分被覆宽的或纤细的乳头样间质,也可以是纤维间质中散在的小管状腺体。

③间质成分多数是纤维母细胞性间质,无非典型性,核分裂少见(<2/10HP)。

④多数腺纤维瘤是非浸润性的。

(4)鉴别诊断

需要与腺肉瘤鉴别。

2.腺肉瘤

(1)临床特征

①腺肉瘤发病年龄为14～89岁,平均58岁。

②临床表现包括异常阴道出血、子宫增大、盆腔肿块或肿块从宫颈口突出。

③80％的肿瘤来自子宫内膜,少数来自宫颈或肌层。

④其发病与他莫昔芬治疗或放疗有关。

(2)大体病理学

①为息肉样肿物,充满子宫腔,有蒂或无蒂,质软。

②切面为实性,灰白色到褐色,有大小不等的囊腔或裂隙。可有局灶性出血和坏死。

③通常界线清楚,少数可见明显的肌层浸润。

3.组织病理学

①良性腺体成分和恶性间叶成分混合,常以间质成分为主。

②腺上皮散在分布于丰富的间质中,呈息肉样、乳头状或分叶状结构,类似乳腺叶状肿瘤。

③上皮为各种 Müllerian 型上皮,核分裂象少见,可有不同程度的非典型性。

④恶性间质成分通常是低级别的,核分裂数≥2/10HP。间质细胞在腺体周围聚集,远离腺体处间质细胞较稀疏,呈套袖样。

⑤间叶成分多数是同源性的,如内膜间质肉瘤、纤维肉瘤或未分化肉瘤。少数肿瘤含有异源性成分,包括横纹肌肉瘤、软骨肉瘤、骨肉瘤或脂肪肉瘤等。

⑥也可以出现性索样成分。

⑦多数腺肉瘤局限于子宫内膜,约10％的病例浸润浅肌层,浸润深肌层者约占5％。

⑧当腺肉瘤中的纯肉瘤成分占肿瘤体积的25％以上时,称为腺肉瘤伴有肉瘤性过度生长。可以是同源或异源性的,通常细胞分化更低,伴有较高的核分裂活性,常有深肌层浸润或远处转移。

(4)免疫组化

①大多数病例的间质成分的免疫表型类似于子宫内膜间质肉瘤的。

②有肉瘤性过度生长时,其免疫表型类似于高级别子宫肉瘤,有较高的 Ki-67 指数和 P53 阳性,ER、PR 和 CD10 通常阴性。

(5)生物学行为

①与其他子宫肉瘤相比,腺肉瘤预后较好。约25％的患者死亡,5％的病例出现局部复发和远处转移。

②与预后差有关的组织学特征包括出现肌层浸润和原发肿瘤中出现肉瘤性过度生长。

3.癌肉瘤

①癌肉瘤是由恶性上皮成分和恶性间叶性成分混合组成的双向性肿瘤,也称恶性Müllerian混合瘤和化生性癌。

②目前认为子宫内膜癌肉瘤是能产生间叶成分的上皮性肿瘤,是一种去分化或化生性子宫内膜癌。

4.非典型息肉样腺肌瘤

(1)临床特征

①非典型息肉样腺肌瘤(atypical polypoid adenomyoma,APA)多见于生育期妇女,患者平均年龄为 39 岁。

②主要临床表现是不规则阴道出血。

(2)大体病理学

①最常发生于子宫下段,少数发生于宫颈管和宫体。

②呈息肉样,有蒂或无蒂,平均大小为直径 2cm。通常是实性,有时可见明显的小囊腔。

(3)组织病理学

①由结构复杂、具有细胞非典型性的子宫内膜样腺体和平滑肌或纤维肌瘤性间质组成。

②90%的病例出现鳞状化生(桑葚样),偶尔出现中心坏死。

③间质细胞通常呈良性形态,少数病例有轻到中度非典型性,偶见核分裂象,但不超过 2/10HP。

④肿瘤边缘光滑呈推挤状,与子宫肌层的界线通常清楚。

⑤Longacre 等报道一组 APA,其中 45%(25/55)可见局部腺体结构类似高分化腺癌,称之为"具有低度恶性潜能的 APA"。

(4)鉴别诊断

①子宫内膜腺癌。

a.具有反应性纤维间质,缺乏平滑肌间质。

b.腺体有明显的结构和细胞学非典型性。

②腺肉瘤。

a.间质成分主要是内膜间质,偶有平滑肌呈灶状分布。

b.间质细胞有明显的非典型性,具有肉瘤的特征。

c.间质细胞在腺体周围分布密集。

③癌肉瘤。

a.通常缺乏平滑肌间质成分。

b.腺体和间质均高度恶性。

(5)生物学行为

①APA 被认为是良性肿瘤,但如果切除不充分容易复发。

②具有低度恶性潜能的 APA 中 20%有浅肌层浸润,与普通的 APA 相比,具有较高的持续/复发率。

③有少数病例由 APA 发生浸润性子宫内膜腺癌,多见于绝经后妇女。

第五节 卵巢疾病

一、卵巢炎症

卵巢的炎性疾病较少见,大多继发于输卵管炎,少数可继发于肠道或血源性感染。

(一)急性卵巢炎

大多继发于急性输卵管炎,少数继发于阑尾或肠道急性炎症。由于输卵管或卵巢的急性炎症很少采取手术治疗,故外科病理上很少见急性卵巢炎,病理上为非特异性急性炎症,可有脓性渗出或脓肿形成。常有卵巢周围炎。

(二)慢性卵巢炎

常为急性炎症治疗不彻底或反复感染而致。卵巢可肿大,常与周围粘连,结构破坏。镜下为非特异性慢性炎。卵巢表面间皮细胞可成腺瘤样或乳头状增生,也可有子宫内膜或宫颈上皮化生。增生较轻者可有 Walthard 巢形成。慢性卵巢炎常与慢性输卵管炎合并形成输卵管卵巢炎性包块、积脓或积水,形成曲颈瓶样输卵管卵巢囊肿。

(三)卵巢结核

常继发于腹腔及输卵管结核,单独卵巢结核很少见。卵巢常与输卵管或周围器官或组织粘连,大体或镜下有干酪性坏死,也可形成结核性卵巢脓肿或囊肿,在脓肿或囊肿壁或周围组织中可见结核性肉芽组织或结核结节,较陈旧性病变,可钙化、甚至骨化。

二、卵巢肿瘤

(一)卵巢肿瘤概述

卵巢肿瘤是妇科常见疾病,流行病学的资料显示,发病率在欧洲呈平稳上升而在亚洲则有明确的增高趋势。由于卵巢肿瘤的来源及结构较为复杂,故卵巢肿瘤的诊断及鉴别诊断也是外科病理中的难题之一。

1.临床分期

目前认为卵巢肿瘤的预后主要取决于临床病理分期,现今一般采用的是国际妇产科协会(FIGO)分期(2014)。

2.组织学分类

卵巢肿瘤的组织学分类目前按 WHO(2014 年)的分类方案,此方案基本表达了当前的认知水平。虽然有关病理专家对此方案的某些方面存有异议,并且随着经验的积累还会进一步修改,但为了便于学术交流,目前仍推广使用这一方案。

卵巢肿瘤中最常见的是上皮性、生殖细胞源性及性索间质三大类肿瘤,在外检中卵巢的转移瘤和各种瘤样病变也不少见。卵巢癌大部分可依组织结构和细胞形态的异型程度分为高、中、低分化或高、低级别癌,作为术后治疗的参数。这里仅选择常见病变分别介绍。

（二）上皮性肿瘤

1.概述

（1）组织发生和分类：

卵巢表面上皮又称体腔上皮或 Müllerian 上皮，也称生发上皮，是与腹膜连续的特异化间皮。卵巢与睾丸的被覆上皮都源于体腔上皮，但卵巢的结构有以下特点：①无结缔组织白膜将之与卵巢实质分隔开，故又被称作皮质性腺；②卵巢被覆上皮在胚胎时期以及出生后常呈周期性增生，排卵后增生较活跃；上皮无明显基底膜，与卵巢实质无明显界限，并常有凹陷，形成包涵性腺样及囊性结构，这些包涵性上皮和其下的间质成分被认为是上皮性卵巢肿瘤发生的基础之一。近年分子水平的研究提示上皮性卵巢肿瘤是一组异源性肿瘤，例如浆液性肿瘤是来源于输卵管上皮种植，子宫内膜样和透明细胞肿瘤是源于子宫内膜异位症，黏液性和移行细胞肿瘤是来源于输卵管表面的"Brenner"细胞巢等。

肿瘤的命名分类主要是依据肿瘤的组织学类型、形态特点和生物学行为，如①细胞类型：浆液、黏液、子宫内膜样、透明细胞、鳞状、混合上皮、未分化等；②生长方式：表面性及卵巢内；囊性及实性或囊实性；③分化程度：主要基于组织结构和细胞的异型性程度分为良性、交界性及恶性。有些肿瘤，瘤细胞在分子水平已具有癌的改变，但形态上尚未见侵袭性生长（上皮内癌）或仅具备有限的侵袭性（微浸润性癌），出于临床治疗的目的，目前仍旧归类为交界瘤的范畴之内。由于 Müllerian 上皮在胚胎演化过程中有诱导周围间叶组织发生平滑肌组织或纤维肌组织分化的潜能，故上皮性卵巢肿瘤常伴有纤维或肌纤维成分，呈弥漫性或结节性分布；较明显时就称为上皮-纤维性肿瘤。各型上皮性肿瘤有时是混合分化的即多种上皮或上皮与间质混合存在，但必须是由确切的两种类型上皮或上皮与间质成分构成、而且不同类型的成分必须占 10% 以上比例时，才能诊断混合型肿瘤，否则按优势原则分类。诊断中最常见的、需注意的问题是与转移瘤的鉴别。

由于近些年学者对此类肿瘤病因学的认识逐渐清晰完善，输卵管和腹膜癌的检出率逐渐增多而卵巢癌略有下降。

胚胎期 Müllerian 上皮与卵巢被覆上皮都源于体腔上皮，这种同源性使得腹膜，特别是盆腔腹膜的病变与上皮性卵巢肿瘤的关联性已经得到普遍认同。

（2）交界性肿瘤：

以往曾用各种命名如"proliferating""of low malignant potential""with atypical proliferation"，近年 WHO 又将高危亚型的浆液性交界瘤称作"非浸润性低级别浆液性癌"。不同组织类型的交界性肿瘤各有其形态学和生物学行为特点，但又有一定的共性。归纳其共同特点：①细胞有中度异型性；②乳头状生长者，其分支复杂；③上皮层次增多，出芽；④核分裂数<5 个/10HPF，一般为 0～3，无病理核分裂；⑤浆液性交界瘤可有腹膜和淋巴结种植，也可有腹水；⑥肿瘤被膜、卵巢实质或乳头间质无破坏性浸润，但涵盖了上皮内癌，并可有微浸润。

（3）间质浸润的诊断：

传统上，有无间质浸润是交界瘤和癌的重要鉴别点。间质浸润的图像分为两型：①膨胀型，融合、密集的高度异型的腺体或囊壁乳头，直径大于 3mm；②插入型：肿瘤细胞呈腺管、细胞索或簇不规则侵入间质。

（4）微浸润与微浸润性癌：

以上各型上皮的交界性肿瘤均可有，限定于 5mm 范围内，可多发性。在浆液性交界瘤中的发生率为 10％～15％，其中 28％为妊娠女性。微浸润与微浸润性癌的区别在于浸润的肿瘤细胞是否具有癌的形态学改变。同下生殖道的微浸润癌一样，目前多数学者的研究结果认为，其有限的侵袭性对于希望保留生育者可行保守的手术治疗。确立诊断需要充分取材以除外明确的破坏性浸润。

2.浆液性肿瘤

多见，占上皮性肿瘤的 46％，以良性为主。临床病理上有以下特点：①输卵管上皮性肿瘤，分化好时有纤毛；②可双侧卵巢同时发生；③可在卵巢内和（或）卵巢表面生长；④乳头图像示良性瘤结构简单，交界瘤分支复杂但发育好，恶性者发育不好，常以腺管和弥漫图像为主；⑤交界瘤可伴有微浸润或伴有卵巢外及淋巴结种植，甚至罕见的远处转移；⑥微乳头亚型交界瘤即上皮内癌；⑦伴有砂粒体或形成砂粒体癌；⑧恶性者分为高、低级别癌。

（1）良性

大体多为单或多囊性，表面光滑，囊内壁常有乳头，故常称为浆液性乳头状囊腺瘤。囊内充以清亮浆液，但有时也可混有黏液。若表现为全部卵巢表面乳头状生长，形成一种特殊亚型，即卵巢表面浆液性乳头状瘤，其他型上皮无此亚型。镜下浆液上皮呈矮柱状或立方型，可有纤毛，形态类似卵管上皮或增生的间皮。乳头结构较宽，上皮为单层。细胞可有轻度异型性。有的病例纤维间质增生较明显，形成结节状纤维性团块，有时以乳头间质内纤维间质增生为主，就构成浆液性腺纤维瘤或囊性腺纤维瘤。有的病例腺腔内或乳头间质内可见少数砂粒体，其形成对判断肿瘤的良恶性无意义。

（2）交界性

较常见。大体多为囊实性，与癌相比，通常缺乏出血坏死。肿瘤组织学符合上述交界性肿瘤特点，而上皮主要为浆液性上皮即诊断为浆液性交界性肿瘤。当纤维增生明显时可诊断为浆液性交界性腺纤维瘤和囊腺纤维瘤，若以卵巢表面乳头为特征则可称作表面乳头状浆液性交界性肿瘤。目前的研究结果表明，浆液性交界性肿瘤（serous borderline tumor，SBT）是一个独立的实体，仅少数远期发展为低度恶性的癌。

①微乳头结构：浆液性交界性肿瘤可合并微乳头状图像，有学者称之为微小乳头状浆液性癌（micropapillary serous carcinoma，MPSC），发生率在浆液性交界瘤中占 5％～10％。MPSC的形态特点：囊壁或粗短乳头表面直接伸延的纤细、无间质的细胞性微乳头结构或筛状结构；有的区域细胞几乎呈实性或巢状分布，细胞核一致、有小核仁的细胞，而不具有经典交界瘤的逐级分支乳头图像和细胞的多形性。Smith Sehdev 等分析观察 135 例具有微乳头结构特点的浸润和非浸润性浆液性肿瘤，发现非浸润微乳头组中的 3/4 病例合并有 SBT，浸润性微乳头组中有 62％合并有非浸润微乳头和 SBT；这些结构不但混合存在，而且互相移行；形态学上存在着 SBT-非浸润性微乳头结构-浸润性微乳头状癌的发展谱系；这一转化过程为 8～10 年。学者提出，微乳头结构本身虽然并不是浸润图像，但却是 SBT 向恶性转化过程中的形态学指标（即上皮内、非浸润性低级别癌）。WHO（2014）修订的诊断名词是浆液性交界性肿瘤-微乳头亚型/非浸润性低级别浆液性癌。

②腹膜种植：浆液性交界性肿瘤虽然不是恶性肿瘤，但常伴有卵巢外扩散，仅50%左右局限在卵巢；最常见的扩散部位是盆腔、腹腔的腹膜及淋巴结；由于其临床过程比较良性，大多数预后都很好，WHO将这种扩散现象命名为种植。

种植的分型及组织发生：种植的形态多数与卵巢原发瘤相同，即交界性或良性，仅个别少数为恶性。1996年报道的31例伴腹膜种植的卵巢浆液性交界瘤，8例为良性种植，22例为非浸润性种植，仅1例为浸润性种植。腹腔淋巴结的种植灶也以非浸润性和良性为主。种植最常见的部位是大网膜，不同类型的种植可以同时混合存在，病理诊断时应注意尽量充分取材。这些腹膜和（或）淋巴结的多灶性病变，可以与卵巢肿瘤同时发生，亦可独立存在，诊断中按形态直接分为良性、非浸润性种植灶或低级别癌。

种植的形态：浸润性种植（即低级别浆液性癌），以不规则插入性浸润和腔隙内的微乳头结构为特点；极少数可伴有高级别癌转化。非浸润性种植则以增生的图像为特点，有的附着在腹膜表面，有的形成间皮下囊腔内的乳头，很像浆液性交界瘤，常有砂粒体。良性种植相当于化生性病变。上述这些化生、增生或良恶性肿瘤性病变常混合存在。

种植类型与预后的关系：卵巢交界瘤的临床预后主要取决于其是否合并种植及种植的类型，伴有种植的病例临床复发率可达30%。a.良性种植：对8例合并良性种植的病例随诊5～22年，发现无一例复发或死于肿瘤。b.非浸润性种植：部分病例术后复发，报道的复发率是40.9%（9/22例），发生在原发瘤切除术后8～10年；多数复发瘤仍为非浸润性病变，经再次手术治疗效果仍较好；少数死于术后过分治疗导致的肠梗阻或远期（10～20年）癌变；癌变率为0～19%。c.浸润性种植：很少见，复发率达50%，5年、10年存活率分别为55%、45%。我们治疗的1例患者术后3年5个月死于肿瘤。

③远处转移：罕见的情况下，卵巢交界性肿瘤还可累及盆腔、腹腔外脏器或组织，如颈淋巴结、胸膜、纵隔、肺、脊柱和乳腺等部位。有学者曾治疗观察1例这类临床Ⅲ期的浆液性交界性肿瘤：初次手术后14年发现胸壁皮肤复发瘤，再行手术切除，其病理形态仍为交界性；第2次手术后5年又发现胃、横膈之间复发瘤，又行第3次手术，术中见肿瘤挤压并侵入胃及肠壁，镜下肿瘤仍以交界性为主，局部有低级别癌变；术后又存活2年，以后失访。Malpica和Silva等报道在19年间遇到的12例，并复习文献中的4例交界瘤发生远处转移的病例共16例。这些病例从原发瘤到发现远处转移的间隔时间为3个月～20年不等；其中15例随诊4个月～18年，7例发现转移后2～8年死亡，8例转移后4个月～18年仍健在。学者观察了其12例远处转移灶的病理特点，发现10例为低级别浆液性癌，2例为交界性病变；有的还合并良性病变。但对其原发瘤和盆腹腔种植灶的观察并未发现可以提示发生远处转移的病理迹象。对于这一现象的解释，学者提出可能是循环中留有休眠状态的肿瘤细胞或者是由盆、腹腔外部位直接形成的独立病变。对这类病变仍应是积极的手术治疗，明确病变性质。

（3）恶性

大约2/3为双侧肿瘤。绝大多数为高级别癌，低级别癌很少见，高、低级别癌的发生概率约为11∶1；两者的近期生存率有差异，但远期生存率差别并不大（5年生存率：43.9% vs 62.3%；10年生存率：22.7% vs 21.2%）。

大体上，低级别浆液性癌常呈囊实性，囊内或表面有柔软而融合的乳头；少数肿瘤为表面乳头性。高级别肿瘤多为实性、质脆、出血坏死、多结节状。镜下典型的高级别浆液性癌呈乳头和裂隙样结构,细胞异型性突出,诊断并不困难;但部分肿瘤形态不典型,呈所谓"SET"(SET)图像。与经典型癌比较,后者患病相对年轻,对化疗敏感;常(50%)有BRACI/2胚系突变,部分(25%)为散发浆液性癌伴BRAC1/2体系突变。低级别癌通常伴随交界瘤,与交界瘤的区别是可见明确的破坏性间质或被膜的浸润。浸润性图像主要是微乳头、筛状、腺样、中型乳头、长乳头、实性片状、大乳头或单细胞图像,这些图像通常混合存在,部分伴有促纤维反应。有的肿瘤形成大量砂粒体又称砂粒体癌,其生物学行为同低级别浆液性癌。日常工作中,免疫组化P53的表达状态对浆液性癌的高、低鉴别评估有重要意义。P53突变型为弥漫连续(>60%)的肿瘤细胞核强阳性或全阴(<5%)表达,野生型为强弱不等的散在核阳性。

目前认为低级别癌的发生路径与结肠腺瘤-癌的模式相似,通过卵巢的输卵管异位灶或包含囊肿,良性或交界性腺瘤进展而成。高级别癌则是通过输卵管远端黏膜上皮分泌细胞的P53印迹-异型增生-上皮内癌的谱系性改变扩散而来;仅有少数是由低级别癌转化而来。部分病例则可能为输卵管与卵巢多中心性分别发生的肿瘤。

3.黏液性肿瘤

此为是胃肠型上皮肿瘤,大多数(76%)为良性或交界性肿瘤。其临床病理特点为:①多为单侧发生,表面光滑;②肿瘤体积常较大;③组织分化不均一,需要认真观察取材,尤其是冷冻诊断时;④上皮内癌和膨胀性浸润的肿瘤应充分取材以除外插入性浸润和包膜浸润;⑤与转移性癌鉴别;⑥附壁结节;⑦关于腹膜黏液瘤。

(1)良性

体积通常较大,单侧发生;可为单房或多房,外表光滑无乳头;3%～5%可合并有皮样囊肿。囊壁被覆单层柱状黏液上皮,细胞核位于基底部,有杯状细胞和潘氏细胞似小肠上皮。可有轻微细胞复层和异型性。有的肿瘤富于间质,呈黏液性纤维腺瘤,有时黏液溢入间质,形成黏液肉芽肿;少数肿瘤伴有表皮样囊肿或Brenner瘤。乳头底部有隐窝腺或子囊,注意不要误认为浸润。

(2)交界性:

大体常呈多房囊性,有的有细乳头结构。乳头的轮廓很像小肠绒毛,上皮层次增多,可呈筛状,细胞轻-中度异型性,无间质及被膜浸润。肿瘤分化的不均一性使得在同一标本,甚至同一切片内,良性-交界-恶性成分可混合存在。诊断时注重大体观察,选择实性、乳头基底部及包膜粗糙处取材,尽量避免疏漏浸润性病变,尤其是在冷冻诊断时。

①伴上皮内癌:局灶区域上皮有明确恶性的细胞特征,称作交界瘤合并上皮内癌。

②伴微浸润或微浸润性癌:指大小限于<5mm的浸润灶。浸润的细胞异型性轻,中度时称作交界瘤伴微浸润,无生物学意义;若是伴随上皮内癌旁的异型性明显的浸润灶,则称微浸润性癌。

③附壁结节:少数黏液性肿瘤的囊壁有一个或多个结节,粉黄或红色,常伴有出血坏死,最大结节可达12cm。结节的性质可以是恶性(分化不良癌、肉瘤、癌肉瘤)也可是良性(肉瘤样),不同类型的结节可同时存在。分化不良癌通常有丰富的嗜酸性胞质,细胞核高度恶性,CK弥漫强阳性。肉瘤通常为纤维肉瘤或横纹肌肉瘤。良性的肉瘤样结节则通常边界清楚,由梭形

细胞、破骨样细胞和急慢性炎细胞构成,有灶性出血坏死。

④腹膜假黏液瘤:这是一个用于描述盆腔、腹腔内大量黏液或胶样物质的临床术语,若仅少量黏液且无上皮成分则不用此称谓。黏液内仅漂浮有小条黏液性上皮,需特别注意上皮的异型性(良性、交界性、恶性):良性或交界性者又被称作播散性腹膜黏液腺病或腹膜低级别黏液性肿瘤/癌,临床呈良性或拖延的病程;上皮恶性者则直称其为腹膜黏液性癌,临床预后不良。合并腹膜假黏液瘤的卵巢黏液性肿瘤与原发的卵巢黏液性肿瘤不同:上皮通常为良性或肠性交界性,漂浮在黏液中;黏液常伸入间质,形成卵巢黏液瘤。合并腹膜假黏液瘤的阑尾的肿瘤一般不如卵巢明显或与盆腔肿瘤融合不易辨认,也有时因病变小而被肉眼忽略;因此,在诊断合并腹膜假黏液瘤的卵巢黏液性肿瘤时一定要同时认真检查阑尾并充分取材。如果认真检查阑尾后仍未发现肿瘤,或卵巢黏液性肿瘤伴有表皮样囊肿而并无阑尾病变,则为卵巢原发生殖细胞源性肿瘤。除阑尾和卵巢之外,肿瘤还可来源于其他组织和器官的病变,包括结肠、直肠、胃、胆道、胰腺、脐尿管残件囊肿等。

(3)黏液性癌

体积大,单侧,表面光滑。约5%双侧性。切面多房或单房囊性,常有出血坏死、乳头和实性区,也可以实性为主。镜下,肿瘤以细胞和结构的高度异型性为特点,常与良性及交界性病变移行。肿瘤的浸润图像有2种,通常同时存在。常见膨胀性浸润,以拥挤密集的腺体和迷路样或筛状结构为特点,间质成分缺失;较少见插入性浸润,常位于膨胀性浸润周边,以伴有间质反应的恶性细胞或不规则腺体为特点。若肿瘤以插入性浸润图像为主,则需要注意除外转移性癌。由于肿瘤分化的不均一特点,必须强调任何肉眼可疑的区域都要充分取材。浸润范围大于5mm诊断为黏液性癌。

诊断时需要注意的是与转移性癌鉴别,主要是与来自消化道包括胰腺、胆道及阑尾的肿瘤鉴别,有的转移瘤原发病灶隐匿,组织形态上分化很好,似交界性,免疫组化的鉴别作用有限,需要依靠临床排查。双侧肿瘤、肉眼可见糟脆坏死、肿瘤体积较小、累及卵巢表面、多变的或结状浸润图像、血管内瘤栓、免疫组化CK7阴性等,均提示转移性。

4.子宫内膜样肿瘤

肿瘤的形态与子宫内膜[上皮和(或)间质]相似。良性和交界性病变主要见于生育年龄女性,肿瘤常有明显的纤维间质,呈腺纤维瘤或囊腺纤维瘤结构,与子宫内膜异位症或囊肿的区别是不具有明显突出的子宫内膜间质成分,与不典型子宫内膜异位症或囊肿的区别是腺体呈膨胀性结构。

交界性子宫内膜样肿瘤不多见,多为单侧性,大小2～40cm,多为实性或囊实性,棕色至灰白色,肿瘤大时可有出血坏死。镜下肿瘤呈囊内乳头或腺纤维瘤样结构,上皮成分有轻-中度异型性,常伴有筛状结构和鳞化,结构复杂时类似于低级别子宫内膜样癌;若异型性突出则称作上皮内癌;若伴有融合成片的乳头或腺体,上皮膨胀性取代间质或插入性浸润,但直径<5mm,则称作交界瘤伴微浸润,通常并无生物学意义。

(1)卵巢子宫内膜样癌

同侧卵巢或盆腔其他部位合并内膜异位的病例可高达42%,15%～20%的病例可同时合并子宫体的子宫内膜样癌。肿瘤的发生与子宫内膜异位症相关,伴有异位症的患者通常比不伴有者年轻;约 5% 合并林奇综合征(Lynch syndrome)。

①大体:肿瘤多为实性、柔软、质脆;或为囊性,内有实性肿物突入囊腔。28% 为双侧性。

②光镜:以片状膨胀性浸润的子宫内膜样癌为主,少数在其周边伴有插入性浸润。有的肿瘤呈实性微腺管状图像,很像成人型颗粒细胞瘤;有时灶性或弥漫区域很像支持-Leydig 细胞瘤,尤其是当肿瘤伴有间质黄素化和临床出现内分泌异常时,免疫组化 CK、Vimentin、EMA、ER、PR 阳性,a-Inhibin 阴性有助于鉴别。分化较差难以确定的肿瘤还可根据有灶状分化较好或伴有鳞状上皮分化而辩认。子宫内膜样癌常合并细胞透明化,不等同于透明细胞癌。

卵巢与子宫同时合并子宫内膜样癌时,两者同时分别单发还是一处为转移性,主要依据临床分期、肿瘤的大小、组织类型、分化、有无血管、输卵管和子宫壁浸润、是否合并内膜增生、卵巢的子宫内膜异位灶或腺纤维瘤样结构等综合分析。

(2)卵巢恶性 Müllerian 混合瘤

又称恶性中胚叶混合瘤、癌肉瘤或化生性癌,高度恶性。大体上,肿瘤通常体积较大,囊实性,有出血坏死;90% 为双侧性,75% 手术时已有卵巢外扩散。镜下特点见子宫的相应内容。

(3)卵巢腺肉瘤

由良性或增生的 Müllerian 上皮和肉瘤样间叶成分构成。多数低度恶性,病理特点见子宫腺肉瘤的相应内容。

(4)子宫内膜间质肉瘤和未分化肉瘤

前者具有子宫内膜间质的分化,分为高、低级别;后者的发生率仅占 10%,肿瘤分化差,失去子宫内膜间质分化的特点,很像纤维肉瘤或肌肉瘤。诊断卵巢子宫内膜样间质肉瘤需仔细检查子宫,除外转移性。

5.透明细胞肿瘤

卵巢透明细胞性良性及交界性肿瘤更少见。卵巢透明细胞腺纤维瘤多是在明显纤维间质中呈腺纤维瘤图像。如果其中的上皮有中到重度异型性,但无间质浸润,则诊断为交界性透明细胞腺纤维瘤。大体取材时要注意观察,勿疏漏恶性区域。

卵巢透明细胞癌:发病与子宫内膜异位症相关,平均年龄约为 50 岁。

(1)大体

大多为单侧性,大小约为 15cm,呈实性或囊性。囊性者或为单房,囊壁较厚伴有多结节状突起;或为多房,含清亮或黏液样液体,伴异位症者则含棕色巧克力糊样物质。

(2)光镜

肿瘤呈囊管状、乳头状和实性混合图像,肿瘤细胞较亮且透明,胞质内含有丰富糖原,有时呈不同程度嗜酸性;卵巢透明的细胞癌比其他器官发生的透明细胞癌异型性明显。实性细胞团索之间常有较薄的纤维血性间隔;小囊管状结构内衬扁平及立方样上皮,核染色较深常有突出的核仁,可见靴钉样细胞;乳头结构通常伴有玻璃样变的轴心。有时可见砂粒体或透明小体。此型癌的诊断指标是其多种混合或以某单一为主要的组织图像,因为具有透明细胞胞质的肿瘤很多如子宫内膜样或浆液性癌。目前没有对透明细胞癌组织学的明确分级系统,但伴随子宫内膜异位囊肿发生的、以囊腺及乳头结构为主的肿瘤通常预后好。

6. Brenner 瘤

少见。按分化程度分为良性、交界性、恶性；多数为良性，恶性 Brenner 瘤所占的比例＜5％。少数患者有雌激素增高症状，如子宫内膜增生、阴道出血等。

（1）良性 Brenner 瘤

多数是单侧、偶然发现。多数肿瘤体积较小，灰白或灰黄色，实性，可有钙化；有的结节较大（直径可达 20cm）；也有的以囊性为主。约 1/3 合并有其他肿瘤，最多见的是合并黏液性囊腺瘤或畸胎瘤。镜下肿瘤由致密的纤维间质及散在的上皮巢组成，故又称其为纤维上皮瘤。上皮巢大小不一，呈实性、小囊和索状分布，界限清楚，相形于移行上皮或复层上皮。细胞质嗜酸性或透明，有核沟。上皮巢中有小腔隙，内衬黏液柱状或矮立方上皮，有时有纤毛；有时囊腔较大，衬覆黏液柱状上皮。

（2）交界性 Brenner 瘤

少见。肿瘤的体积较大，囊腔结构较明显，并有表面衬覆移行上皮的宽乳头，移行上皮的表面黏液柱状上皮消失，而且上皮细胞层次增多，有不同程度异型性，与膀胱低级别非浸润性尿路上皮癌相似，伴有高级别癌分化时可称作交界瘤伴上皮内癌。无明确间质浸润。肿瘤细胞免疫组化 uroplakin、P63、GATA3 阳性，CK20、WT1 阴性。

（3）恶性 Brenner 瘤

罕见，常为单侧、少数为双侧性；囊实性肿物，常有钙化。镜下肿瘤在良性、交界性 Brenner 瘤的背景上，细胞密集且异型性突出伴浸润性生长，恶性成分组织类型通常为移行细胞癌、鳞癌或未分化癌等。

7. 浆黏液性肿瘤

又称混合型米勒管上皮肿瘤，包括混合型米勒管囊腺瘤、交界瘤及癌。肿瘤的发生与子宫内膜异位症相关，部分表现为子宫内膜异位囊肿的亚型。肿瘤的上皮以浆液和宫颈黏液性上皮混合为多，有时伴有内膜样上皮或有透明细胞、移行细胞、鳞状上皮分化。组织学上含有 2 种以上上皮，且每种的比例均在 10％以上，可列入此类。

此型交界瘤曾被称为卵巢黏液性交界瘤的宫颈内膜样亚型，患者的发病年龄较轻（平均为 34～44 岁），较多见有双侧性和（或）卵巢外包括淋巴结种植灶。虽然可有盆腔复发，但临床过程缓慢，不伴有腹膜黏液瘤。此型交界瘤可伴有上皮内癌或微浸润，但恶性很少。

8. 未分化癌

罕见。肿瘤细胞不具有上述各型米勒管上皮分化，呈实性片状生长，高度恶性。

（三）性索-间质肿瘤

性索-间质肿瘤发生率大约占卵巢肿瘤的 8％，由卵巢颗粒细胞、泡膜细胞、支持细胞、Leydig 细胞和成纤维细胞单独或混合构成。临床常表现有内分泌功能（62.8％）。

1. 颗粒-间质细胞肿瘤

包括由颗粒、泡膜或类似于间质成纤维细胞成分的细胞所构成的一组卵巢型性索-间质肿瘤。其中颗粒细胞瘤分为成人型和幼年型；泡膜-纤维组分类为泡膜细胞瘤、纤维瘤、纤维肉瘤、伴少量性索成分的间质肿瘤、硬化性间质瘤和印戒间质瘤等。

（1）颗粒细胞瘤

肿瘤由颗粒细胞或在纤维泡膜瘤的背景上颗粒细胞成分占 10% 以上者，均归类为颗粒细胞瘤。发病年龄从幼年到老者，青春期前占 5%，绝经后者则几乎占 60%。有研究表明不孕和诱导排卵的患者发病率增高。

卵巢成人型颗粒细胞瘤（ovarian adult granulosa cell tumor，OAGCT）多发生在中年或绝经后女性。部分病例有阴道出血，少数合并有子宫内膜增生或癌。

①大体：常为单侧、表面光滑的肿物；切面囊实性或实性，肿瘤的质地依纤维成分的多少软硬不一，颜色也从黄色至粉白色中间灶性黄色斑片不等；较大的肿瘤常有出血，但坏死不常见或为灶性。少数肿瘤为单或多房囊性，临床多为青中年且伴有男性化。

②光镜：肿瘤细胞大小较一致，一般细胞较小，圆形或椭圆形。核膜显示有皱褶或核沟即所谓咖啡豆样核为特点。细胞成团或索状排列，也可呈肉瘤样图像；分化好的肿瘤在团索排列的肿瘤细胞中有腺样或花环样腔隙，其中有粉染蛋白样物质及 1~2 个固缩核，相似于滤泡，这种特殊的结构，被称为 Call-Exner 小体；与低分化上皮性肿瘤的腺样分化不同，前者细胞大小较一致，腺样结构细胞与周围细胞相似，分界不清，腔缘胞质边界不清，腔内无明显黏液，免疫组化 CK7、EMA 阴性，α-Inhibin、CD99、calretinin 阳性等特点可与腺癌鉴别。伴随的不典型的组织图像有：a. 肿瘤以梭形间质成分为主时，找到局灶典型的颗粒细胞巢图像，网织染色可以协助评估；b. 囊性颗粒细胞瘤，需要充分取材除外囊性滤泡；c. 伴有局部奇异核，不伴有明确核分裂，无论成年型或幼年型颗粒细胞瘤，均无生物学意义；d. 黄素化的颗粒细胞瘤，胞质嗜酸性，核沟不明显；e. 肿瘤可以伴有支持细胞瘤样索状、花带状及腺泡结构等。这些不典型图像通常与典型图像混合存在，分子检测 FOXL2 基因突变有诊断意义。

此肿瘤是低度恶性肿瘤，复发率为 10%~50%，有的可发生在 20~30 年后。最重要的预后因素是临床分期，Ⅱ期以上的 5 年生存率约为 40%。临床大约 90% 的病例在手术时为Ⅰ期，5 年及 10 年生存率可达 90% 以上；对这类病例的预后评估很困难，需长期随诊。有研究认为提示临床Ⅰ期预后不良的因素包括：年龄＞40 岁、肿瘤大小＞5cm、肿瘤破裂、双侧性、核分裂和异型性；而良性肿瘤中最主要的特点是体积小，包膜完整。

卵巢幼年型颗粒细胞瘤（ovarian juvenile granulosa cell tumor，OJGCT）约占颗粒细胞瘤的 5%，多见于 30 岁以前的女性。约 80% 病例临床伴有内分泌症状。

①大体：肿瘤一般较大，多数为囊实性；约 5% 双侧性，2% 术中已伴有卵巢外播散。

②光镜：肿瘤细胞为弥漫性或结节性分布，其中有大小、形态不一的、幼稚的滤泡结构，滤泡内常有黏液染色阳性物质；瘤细胞成片状黄素化，核幼稚无核沟，有一定异型性，且核分裂数较多（高者可＞5 个/10HPF）；间质有不同量卵泡膜细胞和成纤维细胞成分，黄素化和水肿明显。

③鉴别诊断：主要是与发生于青年女性的、伴有高血钙的卵巢小细胞癌鉴别。后者 20% 诊断时已有卵巢外扩散，临床不伴高雌状态；肿瘤细胞小而更幼稚，常混有嗜酸性胞质的空泡核大细胞，核分裂和坏死更多，a-Inhibin 阴性；分子检测 SMARCA4（BRG1）突变可以证实诊断。此外，形态上更幼稚的瘤细胞、滤泡的形态多样化及广泛的黄素化可以与成人型颗粒细胞瘤鉴别。偶尔，幼年型可以与成人型颗粒细胞瘤并存。

多数病例(95%)预后好,但肿瘤破裂或有卵巢外扩散者预后差。

(2)卵泡膜细胞瘤

由类似于卵泡内泡膜细胞和成纤维细胞构成,由于多数伴有不同程度的纤维成分,常称作卵泡膜纤维瘤。发生率相当于颗粒细胞瘤的1/3,绝大多数为绝经后女性,平均年龄为59岁。部分病例有阴道出血或绝经后出血,少数伴有子宫内膜的肿瘤。黄素化的肿瘤可伴有男性化。少数发生于年轻女性的黄素化泡膜细胞,常为双侧性并伴有硬化性腹膜炎,临床有腹水和肠梗阻症状。

①大体:绝大多数肿瘤为单侧性,体积较小或中等;切面实性或囊实性,灰黄色或浅黄色;偶见囊性或出血坏死。

②光镜:肿瘤由结节状、片状及成束的梭形细胞构成。肿瘤细胞为成纤维细胞样梭形细胞,核位于中心,胞质较浅,嗜酸性,可有小空泡。细胞之间常有较明显胶原纤维,可有玻璃样变和钙化。免疫组化 a-Inhibin 和 calretinin 阳性。

(3)硬化性间质瘤

约80%发生于20~30岁的年轻女性,少数有内分泌症状,临床为良性。

①大体:与卵泡膜细胞瘤或纤维瘤无区别,有的可伴有黏液样变或囊性变。

②光镜:肿瘤呈分叶状结构,叶间为有明显胶原纤维的纤维组织,小叶内或小叶间血管较丰富,常有窦样扩张;小叶内的细胞较大,呈圆形或类圆形,胞质浅或透明,含有丰富脂类物质;这些细胞也可呈印戒状或呈索状上皮样结构,有时可见核分裂。小叶内大的透明细胞之间混有多少不等的纤维细胞及胶原纤维,要注意与卵巢 Krukenberg 瘤鉴别,后者印戒细胞有异型性,间质常有黏液物质,EMA 或者 CEA 阳性,细胞内黏液染色阳性等可以鉴别。

(4)纤维瘤

由产生胶原的间质细胞构成,发生率占卵巢肿瘤的4%。多数临床无症状,大于10cm的肿瘤可伴有腹水,约1%可伴有 Meigs 综合征。

①大体:肿瘤灰白、实性、坚硬,可有钙化;水肿时则质地较软,常有囊性变,很少有出血坏死(除非肿瘤扭转)。

②光镜:为经典的纤维瘤。约10%为富细胞型纤维瘤,细胞密集,胶原成分很少;有轻度异型性,核分裂数>4个/10HPF,可称作核分裂活跃的富细胞型纤维瘤;少数这类肿瘤可以术后复发,尤其是伴有粘连、破裂者,应视为低度恶性。

(5)纤维肉瘤

指细胞有异型性,核分裂数>4个/10HPF 的成纤维细胞性肿瘤。肿瘤体积较大,常有出血坏死。镜下细胞密集,异型性明显,核分裂数>4个/10HPF,常有不正常核分裂和坏死。

(6)印戒细胞间质瘤

见于成人,临床无内分泌功能。瘤细胞呈印戒状,黏液染色阴性。

2.支持-间质细胞肿瘤

一组由支持细胞、睾丸网样上皮、成纤维细胞、Leydig 细胞单独或混合构成的一组睾丸型性索-间质肿瘤,包括支持-Leydig 细胞瘤、支持细胞瘤和环管状性索瘤。

(1)支持-Leydig 细胞瘤

在卵巢肿瘤中的发生率<0.5％,以中-低分化型为主,有的含有原始的性腺间质或异源性成分。临床有男性化或女性化表现,大约半数患者临床无特殊表现,约4％患者可有腹水。

①大体:肿瘤呈实性或囊实性,少数为囊性。分化差的肿瘤体积常较大。肿瘤常有出血坏死。

②光镜:组织学上按支持细胞呈管状分化的程度、原始性腺所占的比例、Leydig 细胞的多少以及是否伴有异源性成分,分为以下若干亚型。

高分化型:支持细胞分化好,呈柱状上皮性分化,由这类细胞构成中空或实性管状结构。管状结构之间为纤细的纤维间质及散在其中的、胞质宽而均匀嗜酸性的 Leydig 细胞簇。

中分化型:这型较多见,特点是呈分叶结节状图像。细胞性结节是由梭形的性腺间质细胞和水肿的胶原间质构成,并与其中的呈索状排列、分化较差的支持细胞移行,偶见腺管样结构;细胞巢索或结节之间有散在的、分化好的 Leydig 细胞。

低分化型:由类似于原始性腺间质的肉瘤样成分构成,与中间型的区别是不具有分叶结节状图像。肿瘤细胞大多为梭形,有异型性,核分裂明显增多。可根据有些区域可见巢索状结构的性索成分分化和少数 Leydig 细胞而诊断。

以上三型主要结合肿瘤的临床分期、肿瘤分化程度和是否破裂评估预后。有研究证实,临床恶性者在中间型组占 11％,低分化组占 59％。

伴异源性成分的支持-Leydig 细胞瘤:大约 20％支持-Leydig 细胞瘤伴有异源性成分,仅见于中间型、低分化和网状型。肿瘤含有非性索间质范畴的成分如上皮成分(多为黏液性)和(或)间叶组织(多为软骨、横纹肌母细胞)及其所衍生的肿瘤。大体上的囊性区域可能有黏液性上皮,而异源性的间叶成分则在肉眼上不能识别。镜下这些成分可以孤立存在,也可与性索区域混合。黏液上皮通常为良性的肠或胃型上皮,有时为交界或恶性。有时可见肝细胞性分化。这些异源性成分的预后意义目前尚不明确,有研究表明上皮性异源性成分并不影响临床预后,而间叶性异源性成分常提示预后较差。

网状型支持-Leydig 细胞瘤和具有网状成分的亚型网状成分是指类似于睾丸样的迂曲裂隙状结构,这种成分占肿瘤 90％以上时称网状型支持-Leydig 细胞瘤,占 10％~90％者称具有网状成分的中-低分化型支持-Leydig 细胞瘤。此型临床发病较年轻,男性化表现不明显。肿瘤肉眼可见乳头或息肉样结构。镜下裂隙或微囊内衬覆扁平、立方或支持样细胞,腔内为嗜酸性胶样物。所合并的支持-Leydig 细胞瘤常伴有异源性成分,为中-低分化。出现原始的性索间质、异源性成分、Leydig 细胞和免疫组化 a-Inhibin 阳性是诊断指标。

(2)支持细胞瘤

肿瘤细胞的基本成分为分化较好的支持细胞,可有少量不明显的 Leydig 细胞。

①大体:肿瘤呈单侧、光滑、实性结节,切面湿润光泽、黄-棕色,较大肿瘤可有出血囊性变;少数肿瘤呈完全囊性或实性,有时伴有纤维化和骨化。

②光镜:为管状排列的支持细胞。核分裂通常很少(<1 个/10HPF),但年轻患者的肿瘤可达 9 个/10HPF。肿瘤可含有少量 Leydig 细胞,但无原始性腺间质成分。免疫组化 CK、vimentin、a-Inhibin、CD99、calretinin 支持细胞呈不同程度阳性表达,EMA 阴性。

临床绝大多数为良性,少数伴有突出异型性和核分裂的肿瘤有卵巢外扩散。

（3）环管状性索瘤

性索（支持）细胞排列成简单或复杂的环管状结构，又称环管状支持细胞瘤。大约 1/3 伴有波伊茨-耶格综合征（Peutz-Jeghers syndrome，PJS），肿瘤常为多发性，体积小，多为偶然发现；镜下环管状结构的瘤组织散在卵巢间质中，不形成明确的瘤块。非 PJS 患者为单侧实性肿物，切面黄色，可有钙化及囊性变。

所有伴随 PJS 的肿瘤均为良性。非 PJS 中约 25% 为临床恶性，浸润性生长和核分裂数＞3～4 个/10HPF 提示可能复发。

3. 类固醇细胞肿瘤

这是一组来源不甚清楚的肿瘤，由类似于分泌类固醇激素的细胞构成，以往曾被称作"脂质细胞瘤"。这组肿瘤主要包括非特异性类固醇细胞瘤和 Leydig 细胞瘤。

（1）非特异性类固醇细胞瘤

指不能归类为间质黄体瘤和 Leydig 细胞瘤的类固醇细胞肿瘤，其中有些病例可能是未找到明确 Reinke 结晶的 Leydig 细胞瘤，有些则可能是体积较大的间质黄体瘤。临床常伴发男性化，少数为女性化，也有的表现为孕激素作用、Cushing 综合征或其他副肿瘤综合征。

①大体：肿瘤为体积较大的界限清楚的结节，少数为双侧性。切面为棕黄或黑色，肿瘤较大时常伴出血坏死。

②光镜：肿瘤细胞胞质较宽，颗粒状或嗜酸性或透明空泡状似肾上腺皮质结构，也有的肿瘤细胞含丰富脂质，呈印戒状。细胞之间有薄的纤维血管间质。肿瘤细胞 a-Inhibin 强阳性。

约 1/3 为临床恶性，这些肿瘤的体积通常较大（＞7cm），有出血坏死、核异型性、核分裂数 2 个/10HPF 以上，也有的肿瘤并没有提示恶性的形态学指标。

（2）Leydig 细胞瘤

多为单侧，肿瘤由含有和不含有 Reinke 结晶的 Leydig 细胞构成。典型病例见于绝经后女性，但也发生于年轻、妊娠女性或女童，临床常有男性化表现。所谓门细胞瘤是指肿瘤位于卵巢门部，与髓质分离；肿瘤常伴有非肿瘤性门细胞增生，若位置典型，找不到 Reinke 结晶也可诊断。而非门型肿瘤一般认为是由卵巢间质细胞转化而来，较少见，通常埋在髓质内，多伴有间质黄素化细胞增生。此类肿瘤目前未见有术后临床复发或转移的病例报道。

4. 未分类的性索-间质肿瘤

指没有明确卵巢型或睾丸型分化证据的性索-间质肿瘤。发生率占性索-间质肿瘤的 5%～10%。生物学行为相当于中分化而不是低分化的肿瘤。

两性母细胞瘤：罕见，临床有性激素异常表现。组织学上有典型支持及间质细胞瘤和颗粒及卵泡膜细胞瘤的结构，这两种分化好的性索间质瘤组织占一定比例（至少 10%）混合存在。文献报道均为临床良性（部分学者认为此病变为错构而非肿瘤性，WHO 2014 版已将其移出肿瘤分类中）。

（四）生殖细胞肿瘤

生殖细胞肿瘤来源于不同阶段分化的卵巢生殖细胞，临床大多数患者较年轻。由于原始的生殖细胞具有多种分化潜能，这组肿瘤的特点是结构成分复杂，各种成分常有不同程度的混合。这组肿瘤占卵巢原发瘤的 20%～30%，绝大多数为成熟型畸胎瘤。恶性生殖细胞肿瘤是幼女和青年女性最常见的卵巢恶性肿瘤。

1. 无性细胞瘤

也称卵巢的精原细胞瘤。

①大体：肿瘤较大，常为实性，表面常呈结节状或脑回状。质地较软，呈灰白或灰黄色，可有出血、坏死、囊性变或钙化。

②光镜：肿瘤细胞较大，大小较一致，呈圆形或类圆形，胞质浅或透明。核膜较清楚，核位于中心，染色质较粗，核浆稀，有小核仁；肿瘤细胞免疫组化染色 PLAP、CD10 阳性；相似于胚胎性腺的生殖细胞；瘤细胞成团或索状排列，团索之间有较薄的纤维间质。在间质内或肿瘤细胞团内常有散在或灶状淋巴样细胞浸润，间质内有时可见干酪样坏死或结核样肉芽肿。无经验者易误诊为结核。约 5% 无性细胞瘤镜下可偶见有滋养细胞的分化，但除血中 β-HCG 略增高外，一般对预后并无影响。

无性细胞瘤 10%～15% 是双侧性，对放疗敏感。5 年存活率可达 70%～95%。诊断应充分取材以除外合并其他混合成分。

2. 卵黄囊瘤

此为原始生殖细胞肿瘤，极少数源于体细胞（如子宫内膜样上皮性肿瘤）的逆向分化。形态上包括各种原始内胚层样结构，包括原肠、胚体外分化如卵黄囊泡，以及胚体内胚层如小肠、肺、肝等分化。源于生殖细胞的肿瘤发病年龄的中位数是 19 岁，而源于体细胞的肿瘤病例多为年长患者，且常发生于卵巢外如子宫内膜或外阴等。

①大体：肿瘤的体积通常较大，平均直径约为 15cm；切面质地软，灰黄色，常有出血坏死，微囊结构呈蜂窝状，极少数呈单囊性改变。

②光镜：结构多样。微小囊状结构，囊被覆扁平或立方上皮；内胚窦样结构，肿瘤细胞围绕厚壁血管，呈极向紊乱的乳头状，乳头外为球囊样结构；实性结构，幼稚胚胎性实性上皮团索状；腺泡或腺管样结构；多囊状卵黄囊样结构；间质疏松黏液样；乳头状；大囊状；原始内胚层结构包括似甲状腺、肺、肝样或肠型上皮分化。这些结构混合存在，常以 2～3 种结构为主要成分。镜下还有一种较为特殊成分，即 HE 常规切片中显示滴状红染、PAS 阳性的蛋白性小体。免疫组化示 SALL4 弥漫阳性，GATA3 经典原始型阳性，AFP 局灶阳性；内胚层器官样分化区域可以相应表达 TTF1、CDX2、Hep Par 1 等；源于体细胞的肿瘤同时伴有体细胞癌及相应的免疫组化表达。

肿瘤对化疗敏感，预后较好。以胚体内胚层如肝、肠等分化为主的肿瘤，化疗敏感性相对较差；合并体细胞癌的肿瘤可能需要上皮及生殖细胞肿瘤的综合化疗方案。

3. 胚胎性癌和多胚瘤

由类似于胚盘的上皮细胞形成的腺样、管状、乳头和实性图像构成。所谓多胚瘤则是由早期胚芽样图像构成，很少见。这些少见肿瘤来源于原始阶段、具有多种分化潜能的干细胞，多是同其他生殖细胞肿瘤混合存在。临床常常表现有内分泌异常。

光镜：胚胎性癌为片状分布的原始大细胞，免疫组化 AFP 和 CD30 阳性。有时形成乳头或裂隙状，还可伴有合体滋养细胞及早期畸胎样，如鳞状、柱状、黏液或纤毛上皮分化。多胚瘤的特点为羊膜囊样、胚盘和卵黄囊样结构构成的胚样体和其周围包绕的原始疏松间质，有时可伴有内胚层,如小肠或肝的分化和滋养细胞。

4.非妊娠绒癌

形态同妊娠绒癌(略),常伴有其他生殖细胞肿瘤成分。

5.畸胎瘤

这是来源于生殖细胞具有内、外及中胚层分化的良性及恶性肿瘤。大多数为良性,少数可以恶性变,也可以一起始即为恶性。多见于青少年,约占儿童卵巢肿瘤的50%。畸胎瘤分类为未成熟型、成熟型和单胚层型。

(1)未成熟型

发病率在卵巢畸胎瘤中占3%,特点是肿瘤含有不等量不成熟的胚胎性组织。传统上按不成熟的神经上皮面积进行组织学分级:少于1个40倍视野为Ⅰ级,良性,但具有恶性潜能;占1~3个40倍视野为Ⅱ级,低度恶性;占3个以上40倍视野为Ⅲ级,恶性。也有学者提出二级分类方法即:Ⅱ级、Ⅲ级为高度恶性,术后需要化疗;Ⅰ级为低度恶性,术后无须化疗。临床预后取决于原发瘤的分级和分期,以及种植瘤的分级。种植瘤为完全成熟神经组织被称作腹膜胶质瘤病,组织学分级为0级,不影响预后。

(2)成熟型

这是生殖细胞肿瘤中最常见的一型肿瘤,由完全成熟的2~3个胚层组织构成。少数可伴随未成熟畸胎瘤或恶性原始生殖细胞肿瘤发生。约1%的病例可发生自发性或创伤性肿瘤破裂,内容物流入腹腔可导致化学性腹膜炎、肉芽肿、腹膜胶质瘤病或腹膜黑变病。

成熟型畸胎瘤可以伴有各胚层成分的增生或良、恶性肿瘤,少见;发病以绝经后女性相对多见,应注意充分取材避免疏漏。畸胎瘤的恶变,以上皮性,特别是鳞癌最多见,约占80%;其次为腺癌、腺鳞癌、未分化癌、恶性黑色素瘤等。畸胎瘤还可发生肉瘤变,患者的年龄较鳞癌变者稍年轻,主要是平滑肌肉瘤、血管肉瘤和骨肉瘤等。这些恶性成分浸润囊壁可导致肿瘤破裂或与周围粘连,也有的呈晚期卵巢癌样生长方式。临床预后差。

(3)单胚层型

是指由一个胚层的某种单一组织为主发育形成的肿瘤,主要包括卵巢甲状腺肿、类癌、神经外胚层肿瘤、皮脂腺肿瘤、黑色素细胞肿瘤等。

①卵巢甲状腺肿:主要表现为正常或各种甲状腺腺瘤的形式,肿瘤破裂可引起腹膜种植,被称作腹膜甲状腺肿。少数表现为甲状腺乳头状癌或滤泡癌,常与良性成分混合存在,又称恶性卵巢甲状腺肿。卵巢甲状腺肿,尤其是恶性甲状腺肿,其预后因素主要取决于肿瘤的大小和分期,包括肿瘤累及包膜或伴有粘连等。

②类癌:是一组由多种神经内分泌细胞构成的肿瘤,以类似于胃肠道的类癌为主。组织学上分为岛状型、小梁型、黏液型和甲状腺肿类癌。

岛状型类似于肠管类癌的中肠型,肿瘤细胞巢状分布,常伴有腺泡或筛状结构。通常来源于成熟型畸胎瘤的胃肠或呼吸上皮。肿瘤生长缓慢,偶见发生转移,由于主要发生于老年女性,根治性手术和随诊是主要的治疗方式。

小梁型则类似于后肠或前肠型类癌,瘤细胞呈柱状,小梁或花带样排列。此型肿瘤几乎不发生转移,术后预后好。

黏液型很少见,形态上类似于阑尾的杯状细胞类癌。肿瘤的侵袭性较前两型强,尤其是合并有腺癌同时存在时,淋巴结的转移率明显增高。治疗原则是根治性手术加化疗。

甲状腺肿类癌是有不同比例的甲状腺肿和类癌构成,后者多呈花带或小梁状图像。绝大多数为临床Ⅰ期病例,预后好。

③神经外胚层肿瘤:类似于不同分化阶段的神经系统肿瘤,主要包括分化好的室管膜瘤、分化差的原始神经外胚层肿瘤和髓上皮瘤,以及分化不良的多形性胶质母细胞瘤。

④皮脂腺肿瘤:几乎总是发生在皮样囊肿壁上,与各种皮脂腺的肿瘤形态相似。

⑤黑色素细胞肿瘤:包括伴随表皮样囊肿的各种类型黑色素细胞痣,很少见,首先要除外转移性恶性黑色素瘤。

⑥其他:主要包括垂体型肿瘤、视网膜原基肿瘤和其他间叶性肿瘤等。

(五)生殖细胞-性索-间质混合性肿瘤

生殖细胞-性索-间质混合性肿瘤是一组由生殖细胞和性索-间质成分混合构成的良性肿瘤,少数合并恶性生殖细胞成分。

1. 性母细胞瘤

由生殖细胞和不成熟的性索成分构成,间质常有黄素化或缺乏 Reinke 结晶的 Leydig 样细胞。肿瘤几乎都发生于发育不全的性腺,90%以上含有 Y 染色体。右侧比左侧多见,约38%为双侧性;由于有的肿瘤仅为镜下微小瘤,实际上双侧发生的比例还要更高,可能几乎均为双侧性。临床主要为表型女性的男性化患者,少数为表型为男性的女性化患者;常伴有内、外生殖器异常。

①大体:肿瘤的体积通常较小,合并其他生殖细胞肿瘤则体积较大;常伴有颗粒样钙化或完全钙化。

②光镜:肿瘤细胞呈巢分布,环绕以纤维间质。细胞巢内为生殖细胞和幼稚的支持或颗粒细胞:前者细胞大而圆,核仁明显,有核分裂,散在或簇状分布;后者细胞的体积较小,核卵圆或胡萝卜样,无核分裂,在细胞巢周围或围绕着生殖细胞排列,有的环绕形成含有嗜酸性透明物的腔,似 Call-Exner 小体样结构;以上两种细胞成分呈不同比例的混合存在。细胞巢周围的间质成分多少不一,常含有黄素化或缺乏 Reinke 结晶的 Leydig 样细胞。

单纯性母细胞瘤的临床治疗主要是切除双侧性腺,由于雌激素对子宫内膜的致癌作用,通常在手术中同时切除子宫。伴有生殖细胞成分过度生长的肿瘤有的可能发生转移,但预后要比原发无性细胞瘤好;伴有其他恶性生殖细胞肿瘤则发生转移的概率明显增加,应进行规范分期手术和化疗。

2. 非性母细胞瘤型生殖细胞-性索-间质混合性肿瘤

发生于表型、基因和解剖结构均正常的女性。临床多见于 10 岁以下的幼女或儿童,有性早熟的表现和发现盆腔肿瘤。

①大体:肿瘤的体积相对较大,通常为单侧性,对侧卵巢正常;切面为灰粉-黄色、实性或囊实性,无钙化或坏死。

②光镜:两种瘤细胞混合形成索状、实性管状或在多量呈巢的性索细胞中有个别或成簇的生殖细胞;两种细胞成分所占的比例不一,可以某一成分为主。

合并恶性生殖细胞肿瘤的概率比性母细胞瘤少,约为 10%。单纯型非性母细胞瘤型生殖细胞-性索-间质混合性肿瘤多为良性,仅少数伴有转移或复发的报道,年轻女性可以保留生育功能;合并恶性生殖细胞肿瘤者应行规范分期手术和化疗。

(六)起源未定肿瘤

1. 小细胞癌

包括高血钙型和肺型。

(1)高血钙型

是指常具有旁分泌高血钙的小细胞未分化癌,主要发生于年轻女性。有学者认为这是卵巢上皮性肿瘤的一个未分化的亚型,也可能是幼稚的未分化间叶性肿瘤。

①大体:肿瘤通常为右侧,体积较大,实性,灰白色,常伴有出血、坏死和囊性变;多数病例(约50%)手术时已有卵巢外扩散。

②光镜:肿瘤细胞呈弥漫分布,核分裂多见;有时形成岛状或梁索状,有时形成含有嗜酸性液体的滤泡样图像。部分瘤细胞小,胞质少;约半数病例肿瘤的部分细胞有较丰富、嗜酸性胞质。10%~15%可见良性或恶性的黏液上皮灶。

③鉴别诊断:由于患者年轻,镜下又有滤泡样结构,需与幼年性颗粒细胞瘤鉴别;免疫组化表达肿瘤细胞 EMA 阳性,a-Inhibin 阴性,可用于与颗粒细胞瘤鉴别。肿瘤侵袭性强,多数预后不良。

(2)肺型

是卵巢的神经内分泌癌,类似于肺小细胞神经内分泌癌,多见于绝经后女性。肿瘤的体积大,实性或囊实性。组织形态和免疫组化表达均与肺小细胞神经内分泌癌相似。部分病例伴有卵巢上皮性肿瘤如子宫内膜样癌、Brenner 瘤或黏液上皮分化。

2. 实性假乳头状肿瘤

形态同胰腺的同类肿瘤。

3. 其他

主要包括 Wilms 瘤、副神经节瘤、黏液瘤、间皮瘤等。

(七)瘤样病变

1. 妊娠黄体瘤

这是在妊娠终末期由黄体细胞构成的卵巢单发、多发性结节。一般见于30~40岁的经产妇,常是在剖宫产时偶然发现,部分患者临床有男性化表现和血清睾酮升高。此病变为良性、自限性,产后开始退缩,直至数周完全消失。

①大体:实性、光泽的棕红色结节,约半数为多发或双侧发生。

②光镜:为弥漫分布的多角形、嗜酸性细胞,核圆,核仁明显,核分裂易见。有时围绕淡染液体形成滤泡样结构或排成梁索状,也有的细胞空泡变性呈气球样,有时还可见嗜酸性透明小体。

③鉴别诊断:病变为多发结节时,形态上需要与转移性黑色素瘤鉴别,免疫组化染色黄体瘤 a-Inhibin 阳性而 HMB45 阴性。单发结节则需要与卵巢黄素化的颗粒细胞瘤、泡膜细胞瘤、类固醇细胞瘤和妊娠性黄体区别,后者围成中央的腔隙,边缘呈花边状,由黄素化的颗粒和泡膜细胞构成,也可有透明小体。

2. 间质泡膜细胞增生

指卵巢增生的间质中有小簇黄素化的间质细胞。临床双侧卵巢增大,最大可达7cm;较年轻的女性常表现有男性化,老年女性常表现为雌激素高、肥胖、高血压等症状。镜下若缺乏成簇的黄素化细胞则称作卵巢间质增生。

3. 纤维瘤病

此为卵巢间质非肿瘤性胶原增生。临床患者较年轻,平均年龄为21岁;典型的症状是月经不规则、稀发、不孕或男性化。卵巢体积增大,部分为偶然发现,约80%为双侧性。镜下卵巢皮质增厚但结构保留,间质成纤维细胞增生、胶原增多并包绕正常滤泡,有时有灶性黄素化和水肿。而卵巢纤维瘤的特点是发生于老年女性,没有内分泌症状。

4. 巨大卵巢水肿

一侧或双侧卵巢水肿形成肿瘤样外观。大多为年轻女性,部分有内分泌症状。大体上卵巢呈弥漫性肿大,直径可达6～35cm。切面有水肿液溢出。镜下组织稀疏水肿,卵巢结构保留,常见皮质增厚和纤维化;有内分泌症状者常可见黄素化细胞。双侧水肿,卵巢体积又较大时要注意与krukenberg瘤鉴别。后者卵巢内有不同程度的纤维化间质反应,可见散在癌细胞,间质可充以较明显黏液,AB/PAS黏液染色阳性。

5. 妊娠伴随的其他瘤样病变

包括卵巢妊娠、妊娠和产褥期巨大孤立性黄素化滤泡囊肿、妊娠颗粒细胞增生、妊娠门细胞增生和异位蜕膜等。

6. 其他瘤样病变

主要包括滤泡囊肿、黄体囊肿、多囊卵巢、子宫内膜异位灶及巧克力囊肿、卵巢间质化生或钙化等。

三、卵巢转移性肿瘤

1. 概述

卵巢外原发瘤转移至卵巢,可通过直接播散、血行及淋巴等途径。来自消化系统的转移性黏液或印戒细胞癌,称为Krukenberg瘤。

2. 诊断要点

①大多数转移瘤为双侧性,双侧大小可以不一致。切面多为实性肿瘤。

②肿瘤形态主要取决于其原发部位,间质纤维组织增生明显,肿瘤细胞常陷在其中,常可见淋巴管或血管内癌栓。

3. 鉴别诊断

主要与原发癌鉴别,以下特征提示转移癌。

①双侧卵巢受累。

②多结节状生长。

③卵巢表面种植。

④间质反应明显,腺管状或散在肿瘤细胞不规则浸润其间。

⑤卵巢门受累。

⑥广泛的血管或淋巴管受累。

第八章

乳腺疾病的病理诊断与鉴别诊断

第一节　乳腺炎症性病变

乳腺炎分急性、慢性，以及感染和非感染性炎。慢性非感染性乳腺炎（如肉芽肿性小叶性乳腺炎、浆细胞性乳腺炎等）近年来引起人们的关注。

一、急性化脓性乳腺炎

急性化脓性乳腺炎多因吮吸乳头导致细菌感染所致，常见于哺乳期女性，表现为乳房区红、肿、热、痛，局部和腋下淋巴结可肿大。可转变为慢性。

1. 光镜

为急性化脓性炎，可伴有脓肿形成、组织坏死及肉芽组织形成。转变为慢性者病变内有多少不等的淋巴细胞和浆细胞。

2. 鉴别诊断

（1）浆细胞性乳腺炎

浆细胞性乳腺炎以浆细胞和淋巴细胞为主，可见导管扩张症背景。

（2）肉芽肿性小叶性乳腺炎

病变小叶性分布，肉芽肿内小脓肿。

（3）乳晕下脓肿（Zuska 病）

乳晕下脓肿为非哺乳期病变，有显著鳞化。

二、乳晕下脓肿

乳晕下脓肿又称 Zuska 病、输乳管鳞状上皮化生、乳腺导管瘘。主要发生在非哺乳期女性，可能与吸烟有关。大多数表现为乳晕区肿胀或肿块，有乳头溢液，乳头内翻及输乳管瘘形成，排出物黏稠具有恶臭。常被临床误诊为一般脓肿，抗生素治疗和（或）切开引流通常无效，病情反复发作，经久不愈。

1. 光镜

主要为一个或多个输乳管上皮明显鳞状上皮化生角化，上皮及角化物脱落充塞管腔，导致输乳管破裂,角蛋白进入周围间质并继发感染,引起急慢性炎症,形成以输乳管为中心的乳晕下脓肿及异物巨细胞反应。

2.鉴别诊断

(1)脓肿

此病常被临床误诊为脓肿,因此,开始总是被切开引流,由于取出送检组织有限,仅常表现为化脓性炎及异物巨细胞反应。结合临床,若需要排除本病,必须仔细进行组织学检查,寻找角化物及伴有鳞状上皮化生和(或)含有角蛋白的导管。必要时需提醒临床医生切除更多的标本送检。

(2)导管原发性鳞状细胞癌

细胞异型性明显,常伴有导管周围的浸润。

(3)起源于主输乳管的乳头状汗腺囊腺瘤样肿瘤

除有鳞状上皮分化伴角化性外,仍可见被覆两层上皮(内层柱状、外层立方状)的乳头状结构。

(4)其他良性病变的鳞状上皮化生

可以见到其他病变的典型形态学改变,如导管内乳头状瘤,虽有鳞状上皮化生,但可见到乳头状瘤的典型改变。

3.预后及预测因素

需手术彻底清除病灶,甚至要楔形切除乳头,方能治愈。

三、肉芽肿性小叶性乳腺炎

肉芽肿性小叶性乳腺炎又称为特发性肉芽肿性乳腺炎,是一种少见原因不明的慢性非感染性炎症性疾病,有较明显的临床病理特征。

1.临床表现

临床上多发生于较为年轻的经产妇(平均33岁),大多数与近期妊娠(平均3年)有关,发病就诊时间平均3个月,患者常单侧乳腺受累,乳腺肿块初起多位于乳房的外周部,逐渐向乳晕区发展(周围向中央),病变区先有疼痛,然后出现红肿(先痛后红肿),可有皮肤溃破及窦道形成。临床容易误诊为乳腺癌。抗生素和(或)抗结核治疗效果不明显,用激素治疗病情可有一定缓解。病变切开引流或破溃后,伤口常难以愈合,肉芽组织增生、伤口外翻可似火山口样。另外,上、下肢皮肤可出现结节性红斑,无生育史的患者中,大多数有服用抗精神病类药物史。

2.大体

切面有灰白色病变区,界限清楚或不清楚,大小为1.5~6cm,其内可见黄色粟粒样病灶,质硬韧,有砂粒感,严重者有更大的脓腔,亦可见扩张的导管。

3.光镜

以乳腺终末导管小叶单位为中心的化脓性肉芽肿性炎为特点。肉芽肿中央常有中性粒细胞聚集,甚至形成小脓肿,其中常见有吸收空泡,病变的不同时期,小叶内、外常有程度不同的淋巴细胞和(或)浆细胞浸润,亦可出现较多嗜酸性粒细胞,终末导管可有不同程度的扩张,间质内常见有小血管周围炎及小肉芽肿,部分病例可有局部大导管扩张或伴发导管扩张症。病变融合者,小叶结构消失,常见有肉芽肿构成的隧道样结构及弥漫性化脓性肉芽肿性炎,累及皮肤者可引起溃破形成窦道,某些病例的鳞状上皮可深部组织内移位埋陷增生,窦道也可鳞状上皮化生、增生,而且可以出现异物性肉芽肿。病变中通常(一般方法)查不出病原菌。

4.病因

本病的病因尚不清楚,一般认为是非感染性化脓性肉芽肿性炎,可能与自身免疫因素、血清泌乳素血症、服用抗精神病类药物等有关。其是否与感染因素有关,一直是人们关注的问题。有文献报道,在40％左右的病例中形态学表现为囊性中性粒细胞性肉芽肿性小叶炎的患者病变中发现有棒状杆菌,其病变组织形态学改变为以小叶为中心的肉芽肿及混合性炎细胞浸润,肉芽肿内有囊泡形成(直径<1mm),囊泡衬以中性粒细胞,囊泡内可见革兰染色阳性的棒状杆菌。亦有文献报道,棒状杆菌阳性的病变组织,细菌培养均为阴性。文献报道表明,棒状杆菌的病变非常类似于肉芽肿性小叶性乳腺炎。有学者的研究也观察到,在许多诊断为肉芽肿性小叶性乳腺炎的病变中存在革兰染色阳性的棒状杆菌。棒状杆菌与肉芽肿性小叶性乳腺炎有何关系,值得进一步深入研究。

5.鉴别诊断

(1)导管扩张症(浆细胞乳腺炎)

年龄大,始发常为乳晕区肿物,病变逐渐向外周扩展(中央向外周),表现为大导管扩张,管腔内分泌物潴留,管壁纤维性增厚,管周淋巴细胞、浆细胞浸润,可有异物性肉芽肿,缺乏以小叶为中心的化脓性肉芽肿改变。部分病例两者可同时伴发。

(2)肉芽肿性血管脂膜炎

肉芽肿性血管脂膜炎是非坏死性肉芽肿和淋巴细胞性血管炎,通常不累及小叶或导管。

(3)感染性肉芽肿(如分枝杆菌、真菌及寄生虫)

病变缺乏沿小叶分布的特点,为坏死或非坏死性肉芽肿,可找到病原菌。

(4)乳腺脓肿

常和哺乳有关,病变没有沿小叶分布的特点,缺乏化脓性肉芽肿的特点。

(5)脂肪坏死和异物反应

病变不以小叶为中心,为脂性肉芽肿和异物性肉芽肿。

(6)结节病

小叶内和小叶间非坏死性肉芽肿,缺乏化脓性肉芽肿的特点。

6.预后及预测因素

目前,对本病的治疗还缺乏共识。如治疗不当(如按一般炎症切开引流、单纯抗生素或抗结核治疗等),伤口可长期不愈,形成窦道,病变可反复发作,患者十分痛苦。手术治疗曾经是首选的治疗方法,皮质激素治疗有一定疗效。但现今更强调综合性治疗,辅以中医治疗能获得更好的结果。需加强病因学研究,以便获得更针对性的治疗。

四、硬化性淋巴细胞性小叶炎

硬化性淋巴细胞性小叶炎即淋巴细胞性乳腺病及硬化性淋巴细胞性乳腺炎,有人认为是一种自身免疫性疾病。部分患者合并有 1 型糖尿病,则可称糖尿病性乳腺病。多见于年轻和中年女性,乳腺有质硬、不规则、可活动的疼痛性肿块。常反复发作,部分病例有自限倾向。临床上往往考虑为恶性肿瘤。

1. 大体

病变区直径 2～6cm,灰白色,质韧硬,界限相对清楚。

2. 光镜

乳腺小叶内及其周围有大量成熟淋巴细胞(主要为 B 淋巴细胞)、浆细胞浸润,腺泡及导管上皮层内亦可有淋巴细胞浸润。晚期腺泡可萎缩或消失。间质明显纤维化透明变,伴有多少不等的上皮样细胞和(或)巨细胞(肌成纤维细胞),小血管周围亦可有明显的淋巴细胞浸润。

3. 鉴别诊断

(1)淋巴瘤

此为肿瘤性淋巴细胞(具有淋巴瘤的形态学、免疫组织化学及分子表型),弥漫性浸润乳腺实质和血管(侵蚀性血管炎)。

(2)假性淋巴瘤

有生发中心形成,伴混合性炎细胞和较明显的血管增生。不具有沿乳腺小叶和小血管分布的特点。

(3)乳腺癌(原位或浸润)伴淋巴浆细胞浸润

有明确的癌组织。

(4)硬化性淋巴细胞性小叶炎伴乳腺癌

常有结节性病灶,有明确的癌组织。

(5)硬化性淋巴细胞性小叶炎伴淋巴瘤

有硬化性淋巴细胞性小叶炎的背景,出现一致性肿瘤性淋巴细胞,可浸润小叶周围组织和脂肪组织,亦可出现比较大的结节性病变。

(6)淋巴上皮瘤样癌

常有结节性病灶,有明确的癌组织。

4. 预后及预测因素

部分病例有自愈倾向,约有 1/3 的患者手术切除可复发。极少数可合并乳腺癌或淋巴瘤。

五、IgG4 相关硬化性乳腺炎

IgG4 相关性硬化性病变可以在各种器官中形成肿块性病变。其特征为致密的淋巴细胞和浆细胞浸润伴间质硬化,外周血 IgG4 升高和组织中表达 IgG4 的浆细胞增多为特征。IgG4 相关硬化性乳腺炎亦有文献报道。发病年龄为 37～54 岁(平均年龄 47.5 岁),单侧或同时双侧乳腺可触及包块,可以伴有全身淋巴结肿大、眼皮肿胀等。有报道表明,病理上可伴有窦组织细胞增生伴巨淋巴结病、硬化性淋巴细胞性小叶炎、肉芽肿性小叶性乳腺炎样病变。

1. 光镜

病变特点为淋巴浆细胞呈结节性弥漫浸润,伴有间质硬化和乳腺小叶缺失。

①浸润的淋巴样组织由小淋巴细胞和浆细胞组成,其间可见反应性的淋巴滤泡。大多数淋巴滤泡形态正常,但有些呈哑铃形、套区较薄,小淋巴细胞浸入到生发中心,可见到玻璃样变性的血管穿透生发中心。淋巴浆细胞不以导管或小叶为中心累及。②有不同程度的间质硬化,在淋巴浆细胞结节周围常有明显的间质硬化,形成宽大的纤维带或包膜样纤维圆环。硬化性间质呈同质透明变,其中可见少量成纤维细胞。③在重度炎细胞浸润区,小叶腺泡缺少,在病变的外周可见少许残留的导管,其导管周围有纤维化。没有淋巴上皮病变和肉芽肿结构。偶尔可见静脉炎。

2.免疫组织化学

CD20 和 CD3 均见较多阳性,大部分浆细胞表达 IgG4（≥50 个/HPF),IgG4/IgG>40%,浆细胞呈多克隆性(无轻链限制)。

3.鉴别诊断

(1)黏膜相关淋巴组织结外边缘区 B 细胞淋巴瘤

存在弥漫成片的 B 细胞浸润,有淋巴上皮病变。

(2)透明血管型 Castleman 病

缺乏大量混合性淋巴细胞和浆细胞浸润,只有少数细胞表达 IgG4。

(3)硬化性淋巴细胞性小叶炎或糖尿病性乳腺病

常发生在糖尿病或自身免疫性疾病的患者,纤维化没有 IgG4 相关性硬化性乳腺炎明显,硬化带围绕小叶单位和血管周围,浆细胞很少。

(4)肉芽肿性小叶性乳腺炎

常发生在年轻女性,近期有妊娠史,其组织学特点是以小叶为中心的化脓性肉芽肿、中性粒细胞浸润及微脓肿形成,亦有泡沫组织细胞和淋巴细胞。

(5)浆细胞性乳腺炎

大导管扩张,腔内有浓缩分泌物,导管周有显著的浆细胞浸润及泡沫状组织细胞。

4.预后及预测因素

类固醇激素治疗有效,首选药物为泼尼松龙。本病预后较好,没有切除后复发的报道。

六、嗜酸性粒细胞性乳腺炎

据报道与外周血嗜酸性粒细胞增多、高嗜酸性粒细胞综合征、Churg-Strauss 综合征及过敏性疾病有关。临床可触及乳腺肿物。

1.光镜

导管和小叶周围有大量嗜酸性粒细胞浸润,可混杂有淋巴细胞及浆细胞。炎性区导管和小叶上皮可呈反应性改变。

2.鉴别诊断

乳腺某些炎症性疾病的不同时期均会有不同程度的嗜酸性粒细胞浸润,但都存在本身病变的特征。如某些肉芽肿性小叶性乳腺炎的局部可有明显嗜酸性粒细胞浸润,但仍存在化脓性肉芽肿的特征。

七、结核性乳腺炎

原发性结核性乳腺炎极为少见。临床可触及局限或弥漫性肿块。皮肤可有溃疡或形成窦道，也可出现乳房变形、皮肤橘皮样变、乳头凹陷和腋下淋巴结肿大。容易误诊为乳腺癌。

1. 光镜

病变分布没有一定的规律性，通常可见比较典型的结核性肉芽肿。有时仅在浸润的炎细胞中见有上皮样细胞及不典型的干酪样坏死。抗酸染色可有结核分枝杆菌。

2. 鉴别诊断

如病变不典型，病原学证据不足，无乳腺外结核病变，诊断乳腺结核一定要慎重。

(1) 乳腺癌伴反应性肉芽肿

在有乳腺癌时，诊断乳腺或引流区淋巴结结核要特别小心，因为乳腺癌组织旁边可有反应性类结核样肉芽肿改变，甚至会出现干酪样坏死。在引流区淋巴结内没有发现转移癌细胞时，肉芽肿和多核巨细胞的出现往往提示淋巴结内可能有转移癌，要多切片仔细寻找，必要时，进行免疫组织化学染色来寻找癌细胞。

(2) 脂肪坏死

围绕脂肪坏死形成脂质性肉芽肿，有大量泡沫状细胞，具有脂肪坏死的特殊形态。

(3) 其他肉芽肿病

包括结节病和其他感染性肉芽肿。

八、霉菌和寄生虫性乳腺炎

霉菌和寄生虫性乳腺炎偶有报道，包括曲菌、毛霉菌、芽生菌、隐球菌、孢子丝菌和组织胞浆菌病等，以及丝虫、包虫、裂头蚴、肺吸虫、猪囊尾蚴和旋毛虫病等。

九、其他感染性炎

包括猫抓病、放线菌病、布鲁杆菌病、伤寒、麻风、梅毒性乳腺炎等均有报道，但十分罕见。

十、隆乳性病变

隆乳性病变是指由于隆乳材料（石蜡、硅胶、水溶性聚丙烯酰胺凝胶制品和自体颗粒脂肪等）植入乳腺的继发性病变。乳腺植入处可形成结节、肿块，也可引起乳房硬化变形。亦可出现同侧胸壁、上臂或腋下淋巴结病变。

1. 光镜

(1) 急性炎症

有中性粒细胞和嗜酸性粒细胞浸润。

(2) 异物肉芽肿性炎

可见淋巴浆细胞、泡沫细胞、异物巨细胞；可有脂肪、肌肉组织坏死；可有肉芽组织、纤维组织增生及胶原纤维化;亦可出现化生性病变,如鳞状上皮或滑膜细胞化生。病变组织及吞噬细胞内可见半透明折光性异物。少数可伴有上皮不典型增生、浸润性癌(如鳞状细胞癌)和恶性淋巴瘤等。自体脂肪组织隆乳者发生脂肪坏死(包括膜状脂肪坏死)。部分病例腋下、胸壁、上臂、腹壁、腹股沟和骨髓等处可出现异物肉芽肿或脂肪坏死性病变。

2.鉴别诊断

(1)其他异物性肉芽肿

无隆乳史,具有其他异物的形态特点。

(2)感染性/其他肉芽肿病变

无隆乳史,具有感染性/其他肉芽肿病变的形态改变。

(3)浸润性癌/转移癌(特别是黏液癌)

主要是在冷冻切片易误诊,观察到异物、黏液染色和有隆乳病史有助鉴别。少数病例可有异型增生或癌变需仔细观察鉴别。

(4)囊肿性病变

无组织坏死和异物性肉芽肿改变,无隆乳史。

(5)导管原位癌

导管旺炽性增生时需鉴别。

十一、异物性肉芽肿

任何异物植入/误入乳腺都能引起异物性肉芽肿病变。除用于人体的医源性材料(隆乳剂、充填物、敷料、缝线)外,还有毛发、虫胶、丝棉制品、玻璃丝、环氧树脂、油灰、油脂、聚乙二醇和聚脲烷等。

十二、肉芽肿性血管脂膜炎

肉芽肿性血管脂膜炎只有少数报道。有局限性乳房区肿块,质硬,界限不清,有触痛。表面皮肤发硬呈红斑状改变。可误诊为癌。

1.大体

病变主要位于乳房区皮下脂肪,也可累及乳腺组织。病变区硬,界限不清。

2.光镜

主要为皮下脂肪组织内的结节状非坏死性肉芽肿病变,伴淋巴细胞、组织细胞、浆细胞浸润,小血管和毛细血管炎及周围有袖套状淋巴细胞浸润,可有局限性脂肪坏死。部分病例有乳腺累及,小叶间有淋巴细胞浸润。无异物和病原体。

3.鉴别诊断

(1)肉芽肿性小叶性乳腺炎

病变以累及小叶为特点,常有化脓性改变。

(2)结节病

其表面皮肤无明显变化,无血管炎和脂肪坏死。

（3）巨细胞性动脉炎和 Wegener 肉芽肿病

主要累及中小动脉，常伴有血管壁坏死和血栓形成，Wegener 肉芽肿病有坏死性肉芽肿。

（4）回归热性非化脓性脂膜炎

缺乏结节性肉芽肿改变，有发热、关节痛等临床表现。

（5）脂肪坏死

缺乏结节性肉芽肿和血管炎。

（6）感染性肉芽肿

常为坏死性肉芽肿，有病原体。

十三、Mondor 病

Mondor 病是一个临床名词，是指发生在乳腺及相邻胸壁处的血栓性静脉炎，又叫胸壁浅表血栓性静脉炎。女性多见，多见于乳腺外上限和邻近胸壁。通常发生在胸部或乳腺创伤、物理性压迫或手术后，也可见于吸毒癖（常于乳腺注射海洛因者）。临床上皮下出现条索状结节，表面皮肤凹陷，可伴有疼痛或触痛。病损常为一处，也可多处或两侧分布，消退后留下纤维性硬块。此病被认为具有自限性，几周到数月后，可自行缓解消退，不复发。

光镜：皮下血栓性静脉炎，可伴有血栓形成、机化、再通、静脉纤维化的病理过程。

十四、Rosai-Dorfman 病

Rosai-Dorfman 病又称窦组织细胞增生伴巨大淋巴结病，发生于乳腺者非常罕见，可为原发于结外的独立病变，也可同时伴有淋巴结受累。本病好发于中老年女性，局部常出现缓慢生长的无痛性肿块，质硬、边界清，临床常不能明确诊断。其病因尚不明确，部分病例可自愈，手术切除后可复发。

1. 光镜

低倍镜病变由交错的淡染区和深染带组成。深染带穿插、包绕在淡染区之间，主要由增生淋巴细胞、浆细胞组成，可有淋巴滤泡形成。淡染区为合体样梭形细胞及多边形体积宽大的组织细胞构成，其胞质丰富，透明或呈淡嗜伊红着色，其内常见有完整的淋巴细胞（淋巴细胞伸入现象），其细胞核大，圆形或卵圆形，染色质呈空泡状，可见清晰核仁，核分裂罕见，周围常有浆细胞、淋巴细胞、中性粒细胞和红细胞。

2. 免疫组织化学

组织细胞 S-100 蛋白核和胞质强阳性，α_1-抗糜蛋白酶、α_1-抗胰蛋白酶、溶菌酶、Mac387、CD68 也呈阳性。

3. 鉴别诊断

①在乳腺本病主要是和炎症及反应性病变鉴别，这些病变都会有混合性炎细胞浸润，出现多少不等的各种形态的组织细胞，他们除具有各自的临床病理特征外，其组织细胞与 Rosai-Dorfman 病的组织细胞明显不同，其体积较少，缺乏胞质中完整的淋巴细胞，且免疫组织化学染色 S-100 蛋白阴性。

②术中冷冻切片诊断应注意与乳腺癌区别。

4.预后及预测因素

本病是一种自限性疾病,可以自行消退。对于孤立型的 Rosai-Dorfman 病,局部手术切除多可治愈,但部分病例可有局部复发。

十五、Erdheim-Chester 病

Erdheim-Chester 病是一种罕见的非朗格汉斯组织细胞增生症,多发生在中老年人,常为多发性系统性病变,最常见同时有长骨受累,累及乳腺者十分罕见,临床及病理均易误诊。其病因尚不明确,有研究报道,在本病病变组织及外周血单核细胞中都检测到 BRAF V600E 突变,提示 BRAF 基因突变对疾病的发生和发展有重要作用。

1.光镜

病变呈结节状,界限不清,其内纤维-肌成纤维细胞增生,其间有大量泡沫状组织细胞、淋巴细胞、浆细胞,亦可见 Touton 型巨细胞。

2.免疫组织化学

泡沫状组织细胞 CD68、CD163、p16 阳性,S-100 及 CD1a 阴性。

3.基因测序

可检测到 BRAF V600E 突变。

4.鉴别诊断

(1)脂肪坏死

乳房局限性肿物,脂肪坏死性肉芽肿伴泡沫状组织细胞。

(2)乳腺炎症性疾病

乳腺许多炎症性疾病均可出现大量泡沫状组织细胞伴混合性炎细胞浸润及多核巨细胞,其病变局限在乳房部位,缺乏全身多系统性病变,而且各有自身病变的特点(如肉芽肿性小叶性乳腺炎以小叶分布的化脓性肉芽肿为特征),泡沫状组织细胞的免疫组织化学及基因表型不同。

(3)颗粒细胞瘤

细胞大,胞质更丰富,呈嗜酸性颗粒状,S-100 蛋白阳性。

(4)组织细胞样癌

核有异型性,胞质可有黏液空泡,CK 阳性。

(5)Rosai-Dorfman 病

组织细胞巨大,胞质丰富而淡染,有淋巴细胞伸入现象,S-100 蛋白阳性。

5.预后及预测因素

全身广泛受累者预后比较差。

十六、结缔组织血管性疾病

乳腺结缔组织血管性疾病包括红斑狼疮、硬皮病、皮肌炎、类风湿病、巨细胞动脉炎、结节性多动脉炎、Wegener 肉芽肿病等,通常为全身疾病的局部表现,少数病例首先在乳腺发现病变。

第二节　乳腺良性增生性疾病

乳腺良性增生性疾病包括一大类发生在终末导管小叶单位(terminal duct lobular units, TDLUs)的良性增生性病变,主要表现为上皮和间质的增生和化生性改变。由于这类病变的组织形态学变化多样,故诊断名称繁多,目前尚未完全统一。

一、乳房囊肿

1.概述

乳房囊肿可分为乳房单纯囊肿、乳房积乳囊肿及外伤性乳房血肿等。在我国较多见的是乳房积乳囊肿,又称乳汁潴留性囊肿,是妊娠、哺乳期妇女常发生的良性疾病。发病年龄多在20～40岁之间,尤其多见于哺乳期断奶后,哺乳期发病者占86%。发病早者可见于妊娠3个月妇女,晚者可见于哺乳2年的妇女。

乳房积乳囊肿的形成与以下4个方面因素有关:①原发性乳腺结构不良、畸形或曾行乳腺手术使正常腺体乳管、腺泡遭到破坏,结果使脱落的上皮细胞或分泌物堵塞乳管。在哺乳期间,乳汁不能排出,积聚而形成囊肿;②哺乳习惯不良,如哺乳不定时或乳汁不能吸空造成残留,造成乳汁潴留;③在乳腺炎症基础上使乳管狭窄乃至完全堵塞,堵塞部位多发生于乳管的壶腹部,继而导致乳汁潴留,腺泡彼此融合而形成囊肿。值得指出的是由于乳腺边缘的乳腺导管较细,距中央导管较远,更易导致堵塞,故大部分积乳囊肿位于乳腺边缘区;④乳房寄生虫病的存在,可能也是堵塞乳腺导管的原因,致使乳房形成囊肿。

2.病理组织学

由于上述原因引起大、小乳管及乳头下输入管狭窄或完全堵塞,均可使乳汁不能及时排空,腺泡及末端乳管乳汁潴留,内压升高,腺泡破坏,彼此融合,可形成大小不等的囊肿,形状如球。可单发(多见),也可多发(少见)。囊肿可单房(多见),也可多房(少见)。囊肿直径小者不足0.5cm,大者可达10cm(罕见),一般多在1.5～3cm之间。

发病早期囊肿内容物为淤积的稀薄的白色乳汁,其中有脱落细胞;后期由于囊肿内乳汁水分被吸收使乳汁浓缩,呈黏稠的乳酪样物或凝乳块状,甚至呈奶粉样固体状态。一般均为无菌性、无血性。镜检囊壁为纤维组织及其透明性变,大部分由肉芽组织构成,内衬单层上皮。囊肿周围的间质中常有淋巴细胞浸润,但其他白细胞分类不多见。囊壁外常可见到泌乳期乳腺结构。

3.细胞学改变

细针吸取细胞学检查(fine－needle aspiration cytology,FNAC)对乳腺囊肿的诊断来说是一种行之有效、简便易行的方法。乳腺囊肿的FNAC诊断在中国报道甚少,早期国内某学者曾报道52例乳腺囊肿病的FNAC诊断探讨;近期国内陈凤兰等对1089例乳腺囊肿病进行了较详细的FNAC分析,分别从囊肿大小、囊肿液体量、囊肿细胞成分及囊肿数目等进行描述。

①囊肿的大小：囊肿大小在 0.5～10cm，以 1～3cm 最常见，肿物触摸有浮球感，刺入肿物有落空感，轻抽液体即可抽出，一般肿物可消失。

②囊肿液体量：囊肿液体量与肿物大小成正比例关系，抽取囊肿液体量见表 8-2-1。

③囊肿液体颜色及细胞成分：囊肿液可呈清水样、草黄色清亮液、黄色混浊液、咖啡色液及血性液。囊肿液主要含蛋白性液体，HE 染色涂片背景呈粉红染色。细胞成分与液体颜色有一定关系，清水样液体涂片中很难找到细胞，液体量在 1mL 以下，主要为粉红染色，草黄清亮液涂片中可看到泡沫细胞，细胞体积较大，呈圆形，胞质内含无数细小空泡，核较小，圆形、椭圆形、偏位、染色质均细，有核仁。另可见少数散在及成团良性上皮细胞，细胞大小一致，呈圆形、卵圆形，成群时呈蜂窝状排列，细胞核圆形、卵圆形，形态规则，大小一致，核染色质均匀，核仁不明显。还可见大汗腺样上皮细胞，细胞体积大，多角形，胞质丰富，嗜酸性，呈均匀红染状或颗粒状，细胞核小，圆形，淡黄混浊液涂片中上述良性上皮细胞，大汗腺样上皮细胞有时有轻度异型，还可见大量变性的中性粒细胞；咖啡色液体涂片中见大量吞噬含铁血黄素的吞噬细胞；血性液涂片中 5 例发现癌细胞，1 例涂片中见呈乳头状排列的良性上皮细胞，细胞学诊断为导管内乳头状瘤伴囊肿病，具体见表 8-2-2。

④乳腺囊肿数目：乳腺囊肿可单发，也可多发，可单侧发生，也可双侧发生，见表 8-2-3。从表 8-2-3 可看出乳腺囊肿病以单侧单个囊肿居多。

表 8-2-1　囊肿液体量

液体量（mL）	例数	％
0.1～1.0	293	26.90
1.1～3.0	394	36.18
3.1～5.0	271	24.88
5.1～10.0	93	8.54
10.1～20.0	25	2.29
20.1～30.0	6	0.55
30.1～40.0	4	0.37
40.1～80.0	3	0.28

表 8-2-2　囊肿液颜色及细胞成分

液体颜色	细胞类型	例数	％
清水样	极少量泡沫细胞	25	0.023
草黄清亮液	泡沫细胞、良性上皮细胞、大汗腺样上皮细胞	615	56.47
淡黄混浊液	泡沫细胞、轻度异型的上皮细胞、大汗腺样上皮细胞及大量变性中性粒细胞	398	36.54
咖啡色液体	吞噬含铁血黄素的吞噬细胞	45	4.13
血性液体	成团呈乳头状排列的良性上皮细胞	1	0.09
	癌细胞	5	0.46

表 8-2-3　乳腺囊肿数目

部位	例数	%
单侧单个	927	85.12
单侧 2 个以上	84	7.71
双乳各 1 个	55	5.05
双乳多个	23	2.11

乳腺囊肿病合并乳腺癌的病例多有报道:学者综合 Klinel、Strawbridge、Bell 等 1714 例囊性病变报道进行研究,发现有 32 例合并乳腺癌,癌的发生率约占 2%,大多数发生与血性囊液有关。学者报道 52 例中有 5 例囊肿与癌并发。因此,在进行针吸时,如遇到多处肿物或肿物消失不明显,一定要一个个抽取或再抽取,必要时活检,确保不漏诊。

二、黏液囊肿样病变

黏液囊肿样病变又称黏液囊肿样肿瘤,是否是一种独立性病变还有争论,但目前倾向认为是一种良性黏液性导管增生性疾病。

1. 大体

囊肿病变界限不明显,呈多囊性,切面黏稠胶冻样。

2. 光镜

终末小导管腺泡扩张,被覆扁平、立方或低柱状上皮,类似正常导管细胞,可有局灶性不明显的复层结构。细胞形态温和、均匀一致,核小染色质细颗粒状,核仁不明显或可有小核仁,外层有肌上皮。囊腔内充满无定形淡蓝色黏液性分泌物,可有程度不同的钙化。黏液物质可穿破囊肿壁进入间质形成黏液湖,其内缺乏漂浮的上皮细胞。病变通常没有乳头状增生,亦缺乏结构及细胞的异型性。周围可有其他增生性病变。

3. 鉴别诊断

以往对本病不认识时,易将其误诊为黏液癌。虽然目前对本病有了更多的了解,却更容易将黏液癌误诊为黏液囊肿样病变。两者的鉴别常很困难。因此,一定要多切片和小心仔细地观察,诊断思路是排除黏液癌后方可诊断黏液囊肿样病变,而且有必要对患者进行定期随访。

(1)黏液癌

黏液癌患者的年龄通常比较高,多在 60 岁以上,而黏液囊肿样病变的平均发病年龄为 30～40 岁。因此,在出现黏液囊肿样病变样改变时,对于年龄大者不要轻易将其诊断为黏液囊肿样病变,而在较为年轻者被诊断为黏液癌时,应慎重考虑该诊断结果。影像学检查黏液囊肿样病变可和癌类似的有钙化,病理肉眼检查也与癌不好区别,镜下乳腺黏液癌细胞常比较温和(假良性形态),间质黏液湖内也可缺乏漂浮细胞,两者的鉴别会遇到困难。虽然黏液癌局部黏液湖内查不见漂浮细胞,但周边黏液湖内总会有具有结构的漂浮细胞(呈实性巢、腺泡状、乳头状),而且缺乏肌上皮,黏液分割破坏纤维胶原间质。原位癌的出现有助于黏液癌的诊断。黏液囊肿样病变的囊肿有肌上皮,间质黏液湖常为推挤性边缘。

（2）黏液型导管内癌

其管腔明显扩大时，衬覆上皮层数不多，被黏液压迫后的细胞形态更趋温和，黏液可外溢局部形成黏液湖，其内缺少漂浮细胞，容易误诊为黏液囊肿样病变。需多取材，仔细观察全部切片，如其旁边有肿瘤性病变（不典型导管增生-导管原位癌），一定不要轻易诊断为黏液囊肿样病变，排除癌后方可考虑。黏液囊肿样病变是增生性良性病变，细胞及组织结构不具有肿瘤性病变的特点。

（3）囊肿病

囊内通常为非黏液性蛋白性液体，可有上皮增生和大汗腺化生，缺乏间质黏液湖。

（4）囊性高分泌增生/癌

囊状扩大的腺腔内有甲状腺胶质样分泌物，缺乏间质黏液湖。

（5）平坦上皮不典型增生

黏液囊肿样病变的形态学可能与柱状细胞病变有类似之处，以往的诊断可能也包括了某些平坦上皮不典型增生，但平坦上皮不典型增生是肿瘤性病变，细胞呈高柱状且有异型性，所以不应归入黏液囊肿样病变。

三、乳腺腺病

乳腺腺病是一组以乳腺小叶为基础的良性增生病变，其特点是腺体的增生，同时保持上皮和肌上皮正常排列的结构。部分表现为小叶腺泡数量的增加，而无小叶内间质及小叶结构的改变（如单纯性腺病），部分则伴有间质增生，挤压增生腺体使之变形及排列异常（如硬化性腺病），另外情况，增生的腺体呈杂乱无章排列，呈浸润性生长（如微腺型腺病、腺管型腺病）。除微腺型腺病外均有上皮、肌上皮两层细胞。

多发生于 20～40 岁的女性，通常无临床和肉眼可见的肿块形成，常伴有周期性疼痛。硬化性腺病发病年龄稍大。结节性腺病/腺病瘤有临床及肉眼可见的肿块，肿物界限清楚，质硬。

（一）单纯性腺病

单纯性腺病又称小叶增生，是指小叶的数目和体积增加。

光镜：小叶数目（每个低倍镜视野可见＞5 个小叶）和（或）小叶内腺管增多（每个小叶腺管数＞30 个），小叶扩大。小叶内间质及小叶结构没有明显改变。

（二）盲管腺病

盲管腺病是一种具有流产性小叶结构的终末导管增生性病变。

1. 光镜

病变呈器官样结构，终末导管有不同程度的囊状扩张，形态不规则，侧面及顶端轮廓钝圆，有时可有分支呈小叶雏形。管腔内常有分泌物。腺管有腺上皮及肌上皮细胞，腺上皮细胞呈立方-柱状，常伴顶浆分泌型胞突。肌上皮增生或不明显。可伴有上皮增生和大汗腺化生，也可有不典型增生。

2. 鉴别诊断

①小叶内肿瘤：盲管腺病偶有扩张的终末导管出芽，芽内细胞较多，类似于小叶肿瘤，钝形

扩张的导管背景有助鉴别。

②生理周期改变:月经黄体晚期,小叶腺泡衬覆细胞可有比较明显的顶浆分泌,常有核分裂及凋亡细胞,管腔内有分泌物,小叶内间质疏松、水肿、血管充血。

(三)小管状腺病

小管状腺病是以细长小腺管在间质及脂肪组织内无序性生长为特点的腺病。

1.光镜

通常无小叶结构。拉长或分支状小腺管弥漫性增生,相互交错在间质并无序分布,可延展伸入脂肪组织。纵切面小腺管细长,许多小腺管管腔狭小甚或管腔不明显。横切面上小腺管呈圆形、长圆形、分支状或囊状,管腔内常有分泌物,微钙化。小腺管有上皮和肌上皮两层细胞及基膜,腺上皮立方状,核圆-卵圆形,无胞突,肌上皮扁平,核小深染。间质可纤维化或呈水肿样改变。可伴有上皮增生、不典型增生及导管原位癌,亦可在腺病的小腺管内浸润,极似浸润性导管癌。

2.鉴别诊断

①微腺型腺病:小腺管相对一致,圆形、管腔开放,无肌上皮,S-100阳性,EMA阴性。

②硬化性腺病:有向心性弧形或以小叶为中心漩涡状排列。

③腺瘤:有包膜,腺管一致,圆形或卵圆形,开放,可同时有纤维腺瘤。

④腺病内原位癌伴腺管癌化与浸润性癌:后者无肌上皮。

(四)旺炽性腺病

旺炽性腺病以腺上皮及肌上皮明显增生为特点。Rosai 认为"旺炽性腺病"一词适用于非常富于细胞、增生特别明显的结节性腺病和硬化性腺病,不属特殊类型及无特殊意义。

1.光镜

小叶变形,结构常不明显,亦可融合。小腺管明显增多,不规则、拥挤、扭曲、盘绕,横切和纵切面管腔呈复杂增生图像。腺上皮细胞核可增大、淡染,常可见小核仁,亦可出现多形性和不典型性,有时核分裂增多。肌上皮增生或不明显。可有神经和(或)血管浸润及小灶性坏死。间质增生不明显。

2.免疫组化

Ki67 指数可增高。

3.鉴别诊断

包括:①导管原位癌(见导管增生性病变);②浸润小管癌(见浸润性小管癌)。

(五)大汗腺性腺病

大汗腺性腺病又称腺病伴大汗腺化生和硬化性大汗腺腺病,是指腺病(特别是硬化性腺病)中有显著大汗腺化生/增生,至少占病变的 50%。

1.光镜

可见腺病(特别是硬化性腺病)背景。增生腺管不规则,内衬细胞具有大汗腺细胞的形态特点:细胞呈柱状或多边形,细胞大,界限清楚,胞质丰富,呈嗜酸性颗粒状,腔面侧嗜酸性颗粒浓集,亦可见胞突。核圆形或卵圆形,平均直径为 $6\sim8\mu m$,可见小而深染的核仁(平均直径<$3\mu m$),边缘平滑。管腔内常有嗜酸性颗粒状分泌物。

不典型大汗腺病:病变范围通常＜4mm。病变区内出现增多的受挤压、密集的腺体。导管上皮没有明显增生,缺乏结构上的不典型性。大汗腺细胞出现不典型增生(其界定尚无统一的标准),主要表现为细胞体积及核增大(核面积较正常大3倍),核形不规则,核仁增大或有多个核仁,罕见有核分裂及坏死。胞质透明化或空泡化,胞质嗜酸颗粒分布杂乱无章,腺腔可扩张。可伴有大汗型导管原位癌。

2. 鉴别诊断

①大汗型导管原位癌:两者的鉴别缺乏统一的标准,鉴别遇到困难时,诊断不典型大汗腺腺病可能是明智的选择。大汗型导管原位癌腺管膨大,腺腔扩张,不典型细胞复层化,出现结构异型性。核多形性和异型性更明显,细胞黏附性差,出现核分裂及肿瘤性坏死,Ki67指数＞10%。

②浸润性大汗腺癌:异型性更明显,缺乏肌上皮。

③分泌型癌:虽可形成胞质内微囊,癌细胞质可红染或空淡,与不典型大汗腺腺病有类似之处,但细胞缺乏大汗腺的形态及免疫组化表型特点,黏液染色阳性。其核亦不具有大汗腺细胞的特点,缺乏肌上皮。

④微囊性复旧不全:常缺乏上皮、基膜厚。

(六)微腺性腺病

微腺性腺病是一种少见的缺乏肌上皮层的小腺体增生,大多数为呈惰性临床过程,少数可发生癌变。临床可触及肿物,也可在影像学中或镜下发现。

1. 光镜

病变由规则一致的小圆形腺管组成,散布于纤维胶原性间质和(或)脂肪组织中。腺管圆形、管腔开放,不成角、不被间质挤压,腔内常有PAS阳性(抗淀粉酶消化)的嗜酸性分泌物,可见微钙化。腺管内衬单层立方状上皮,细胞较一致,核圆形,核仁不明显,胞质可呈双嗜性、透明或呈明显嗜酸性粗大颗粒状,没有胞突。腺管缺乏肌上皮层,但有基膜(HE染色常不明显,经电镜及免疫组织化学检出)。可伴有其他良性增生性病变,也可和某些乳腺癌的少见类型(如腺样囊性癌、分泌型癌、化生性癌)伴发,WHO将其称之伴发癌的微腺性腺病。

①不典型微腺性腺病:在微腺性腺病的基础上细胞和结构出现了不典型性,上皮复层化,形成实性腺体或呈微小筛孔状,腔内分泌物消失,细胞出现了不典型增生,但仍保持微腺性腺病的部分潜在特征,如腺泡状生长方式,胞质透明,以及免疫组织化学表型。

②微腺性腺病癌变:不典型微腺性腺病与癌变的形态学改变有重叠,癌变时有更明显的细胞及结构上的异型性。

③微腺性腺病相关癌:是指微腺性腺病和(或)不典型微腺性腺病成分与"导管内癌"和(或)浸润癌成分共存的病变,并可见前后两种成分之间有移行过渡现象。浸润性癌可为浸润性导管癌、多形性浸润性小叶癌、大汗腺样癌、化生性癌(包括产生软骨黏液样基质的癌)、腺样囊性癌等。

2. 免疫组化

laminin、Ⅳ型胶原染色有基膜,S-100及组织蛋白酶(cathepsin D)强阳性,AE1/AE3弱阳性。EMA、肌上皮标记物(如SMA、P63)、ER、PR及HER2阴性。微腺性腺病相关癌的免疫组化染色结果与微腺性腺病相比可能会有某些变化，某些病例 EMA 可转变为弱阳性或阳性，S-100 蛋白的表达可减弱，并可表达 P53。有研究显示，Ki67 和 P53 的阳性指数在微腺性腺病均小于 3%，不典型微腺性腺病为 5%～10%，微腺性腺病相关癌均大于 30%，并提出 Ki67 和 P53 的阳性指数可作为区分微腺性腺病谱系的重要诊断依据之一。

3. 鉴别诊断

①小管癌：开放性小管杂乱无章分布，常呈角状或泪滴状。腔内空虚缺乏分泌物。内衬细胞有嗜酸性胞质和常有胞突。缺乏肌上皮和基膜。有反应性纤维-硬化性间质。常伴有导管内癌和(或)平坦上皮不典型增生。EMA、ER 阳性。S-100 及肌上皮标记物阳性。

②分泌型腺病：有肌上皮，腺上皮 S-100 阴性。

③小腺管型浸润性大汗腺癌：少数浸润性大汗腺癌可呈小管状(部分是胞质内的囊状空泡)，其大小、形状不规则，细胞具有大汗腺的形态及免疫组化表型特点，无肌上皮，S-100 阴性，EMA 阳性。

④微腺型腺病"导管原位癌变"：与微腺型腺病相关浸润癌：因为微腺型腺病无肌上皮，所以两者的鉴别困难，如果出现腺体融合扩张，伴实性生长及高核级，更加支持浸润性癌的诊断。

4. 预后及预测因素

目前尚不清楚微腺性腺病是一种真正的良性增生，还是一种惰性的癌前期病变。其预后不明局确，是否需要完整切除病变仍有争议，如果粗针穿刺活检中有此类病变，则需要切除活检。

(七)硬化性腺病

硬化性腺病多发生在中年女性，通常临床无肿块形成，可触及小结节，偶有疼痛。多数是影像学检查异常或因其他原因行活检时被发现。

1. 光镜

常呈结节状，小叶膨大但结构存在，界限清楚，也可有小叶融合和结构紊乱。腺体增生排列紊乱，但常有极向感，呈平行走向、向心性弧形或以小叶为中心漩涡状排列，有上皮和肌上皮两种细胞。经典的病变构型是漩涡状小叶中心性模式，中央区纤维结缔组织有不同程度增生，常有透明变，弹力纤维增多，挤压腺体使之变形、腺腔狭小、拉长或闭塞，甚至为单排梭形细胞条索。肌上皮可显著增生形成梭形细胞区域，围绕小叶中心呈漩涡状排列。外周区腺管可囊性扩张，呈花束状。常伴有上皮增生、大汗腺化生和腺腔内微钙化。有些病变，增生小腺管可浸润邻近的间质和(或)脂肪组织内。亦可累及神经及血管。少数可有不典型增生和(或)原位癌(导管型或小叶型)，亦可发生腺管内扩散，与浸润性癌不好鉴别。

2. 鉴别诊断

①真假间质浸润的鉴别：特别是冷冻切片，腺病(尤其是硬化性腺病)的假浸润容易误诊为浸润性癌。需先低倍镜下观察，硬化性腺病呈结节状分布，有小叶结构，腺体密集，排列方向显示一致性或向心性排列，管腔受压闭塞，有肌上皮。细胞明显挤压呈梭形，与胶原纤维平行，无脂肪内浸润，间质胶原按一定方向平行排列。真浸润性癌巢，腺管间距疏密不等，无方向性，无肌上皮。癌细胞很少有挤压，间质胶原纤维被癌细胞切割呈无定向排列，亦不如假浸润深染。

②真假外周神经浸润的鉴别：硬化性腺病、旺炽性上皮增生、囊肿病、导管内乳头状瘤等可

出现假神经浸润现象,假浸润的腺管(可变形)通常累及小外围神经束,在神经束膜外呈推挤式压迫神经,也可进入神经束膜间隙内,但罕见在神经实质内浸润。细胞缺乏明显的异型性和核分裂象,有肌上皮(必要时行免疫组化证实)。

③小管癌:开放性小管杂乱无章分布,常呈角状。腔内缺乏分泌物。内衬细胞有嗜酸性胞质和常有胞突。缺乏肌上皮和基膜。有反应性纤维-硬化性间质。常伴有导管内癌。

④浸润性小叶癌:常为一致的小而圆细胞,常有细胞内黏液,呈单列线、腺泡状等浸润类型。缺乏小叶结构和肌上皮(多为梭形)。有的癌细胞少量散布在纤维性间质中,容易误诊,需行免疫组化和特殊染色(如黏液染色)进行鉴别。浸润性小叶癌黏液染色常阳性。

⑤腺病导管/小叶癌变:有明确的原位癌特点。

⑥浸润性导管癌(invasive ductal carcinoma,IDC)(包括腺管状浸润性导管癌):低倍镜下观察很重要。浸润性癌巢/腺管分布杂乱无章,无小叶结构,细胞异型性明显。无肌上皮和基膜。

(八)分泌型腺病

1.光镜

分泌型腺病的小腺管在乳腺纤维脂肪组织内呈浸润性生长,小管开放,有腺上皮及肌上皮两层细胞,腔内有伊红色致密分泌物。

2.鉴别诊断

包括:微腺型腺病(无肌上皮)和小管癌。

(九)结节性腺病和腺病瘤

结节性腺病和腺病瘤其影像学检查结果为发现肿物或临床触及肿块。

1.大体

可见界限清楚结节,无包膜。

2.光镜

病变和周围组织常有界限。多为旺炽型硬化性腺病的组织形态学改变,也可是其他类型腺病图像或为多种腺病类型的复合改变。

(十)腺肌上皮型腺病

腺肌上皮型腺病见肌上皮病变。

(十一)纤维硬化病

此为乳腺增生病的晚期表现,通常认为是在硬化性腺病的基础上发展而来。

光镜:病变主要为间质纤维化,导管和小叶萎缩或消失;残存导管可呈裂隙状,其周围可有淋巴细胞浸润。

四、纤维腺瘤变型乳腺增生病

约有30%的乳腺增生症常伴有纤维腺瘤形成。

1.光镜

病变界限不清、无包膜或包膜不完全:有不同类型的增生性病变,局部可见纤维腺瘤样改变,两者之间相互交错移行。

2.鉴别诊断

(1)结节性腺病/腺病瘤

界限清楚,无纤维腺瘤的形态特点。

(2)纤维腺瘤

通常有完整包膜。

(3)复合性纤维腺瘤

纤维腺瘤内有腺病等乳腺增生症的改变。

五、导管内乳头状瘤病型乳腺增生病

某些所谓导管内乳头状瘤病亦为此类型,常伴有不典型增生,可以癌变。

1.光镜

其特点是在乳腺增生病背景中有明显广泛的乳头状瘤病样增生。

①真性乳头状增生:乳头有纤维血管轴心被覆单层立方-柱状上皮,有肌上皮细胞。

②卷席样乳头状增生:增生细胞排列成带状、弯折蜷曲或形成叶状,纤维血管轴心不明显,有肌上皮细胞。

③搭桥样增生:增生上皮与对侧呈搭桥样连接在一起,增生细胞沿细胞桥长轴排列,可呈流水状,有肌上皮细胞。

④有乳腺增生病的各种表现。

2.鉴别诊断

导管内乳头状瘤病:WHO将其归入外周型导管内乳头状瘤或导管内乳头状瘤病型乳腺增生病中。

六、放射状瘢痕/复杂硬化性病变

放射状瘢痕/复杂硬化性病变又称放射状硬化性病变、复杂硬化性增生、硬化性乳头状病变、浸润性上皮病等,是一种乳腺增生异常性疾病,由于间质增生、弹力纤维变性硬化,挤压增生的终末小叶单位,使之结构破坏,其典型病变影像学、肉眼和低倍镜下形态呈放射状(星状)改变,酷似浸润性癌。放射状瘢痕通常是指镜下为星状、结构小的病变,而复杂硬化性病变是指肉眼可见有更加复杂结构的较大病变。

1.大体

病变直径通常<1cm,质硬。切面常呈星形或结节状,中央为白色,周围有灰白色放射状条纹。

2.光镜

放射状瘢痕通常指镜下病变,复杂硬化性病变指肉眼可见的病变。

①典型病变呈分区改变,中央为纤维弹力瘢痕组织,其内埋陷少量变形扭曲增生的腺管、小管和(或)细胞簇,通常有肌上皮(亦可不明显)。周围为不同增生状态的导管和腺泡,常围绕

中央瘢痕区呈放射性排列，外周呈花瓣状。增生性病变包括各种腺病、柱状细胞病变、囊肿病、导管上皮乳头状、旺炽性增生及大汗腺化生，亦可出现小灶性坏死。

②不典型病变缺乏上述分区性改变，呈增生纤维瘢痕组织与变形扭曲增生的导管小叶相互交错的复杂形态改变，常有更明显的旺炽性导管上皮增生，更多的坏死及粉刺样坏死，亦可有神经浸润。

③可伴有不典型导管增生、导管原位癌，亦可伴有小叶性肿瘤。

3. 免疫组化

旺炽性增生的上皮CK5/6通常阳性，中央瘢痕区内假浸润的变形腺管/小管一般CK5/6和肌上皮标记物（P63、SMMHC等）阳性，但某些病例可表达不满意或缺失。

4. 鉴别诊断

本病临床及影像学检查常考虑为癌，病理诊断也常出现困难，特别是冷冻切片及粗针穿刺活检诊断更易误诊为癌。其主要原因有：普通导管增生中出现坏死、增生上皮细胞伴有异型性、中央瘢痕区组织中有假浸润的变形腺管或小管，而且CK5/6及肌上皮标记物免疫组化染色呈阴性。如果认识到基础病变是复杂硬化性增生，对出现上述情况应采取保守的诊断方法。

（1）坏死

其坏死一般局限在少数导管，范围较小且位于导管中央，坏死周围有数层增生细胞，其形态和周围没有坏死的普通导管增生细胞一致。

（2）细胞"异型性"

其普通导管增生细胞可出现不典型改变，细胞分布较一致，界限较清楚，核有增大、核膜光滑、染色质较细腻、有小核仁，核分裂亦可增多，给人一种细胞有"异型性"的感觉。这种细胞学异常并不提示肿瘤性增生，很可能是一种反应性改变，仍具有普通导管增生的某些细胞学特点。

（3）假浸润

其经典型常表现为变形扭曲的腺管和（或）小管通常只局限于中央瘢痕区内，不会出现在增生区的间质内。不典型病变缺乏分区特点，瘢痕区和增生的导管/小叶相互交错，形成复杂的紊乱结构，此时，瘢痕区内的变形扭曲腺管和（或）小管可延伸到增生的导管/小叶周围，亦可出现在病变之外，貌似浸润性癌，但大多数病例缺乏浸润性癌的反应性间质，不破坏胶原纤维方向。

（4）免疫组化

其中央瘢痕区内的变形扭曲腺管和（或）小管的CK5/6通常呈阳性和有肌上皮，但某些病例的CK5/6可呈阴性和缺少肌上皮。

（5）不典型导管增生/低级别导管原位癌

如果出现明确形态一致、与增生细胞分离的异型细胞集群，明显的结构异型性及异型细胞蔓延累及病变外导管均提示有肿瘤性导管增生性病变。

（6）粗针穿刺及术中冷冻诊断

粗针穿刺提供的组织标本有限，当主要提示瘢痕区内的变形扭曲腺管和（或）小管、旺炽性导管增生中的坏死等形态时，极容易出现误诊。另外，穿刺造成的医源性改变（如上皮移位埋陷、坏死、间质反应等)会对后续病理评估带来不利影响。术中冷冻诊断风险更大。能想到此病,无确切诊断癌的把握,采取保守的诊断可能是明智的选择。

5.预后及预测因素

放射状硬化性病变是良性病变,但以后发展为乳腺癌的风险增加了2倍,特别是病变较大(>2cm),年龄大于50岁的患者。伴有不典型增生时发生癌的危险性增高。

第三节 导管内增生性疾病

导管内增生性病变是一组主要发生在终末导管小叶单位,细胞学和组织结构呈多样性的上皮增生性病变。2003年WHO乳腺肿瘤学及遗传学编写组的某些成员建议用导管上皮内瘤变(ductal intraepithelial neoplasia,DIN)代替传统的诊断名称,但大部分成员认为,应该沿用传统的诊断名称,如果应用DIN诊断系统,应该注明相应的传统诊断名称。2012年WHO乳腺肿瘤分类编写组建议使用传统的诊断名称,不提倡使用DIN诊断系统,在分类里新增加了柱状细胞变、增生,导管内癌的诊断更强调核级,低级别导管内癌可以有坏死,而且指出诊断贴壁型导管内癌必须是高核级。学者认为在导管内增生性病变中,大汗腺化生增生性病变也是一类很常见的病变,故在本文中一并论述。

导管内增生性病变的诊断及鉴别诊断是一个难点问题,其形态学特征由几个相互影响的基本要素构成,只有全面理解以下几个基本概念,才能更好地掌握上皮增生性病变的组织细胞学及免疫表型特征,建立正确的诊断思路。

(1)上皮细胞增生

绝大多数乳腺上皮细胞增生病变发生于终末导管小叶单位的终末导管和小管内,少数发生在大和(或)中等导管。上皮细胞增生主要有两种不同模式。上皮细胞增生的通常模式是,细胞层次增多,出芽桥接,细胞团充填腺腔,腺体膨胀扩大。另一种是平坦模式:细胞为柱状,单层或少数几层排列,并不堆积形成腺腔内细胞团,但腺管体积增大、腺腔扩张,形似小囊肿。另外,还有大汗腺细胞的化生与增生,其增生模式类似于普通导管上皮增生,但细胞形态不同。存在细胞增生是诊断导管上皮增生性病变的先决条件。

传统认为终末导管小叶单位衬覆腺上皮及肌上皮2种细胞。近年研究提示,终末导管小叶单位衬覆定向干细胞(仅表达CK5/6、CK14)、中间型腺上皮细胞(既表达CK5/6、CK14,也表达CK8/18)、终端型腺上皮细胞(仅表达CK8/18)、中间型肌上皮细胞(既表达CK5/6、CK14,也表达肌上皮标记物)及终端型肌上皮细胞(仅表达肌上皮标记物)5种细胞。普通性导管增生是一种定向干细胞病变,增生细胞中包含有各分化阶段的细胞(有大量的干细胞),CK5/6常呈拼花状表达,CK8/18阳性,肌上皮标记物(如P63、calponin等)也可阳性。大汗腺化生、柱状细胞变、透明细胞变、微腺性腺病及分泌性小叶的腺上皮,均属终端型腺上皮细胞,故不表达CK5/6,仅表达CK8/18。大多数乳腺癌(>80%)由终端型腺上皮细胞发展而来,故CK8/18阳性,CK5/6阴性,少数乳腺癌是由干细胞和(或)中间型细胞衍生而来,所以CK5/6阳性、CK8/18也可表达。平坦型上皮不典型增生、不典型导管增生、小叶内肿瘤和低级别导管原位癌 CK5/6 阴性，CK8/18 阳性，与终端型腺上皮细胞免疫表型类似。少数高级别导管原位癌（基底样亚型）CK5/6 阳性。

（2）细胞间黏附性

是指细胞之间相互黏附的能力。上皮增生性病变的某些形态学特征可归因于细胞黏附性的不同。普通型（良性）导管增生细胞黏附性强，形态学表现为：细胞排列紧密界限不清，分布无规律，细胞相互挤压、形状各异，细胞核重叠、形状大小不一致，腺腔内缺乏散离脱落细胞。而肿瘤性（恶性）增生细胞黏附性较差或缺乏黏附性，形态学表现为：细胞松散界限清楚，细胞核无挤压重叠，形态大小均匀一致、排列规则，常相互分离散落于管腔内。

（3）细胞极化

又称为细胞极性或细胞极向，是一种腺腔形成的能力，腺细胞处于有序排列的组织状态。形态学表示为：腺腔圆而整齐，腺细胞核位于远离腔面侧，呈放射状排列，细胞质聚集于腺腔侧。所有正常腺上皮细胞都存有极性，低级别导管原位癌细胞也常有极性。而普通型导管增生和小叶性肿均缺乏极性。因此，从这种意义讲，存在极性不能作为区别肿瘤细胞与正常细胞的依据，而极性消失也不是区别良恶性细胞的依据。但日常乳腺疾病的病理诊断中，我们经常遇到的问题是普通型导管增生、不典型导管增生和低级别导管原位癌之间的鉴别，普通型导管增生常缺乏极性，而不典型导管增生和低级别导管原位癌常有极性，在此种情况下，分析细胞极性是否存在，仍然能为确定导管增生性病变的性质提供重要的信息。

（4）细胞异型性

是指肿瘤细胞不同于正常细胞的形态学差异。这些差异常出现在恶性细胞、而不出现在正常细胞。普通型（良性）导管增生细胞形态温和缺乏异型性，肿瘤性（恶性）增生细胞有不同程度的异型性。细胞异型性的一个共同特征是细胞体积增大。其主要原因是细胞核增大、出现异型性，而在一些低级别导管原位癌中，细胞质增多则是细胞体积增大的唯一原因。根据细胞异型的程度，可分为低、中、高 3 个级别。低度异型：细胞较正常细胞稍有增大，外形平滑，核卵圆形-圆形，大小一致，染色质细颗粒状，分布均匀，核仁不明显，细胞质丰富、呈嗜酸性。高度异型：细胞明显增大；细胞核亦增大，大小不等且形状不规则，多形性明显。核染色质通常呈凝块状和粗颗粒状，常有 1 个或多个突出不规则的核仁。高度异型细胞的细胞质增多，但是细胞核增大常常更明显，而掩盖细胞质的改变。中度异型：细胞介于低、高两者之间，其形态特征变化较大。典型者核增大，形状规则或不规则，核轮廓光滑或锯齿状，染色质可淡染也可深染，呈粗颗粒状或者细腻，核仁可小可大。在分析导管增生性病变的诸多形态学表现中，细胞异型性是最重要的鉴别指标，如果没有细胞异型性，就不能把导管增生性病变诊断为不典型导管增生或导管原位癌。

（5）结构异型性

是指肿瘤组织结构与相应的正常组织之间的差异，即不同于正常乳腺上皮双层结构的改变。广义上理解，结构异型性即是出现不同于普通型导管增生构形的结构。导管增生性病变导致不同的结构模式，根据细胞增生程度、细胞黏附性和细胞极性可分为不同类型。普通型（良性）导管增生：细胞有黏附性、缺乏极性，所产生的结构模式称为典型结构（一般或普通结构），如细胞的多样性和不一致性，柔性细胞桥，不规则状裂隙样及边窗样腔隙等。肿瘤性（恶性)导管增生:细胞缺乏黏附性、极性存在,所形成的结构称为不典型结构(异型结构),如细胞单一性均匀分布,钢性细胞桥,整齐的筛孔状,菊形团样,车辐状、梁带状,石拱桥状及微乳头状等。导管增生性病变出现不典型结构就可认定为有结构异型性。

鉴于对以上论述的理解,导管内增生性病变的诊断思路是:首先评估增生程度,然后再分析细胞学(主要是核级)及结构特征。如果细胞有明显异型性(高核级),不论其他形态学表现(如结构和范围等)如何,即便是一个导管,也可诊断为高级别导管原位癌。如果细胞仅有低度异型性(低核级),那么必须评估其组织结构特征。几何形筛孔状、僵直小梁状及罗马样桥结构,以及细胞均匀一致性分布等,均为结构异型性的证据。细胞有低度异型性(低核级)加上充分发育成形的结构异型性时,应考虑诊断为低级别导管原位癌(需结合病变范围)。如果细胞呈中核级(中度异型性),此时的形态变化比较大,慎重起见,靠近低核级的病例最好结合结构特征诊断,而靠近高核级的无须兼顾结构特征。如果增生细胞的形态学改变达不到诊断低级别导管内癌的全部特征(如部分细胞仅有低度异型性,而缺乏明确的结构异型性,又如细胞具有低级别导管内癌的特征,但仍可见普通增生细胞等),常归入不典型导管增生。呈平坦型生长的细胞(柱状细胞)出现低度异型性,可分类为平坦型上皮不典型增生。普通型导管增生应该是指那些不具有细胞及结构异型性的导管内增生性病变(细胞黏附性强、缺乏极向排列、无细胞及结构异型性)。建立诊断思路是重要的,但是每个病例的形态学改变不会完全相同,所以必须结合所有形态学信息全面分析,必要时辅以免疫组织化学染色综合判断。大汗腺型导管增生性病变的诊断目前尚无统一标准,其参照细胞是大汗腺细胞,诊断思路可参考以上内容根据实际情况进行修改。

一、普通型导管增生

普通型导管增生(usual ductal hyperplasia,UDH)又称导管内增生、导管型增生、上皮病、单纯型导管增生等,是一种良性导管型增生性病变(或一种定向干细胞病变)。WHO(2003年)认为这是一种非肿瘤性增生,因而没有将其归入导管上皮内肿瘤谱系,而AFIP(2009年)则认为这是DIN低危型。其演变为浸润性癌的危险性为正常的1.5~2倍。WHO(2012年)不推荐使用DIN诊断系统,

1.光镜

增生细胞黏附性强,缺乏极性、细胞异型性及结构异型性。

①柔性细胞桥:增生细胞成复层、小丘状突起、条带状相互连接,形成跨越管腔纤细弯曲的细胞桥索。

②不规则窗孔及边窗:导管内增生细胞常呈肾小球样细胞团,其内形成大小不等、形状不规则的网孔状或裂隙状腔隙,腔面不整齐,其周围常有新月形边窗样裂隙。

③流水状排列:部分增生细胞核呈短梭形-梭形,常于局部呈流水样或漩涡状排列,或沿细胞桥或腔隙周围平行排列。

④成熟现象:导管基膜侧细胞体积大,排列较松散,胞质丰富淡染,核大空淡,核仁明显,可有核分裂象。中央细胞较小,排列紧密,胞质少嗜酸性,核不规则、小而深染。

⑤异质性细胞增生：增生细胞拥挤、界限不清，呈合体细胞样外观，细胞形状、大小各异，胞质均质嗜伊红性，缺乏异型性。

⑥细胞核多样性：核卵圆形、肾形、梭形或不规则形，互相重叠，染色质颗粒状，常可见核折叠、凹陷及核沟及核内嗜酸性包涵体，核仁易见，核分裂象罕见。

⑦其他特点：可有大汗腺细胞化生、柱状细胞变及泡沫状组织细胞等。钙化少见，偶见有坏死。

根据其增生程度可分为轻度、中度和重度（旺炽性增生）三个等级。轻度：上皮增生不超过4层。中度：上皮增生超过4层，可形成乳头和细胞桥。重度（旺炽性增生）：管腔明显扩大，充满增生的细胞。

2.免疫组化

ER呈多克隆性表达，CK5/6呈镶嵌样阳性表达（柱状细胞、大汗腺细胞及不成熟增生细胞阴性），Ki67指数通常低。E-cadherin阳性。

二、大汗腺化生增生

在乳腺良性病变中十分常见，是在大汗化生的基础上出现的增生。

1.光镜

常与普通型导管内增生伴发，其细胞具有大汗腺细胞的典型特征，从细胞层数增多、微乳头-乳头状增生到旺炽性增生。乳头状增生常出现囊肿性病变，表现为单纯性病变，缺乏复杂融合性乳头，亦可为片状实性增生，常与普通型增生相互混杂在一起。

2.免疫组化

GCDFP-15及AR阳性。ER（ER的B亚单位可部分阳性）、PR、CK5/6、bcl-2及S-100蛋白通常均为阴性。

3.鉴别诊断

①低级别导管原位癌，具体项目参见前文相关内容。

②中级别导管原位癌：两者在细胞学和（或）结构特征上有重叠。中级别导管原位癌的细胞可排列拥挤、缺乏极向，核的形状可不规则、染色质呈颗粒状，亦可有小的核仁，与普通型导管增生细胞相似，普通型导管增生细胞的排列可较为松散，核可比较大，也可呈泡状，染色质粗，核仁明显，类似于中级别导管内癌的细胞。但中级别导管原位癌细胞及细胞核均较普通型导管增生细胞大，其多形性及不规则性更明显，可有坏死和更多的核分裂象。免疫组化染色CK5/6通常阴性。

③不典型导管增生：具有普通型增生和低级别导管内癌两种细胞形态和结构，不典型增生细胞CK5/6阴性（对模棱两可病例通常倾向保守性诊断）。

④平坦上皮不典型性：可单独存在，也可和普通导管增生并存（不典型导管增生）。

⑤不典型大汗腺型导管增生：出现具有不典型性的大汗腺细胞，其核增大3倍，核仁增大突出，出现多个不规则小核仁，胞质泡沫-空泡化等。其结构异型性常不典型，如出现融合性复杂乳头、不典型细胞桥及筛状结构等，达不到诊断导管原位癌的全部标准。

4. 预后及预测因素

目前,尚未发现可靠能预测不典型导管增生发展为浸润性癌的预后因素。

三、柱状细胞增生和平坦上皮不典型性

柱状细胞病变是谱系性导管增生性病变,主要包括柱状细胞变(见化生性病变)、柱状细胞增生(2012 年 WHO 分类包括在导管内增生性病变中)和平坦上皮不典型性,广义上讲还包括黏附型导管原位癌。

(一)柱状细胞增生

这是除普通型导管增生外的另一种良性导管增生,与普通导管增生模式不同,柱状细胞增生主要表现为腺管的扩张,柱状细胞增多超过 2 层(1～2 层为柱状细胞变),拥挤、核复层化。

光镜:①终末导管-小叶单位增大,腺泡不同程度扩张且外形不规则;②腺管内衬无异型性的柱状细胞,细胞拥挤,核卵圆-细长,呈现复层化(>2 层),大部分垂直于基膜排列(极向),也可有部分紊乱;③局部细胞核过染、拥挤和重叠,增生柱状细胞可呈小丘状、簇状或流产型微乳头状;④腔缘常有明显的大汗腺顶浆分泌样胞突,部分细胞呈鞋钉状,细胞核可游离在管腔内;⑤腔缘表面常见少数扁平细胞,平坦生长和复层生长构型常混合出现;⑥管腔内常见有丰富的絮状分泌物和钙化,有时可见砂粒体样钙化;⑦亦可伴有其他上皮增生性病变。

(二)平坦上皮不典型性

这是一种肿瘤性导管增生性病变,呈平坦型生长模式,细胞有轻度不典型性。曾称单形性黏附型导管原位癌、不典型性囊性小叶、A 型不典型小叶、不典型柱状细胞变。

1. 光镜

包括:①终末导管小叶单位的腺管不同程度扩张(明显扩张的腺体的最大直径常达 1～2mm),扩张的腺体状不规则,腔内常有多少不等的絮状分泌物;②扩张的腺腔被覆单层立方-柱状(其高度常是宽度的数倍)-假复层(核位于细胞内不同的位置)上皮,常有较明显顶浆分泌型胞突,失极向或有极向排列;③增生细胞一致,有轻度异型性,胞质可呈嗜酸性颗粒状,或均质嗜酸性,核轻度增大,圆形-卵圆形,核浆比轻度增加,核染色质均匀深染,或呈颗粒状,或凝聚边集,核仁不清或有核仁(甚或明显),可见核分裂象;④可有小丘、簇状或流产型微乳头状增生,缺乏复杂结构;⑤肌上皮细胞相对减少;⑥扩大的腺腔内常有程度不同的钙化,部分呈砂砾体样钙化。间质内亦可见钙化及多少不等的淋巴细胞浸润;⑦出现复杂结构(如微乳头状、梁带状、筛状)即为不典型导管增生;⑧可伴有导管原位癌和某些类型的浸润性癌(特别是小管癌)。

2. 免疫组化

CK8/18、ER、PR 及 bcl-2 阳性,CK5/6 阴性,Ki67 低增殖指数,腺管周围有肌上皮。

3. 分子遗传学

50% 在染色体 11q 有杂合子丢失。

4. 鉴别诊断

在出现平坦上皮不典型性时,一定要多切片,不要遗漏了不典型导管增生,特别是导管原位癌成分。

①柱状细胞变/增生(包括盲管腺病):柱状细胞变/增生细胞表面常见少数扁平细胞,平坦生长和复层生长构型混合出现,细胞核与普通导管增生相似,形状不规则拥挤,极向不一致,染色质颗粒状,常有小核仁,缺乏异型性。平坦上皮不典型性增生细胞规则,间隔均匀,细胞核有轻度异型性,缺乏平坦生长和复层生长构型混合出见的模式。

②不典型导管增生和低级别导管内癌:出现结构的不典型性时(如乳头状、筛状)应考虑诊断为不典型导管增生或低级别导管内癌。不典型导管增生具有增生和导管内癌两种细胞形态学特点,而低级别导管内癌必须具备导管内癌的全部特点,累及 2 个以上甚至更多的导管(>2mm)。

③多形性黏附型导管原位癌:具有高级别核级,多形性和异型性更明显。先前诊断的单形性黏附型导管原位癌和平坦上皮不典型性的鉴别十分困难,WHO 乳腺肿瘤病理与遗传学分类中视平坦上皮不典型性与单形性黏附性癌为同一类病变。

④囊性高分泌增生/癌:见柱状细胞化生。可见有其他类型的导管内癌。

⑤小叶性肿瘤:传统的不典型小叶增生具有普通增生和小叶原位癌两种细胞形态。小叶原位癌缺乏腺泡囊性扩大和衬覆柱状细胞的特点。

⑥小叶癌化(具有顶浆分泌胞突):细胞多形性和异型明显,核染色质粗糙,核仁明显,核膜增厚不规则。

⑦假分泌增生伴囊性高分泌增生。

⑧黏液囊肿样病变:见柱状细胞化生。

⑨大汗腺病变:大汗腺细胞较柱状细胞更富于嗜酸性颗粒状胞质,核更大、圆而且有明显的核仁。鞋钉样细胞及超乎寻常的长胞突可见于平坦上皮不典型性中,而在大汗腺病变中缺乏。平坦上皮不典型增生细胞的 ER、bc12 为阳性,而大汗腺细胞的为阴性。

⑩纤维囊肿病中的微囊:微囊肿被覆的上皮呈稀疏立方状或为大汗腺上皮,而且没有不典型性。

5.预后及预测因素

柱状细胞变及增生患者发生乳腺癌的风险性增加 1.5～2 倍(低风险性)。有限资料提示,在粗针穿刺标本中遇到柱状细胞变或柱状细胞增生时,无须进一步扩大切除病变。然而,对于粗针穿刺标本内及切取活检组织切缘存在平坦上皮不典型增生病变时,是否需要进一步切除病变进行全面评估的意见并不一致,仍需要广泛深入研究。目前有学者提出,平坦上皮不典型增生与某些导管原位癌(微乳头及筛状亚型等)及浸润性小管癌有较密切关系,而且有可能是它们的前期改变(虽然还没有充分证实)。最近有资料显示,粗针穿刺标本中发现平坦上皮不典型增生者,有 1/4～1/3 的病例在随后切除的标本中,发现更加严重的病变,鉴于此种情况,应推荐手术切除病变作为常规治疗措施。学者认为,目前国内对平坦上皮不典型增生的认识还不够深入,鉴别诊断也时常遇到困难,而且平坦上皮不典型增生常与导管/小叶原位癌及浸润小管癌伴发。所以,如果粗针穿刺标本中存在平坦上皮不典型增生或切除活检标本切缘阳性时,有必要扩大切除病变以进行进一步病理评估。

三、不典型导管增生

(一)不典型导管增生

不典型导管增生(atypical ductal hyperplasia,ADH)是一种肿瘤性导管内增生性病变,增生细胞与低级别的导管原位癌细胞相似,但范围和(或)程度上达不到诊断导管原位癌的全部标准。以后发生癌的危险增加3~5倍。

1.光镜

具有低级别导管原位癌及普通型导管增生的细胞学及构型特点:部分增生细胞形似低级别导管原位癌,增生细胞缺乏黏附性,存有极性、细胞异型性及结构异型性。呈低乳头状、簇状、棒状、拱形、僵硬桥状、筛状、实性和(或)腺样排列。细胞较小,形态单一,边界清楚,胞质淡染,可见胞质内空泡,细胞核常为圆形,均匀分布,染色质细,核仁不清,核分裂少见。部分呈普通型导管增生改变,增生细胞黏附性强,缺乏极性、细胞异型性及结构异型性或残留正常上皮。多少不等的钙化。

有人将具有低级别导管内癌全部特征但范围局限的病变也包括在不典型导管增生中,用病变大小区分两者其认为诊断不典型导管增生的定量标准是:1个或多个完全受累及的导管或小管横切面的合计长度≤2mm(有人建议2~3mm);或只有2个以下导管或小管完全具备低级别导管内癌的特征,超过2mm或2个独立腺管的病变诊断为低级别导管内癌。2012年WHO工作小组不推荐也不否定上述哪一种定量方法,并建议采取保守的诊断策略。学者更认同主要依据质的标准,结合量的标准对不典型导管增生和导管原位癌进行鉴别诊断。诊断要有足够的取材,必要时要观察更多的切面进行评估。

2.免疫组化

不典型增生细胞ER呈单克隆性表达,Ki67指数较低,CK5/6、HER2、P53通常阴性。多数肌上皮存在,少数可缺失。

3.分子遗传学

50%的病例与浸润性导管癌相同,在16q、17p和11q13有杂合子丢失。

(二)不典型大汗腺型导管增生

良性增生的大汗腺细胞的特性与普通型导管增生细胞并不十分相同,由于缺乏明显的黏附性,因此,良性大汗腺病变并不形成流水状排列和梭形细胞桥。肿瘤性大汗腺细胞缺乏极性,所以与不典型导管增生、低级别导管原位癌不同,一般不会出现典型结构上的异型性(如筛孔状、条带状和拱形结构)。大汗腺肿瘤性增生的结构异型性表现为:细胞拥挤、复层排列以及形成疏松的微乳头状细胞簇,亦可形成细胞小梁和腔隙,但腔隙周围的细胞无明显极性(和腔缘接触)。细胞异型性表现为:细胞变圆、位置异常,核增大3倍,染色分布紊乱,核仁增大,细胞质泡沫化,出现空泡。此外,管腔内出现明显脱落散离的细胞、坏死及核分裂象增多(特别是在有结构异型性时),都可能是肿瘤性增生的证据。除注意大汗腺细胞增生细胞的结构及细胞异型性外,某些时候还必须考虑到病变的范围,虽然并没有公认的阈值范围(2mm还是4mm)。如小灶性轻微不典型病变,也许可以忽略不计。对于那些有明显细胞增生的较大病灶,可能要考虑不典型大汗腺型导管增生的诊断。另外,不典型大汗腺增生常伴有不典型导管增生和不典型小叶增生,一旦发现不典型大汗腺病变,就应仔细寻找其他类型不典型增生。

1.鉴别诊断

①普通型导管增生:没有导管原位癌的结构特点,为多种细胞混杂,排列拥挤紊乱,流水状排列,可见周边开窗腔隙,常有大汗腺化生。

②乳腺发育的导管增生:具有乳腺发育的其他特点。

③细胞性纤维腺瘤的导管增生:具有细胞性纤维腺瘤的其他特点。

④不典型泌乳样增生:通常无复杂结构,有泌乳性改变。

⑤不典型大汗腺型导管增生与低级别大汗腺型导管原位癌:两者的形态学改变有重叠,其鉴别也没有公认的标准,诊断常出现困难。O'Malley等主张主要依赖细胞核的特征及病变范围(＞4mm)诊断低级别大汗腺型导管原位癌;而 Tavassoli 等认为应根据细胞核及结构特征,结合病变范围(＞2mm)进行诊断。有学者认为,低级别大汗腺型导管原位癌的诊断在注重细胞学特征外,有必要结合其结构异型性,因为不典型大汗腺细胞定为核增大 3 倍,而低级别大汗腺型导管原位癌细胞的核级为 1~2 级(1 级为核增大 1~2 倍),在低核级时,其结构异型就显得十分重要(可参考通常低级别导管原位癌的诊断标准),如果有 1 个或多个足以诊断导管原位癌的结构特征,应考虑低级别大汗腺型导管原位癌的诊断。但是,低级别大汗腺型导管原位癌的结构异型常不典型或不明显(如筛孔不圆、梁索不钢性等),细胞的排列常缺乏极向(如细胞与筛孔及梁索平行排列等),所以观察低级别大汗腺型导管原位癌的结构异型既要结合通常的标准,又要有另外一种思考方式,建立新的指标。

2.预后及预测因素

有研究显示,近 60%粗针穿刺活检诊断为不典型导管增生的患者,有高达 15%的病例在之后手术切除的病变标本中证实有癌(导管原位癌常见,可为浸润性癌),粗针穿刺活检中发现有不典型导管增生,需切除全部病变进一步病理评估。再有粗针穿刺取材有限且常为碎块,切片中常出现不完整的导管。因此,在使用定量标准评估这些标本时,更要慎重思考,尽量避免在小标本上过度诊断,在没有充分理由诊断导管原位癌时,诊断不典型导管增生已足以促使外科医生行病变切除。如为手术切除及麦默通旋切标本,需充分取材,甚至全部取材,以排除导管原位癌等更严重的病变。若手术切缘阳性,需扩切。

四、导管原位癌

导管原位癌(ductal carcinoma in situ,DCIS)又称导管内癌,包括一组异质性病变,其共同特征是肿瘤性上皮细胞局限于乳腺终末导管小叶单位腺管内。尚无公认的导管原位癌分类系统,传统上主要根据导管原位癌的结构特征和生长方式,将其分为五种主要类型:粉刺型、筛状型、微乳头型、乳头型和实体型。后来,有学者提出主要根据核级别和(或)坏死进行分类,将导管原位癌分为低级别、中级别、高级别三个级别。近年来更强调有无坏死。

1.大体

切面可有不太明显的实性、小结节状或颗粒状区,粉刺型可见管腔内淡黄色坏死,挤压有粉刺样溢出物。

2.光镜

终末导管小叶单位明显扩张,原有的腺上皮被肿瘤细胞取代。增生细胞通常缺乏黏附性,常存有极性,有程度不同的细胞异型性及核级(低、中、高),以及具有不同级结构异型性,排列成不同的组织学构型,可有或无坏死。可腺管内浸润(佩吉特样)式完全替代小叶腺泡衬覆细胞(小叶癌化)。肌上皮层存在或部分甚至完全缺失。基膜保存或偶有灶性不连续。导管周围可有不同程度毛细血管增生、纤维化及炎细胞浸润。间质内无癌细胞浸润。传统分为:①粉刺型:各种构型(多见于高级别实体型)的导管原位癌的中央带有明显的凝固性坏死(可有鬼影细胞及核碎片),常有无定形坏死性钙化。坏死面积通常超过病变导管的50%,也可只残存1～2层癌细胞。瘤细胞有明显多形性和异型性,常为高核级,核分裂象多见。常有小叶癌化和(或)微小浸润;②筛状型,导管原位癌中有大量整齐极性排列的腺腔(筛孔),筛孔多呈圆形,腔缘平滑(或可有小的胞突),呈"冲凿"样。变异型筛孔亦可呈车辐状、罗马桥状、梁状等。瘤细胞形态一致,有轻-中度异型性,细胞核常与腔缘(或梁或桥长轴)垂直。可有灶状坏死及钙化;③实体型,导管呈实性膨大,常由形态单一、界限清楚、同核级的瘤细胞组成,核通常为轻-中度异型性。中央坏死可见;④微乳头型,瘤细胞沿导管壁呈微乳头状(无纤维血管轴心)生长,可为短粗的小丘状,茎状、指状、仙人掌或细长棕榈叶状。细胞有不同程度的异型性及核级;⑤乳头状型(见导管内乳头状癌)。

3.组织学分类和分级

目前,尚无普遍接受的导管原位癌分类系统,近年有学者提出主要根据核级别和(或)坏死进行分类,将导管原位癌分为低、中和高三个级别。有学者赞同主要根据核级别对导管原位癌进行分类,同时也应注明病变大小/范围,其组织结构类型、是否存在粉刺样坏死、钙化情况及手术边缘的状态等信息。

(1)核级别与坏死情况

①核级别。

a.低核级:细胞核的形态单一,常为圆形、卵圆形。核大小一致,略有增大(为正常红细胞或导管上皮细胞核的1.5～2.0倍)。核染色质细,分布均匀,核仁及核分裂象罕见。无瘤细胞坏死。常有细胞极向化现象。

b.高核级:细胞核呈明显多形性,分布不规则。核显著增大(为正常红细胞或导管上皮细胞核的2.5倍)。核染色质呈块状或泡状,核仁大或多个,核分裂象易见。常见瘤细胞坏死。无细胞极向化现象。

c.中核级:界于低核级和高核级之间。细胞核有轻-中度多形性,大小略有差异,核染色质粗,核仁及核分裂象可见。可有瘤细胞坏死。偶见细胞极向化现象。

②坏死。

a.粉刺性坏死:导管中央带坏死(坏死面积占50%以上),纵切面为线形模式。

b.斑点状坏死:非带状坏死,纵切面为非线形模式。

根据肿瘤细胞的核级别和坏死,将导管原位癌分为低、中和高级别导管原位癌。

(2)分类

①低级别导管原位癌:瘤细胞具低级别核的特征;可呈筛状型、微乳头型、实体型等构型;

常有瘤细胞极向化现象;通常无坏死,罕见粉刺性坏死;常有钙化。免疫组化染色:ER、PR 弥漫阳性,Ki67 低增殖指数,HER2、CK5/6 阴性。

②中级别导管原位癌:瘤细胞具中间级核的特征;多呈实体型、筛状型、微乳头型及粉刺型等构型;可有细胞极向化现象;可无坏死或有点状坏死及粉刺性坏死;常有钙化。免疫组化染色:ER、PR 及 HER2、不同轻度阳性,Ki67 指数界于中间,CK5/6 阴性。

③高级别导管原位癌:瘤细胞具高级别核的特征;多呈粉刺型、实体型,亦可为微乳头型、筛状型、贴壁型及基底(细胞)样;常缺乏细胞极向化现象;常见广泛的粉刺性坏死,但也可无坏死;常有钙化、管周纤维化和炎细胞浸润。免疫组化染色:ER、PR 常阴性,也可阳性,Ki67 高增殖指数,HER2 常阳性,CK5/6 可阳性。

4. 组织学亚型

一些少见类型的导管原位癌具有独特的特征,不能仅以核级别来进行分类。

①梭形细胞型:瘤细胞主要呈梭形、短梭形,形态较温和,核级常为低-中级别,通常实性排列,坏死少。

②神经内分泌型:50％以上的瘤细胞具有神经内分泌分化。细胞呈多边形、卵圆形或梭形,胞质嗜酸性颗粒状或淡染,可有胞质黏液,通常为低-中级别核级,呈实性乳头状、实性,可有微腺腔或菊形团,可有程度不同的坏死。免疫组化染色:CgA、Syn、CD56 阳性。

③黏液/印戒细胞型:前者扩大的导管腔内充满黏液,瘤细胞呈单层、复层或乳头状。印戒细胞型主要由印戒样瘤细胞组成,胞质含有黏液,通常为中级别核级。AB/PAS 组化染色阳性,由于浸润性印戒细胞癌侵袭强,因此一般将印戒细胞型视为高级别导管原位癌。

④透明细胞型:基本由胞质透明的细胞构成,界限清楚,核级不一致,呈实体或筛状构型,可见中央型坏死,糖原组化染色可阳性。一般认为,此型宜归入中间级导管原位癌。

⑤囊性高分泌型:含多数囊样结构,被覆不同增生状态的上皮细胞,局灶性筛状或微乳头状排列,囊内充满形似甲状腺胶质的嗜酸性分泌物。

⑥多形性(高核级)平坦型(黏附型):管壁附着 1～4 层明显多形、异型瘤细胞,具有高级别核级,腔内有或无坏死。一般认为此型为高级别导管原位癌。

⑦鳞状细胞型:由鳞癌细胞构成,核级中-高级别,呈实性可有明显角化,偶见中央性坏死。

⑧基底样(细胞)型:常为高级别导管原位癌,核级高,多数是粉刺型,亦可是实体型、微乳头型,可有粉刺样坏死。免疫组化染色:ER、PR、HER-2 阴性,CK5/6、EGFR 阳性,Ki-67 高增殖指数。

⑨分泌型:导管内成分呈分泌性改变,有明显细胞内外分泌物。

⑩小细胞型:通常为实性导管内癌,细胞小而一致。

大汗腺型导管原位癌:由具有大汗腺特征的细胞构成,排列成微乳头状、筛状实性或粉刺状,可以出现不同程度的坏死(点状或粉刺状)及钙化。因为大汗腺细胞本身具有与众不同的特点(核大、核仁明显),所以,大汗腺型导管原位癌核级的划分与其他导管原位癌不完全相同,主要依据的是大汗腺型导管原位癌细胞核的特征(与正常大汗腺细胞比较)。

大汗腺型导管原位癌分为低、中或高级别。低级别:细胞核 1～2 级,无坏死;中级别:细胞核 2 级,有坏死,或细胞核 3 级,无坏死;高级别:细胞核 3 级,有坏死。

特别是低级别大汗腺型导管原位癌,其核级为1级时,细胞异型性不明显,常需结合结构异型性进行诊断,但肿瘤性大汗腺细胞常缺乏细胞黏附性及极向排列,按一般标准进行诊断常会遇到困难,所以需建立与普通型导管增生性病变不同的诊断方法及评估标准。

5.分子遗传学

50%~80%的导管原位癌在染色体16q、17p和17q有杂合子丢失。约30%的病例进行FISH检测时可发现HER2癌基因扩增。

6.鉴别诊断

(1)低级别导管原位癌与不典型导管增生性的鉴别

两者的鉴别常遇到困难,免疫组化的鉴别价值也不大。目前比较公认的鉴别诊断标准如下:①质的标准,有良性导管增生和低级别导管原位癌两种细胞形态和结构特点可诊断为不典型导管增生;②量的标准,必须在2个以上的导管内具有低级别导管内癌的全部特征时,才能诊断为导管原位癌,否则诊断为不典型导管增生。有人认为≤2mm的导管内癌也应划入不典型导管增生。

(2)低、中级别导管原位癌与普通型导管增生的鉴别

比较多的问题是中级别导管原位癌与普通型导管增生的区别,两者在细胞学及结构特征上有重叠。普通型导管增生的结构呈多样性而且杂乱,腔隙呈不规则的裂隙状,腔面粗糙,常有流水状排列的梭形细胞,胞核和细胞桥长轴平行。增生细胞呈异质性,细胞拥挤界限不清,可有局灶性大汗腺化生。通常缺乏坏死(少数可出现坏死)。管周纤维化和炎细胞浸润通常不明显。免疫组化染色CK5/6阳性(少数高级别导管原位癌可阳性)。

(3)微浸润癌

有时确定有无导管基膜外的微小(早期)浸润是十分困难的。高级别导管原位癌(特别是病灶大和伴有淋巴结转移者)更要多切片仔细寻找浸润癌灶。导管原位癌周围常有大量淋巴细胞浸润也是造成诊断困难的原因之一。免疫组化示肌上皮标记物(如P63、SMMHC、calponin)染色阴性,有助于确定微小浸润性癌灶。

(4)导管原位癌与导管内癌样浸润性癌的鉴别

某些浸润性癌(如浸润性筛状癌、腺样囊性癌)及呈膨胀性浸润的癌(如浸润性乳头状癌、导管内癌样癌)可呈现导管原位癌的生长模式。某些导管原位癌(如筛状型)周围的纤维组织可显著增生,胶原瘢痕化,致使导管明显变形,而类似于浸润性癌。浸润性癌细胞巢密集,形状多样而不规则,免疫组化示周边缺乏肌上皮和基膜。导管原位癌累及小叶及硬化性病变(如腺病及复杂硬化性增生)可貌似浸润性导管癌,通常需免疫组化肌上皮标记物(如P63、SMM-HC、calponin)染色,若瘤细胞巢周边有肌上皮则支持导管原位癌的诊断,而缺少肌上皮则是浸润性癌。

(5)囊性高分泌癌和囊性高分泌增生、假泌乳样增生、黏液囊肿样病变的鉴别

后三者内衬细胞缺乏多形性和异型性,没有导管内癌的各种形态,亦无浸润性病变。假泌乳样增生有泌乳改变。黏液囊肿样病变囊内(导管内)的分泌物为黏液,常破入间质形成黏液湖。

(6)筛状型导管原位癌和胶原小体病的鉴别

后者亦呈筛状,但缺乏极性排列,筛孔内为有结构的基膜样物质,周围有肌上皮细胞。免疫组化肌上皮标记物(如 P63、SMMHC)染色阳性。

(7)导管原位癌和脉管内癌栓的鉴别

脉管内癌栓可形成充满管腔、界限清楚的细胞巢,类似于导管原位癌。细胞巢内如出现粉刺型坏死,就更增加了诊断的困难。低倍镜下病变的分布呈脉管的分布特征,相关区域内见有良性导管。免疫组化脉管(如 CD34)及肌上皮(如 P63、SMMHC)标记物染色有助于确定诊断。

(8)青少年导管原位癌

青春期乳腺生长发育活跃(国内不乏少男少女乳腺发育者),上皮细胞拥挤,甚至出现复层排列及微乳头-乳头状增生,细胞核的特征可类似于中年女性的不典型导管增生细胞,但增生的微乳头呈锥形,细胞核的形状及排列呈异质性。另外,由于腺体结构较小,组织切片时容易出现斜切现象,从而貌似结构异型性。所以,必须十分严格掌握青少年患者的导管原位癌诊断标准,必须观察到病变完全具有可靠的上皮增生,确定无疑的细胞异型性及结构异型性才能诊断。

7. 预后及预测因素

有文献报道,14%～60%的女性低级别导管原位癌可进展为浸润性乳腺癌。导管原位癌的治疗目的是完全切除病灶。最常报道的局部复发的因素有:年龄小于 45 岁、病灶大、高核级、有粉刺样坏死及手术切缘阳性。手术切缘状况是最重要的因素,如手术切缘阳性,一般认为需扩切至呈阴性。

第四节 乳腺癌癌前病变

一、概述

癌前病变是指有可能转变为癌的一些病变,是肿瘤发展过程中的一个阶段,这些病变大多处于不稳定状态,在某些因素持续作用下可以发生恶变,但是一旦该因素被解除,也有可能保持稳定、退变或逆转,从而恢复正常状态。不同部位不同组织,有其不同类型的癌前病变,有些部位的癌前病变已较清楚,如口腔黏膜白斑、宫颈鳞状上皮不典型增生和胃黏膜肠上皮化生等。

乳腺癌癌前病变的研究在乳腺癌的早期诊断和治疗中有重要意义。目前认为乳腺癌癌前病变的发病机制主要是源发于正常终末导管-小叶单位的上皮细胞,异常增生是由于一些生长调控机制改变导致的增生失衡。现在公认的乳腺癌癌前病变有:小叶及导管不典型增生、柱状上皮不典型增生、小叶原位癌、乳头状病变和异常增生放射状瘢痕。不典型增生和小叶原位癌等癌前病变仅经触诊常常难以发现,其影像学改变常常既不典型也没有特异性,故大部分癌前病变的诊断较为困难。目前绝大多数癌前病变的诊断主要依靠组织学检查。细针穿刺在过去

30年间一直是一种十分重要的检查手段,但癌前病变常以多中心性的形式存在,细针穿刺的阳性率偏低,因此其对癌前病变患者不适用。

二、癌前病变的分子生物学研究进展

目前,对乳腺癌癌前病变的基因改变及生物学标志的研究显示,在某些组织学上显示为良性病变的乳腺癌亚型中,基因改变出现早。这些病变组织表现出明显的雌激素受体阳性,正常细胞逐渐出现增生,直至转变为原位癌。P53基因的变异在乳腺癌癌前病变的发生和发展中起到一定作用。其机制可能是通过抑制程序性细胞凋亡,促进细胞增生,影响修复、克隆表达。因此,在乳腺癌癌前病变中测定P53将可能作为判定预后的重要指标。近期,所有有关乳腺癌癌前病变的HER-2的基因研究似乎都表明,细胞的增殖及活力的增加都与这个癌基因的扩增和过表达有关。乳腺癌癌前病变的HER-2基因及Ki-67的测定将可能成为一个判定预后的重要指标。

根据某医院乳腺病理研究室的研究结果和一些文献报道,将乳腺中度和重度不典型导管上皮增生、中度和重度乳头状及不典型小叶增生列为乳腺癌癌前病变的基本病变。

三、乳腺导管内增生性病变

乳腺导管内增生性病变与浸润性乳腺癌的关系十分密切。WHO乳腺肿瘤组织学分类建议用导管上皮内肿瘤取代传统命名来对导管内增生性病变进行分类,并在其后附上数字以表明增生或不典型增生的程度。

(一)乳腺导管内增生性病变与浸润性癌的关系

研究乳腺癌癌前病变的目的是为了从本质上认识它们,揭示其与浸润性乳腺癌的关系,以及其在乳腺癌发生、发展过程中所处的位置,以便采取适当的措施来遏制其发展为癌。长期以来,人们对于乳腺导管内增生性病变开展了大量的研究工作,以求通过合理的分类,比较它们在形态上和分子遗传学上的不同表现,从而正确反映各种病变的性质,揭示其与乳腺癌的关系。但遗憾的是,病理学界对此远没有形成一个统一的认识。在乳腺癌的发生、发展问题上,人们一直按照UDH-ADH-DCIS-IDC这一乳腺癌发展的经典模式展开研究,但是越来越多的研究资料证明,这一模式可能过于简单和笼统,病变的发展不一定是循序渐进的,可能是跳跃式的。因此,乳腺癌发展的经典模式在诸多环节上都有值得商榷的问题。

UDH是否是ADH和DCIS的前驱病变?是否所有乳腺癌的发生都要经过UDH这一阶段?从现有的研究资料来看,大部分UDH并不是DCIS和IDC的前驱病变,只有一小部分UDH存在伴随的IDC相同的遗传学改变,是单克隆性的肿瘤性增生,但是支持这种假设的研究资料还非常少。

就ADH与DCIS的关系而言,现有的研究表明,用前者是后者的前驱病变来阐述其关系并不恰当。首先,从形态学角度区分ADH和低级别DCIS十分困难,人为划定的界限带有很强的主观性,且病理学界对这一问题的认识远未达成一致,即使采取统一的诊断标准,有经验的病理医师之间的诊断符合率也比较低。另外,从分子遗传学的角度分析,许多研究数据表明,ADH 与 DCIS 在形态学上的交叉在分子水平上得到了很好的验证,采用杂合性丢失(loss of heterozygosity,LOH)或者比较基因组杂交(comparative genome hybridization,CGH)方法进行研究,人们发现 ADH 和低级别 DCIS 在遗传学改变方面有许多相似之处,它们最常见的染色体改变是 16q 和 17p 的缺失。因此,仅从这个方面就很难说 ADH 和 DCIS 是两种独立的疾病,更无法证实前者是后者的前驱病变。

DCIS 是 IDC 的前驱病变这一结论基本上得到了一致的认可,但是并非所有的 DCIS 都按同样的模式发展为 IDC。这一点可根据长久以来病理学界对 DCIS 的分类一直未能达成一致意见这一事实就得到验证。任何一种疾病的分类都应该体现其对该病生物学行为的预测和对临床治疗的指导意义,并且具有好的可重复性。对于 DCIS 的分类存在着不同的方法,大体可分为两类:一类是传统分类,主要根据组织学类型和细胞学特征分为粉刺型、实体型、筛状型和微乳头型,这种分类诊断可重复性低。一项多中心研究资料显示,按此法分类的病例中约有 30% 需要重新分类。另一分类系统是根据细胞核改变特征并辅以是否出现坏死进行分类,大致按细胞分化程度将 DCIS 分成三个级别,低级别、中等级别和高级别,这也是 WHO 乳腺肿瘤分类中建议使用的方法。从分子生物学角度来看,此种分级法似乎更具合理性,因为低级别 DCIS 与高级别 DCIS 具有不同的遗传学改变。低级别者常见的染色体改变是 16q 的缺失,而高级别者则表现为 13q 和 17p 的缺失,以及 20q 的获得。这些改变与相应级别的 IDC 类似,支持不同级别的 IDC 有其不同的疾病演变模式。

WHO 乳腺肿瘤分类中最引人注目的是有学者提出一部分平坦型上皮不典型增生(flat epithelial atypia,FEA)是肿瘤性病变。Schnitt 等认为,至少有一部分 FEA 是肿瘤性病变,为低级别 DCIS、IDC 特别是小管癌的前驱病变;Vijver 等认为,FEA 是贴壁型或为乳头型的高分化 DCIS 的前驱病变,并提供了一个进展模式:FEA 微乳头状 DCIS 筛状 DCIS 小管癌。他们的理论依据是,在小管癌周围经常见到 FEA,FEA 有与小管癌相同的 LOH 模式,即 16q 和 11q 缺失。综上所述,所谓乳腺癌发展的经典模式远远不能解释乳腺癌发生、发展的不同疾病进展过程,分子生物学的研究方法为我们提供了全新的认识乳腺癌及其前驱病变的思路,但就目前为数不多的研究资料而言,重新建立乳腺癌的发展模式尚缺乏充分的条件和基础。

(二)导管内增生性病变的组织病理学特点

1. 普通型导管增生(UDH)

(1)形态学特点

UDH 是以二级腺腔形成和中心区增殖细胞如流水状排列为特征的良性导管内增生性病变。在导管内特别是靠近管壁处可见形态及大小均不规则的窗孔样腔隙,管壁中央是呈"流水状"和(或)漩涡状排列的实性增生的细胞团,可见纤细的上皮细胞桥,细胞界限不清,似合体样;胞质着色不一,嗜酸或双嗜性;胞核形状及大小不一,常与上皮细胞、肌上皮细胞或化生的大汗腺细胞相互混杂。核膜均匀一致,染色质颗粒状,可有核仁。靠近 UDH 基膜侧细胞增生活跃,核大呈栅栏状排列,核仁比较明显,胞质丰富淡染。腺管中央增生的细胞体积较小,排列更紧密,核小深染,更为规则,胞质略嗜酸性。钙化和坏死不是 UDH 的固有特点,如果在上皮增生性病变中有明显的钙化和坏死,首先要排除 DCIS。如果增生的细胞为良性特征而无不典型性,即使伴有钙化和坏死也应诊断为 UDH。

（2）免疫组织化学染色

UDH 通常以弥漫性或灶状形式表达高分子量角蛋白，如 CK5/6、CK34BE12；也表达钙黏附蛋白-E。UDH 中 ER 表达阳性细胞比例要比正常乳腺组织略高。最近有研究发现 11%～19% 的 UDH 表现为 cyclinD1 表达水平上升。

（3）遗传学改变

约 7% 的 UDH 存在不同程度的非整倍体，1/3 病例有至少 1 个部位的杂合性缺失（LOH）；有的研究报道其频率为 0%～15%，比导管原位癌（DCIS）或不典型性导管增生（ADH）出现的频率（25%～55%）低得多。出现 LOH 较多的位点为 11p、16q、17p、17q、13q和 9p。在 UDH 比较基因组杂交（CGH）的研究中，有人发现大部分单纯的 UDH 无染色体异常，但当伴有 ADH 或 DCIS 时常可出现 16q 和 17p 的缺失。有些研究发现，在不伴有浸润性癌的 UDH 中也可以发现 16q 和 17p 缺失。

（4）细胞学改变

针吸质较韧，涂片细胞量较少，以边缘较规整的导管上皮团为主。细胞团组织微粒结构观察主要存在两种生长方式：一种为狭长的裂隙状结构，细胞呈流水样排列；另一种为细胞团一端平齐，另一端呈卵丘样向细胞团内或团外突起折叠；团内可见两型细胞形态，一种为卵圆形或长梭形的导管上皮细胞，大小较一致，几乎无胞质，核密集拥挤排列，核内染色质细腻，可见小核仁，部分呈流水线样结构，另一种细胞核较小，染色质浓集，呈裸核状，为肌上皮细胞，偶可见小乳头状细胞团结构。间质散在泡沫状组织细胞及淡染嗜伊红基质，全部涂片均未见坏死，无或极少单个散在导管上皮细胞及肌上皮细胞。

（5）预后

目前尚未将 UDH 直接列入癌前病变的范畴，但长期随访结果显示，约 2.6% 的 UDH 在14 年以后发展为浸润性癌，而 ADH 则为 8.3 年。提示 UDH 具有发展成浸润性癌的轻度风险，其相对危险度（relative risk，RR）为 115～210。值得注意的是，分子生物学方法检测到了UDH 的染色体改变，而且在伴有 ADH 或 DCIS 时染色体改变更容易检测到。因此有学者提出，尽管不能笼统地认为 UDH 是 DCIS 甚至浸润性导管癌（IDC）的前驱病变，但是并不排除至少有一小部分 UDH 是单克隆增生，属肿瘤性。尽管部分 UDH 是肿瘤性的观点引起了学者的注意，但是目前尚无对 UDH 提出新的临床处置观点的报道。

2. 不典型导管增生（ADH）

（1）形态学特点

ADH 是一种以均匀分布的单形性细胞增生为特征的肿瘤性导管内病变，具有一定进展为浸润性癌的危险性。ADH 最显著的特点是细胞呈单一性增生，分布均匀，细胞核为圆形或卵圆形，核浆比例轻微增大，有/无核深染，与低级别 DCIS 的细胞形态一致。细胞生长可呈微乳头、丛状、叶状、拱形、桥状、实性和筛状。当病变在普通导管增生的生长方式基础上，具有了单形性增生的细胞学特点或者 TDLU 部分被单形性增生的细胞占据时即可以诊断为 ADH。

在组织学上 ADH 的形态介于 UDH 和低级别 DCIS 之间，其细胞单形性增生的生长方式及细胞具有轻度的异型性，较容易与 UDH 鉴别，但鉴于 ADH 与低级别 DCIS 在形态上有很大的一致性,两者鉴别起来非常困难。目前认为,ADH组织学上具有低级别导管内癌的形态学特征,但达不到诊断导管内癌的全部标准:将其诊断为导管内癌存在着质的不足,包括组织结构够诊断标准但细胞改变不够,或细胞改变够诊断标准但组织结构不够两种情况。有学者认为,不典型导管增生必须有低级别导管原位癌细胞学的不典型性,而不一定有明显的结构不典型性,也就是说病变组成细胞如果表现为普通型导管增生的特点,无论其结构如何都不能称为不典型导管增生;将其诊断为导管内癌存在着量的不足,包括同一病变内混有一般性导管增生结构或病变未累及2个以上的导管(或病变范围<2mm)两种情况。有学者认为,不典型细胞必须占据2个导管才能诊断为低级别导管原位癌,<2个导管为不典型导管增生。而Tavassoli等认为,不典型导管增生是具有低级别导管内癌细胞和结构特点的病变,仅累及部分导管,横切面上受累导管总直径<2mm。Koener等认为,诊断完全可以基于形态学改变,而并非一定要有量的标准(只需对病变的大小进行单独描述),因此提出"镜下导管原位癌"这一诊断名词。

(2)免疫组织化学染色

90%的ADH不表达高分子量角蛋白1/5/10/14,这是ADH和UDH的重要鉴别特征。ADH很少出现ER、Her-2蛋白过表达,也没有TP53蛋白的过表达。27%~57%的ADH中cyclinD1表达水平升高。

遗传学改变ADH出现LOH的位点有16q、17p和11q13。在同一乳腺组织中,约50%ADH具有与浸润性乳腺癌相同的LOH模式,这一事实对ADH为浸润性癌前驱病变的观点是一个强有力的支持。

(3)细胞学改变

共同特点:穿刺吸出淡红色粗颗粒状物,涂片内可见两种细胞结构,一种与UDH的涂片细胞学特点相同,另一类细胞团由单一增生的导管上皮细胞团构成,胞质较宽,核大小较一致,核内染色质细腻,多无明显核仁,细胞团微粒结构观察呈大小不一的圆形筛孔状结构或边缘不规则的实性结构,间质可见泡沫状组织细胞,未见单个散在的导管上皮细胞,存在少量梭形肌上皮细胞是其特点。

非粉刺型导管原位癌的细胞学特点包括如下几点:细胞小至中等大,异型性不明显;细胞量多少不等;细胞单一,涂片背景中双极裸核细胞甚少;涂片背景中有单独的肿瘤细胞;细胞排列呈三维的乳头状或筛状。

诊断低级别导管内癌的线索:细胞单一,涂片背景中双极裸核细胞甚少;涂片背景中有单独的肿瘤细胞;细胞呈三维的乳头状或筛状排列;沉渣切片的免疫组织化学染色有助诊断。

四、乳腺不典型乳头状瘤

(一)不典型乳头状瘤的组织学诊断标准

不典型乳头状瘤的病理诊断在WHO蓝皮书中并未占据较多篇幅,仅仅由两句话加以概括:不典型乳头状瘤的特征是乳头状瘤内出现灶性、具有低级别核的不典型上皮增生,这种上皮内增生偶尔类似于ADH或小灶性的低级别DCIS。这一简短和未经细化的组织学诊断标准在具体实施中会很困难或带来歧义,也反映了目前乳腺病理界对不典型乳头状瘤的认识尚未达成一致。

MacGrogan 等近期对 119 例中央型乳头状肿瘤进行了研究,核心是阐述乳头状瘤中存在的不典型增生,其诊断标准已被 AFIP 使用多年。研究将中央型乳头状肿瘤分为 4 类:伴有旺炽性增生(弥漫性和广泛的普通型增生)的乳头状瘤 22 例(18%)、伴有灶性不典型性的乳头状瘤 40 例(34%)、不典型乳头状瘤 24 例(20%)、起源于乳头状瘤的癌 33 例(28%)。伴有灶性不典型乳头状瘤的诊断标准是不典型增生细胞占比例小于乳头状肿瘤的 10%。不典型乳头状瘤的诊断标准是不典型细胞占比大于(等于)肿瘤的 10%但小于 1/3。起源于乳头状瘤的癌则包括两种情况:①肿瘤 1/3 至 90%的区域被不典型细胞占据;②不管不典型细胞的比例是多少,只要肿瘤性坏死出现在不典型细胞群中即可诊断。不典型增生的细胞类型包括导管细胞型(形态同 ADH,37 例)、大汗腺型(40 例)和中间型(形态介于前两者之间,47 例),其他类型有类似小叶肿瘤的细胞 1 例,高分泌细胞 1 例。上述细胞类型可相互混杂存在或以某种细胞占优势。不典型增生的结构模式包括筛状结构、实体结构、柱状细胞复层化和腺瘤样结构,以及少见到的微乳头结构,或不典型细胞以派杰样方式向临近乳头蔓延。SMA 阳性的肌上皮以连续或非连续形式覆盖于乳头轴心表面。

中央型不典型乳头状瘤的细胞/结构模式以多发性形式出现在 TDLU,称之为周围型不典型乳头状瘤,主要包括两种类型:①与 ADH 相似的上皮增生覆盖乳头轴心;②复层化柱状细胞增生,常常伴有某些乳头轴心肌上皮灶性缺失。

乳腺多发性导管内乳头状瘤又称乳头状瘤病,WHO 新分类称其为外周型导管乳头状瘤,不同于导管内乳头状瘤。发生于中小导管,多发,甚或累及双侧乳腺。临床上多见于 40 岁以上妇女,多表现为乳腺肿块和乳头溢液。病变常累及多个乳腺小叶的不同导管。

肉眼观:肿块大小为 1~2cm,少数可大于 4cm。肉眼观察的显著特点是呈略带蜂窝状腔隙的实性组织及大小不等的囊腔和蓝点,镜下发现中度和重度乳头状瘤病常混合存在,很难截然分开。

(二)病理诊断

1.镜下观察

病变内见多个中小导管扩张,扩张的导管大小不等,导管上皮不同程度增生。中度乳头状瘤有多数的乳头状结构,部分乳头顶部互相吻合,形成大小不一的网状间隙,被覆上皮 3~5 层,细胞无异型,肌上皮清楚。7 例中-重度乳头状瘤则见部分乳头拥挤,间质少,并见网状、腺瘤样、筛状增生和实性增生,增生的细胞大小一致,分布均匀,核卵圆或圆形,染色质增加,偶见核分裂象,但仍保持部分极性,导管基底膜完整。乳头状瘤癌变的病理形态学表现如下:①绝大多数仍为中-重度乳头状瘤,少数病变导管的乳头状瘤出现恶性征象,表现为导管内癌和早期浸润;②多数病变导管表现为导管内癌,癌变组织分布广泛,个别区域可见浸润成分,但癌变灶之间及其周围可见中-重度乳头状瘤和两者的移行改变;③表现为浸润性导管癌。乳头状瘤术后局部复发并被确诊为乳腺癌时,癌旁可见导管内癌及残留的乳头状瘤成分;④大导管内乳头状瘤,合并重度乳头状瘤伴小区浸润性腺癌及腋下淋巴结转移。

2.免疫组织化学

Ki-67 在中度乳头状瘤、重度乳头状瘤及其癌变 3 组患者中阳性表达率分别为 1/5、4/6、3/7,P53 则分别为 0、0、1/6,c-erbB-2 则无一例表达,S-100 蛋白表达于肌上皮细胞。

3.细胞学改变

以组织学诊断为基础,不典型乳头状瘤的 FNAC 中可出现以下几种可能性:①涂片以血性溢液为主,细胞量极丰富,涂片细胞组成成分以乳腺不典型增生的图像为主,偶见具有纤维血管轴心的乳头状结构,间质及细胞团内应见到少量梭形肌上皮样细胞;②涂片细胞量极丰富,细胞团以高柱状复层化乳头状结构为主;③细胞丰富,细胞黏附性差,以形态较单一的导管上皮细胞和胞质较宽、嗜酸性变的大汗腺样细胞组成混合性图像,间质散在泡沫状组织细胞,偶见裸核肌上皮样细胞。在不典型乳头状瘤的 FNAC 诊断中涂片中不应见到凝固性坏死,若涂片背景中见到凝固性坏死要高度怀疑为乳腺导管内乳头状癌。

(三)鉴别诊断

1.乳头状瘤、不典型乳头状瘤及导管内乳头状癌的鉴别

通常认为乳头状瘤的细胞核无异型性,双极裸核细胞易见。而导管内乳头状癌细胞类型单一,核常有一定的异型性,偶尔可见坏死碎片,几乎不见双极裸核细胞。但由于在乳腺 WHO 分类中不典型乳头状瘤及导管内乳头状癌的诊断均是以不典型细胞累及肿瘤的面积或肌上皮细胞缺乏的面积来确定的,而在 FNAC 中无法准确判断不典型细胞和肌上皮细胞的数量,故对于乳头状病变,FNAC 本身难以鉴别乳头状瘤、不典型乳头状瘤及导管内乳头状癌,所有乳头状病变的病例均应切除活检。

2.导管内乳头状癌与浸润性乳头状癌的鉴别

后者除具有导管内乳头状癌的细胞学表现外,常可见到浸润性导管癌的基本改变,如细胞排列分散,呈单个散在至不规则大团的谱系改变,而且核的异型性也较明显。但是,两者的鉴别诊断取决于 FNAC 是否能够穿刺到浸润癌的部位。

五、乳腺小叶上皮内瘤变

(一)概述

乳腺小叶上皮内瘤变(lobular intraepithelial neoplasia,LIN)指以疏松分布的小细胞增生为特征,起源于末梢导管-小叶单位(TDLU)的所有不典型增生,伴或不伴有末梢导管的累及,包括小叶上皮不典型增生(atypical lobular hyperplasia,ALH)和小叶原位癌(lobular carcinoma in situ,LCIS)。为了强调其非浸润性和避免过度治疗,WHO 在新版肿瘤分类中提出了该概念并指出其属于前驱病变。

(二)临床特征

LIN 的发病率占所有乳腺癌的 1.0%～3.8%,在 0.5%～4.0% 的其他良性乳腺病变活检组织中也发现有 LIN 存在。①LIN 的发病率近年逐渐增加,可能与肥胖、激素替代治疗有关;②患者年龄为 15～90 岁,大多为绝经前妇女;③85% 的 LIN 表现为多中心发生,30%～67% 接受过双侧乳腺切除术的患者被发现伴有双侧 LIN;④除少数病变中心坏死区发生钙化的病例外,X 线表现均无异常。

（三）病理诊断

1.肉眼检查

无任何肉眼可识别的特征。

2.组织学诊断标准

LIN 起源于小叶内末梢腺泡,病变位于末梢导管-小叶单位,75％的病例伴有末梢导管的 paget 样扩展,即肿瘤细胞在导管的腺上皮和肌上皮之间浸润延伸,平滑肌肌动蛋白(smooth muscle actin,SMA)染色(肌上皮阳性)和细胞角蛋白(CK)5/6 染色(导管腺上皮阳性)可明显地显示出位于二者之间的染色阴性肿瘤细胞。另外,肿瘤细胞的 34BE12 染色阳性及 E-Cad 染色阴性也有助于诊断。①ALH:LIN 的改变不超过一个小叶单位的一半,剩余的一半表现为细胞的异型程度不够(诊断为存在着质的不足)。或表现为无扩张的末梢导管的残余(诊断为存在着量的不足);②LCIS:在低倍镜下,小叶结构存在,一个或多个小叶腺泡不同程度扩张,内为增生的单一、疏松分布的小细胞。高倍镜下,细胞核大小均匀,圆形,核仁不明显,细胞轮廓不清,胞质松散,核分裂象少见。

变型:坏死型、多形细胞型、印戒细胞型、大腺泡型及内分泌型。

3.细胞学改变

由于小叶上皮内瘤变临床多呈多中心性分布及多无明确的肿块,穿刺细胞学较少见到,文献报道极少,我们仅遇到一例,细胞学特点为:细胞较丰富,以单个散在或松散粘连的小团状排列为主,缺乏紧密粘连的细胞团;细胞较小,大小较为一致,核圆形或卵圆形,大小较一致,核仁不明显,细胞膜结构不清;胞质内可见微囊;涂片背景可见少量双极裸核细胞(肌上皮细胞),通常不见坏死碎片。

（四）鉴别诊断

1.浸润性小叶癌

小叶上皮内瘤变的细胞较丰富,瘤细胞形态符合浸润性小叶癌,容易误诊。其区别是 LIN 涂片背景通常可见少量双极裸核细胞。

2.非霍奇金淋巴瘤

小叶上皮内瘤变的细胞较丰富,排列分散,细胞较小,可误诊为非霍奇金淋巴瘤。其区别是前者的核质细,胞质较丰富,胞质着色淡,涂片背景可见双极裸核细胞。

第五节 乳腺非浸润性癌

非浸润性癌是指癌细胞的生长仅局限于基底膜内,未侵犯间质。按组织来源分为小叶原位癌和导管内癌。国内外学者对于乳腺癌的研究已做了近一个世纪的研究探索,大家都在努力地提高该病的生存率,降低死亡率。流行病学统计资料显示近二十年来乳腺癌的发病率一直呈上升趋势,但乳腺癌的死亡率未见明显增加,这主要是由于早期癌特别是乳腺非浸润性癌的检出增多。随着检查设备和技术的现代化及人们防癌意识的提高,非浸润性癌的检出率呈逐步上升趋势,尤其是导管内癌。

一、乳腺导管原位癌

(一)概述

由于乳腺 X 线照相用于筛选乳腺癌,使乳腺导管原位癌(ductal carcinoma in situ,DCIS)的检出率显著增加,DCIS 目前占已筛选出的 乳腺恶性肿瘤的 30%。就我们对 DCIS 现有的认识和分类来看,对侵袭前病变(尤其是交界性肿瘤)的认识存在明显不足。有证据表明,DCIS 是与大多数乳腺侵袭癌关系最密切的前驱病变,其形态学表现颇不一致,组织学上有微乳头型、筛状型、实体型和粉刺样型,细胞核从异型性不明显到显著多形性不等。因此,DCIS 需与从不典型导管增生到微侵袭癌之间的各种病变相鉴别。

(二)发病机制

DCIS 的定义是指限于导管基膜以内、无间质侵袭的癌。乳腺癌发生的多步骤模型假说表明,乳腺侵袭癌的发生经历了一系列中间阶段的增生期(伴有或不伴非典型增生)和肿瘤期(原位癌)。

Buerger 等通过分子遗传学研究发现,DCIS 的遗传学改变呈多样性,几乎涉及所有染色体,提示 DCIS 是一种异质性肿瘤。Moor 等应用比较基因组杂交(comparative genome hybridization,CGH)技术,对 23 例高级别核 DCIS 行细胞遗传学分析,发现所有病例都有染色体异常,大范围的基因扩增和缺失遍及整个基因组,最常见的改变是 17p、16p 和 20q 的基因获得(pains);11q13、12q24.1-24.2、6q21.3 和 1q31-qter 的基因扩增;13q21.3-q33、9p21 和 6q16.1 的基因缺失。每个病例的基因改变几乎都不一样,表明高级别核 DCIS 是一种进展期病变。Vos 等对 147 例 DCIS 细胞周期素 D1(cyclinD1,CCND1)的表达行免疫组织化学研究,发现 CCND1 蛋白在不同分化程度、有/无 CCND 和基因扩增的 DCIS 中均有过表达,尤其多见于中度分化和分化差的,以及雌激素受体阳性的 DCIS,表明 CCND1 基因扩增在乳腺癌发生中是一个早期事件。

(三)病理诊断

巨检:粉刺型 DCIS 可有小区域性坏死,有砂砾样和粉刺样物挤出;非粉刺型 DCIS 通常无明显病理改变。镜检:导管明显扩张,增生细胞排列呈不同形式,有多种形态学类型。增生上皮为单一性,分化好到分化差,呈不同核级,核分裂象常见,多少不等;坏死有/无,程度不同;肌上皮缺乏或残存少量;导管基膜完整,未形成浸润;导管周有程度不同的反应性间质,亦可有多少不等的炎细胞浸润。

1.普通类型

①粉刺型:导管上皮显著增生,具有明显多形性;异型性明显,有高级别核,核分裂象多;有明显坏死,常有钙化;可累及周围小叶(小叶癌化),常有局灶性微浸润。

②筛状型:增生上皮形成规整的圆形筛孔;筛孔周围细胞圆形一致,界限清楚,可有轻-中度异型性。可有灶性坏死。核分裂象少。

③实性型:导管充满细胞,呈实性;细胞比较小,呈圆-多边形,均匀一致;可有轻-中度异型性;坏死少见。

④微乳头型：增生上皮形成小的乳头状上皮丛，突入管腔，无纤维血管轴心；乳头沿管壁排列，比较规则；衬覆细胞没有明显异型性；偶有筛状型图像。

⑤混合型：同时具有上述两种病变，诊断时应注明不同成分。

2.组织学分级

高级别（低分化）：细胞异型性明显（胞体大，核比正常导管上皮细胞核大 2.5 倍，深染或空泡状，核仁明显或多个，核分裂象多见）和坏死（鬼影细胞：核碎片及块状、颗粒状、嗜酸性组织碎片）。所有粉刺型癌为此级别。低级别（高分化）：核无明显异型性（细胞大小一致，胞质少，核相当于正常导管上皮细胞核的 1.5～2 倍，圆或卵圆形，核膜平滑，染色质细，弥漫分布，核仁不明显或无，核分裂象少或无）及缺乏坏死的筛状型、实性型和微乳头型癌。中级别（中分化）：核异型性不显著（细胞中度大，核大小介于上述两型之间，相对一致。轻度异型，核分裂象少见）伴坏死或核呈中度异型不伴坏死的筛状型、实性型和微乳头型癌。

3.特殊类型

①乳头型：导管明显扩张甚至呈囊状，有显著的分支状真性乳头，有纤维血管轴心，也可有微乳头状，实性片状或筛状结构。

②大汗腺型：单一性大汗腺样细胞，有明显异型性，可呈粉刺样、实性或筛状。

③神经内分泌型：增生细胞缺乏异型性，呈多边形、卵圆形或梭形，有嗜酸性颗粒状或淡染的胞质。细胞之间常有纤维血管轴心和分隔，可有微腺腔或菊型团。

④印戒细胞型：有明显的印戒样细胞，呈实性或乳头状（多为小叶癌）。

⑤囊性高分泌型：为多数囊样结构，其内充满类似于甲状腺胶质样的嗜酸样物质，囊腔被覆不同增生状态的上皮，局部有筛状或微乳头状 DCIS 的特点。

⑥透明细胞型：导管腔内增生的细胞胞质透明，界限清楚，不同核级，可呈粉刺状、实性或乳头状。

⑦梭形细胞型：通常为实性型，瘤细胞呈短梭-梭形，相对温和，坏死少。

⑧黏液型：扩大的导管腔内充满黏液，瘤细胞呈单层、复层或乳头状。

⑨附壁型：管壁附着 1～2 层肿瘤细胞，细胞异型性明显或缺乏，管腔内可有坏死（此型是否作为独立的类型还有争议）。

⑩分泌型：细胞内外有大小不等的微囊形成，囊内有明显红染分泌物。

（四）组织学鉴别诊断

1.低级别 DCIS 与不典型导管增生（ADH）的鉴别

两者的鉴别常遇到困难，而且常带有主观性，诊断时要十分慎重。通常认为 ADH 病变较小，常为局灶性。目前比较公认的诊断 ADH 的标准：①量的标准，必须＞2 个导管内具有低级别导管内癌的全部特征时才能诊断，否则应诊断为 ADH。有人认为＜2mm 的导管内癌也应归入 ADH；②质的标准，有普通性增生和 DCIS 两种细胞的形态和结构特点。

2.低级别 DCIS 与普通型上皮增生的鉴别

普通型上皮增生的结构呈多样性而且杂乱，不规则裂隙状，腔面粗糙，常有流水状排列的梭形细胞，胞核和细胞桥长轴平行。增生细胞呈多样性，有腺上皮、肌上皮、淋巴细胞及间质细胞，细胞拥挤，界限不清，可有局灶性大汗腺化生。细胞没有明显异型性，缺乏出血和坏死。管周纤维化和炎细胞浸润通常不明显。

3.微浸润性导管癌

有时确定有无导管基膜外的微小（早期）浸润是十分困难的，应尽量多取组织块仔细检查。Iaminin 和Ⅳ型胶原免疫组织化学染色有助判断基膜完整情况（但许多时候上述基膜蛋白染色并不理想）。粉刺型 DCIS（特别是伴有淋巴结转移者）更要多切片详细观察，寻找浸润癌。

4.胶原小体病

呈筛状，不呈 DCIS 几何状筛孔，筛孔内为有结构的基膜样物质，周围有两种细胞。

5.小叶癌化与小叶原位癌的鉴别

前者小叶腺管内为导管癌细胞，腺管周反应性纤维组织和炎细胞常比较明显，小叶周围可见 DCIS。

6.浸润性筛状癌

筛状型 DCIS 周围的纤维组织可显著增生，胶原瘢痕化，致使导管明显变形，类似于浸润性筛状癌。浸润性筛状癌的癌细胞巢形状多样而不规则，周边无肌上皮和基膜，并常伴有小管癌。

（五）组织学鉴别诊断中值得注意的问题

良恶性上皮增生性病变的鉴别有时十分困难，而且没有绝对的鉴别标准，任何一项指标都不具有独立的鉴别诊断意义，需结合所有的鉴别要点全面考虑。对特别困难的病例（特别是冷冻切片），建议做交界性病变或不肯定的诊断。在诊断非高级别 DCIS 时，有必要注明病变累及导管（独立）的数量（2 个或 2 个以上）或范围（>2mm）。

1.坏死

有无肿瘤性坏死是良恶性上皮增生性病变鉴别的重要指标之一。普通型上皮增生和不典型增生通常缺乏肯定的细胞坏死。极少数情况下也可以出现小灶性坏死，但必须牢记的是，出现核碎片、坏死细胞残影、颗粒状或碎片状坏死组织都提示此病变可能为恶性，一定要进行仔细检查，以便发现更多有诊断意义的证据。不要把脱落细胞的坏变，管腔内的分泌物和良性病变的梗死等误为肿瘤性坏死。肿瘤性坏死为凝固性坏死，应该见到深染固缩的核、核碎片和坏死细胞残影等。分泌物为均质性，PAS 和（或）AB 染色可阳性。脱落细胞坏变多为泡沫状细胞和残影。良性病变梗死常为同步性不完全的凝固性坏死，可见组织结构残影，缺少核碎片，可见出血和含铁血黄素等。

2.肌上皮细胞

肌上皮细胞的缺失是诊断恶性的重要特征，但不是鉴别良恶性上皮增生性病变的绝对标准，部分 DCIS 可有多少不等的肌上皮存在。偶有良性病变可缺乏肌上皮。此外，某些 DCIS 内的间质肌成纤维细胞因 actin 阳性而有可能被误为肌上皮。肌上皮细胞形态变化多样，常不易辨认，需靠免疫组织化学确定。目前，用于识别肌上皮的抗体有 actin、SMA、HHF-35、S-100、CK14 和 CK17 等。S-100 蛋白缺乏特异性和敏感性，不能用于识别肌上皮。CK14 和 CK17 同时和腺泡细胞反应，特异性不强。actin、SMA 和 HHF-35 也和肌成纤维细胞及部分导管上皮反应。目前研究发现 calponin 和平滑肌肌球蛋白重链（SMMHC）对肌上皮有更好的特异性和敏感性，基本不和腺上皮反应，及较少和肌成纤维细胞反应，有比较好的应用价值。

3.次级腺腔

多发生在中-重度普通型上皮增生,常为良性增生的生长方式。其形态特点为:腔隙较大,形状不规则,多分布在导管周边部,内衬细胞多呈柱状,也可立方状,腔面有顶浆分泌小突起,腔内可有分泌物,偶有钙化。

4.大汗腺化生增生

大汗腺化生增生一般出现在良性增生性病变中,因而大汗腺化生增生的存在通常作为良性增生性病变的特点。但少数情况大汗腺化生也可出现不典型性,甚至发生大汗腺癌。癌也可以和大汗腺化生增生并存。另外,大汗腺化生增生细胞可以出现核大、核仁明显的特点,甚至会有多形性和形成罗马桥样结构,容易和不典型增生及大汗腺癌混淆。实际上大汗腺不典型增生与大汗腺癌的鉴别是十分困难的,而且没有一个公认的鉴别标准。要结合病变的背景、大小、细胞和结构的不典型性,有无肌上皮、有无异常核分裂象及浸润等全面分析。

5.细胞内黏液

细胞内黏液(AB和黏液卡红阳性)主要见于小叶癌,也可见于某些类型的DCIS(如大汗腺和非大汗腺型,乳头和非乳头状型),普通型上皮增生通常很难确定有细胞内黏液。如果发现病变内有黏液阳性的细胞,应该视此病变为不典型导管增生或DCIS,但要结合其他质和量的鉴别标准来判断是DCIS还是不典型导管增生。

6.泡沫状组织细胞

可在管腔内成团分布,也可与增生的细胞混合存在或灶状分布,一般认为此种泡沫状细胞的出现有助于确定为良性病变。但是目前也有人认为泡沫状组织细胞的存在对鉴别良恶性病变并无实际意义。伴有大汗腺化生的DCIS、大汗腺型DCIS及导管内型的组织细胞样癌都会出现和前者类似的泡沫状细胞,有时单从形态上不好鉴别。泡沫状组织细胞CD68阳性,周围常有良性增生性病变。而泡沫状癌细胞keratin和GCDFP-15阳性,周围常有导管内癌的各种形态。另外,DCIS也可出现CD68阳性的泡沫状组织细胞,某些癌细胞溶酶体丰富,也可CD68阳性。透明细胞型导管内癌有时也需要和泡沫状组织细胞区别。

7.梭形细胞

导管上皮增生,出现流水样排列的梭形细胞一般认为是良性增生的特点。但DCIS(梭形细胞型)也可以有多少不等的梭形细胞,甚至为梭形细胞型DCIS,也会呈流水样排列。但两者是截然不同的细胞,前者是增生的肌上皮(actin阳性),后者是增生的癌细胞(actin阴性)。

8.钙化

乳腺癌组织中的钙化明显多于良性病变。前者钙化呈局灶性分布,量常比较多,而且分布不均匀。后者分布比较广泛且稀少,常见在管腔内。钙化的分布、含量及形态特点对病理学鉴别良恶性上皮增生性病变意义不大。

9.核分裂象

普通型上皮增生罕见有核分裂象,不典型增生容易找到核分裂象,核分裂象多少在良恶性上皮增生性病变的鉴别中无特别意义。异常核分裂象的出现常是恶性的指征。

10.形态定量、DNA倍体分析和免疫组织化学

目前,题中所述均不能作为一个独立的判断因素,鉴别诊断意义不大。但P53和Ki67等

有一定参考价值。

（六）细胞学诊断

在保证取材部位准确的情况下,细胞学对于高级别乳腺导管内癌,根据背景粉刺状坏死及细胞异型性,可做出恶性诊断,但与浸润性癌较难区分,而对于非粉刺型导管内癌的诊断较难。

非粉刺型导管原位癌的细胞学特点包括如下几点:①细胞小-中等大,异型性不明显;②细胞量多少不等;③细胞单一,背景双极裸核细胞甚少;④背景有单独的肿瘤细胞;⑤细胞排列呈三维的乳头状或筛状。

诊断低级别导管内癌的线索:①细胞单一,背景双极裸核细胞甚少;②背景有单独的肿瘤细胞;③细胞呈三维的乳头状或筛状排列;④沉渣切片的免疫组织化学染色有助诊断。

（七）细胞学鉴别诊断

1.与乳腺普通型增生及不典型增生的区分

乳腺普通型增生组织病理学中最重要的特征之一是两种或两种以上细胞形态的混合及管腔内的不规则状腔隙形成,而在非典型增生或原位癌中多可见到单一增生的导管上皮细胞,形成大小较一致的圆形凿孔状腔隙。UDH的穿刺细胞学涂片中显示了细胞学的多形性及流水状排列方式,低级别导管内癌则显示了成团导管上皮细胞的单一性、均匀性分布,这与病变的组织结构特点是相一致的。

由于WHO乳腺分类中采用了量化的标准来区分乳腺非典型增生及导管内癌,细胞学区分不典型增生与低级别乳腺导管内癌较为困难。同时FNAC也基本无法区分乳腺早期浸润癌和导管原位癌。在FNAC诊断中,涂片背景中有无坏死及细胞是否单一性增生是区分乳腺非典型增生与高级别乳腺导管内癌的关键,一般高级别乳腺导管内癌会存在碎屑样坏死,细胞呈大小不一的异型性;在乳腺非典型增生中则无坏死,细胞形态较一致,异型性不明显。

2.与经典型浸润性小叶癌鉴别

经典型浸润性小叶癌癌细胞呈圆形,大小较一致,异型性小,核大小较一致,核淡染,核仁不明显,胞质内常见黏液空泡,团内细胞排列松散。

二、乳腺小叶原位癌

小叶原位癌(LCIS)又称小叶性肿瘤,占乳腺癌的2%～3%,国内为0.2%～0.6%。

（一）临床表现及病理改变

大多数临床表现为绝经前期的女性,30%为多灶性(一个以上LCIS发生于同一象限),70%为多中心性(一个以上LCIS发生于不同象限),30%～40%为双侧性。患者多无自觉症状,通常无肿块形成,少数有局部增厚感。影像学亦无特殊发现。

1.普通类型

①病变局限于终末导管小叶单位,小叶扩大变形,腺管(终末导管和腺泡)基膜完整;②腺管明显膨大,充满均匀一致的瘤细胞亦可呈腺样或筛状;③瘤细胞通常体小,形态温和,呈圆-多边形,核深染,无明显核仁,可有核沟。胞质较少,细胞界限不清,黏着性不强;④常见胞质内空泡(其内可见嗜酸性小球)或印戒样细胞,黏液染色阳性;⑤核分裂象少见;⑥坏死及钙化少

见；⑦增生细胞可比较大，有一定多形性和异型性；⑧邻近导管可有 Pagetoid 浸润；⑨E-cadherin 通常阴性；⑩可伴有腺病或纤维腺瘤等。

2.特殊类型

①旺炽型：腺管极度扩大，常有坏死和钙化；②多形型：瘤细胞比较大，胞质丰富，多形性和异型性比较明显；③透明型：瘤细胞胞质透明，界限清楚，黏液染色常阳性；④肌样细胞型：瘤细胞胞质丰富，嗜酸性，核常偏位，可见胞质空泡，黏液染色常阳性；⑤印戒细胞型：瘤细胞呈印戒细胞样，可见嗜酸性小红球，黏液染色阳性；⑥黏液型：腺泡有不同程度的囊性扩大，充满黏液，被覆 1～2 层细胞，可见黏液分泌细胞。有的囊性扩大，腺腔内衬细胞呈不明显扁平状；⑦小小叶型：小叶扩大不明显，腺泡亦无明显膨胀和拥挤。

3.LCIS 诊断中的一些问题

普通小叶增生和肿瘤性增生的鉴别有时是十分困难的，而且没有绝对的鉴别标准，必须全面综合分析。

①腺泡扩大：一般认为，腺泡扩大变形是诊断 LCIS 的重要指标。但是小小叶型 LCIS 的腺泡通常不扩大；②肌上皮：LCIS（特别是腺泡扩大不明显时）可有肌上皮存在，有无肌上皮存在不是可靠的指标；③细胞内黏液：正常和增生的乳腺小叶上皮通常无细胞内黏液。LCIS 常出现细胞内黏液。HE 染色可见胞质内有小空泡，甚至细胞呈印戒样，空泡内可有伊红色小球（AB 和 PAS 染色阳性）。黏液阳性的胞质空泡要与空泡状印戒样肌上皮，胞质退变性空泡状缺失及挤压狭小的腺腔区别；④细胞黏着性：缺乏细胞黏着性是 LCIS 的特点，但是某些因素（包括制片过程中的人为因素）能够造成细胞退变松散排列，给人一种黏着性差的假象；⑤坏死：普通小叶增生和 ALH 缺乏坏死，而 LCIS 的坏死也比较少见，在鉴别有困难时，如确定有增生细胞坏死，应该倾向 LCIS 的诊断，而且要仔细寻找其他的证据；⑥Pagetoid 导管浸润：Pagetoid 样导管浸润常常提示有 LCIS 的存在，但需与上皮内的组织细胞及增生的肌上皮区别。组织细胞有丰富的泡沫状胞质，可吞噬脂褐素或含铁血黄素，核小，深染。AB 染色阴性，keratin 和 actin 阴性。增生的肌上皮比上皮内的组织细胞更易误为 Pagetoid 改变。增生肌上皮通常为单层，胞质淡染，一般很少引起上皮层的改变，actin 阳性；⑦上皮性钙黏附蛋白：目前有研究发现，E-cadherin 在普通增生性的上皮中为阳性，在 LCIS 中明显减少或缺乏，而在导管癌中通常阳性，E-cadherin 在 LCIS 和小叶上皮增生性病变及导管癌的鉴别中有一定价值。

（二）细胞学改变

由于小叶原位癌临床多呈多中心性分布及多无明确的肿块，穿刺细胞学较少见到，文献报道极少，与乳腺小叶内肿瘤基本一致。

（三）鉴别诊断

①小叶上皮不典型增生（ALH）：ALH 和 LCIS 是病变发展连续过程的不同阶段，有时很难划出一个明确的界限。WHO 乳腺肿瘤病理及基因学分类把 ALH 和 LCIS 统称为小叶性肿瘤，认为鉴别两者并无实际意义。也有学者主张从量和质两个方面进行鉴别。定量指标：如果 LCIS 改变不到 1 个小叶的 50%（或 75%）时诊断为 ALH。不少学者主张 LCIS 病变需累及一个以上小叶单位才能诊断，否则应归入 ALH。定性标准：有普通性增生和 LCIS 两种细胞形态和结构特点；②小叶癌化（导管内癌累及小叶）：通常 LCIS 的 E-cadherin 呈阴性，

CK34/312 呈阳性;而小叶癌化的 E-cadherin 呈阳性,CK34/312 呈阴性;③微浸润性小叶癌:在判断有无微浸润癌时,病变标本应全部取材。日常工作中常很难判断基膜是否完整(即使是免疫组织化学染色)。有时将 LCIS 考虑为小叶的增生或不典型增生,从而忽略了对微浸润癌的检查。当微浸润癌细胞少、温和、散布在间质中时,易被认为是炎细胞和成纤维细胞等。必要时,应行免疫组织化学确认;④透明细胞化生:受累小叶较周围小叶增大但无明显变形,小叶内腺管稍有增大但无明显膨大,其界限亦不清楚,可见小的腺腔。细胞核小,有向腺腔侧排列的倾向。AB 染色阴性;⑤妊娠样增生(假泌乳性增生):具有分泌乳腺的典型特点,如上皮肿胀、胞质内空泡、腺腔内分泌物等。缺乏实性膨大的腺管。AB 染色阴性;⑥放射性小叶不典型增生:小叶硬化和萎缩,腺泡无明显膨大,上皮虽有不典型性,但具有退变的特点;⑦胶原小体病:有两种细胞,基膜样物有特殊结构可和 LCIS 共存;⑧泡沫状组织细胞:往往呈局灶性,伴有其他良性病变,上皮性标志物阴性。

三、乳腺 Paget 病

(一)概述

乳腺佩吉特病(mammary Paget's disease,MPD)是一种罕见的皮肤上皮性肿瘤,又称 Paget 癌,MPD 最早于 1874 年由英国外科病理学家 Jame Paget 首次描述与报道,当时发现于女性乳房皮肤,并描述其与乳腺癌(breast carcinoma,BC)的关系而得名。主要发生于妇女乳头及乳头周围皮肤,也可发生于肛门,外阴及腋窝等处皮肤,常有湿疹样改变,故又称乳头Paget 病、乳头上皮内癌、上皮瘤性湿疹或湿疹样癌。发生于乳头及乳晕部的 Paget 病称为乳腺 Paget 病(MPD),而将其他部位的称为乳腺外 Paget 病(extramammary Paget's disease,EMPD)。MPD 以女性多见,男性极少;好发年龄为 50～80 岁的老年人,平均发病年龄60.4 岁,且 2/3 的患者发病时已绝经,占同期乳腺癌的 0.5%～5%,其特征是皮损呈现湿疹样变和出现 Paget 细胞(Paget's cell,PC)。

(二)发病机制

本病发病原因不明,其发病机制尚存争议,目前主要有以下学说。①向表皮学说:该学说于 20 世纪 70 年代提出,主要依据疾病好发于大汗腺丰富部位,超微结构显示 PC 具有腺性细胞特征。有学者认为 PC 来源于导管上皮,导管癌细胞可以自乳腺实质逐渐向乳头皮肤移行生长,并不是原发于皮肤,病变向浅表扩散至乳头乳晕,因导管癌细胞具有嗜表皮特性,故而定位于乳头表皮。最新的研究采用先进的免疫组织化学技术,发现 MPD 下方有乳腺癌病灶,亦研究证明 MPD 是一种腺来源的癌,PC 在表皮细胞释放的趋化因子趋化下方的肿瘤细胞到达乳头,Morandi 等在 10 例 MPD 中进行 DNA 换置环序列分析,证实了该理论;②迁移学说:MPD 可伴发其他类型乳腺肿瘤,因此,有人推测 MPD 来源于远处乳腺部位的肿瘤;但并非所有 MPD 均可找到伴发的肿瘤;③原位变换学说:认为 PC 是原发于乳头表皮细胞或变性黑色素细胞,MPD 是一个完全独立于乳腺实质的病变过程,与乳头下方乳腺癌无关联,这一理论可以解释为什么有些 MPD 同时合并远离乳头乳晕区的乳腺癌;④多潜能细胞演化学说:1979年,Jones 提出多潜能干细胞为 PC 的起源,这些细胞不仅能向顶泌汗腺分化,还可以向外分泌腺分化。目前有学者认为 PC 源于表皮内的多潜能细胞,至于不伴有乳腺癌的 MPD 的来源则可能源自于乳头上皮的多潜能角质形成细胞。这四种学说的不同,相应指导的 MPD 临床治疗方式也不同。

(三)临床表现

MPD 的首发症状大多为单侧乳头和乳晕的湿疹样变,少数以乳房肿块为最初表现,以单纯肿块为表现者仅 20％左右。皮损表现为边界清楚的红色斑片,有渗出、结痂、脱屑,并可见皲裂、糜烂和乳头渗液甚至乳头回缩。晚期损害可有乳头凹陷或发生溃疡,并伴有不同程度的乳头乳晕部的瘙痒或烧灼感;日久可形成疣状、结节状或乳头瘤状,可伴色素沉着和色素减退。经对症治疗可暂时性痂下愈合,但往往多次复发,文献报道,国内外腋淋巴结阳性率分别为 60％和 20％左右,这可能和国人对该病缺乏警惕而就诊较晚有关。

(四)病理诊断

MPD 的损害为单发片状浸润性红色斑块,边缘清楚,略高于周围皮肤表面,可有脱屑、结痂或糜烂。其组织学特征为病灶中存在特异的肿瘤细胞即 PC,该细胞单个或成簇状,PC 大而圆,胞质丰富而淡染,如空泡状,核大,圆形或卵圆形。存在于表皮的不同平面上,但多数集中于表皮较低部位,受累汗腺可部分或完全被 PC 取代。基底细胞有时被癌巢挤压在基底膜带和 PC 之间而呈扁平带状,即所谓 Paget 样现象。有时 PC 的细胞核被挤压在细胞的一边呈印戒状。MPD 的 PC 一般不侵入真皮,但可沿汗腺导管、汗腺、毛囊、皮脂腺蔓延。人们认为浸润于真皮和转移至淋巴结内的分化程度较低的 PC 具有以下特征:多数甚至全部呈印戒状,细胞呈腺状排列。Willman JH 和 Marucci G 等研究发现 CK7、CK20、EMA、GCDFP-15 在 MPD 中的强表达,并发现 Toker 细胞,认为 Toker 细胞或许是 PC 的前体。

电镜下 PC 核圆形或椭圆形,核膜略呈波纹状,胞质较少,有较丰富的高尔基体、内质网、线粒体、胞质内有大小不等泡状结构,张力细丝明显减少,相邻的 PC 间隙增宽,有微绒毛形成,并向细胞间隙作细枝状突起,有时可见细胞呈腺状排列。角质形成细胞和 PC 之间桥粒甚少,发育不全,附着板小,会聚丝色淡且少而短。

(五)组织学鉴别诊断

根据 MPD 的典型临床表现及组织病理学检查发现单个或成团分布的 PC 即可做出 MPD 的诊断。与乳房皮肤的慢性湿疹、接触性皮炎、乳头皲裂、增生性红斑、Bowen 病和浅表型恶性黑素瘤等难以鉴别,尤其要注意 MPD 与 Paget 样 Bowen 病的鉴别,有时 PC 内若黑色素沉积过多,可似交界型黑色素瘤。如表皮内癌细胞浸润,有时近似上皮内鳞癌或 Bowen 病,同时也要将乳头湿疹样癌和乳腺癌乳头受累相鉴别,主要是观察有无乳头表皮内 PC。

具体需与下列疾病鉴别。①湿疹:通常湿疹触之软而边缘不硬,病变一般对称,边界不明显,皮质类固醇治疗能使症状迅速减轻或消失。病理改变为表皮及真皮浅层炎症,表皮海绵形成,棘层肥厚,角化过度及角化不全;②表浅扩散型黑色素瘤:PC 内若黑色素沉积过多,可酷似交界型黑色素瘤,而且两者均见表皮内巢状分布的异形细胞,核大,核仁显著,胞质丰富透亮。但 PC 分布更弥散。黑色素瘤瘤细胞不见腺样分化和细胞内黏液,也很少见 MPD 中常见的反应性上皮非典型增生。主要靠免疫组织化学鉴别,黑色素瘤 HMB45、S-100 蛋白阳性,EMA 阴性。部分 MPD 病例 S-100 蛋白阳性,HMB45 阴性,EMA 阳性;③Bowen 病:病程较长的

MPD 常见过度角化不全伴上皮增生,上皮脚延长和角质细胞的非典型增生,可误诊为 Bowen 病。Bowen 病是由大片瘤细胞构成,且有结构不良或间变的鳞状上皮细胞。而细胞内黏液、印戒细胞和腺样结构均见于 MPD。所以临床医生应提高对该病的认识,仔细鉴别,否则常造成延迟诊断和治疗。

(六)细胞学诊断

细胞学诊断乳腺 Paget 病,可采用乳头部刮片法及 FNAC 两种方法,若乳头表面结痂,首先轻轻揭去痂后用消毒后的载玻片一角反复刮取糜烂处,可获得足够量的细胞成分,简单可靠。细胞涂片中典型 Paget 细胞不易辨认,组织学中 Paget 细胞的形态特点在细胞学诊断中不是必备条件。Paget 病的刮片与 FNAC 涂片的肿瘤细胞具有一致性,均具有腺癌细胞特点,表现为胞质较宽,核偏位,核具异型性,粗染色质及核分裂,部分有嗜酸性核仁。

(七)细胞学鉴别诊断

乳腺 Paget 病的临床表现类似于皮肤的慢性湿疹,当涂片中癌细胞量少时,容易漏诊。仔细观察涂片,寻找肿瘤细胞,伴有乳头溢液者行乳头溢液涂片,有助于正确诊断。

第六节　浸润性乳腺癌

乳腺浸润性乳腺癌是一组主要起源于终末导管小叶单位的恶性上皮性肿瘤,绝大多数为腺癌。浸润性导管癌为非特殊类型,此外均为特殊类型癌。

一、乳腺浸润性导管癌

乳腺浸润性导管癌是一组异质性浸润性乳腺癌,没有足够的特征归入特殊类型。占乳腺癌的 40%～70%。

(一)诊断要点

1. 经典型

①肉眼病变:肿物多不规则,质硬脆,切面呈星状或结节状。

②镜下:a.肿瘤细胞呈巢状、片状、小梁状、条索状或腺管状排列,间质多少不等;b.瘤细胞的异型程度不同;c.组织学依据腺管形成、核的多形性和核分裂计数三项指标分为 1、2、3 级(表 8-6-1)。

表 8-6-1　乳腺浸润性导管癌改良 Bloom-Richardson 半定量分级法

指标特征	计分
腺管形成	
＞75%	1 分
10%～75%	2 分
＜10%	3 分
核多形性、异型性	

指标特征			计分
相当于正常导管上皮，规则，一致			1分
中间大小，中度多形和异型			2分
大于正常导管上皮2.5倍，明显多形和异型			3分
核分裂计数（10HPF）			
视野直径（mm）	0.44	0.59	0.63
视野面积（mm²）	0.152	0.274	0.312
	0～5	0～9	0～11	1分
	6～10	10～19	12～22	2分
	＞11	＞20	＞23	3分
组织学分级			
Ⅰ级，高分化			3～5分
Ⅱ级，中分化			6～7分
Ⅲ级，低分化			8～9分

2.组织学变型

①混合型癌：浸润性导管癌与特殊类型癌混合，非特殊类型癌的成分＞50％。

②多形性癌：于腺癌或腺癌伴梭形细胞、鳞状细胞分化背景中，多形性和巨大怪异形肿瘤细胞＞50％。

③伴破骨性巨细胞的癌：浸润性癌的间质中有破骨细胞样巨细胞，最常见于高、中分化的浸润性导管癌。

④伴有绒癌特征的癌：具有绒癌分化特征的浸润性导管癌，60％的病例可见 β-HCG 阳性的瘤细胞，患者血清 β-HCG 可升高。

⑤伴有黑色素特征的癌：兼具浸润性导管癌和恶性黑色素瘤形态的浸润性癌，所有肿瘤成分都在同一染色体出现杂合性丢失，提示两者的细胞来源于同一肿瘤性克隆。

⑥导管原位癌为主型：导管原位癌为主要成分，局部有浸润性导管癌（＜20％）。

免疫组化染色：常规行 ER、PR、HER2 及 Ki-67 检测。ER 和 PR 阳性（70％～80％），HER2 阳性（15％～30％），E-Cadherin 及 P120 常细胞膜阳性，Ki-67 指数不同，P53、S-100、CEA、Vimentin 和 GCDFP-15 不同程度阳性。

（二）鉴别诊断

乳腺浸润性导管癌需 与以下疾病鉴别：腺病（硬化性腺病、腺管状腺病等）；放射状瘢痕；特殊类型癌（浸润性小叶癌、小管癌、髓样癌、浸润性筛状癌和化生性癌等）；颗粒细胞瘤；恶性淋巴瘤（转移性或原发性）；恶性黑色素瘤（转移性或原发性）；转移癌等。

二、乳腺浸润性小叶癌

（一）概述

浸润性小叶癌（ILC）首先由 Foote 和 Stewart 于 1946 年提出，应用他们的严格诊断标准，诊断为 ILC 的病例较少,占全部乳腺癌的 $3\%\sim5\%$。1979～1980 年间研究者们提出更多 ILC 类型,据报告 ILC 已占乳腺癌的 $5\%\sim10\%$。同期国内有学者在 1651 例乳腺癌中诊断出 56 例乳腺浸润性小叶癌,占 3.4%,较文献报道为低。可能原因是中国妇女小叶原位癌发生率较西方国家低(大约低 1/10),故小叶浸润性癌也少是容易理解的;另一原因是国人对其认识不足,检查中难免有遗漏之可能。人们虽然对经典型 ILC 已经有了比较多的了解,但对其组织学的多样性却认识得不够深入。

(二)临床表现与辅助检查

1. ILC 的发病年龄

某学者一组资料(43 例)显示 ILC 患者的年龄为 27～81 岁,平均 51 岁,和文献报道的相似,老年患者较 35 岁以前的妇女常见。累及双侧乳腺的比例较高,但是它与 Paget 疾病无关。几乎所有的患者均出现乳腺肿块,且常没有明显的界限,有些病例只表现为乳腺增厚或小结节感。大的肿块可固定,并引起皮肤挛缩,表浅且较小的瘤块也可引起局部皮肤改变。浸润性小叶癌具有不同转移性表现模式,并往往转移到骨骼、内脏、浆膜及脑膜部位。同样,卵巢和子宫也是常见肿瘤转移部位。乳腺影像学检查,最常见的图像是不对称性的、没有明确边缘的密度改变,钙化灶少见。

2. 影像学检查

高频超声技术的应用为乳腺癌的诊断开辟了崭新途径。文献中报道超声诊断 ILC 的敏感度在 $78\%\sim95\%$。这亦证实了超声是诊断乳腺恶性肿瘤的值得信赖的影像工具,特别是在钼靶 X 线摄影诊断 ILC 不确切的情况下,超声被认为是一项有力的补充检查手段。而 ILC 组织学的特殊性是影响着超声影像改变的根本原因,表现出较浸润性导管癌更为显著的形态学变化。ILC 的肿瘤形态不规则比 IDC 更多见,由于 ILC 的癌细胞之间散布着大量正常乳腺组织,因此形成影像中绝大多数肿物边界模糊不清,后方回声衰减较 IDC 更为明显,且 ILC 肿物内部大多为不均质低回声,较少形成钙化。这些形态学影像特点对明确 ILC 诊断显得极为重要。同时在对肿瘤血流特征的研究中,肿瘤内部血流丰富与否不能成为判定良恶性肿瘤的绝对标准。

浸润性小叶癌的常见 X 线征象表现为肿块影,以不规则形浸润性边缘肿块最多见,其次为星芒状边缘肿块。伴有钙化的肿块并不是浸润性小叶癌的特征性 X 线表现。结构扭曲是浸润性小叶癌的一种较常见征象。另外尚可见局灶性不对称致密影、单纯恶性钙化、不易定性钙化和阴性等改变,这些征象较前三种改变要少见,且不具特征性。

(三)病理诊断

1. 细胞类型

一组资料显示,有 81% 的 ILC 病例为小细胞性(和浸润性导管癌相比)。实际上在这类小细胞性病例中可以分为两类:一类是真正的小细胞,核均质深染,无核仁,胞质少,嗜伊红性;另一类是中小细胞,核染色质细,有时可见小核仁,胞质稍多,淡染透明或伊红色。上述两种细胞形态都比较圆,均匀一致,核多形性和异型性均不明显,可有小的核裂,核分裂亦少见。另外,部分细胞中可见到胞质黏液空泡,有的呈印戒样,有些空泡中间可见嗜酸性小红球,这种小红球 AB/PAS 染色阳性。此外,还有少数病例癌细胞比较大,多形性和异型性比较明显,细胞核可偏位,染色质粗,核仁常较明显,类似浸润性导管癌细胞。许多癌细胞胞质丰富,呈嗜酸性颗粒状或泡沫状组织细胞样,有的细胞呈肌样或浆细胞样,亦可见到胞质内空泡和小红球结构,核分裂较容易看到。

2.组织结构类型

ILC的组织构型比较复杂,主要有下列几种。

①经典型:癌细胞一般比较小,缺乏黏附性,像撒石子一样散布在胶原化的间质中。癌细胞常表现为单个细胞线状排列,在区域性范围内有一定的方向性或者围绕残存的腺管呈靶状或洋葱皮样浸润。有的病例像硬癌一样,癌细胞呈散在浸润。

②腺泡型:浸润细胞呈实性类圆形细胞巢,每个癌巢一般由 $20\sim30$ 个以上癌细胞构成。细胞比较小,排列紧密或松散。胞质淡染或呈透明状。

③实性弥漫型:癌细胞呈弥漫片状分布,细胞小到中等大,缺乏黏附性或者细胞界限不清,间质成分少,坏死和核分裂均少。

④印戒细胞型:癌细胞大部分呈印戒细胞样。

⑤黏液型:有大量的细胞外黏液,并形成黏液湖,周围有小叶原位癌或 ILC 的各种形态。

⑥小梁型:癌细胞呈两排细胞以上的条索状或小梁状浸润。

⑦小管型:细胞排列呈发育不好的小管状,其管腔常狭小和闭塞,但形状比较整齐。

⑧多形型:癌细胞比较大,多形性和异型性均比较明显。

⑨混合型:上述组织学类型均不占优势,表现为两种或两种以上类型的混合。

以上各亚型之间在形态学上有许多共性,据一组资料显示:74%的病例具有靶样结构和"列兵"样排列(或称单列线样排列),83%的病例癌灶中残留正常小叶单位,53%的病例癌组织呈跳跃式分布(或称多灶性),65%的病例有小叶原位癌存在,40%的病例癌内和癌旁有淋巴细胞反应,大多数病例都有不同程度的胶原纤维化,核分裂和细胞坏死均少见。

免疫组织化学多数小叶癌(高达 95%)的雌激素呈阳性,而 60%~70%的孕激素受体呈阳性。免疫组织化学分析表明在大多数浸润小叶癌(80%~100%)中 E-cadherin 全部丧失。

(四)鉴别诊断

1.ILC 的冰冻切片诊断

ILC 的冰冻切片诊断,特别是在切片质量不好时,是导致误诊的一大原因。许多 ILC 的送检标本,肉眼检查没有明显的肿物,有些病例甚至看不出异常,用手触之只是稍硬,有揉面或沙砾样感,大体标本检查给人一种良性病变的印象。再加上镜下 ILC 的细胞形态一般比较温和,浸润在富于纤维胶原间质的细胞小而散在,或呈不明显的小灶状分布,容易将癌细胞误认为是间质内的小血管分支、浸润的炎细胞或间质细胞。特别是取材位于肿瘤的边缘和出现较多淋巴细胞、浆细胞和组织细胞反应时,就更易误诊为炎症。相反,某些炎症性病变临床上很像乳腺癌,肉眼大体标本也难以区别两者,镜下病变有间质成分的反应性增生,炎细胞可在腺管周围呈同心圆样分布,特别是出现较多的浆细胞时,浆细胞可排列成索条状,甚至是单列线样浸润,胞质丰富,核偏位,容易误诊。硬化性腺病的假浸润现象很像 ILC。乳腺实性 ILC 和恶性淋巴瘤也容易互相发生混淆。

2.ILC 和腺病的鉴别

（1）硬化性腺病

可以出现索条状、线状假浸润的图像，也可排列成洋葱皮样的结构，甚至累及周围神经和血管壁，低倍镜下容易和 ILC 混淆。以下几点有助区别：①硬化性腺病假浸润的腺体明显受压，仍可见有两种细胞；ILC 为一种细胞，均匀一致，一般不受压（有时可以出现人为导致的细胞变形受压现象）；②硬化性腺病一般可见小叶轮廓；ILC 小叶结构破坏，但病变可呈跳跃性，之间存在残留的正常小叶；③硬化性腺病的基质内可见到梭形细胞；ILC 没有梭形细胞；④硬化性腺病缺乏真正的单列线状浸润，ILC 常有单列线样排列；⑤ILC 常可见到胞质内空泡，硬化性腺病一般没有；⑥ILC 可有脂肪内浸润，而硬化性腺病一般缺乏。

此外，硬化性腺病伴有小叶原位癌时，形态可与腺泡型 ILC 类似，但只要注意腺泡样结构的特点和其他改变就不难鉴别。

（2）微腺型腺病

小管型 ILC 有时会误诊为微腺型腺病。以下几点有助于区别：①小管型 ILC 的小管常为发育不好的腺管，腺腔多呈闭塞状；而微腺型腺病的小管呈开放性；②微腺型腺病的小管内常有胶样分泌物，而小管型 ILC 常无分泌物；③小管型 ILC 除小管外，还可以见到经典型的浸润特点。

（3）浸润性导管癌（IDC）

ILC 在诊断上主要与 IDC 鉴别。对典型病例鉴别一般比较容易，但有不少病例存在程度不同的困难，主要原因是两者在细胞形态上和浸润方式上有相似性。以下几点有助于区别：①IDC 细胞一般较 ILC 的大，多形性和异型性比较明显，黏附性强；②IDC 常无散在、间断性单列线状和靶样浸润的特点，虽然偶尔也会出现单列线样和靶样浸润，但其细胞更富黏附性，呈连续粗线状，局部可出现两排细胞，而不是泪滴状；③IDC 常无多灶性和跳跃式分布，也较少见到癌灶内残留终末导管小叶单位；④IDC 坏死多且核分裂易找到；⑤ILC 可见到小叶原位癌，而IDC 常有导管原位癌的各种表现；⑥ILC 和 IDC 都可以出现腺泡样结构，但前者仍具备细胞小、圆且一致，黏附性差和核分裂少等特点。另外，IDC 在原发灶内较少发现腺泡样结构，但在脂肪和肌肉中浸润灶内及淋巴结转移灶内可以见到腺泡样结构；⑦ILC 的小梁结构较 IDC 的细小，且多少有一点方向性；⑧ILC 的小管结构其形状比较一致，管腔闭塞的比较多，细胞小，有极向感；而 IDC 的管状形态不规则，细胞异型性大。⑨胞质内的黏液空泡和小红球样的结构及印戒样细胞多见于 ILC，少数情况可以在 IDC 看到，鉴别要结合浸润方式和其他情况综合考虑。多形型的 ILC 的细胞多形性和异型性都比较明显，与 IDC 类似，但不同的是前者保留了经典型的浸润方式。此外，在一般情况下，炎细胞反应 IDC 较 ILC 更明显。

（4）淋巴造血系统肿瘤

实性弥漫性 ILC 的细胞一致，缺乏黏附性，常有小的核裂，也可缺少典型 ILC 的浸润形式，容易和乳腺淋巴瘤、浆细胞瘤及粒细胞肉瘤混淆。某些经典型 ILC 也可类似硬化性淋巴瘤。上述淋巴造血系统肿瘤也可出现单列线样和靶样排列或出现上皮内病变样图像（可误为是 ILC 的 Pagetoid 浸润）。白血病细胞在腺泡上皮内浸润，也可类似小叶原位癌。由于乳腺淋巴造血系统肿瘤罕见，在诊断时往往想不到，所以很多时候两者易发生混淆，以下几点有助于鉴别：①ILC 多少会有经典型的细胞特点和浸润方式；②ILC 常会出现黏液性空泡，有时可见空泡内的嗜酸性红球；③实性型 ILC 往往会有一个比较明确的镜下界限，周边有时可以见到原位癌和异型增生；粒细胞肉瘤可以找到原始嗜酸性粒细胞（出现淋巴上皮病变支持淋巴瘤）。二者通过免疫组化容易鉴别。

多形型 ILC 部分又可称为组织细胞样癌，癌细胞呈组织细胞样，可在富于淋巴细胞的间质内浸润，有时可类似于乳腺的罗萨伊－多尔夫曼病(Rosai－Dorfman disease，RDD)，但前者可以见到 ILC 的典型改变而使二者能够区别。

（5）ILC 淋巴结转移

淋巴结转移性 ILC(尤其是癌细胞较少时)与增生的窦组织细胞区别有时很困难，特别是和印戒样窦组织细胞增生症及嗜黏液性组织细胞的鉴别。①ILC 与印戒样窦组织细胞增生症的鉴别，前者黏液阳性，后者不含黏液；前者上皮性标志物阳性，后者组织细胞标志物阳性。②ILC 与嗜黏液性组织细胞的鉴别一般要靠免疫组化。另外，乳腺癌 S-100 的阳性率很高，如遇到原发病灶不明的淋巴结转移癌，尤其是在乳腺引流区内，癌细胞 S-100 明显阳性，一定要考虑到是否有乳腺癌的可能。当 ILC 淋巴结转移弥漫性地破坏淋巴结时，其形态可类似淋巴瘤，在有乳腺原发癌的情况下，两者的鉴别诊断一般没有什么问题，必要时可用免疫组化区别。

（6）乳腺转移性肿瘤

因为许多恶性肿瘤转移到乳腺后，可出现和 ILC 相似的组织学形态，再加上 ILC 往往是多灶性，所以在没有发现原发灶以前，鉴别两者有时是十分困难的。例如，胃肠道的黏液细胞癌转移到乳腺可在小叶内浸润，甚至出现单列线样和靶样排列，非常类似于 ILC。透明细胞型黑色素瘤浸润转移到乳腺，可呈腺泡状，核比较一致，与透明细胞腺泡型 ILC 类似。类癌和神经母细胞瘤转移到乳腺，可类似伴有神经内分泌分化的 ILC。肺小细胞癌乳腺转移容易和弥漫型 ILC 混淆。皮肤小汗腺癌转移到乳腺也可出现和 ILC 类似的组织学形态。重要的是要对乳腺转移癌提高警惕，才能进一步区别两者。

免疫组化在 ILC 和转移癌的鉴别中可以提供一定的帮助，但有时是极为有限的。EMA、GCDFP-15、S-100 和 CEA 在 ILC 的阳性率都很高，在考虑与某种转移性肿瘤鉴别时，可选择使用。

三、小管癌

小管癌是由分化好、开放性、内衬单层上皮的小管构成的浸润性癌。全部或绝大多数（＞90％）的癌组织具有小管状结构者为单纯型小管癌。

（一）病理诊断

1. 大体

肿块直径为 0.2～2cm，大多数≤1cm，境界不清，质硬或韧，切面癌灶收缩似瘢痕，灰白或浅黄色。

2. 光镜

包括：①低倍镜下，肿瘤常呈星芒状，界限不清，浸润性生长，亦可浸润在小叶间和（或）小叶内(类似于腺病)。肿瘤由小的腺管组成,杂乱无章分布,常呈圆形、卵圆形,管径大小相对一致,也可见形状不规则形成棱角或拉长的腺管,腺腔开放,腔内分泌物少。腺管周围缺乏肌上皮细胞和基膜;②腺管由单层腺上皮细胞构成,细胞形态温和,相对一致,呈立方状或低柱状。胞质常呈嗜酸性,偶尔呈透明状,常有顶浆分泌胞突。细胞核呈圆形-卵圆形,深染,没有明显的异型性或仅有轻度的异型性,核仁不明显,核分裂象罕见;③间质富于为成纤维细胞,也可出现致密的胶原纤维束、丰富的弹力纤维或黏液样改变;④可同时伴有柱状细胞病变及小叶内肿瘤(三联征);⑤周边亦可见不同程度的导管增生、导管原位癌(通常为微乳头型或筛状型);⑥肿瘤坏死及神经浸润少见,亦可见有钙化。

混合型小管癌:小管癌的诊断标准尚未统一。有些学者认为只有肿瘤全部(100%)具有小管结构时才能诊断小管癌,也有人提出 75% 或 90% 作为诊断小管癌标准。2012 年 WHO 推荐肿瘤中小管状结构达 90% 作为诊断单纯肿瘤中小管癌的标准。当小管成分为 50%～90% 时,诊断为混合性小管癌。如小管成分低于 50% 时,则按其他类型浸润性癌诊断。

3.免疫组化

ER、PR 阳性、HER2、EGFR、P53 和高分子量 CK 阴性,Ki67 指数低,小腺管周围无肌上皮(P63、SMMHC 等阴性),S-100 阴性。

(二)分子遗传学

基因表达谱属于管腔 A 型。染色体改变主要位于 16q 和 8p(缺失)、1q(增加),以及 3p FHIT 和 11q ATM 基因位点。

(三)鉴别诊断

1.硬化性腺病

其增生模式为小叶状,低倍镜下几乎总能见到小叶结构和(或)融合性小叶结构,小管癌缺乏这种小叶中心性的模式。高倍镜下,硬化性腺病是由致密的、螺旋状的、挤压拉长的腺体构成,伴有交织状的梭形肌上皮细胞,肌上皮细胞常有不同程度的增生,而小管癌则缺乏这种特点。免疫组化 CK5/6 及肌上皮标记物(P63、calponin、SMMHC 等)染色有助两者鉴别。

2.微腺型腺病

其腺管小圆而规则,弥漫浸润性的生长。内衬皮细胞没有异型性,缺乏胞突,腔内常有胶质样分泌物,有基膜(HE 切片常不明显),间质细胞成分少,免疫组化染色,S-100 蛋白弥漫强阳性,EMA 阴性,AE1/AF3 弱阳性。导管原位内癌的存在支持小管癌的诊断。

3.腺管型浸润性导管癌

其腺管大小形状更不规则,常被覆 2 层或多层细胞,有更明显异型性,核级较小管癌高。有高核级的导管内癌(特别是粉刺型)存在时,不要轻易诊断为小管癌。

4.腺管型腺病

无小叶结构,可浸润脂肪。腺管弥漫-散在交错分布,可见分支状腺管,有肌上皮。

5.放射状瘢痕

典型者有放射状分区结构,小腺管位于中央纤维瘢痕区内,无腺管增生区间及周围脂肪组织浸润。腺管有上皮及肌上皮 2 层上皮。免疫组化 CK5/6 及肌上皮标记物(P63、calponin、SMMHC 等)染色通常阳性(可表达欠佳或缺失)。

6.乳头腺瘤

极少数情况可伴有小管癌,常与乳头腺瘤不好区别。乳头腺瘤中的小管缺乏深部组织的浸润,有上皮及肌上皮 2 种细胞,如出现 Paget 病则支持小管癌的诊断。

(四)预后和预测因素

单纯型小管癌预后好,肿瘤完整切除后很少复发,有人认为保乳手术后,没有必要进行辅助放疗。其淋巴结的转移率低,有研究表明,即使有腋窝淋巴结转移,预后仍然很好,没有必要进行全身辅助治疗及腋窝淋巴结清扫。

四、浸润性筛状癌

筛状癌是具有明显筛状结构的浸润癌。>90%的癌组织具有筛状结构可诊断为单纯型浸润性筛状癌。若浸润癌有明显筛状排列,同时伴有<50%的小管癌成分时,仍可诊断为浸润性筛状癌或伴有小管癌成分的浸润性筛状癌。当其他癌成分(小管癌除外)占 10%~40%时应诊断为浸润性导管癌的混合型癌。

(一)病理诊断

1.光镜

包括:①癌细胞巢呈不规则岛状,具有典型的筛孔状结构,筛孔缘侧可有顶浆分泌胞突,其内常有嗜伊红分泌物;②癌细胞小而形态单一,胞质较少,可有顶浆分泌胞突,核小而圆、低-中度多形和异型性,核分裂象少见;③间质常有明显成纤维细胞增生(促纤维反应),少数可出现破骨细胞样巨细胞;④常有低级别筛状导管原位癌;⑤可伴有小管癌成分。

2.免疫组化

ER 阳性、PR 多数阳性、HER2 阴性、Ki67 指数低,肌皮标记(P63、SMMHC 等)阴性。

(二)鉴别诊断

1.腺样囊性癌

有腺上皮和肌上皮 2 种细胞、囊腔内为黏液和(或)基膜样物。免疫组化染色 ER 阴性、CD117 阳性。

2.筛状导管原位癌

虽然间质增生可使部分导管变形,但扩大的导管通常缺乏棱角,具有光滑、圆形轮廓。其筛孔分布及形状更整齐,周围有肌上皮和基膜。而浸润性筛状癌细胞分布杂乱、外形不规则,可呈尖角状,常有促纤维反应性间质,细胞岛外围缺乏肌上皮。

(三)预后和预测因素

单纯性浸润性筛状癌预后好,10 年生存期为 90%~100%。

五、髓样癌及具有髓样特征的癌

髓样癌很罕见,其病理诊断经不同观察者差异很大。具有部分髓样癌特征的癌又称为不典型髓样癌、浸润癌伴髓样特征、浸润性导管癌伴髓样特征等多种术语。由于诊断标准重复性差,2012 年 WHO 建议将上述诊断术语统称为具有髓样特征的癌。

（一）病理诊断

1. 大体

肿块边界清楚,结节或分叶状,质软,切面呈灰白色髓样,常见出血、坏死。

2. 光镜

通常情况,下列标准用来诊断髓样癌:①低倍镜下肿瘤边界清楚(挤压式边缘);②＞75％的癌细胞呈合体型细胞生长方式,实性大片状分布;③瘤细胞具有中-高级别核级,核呈空泡状、明显多形、异型,核仁1至多个,核分裂象易见;④间质内有大量密集的淋巴细胞、浆细胞浸润;⑤缺乏腺管状结构。可见奇异型多核巨细胞,可有鳞状细胞、梭形细胞、骨或软骨化生。

缺少上述1个或几个形态学特征的肿瘤,可称为不典型髓样癌或具有髓样癌特征的浸润性导管癌。

3. 免疫组化

ER、PR、HER2和EBV通常为阴性;Ki67高增殖活性;不同程度表达CK56、CK14、EG-FR和P53。浸润性的淋巴细胞多为CD3阳性的T淋巴细胞,其中主要为CD8阳性的细胞毒性T细胞。

（二）分子遗传学

髓样癌在BRCA1基因种系突变的人群中的发病率较高,在BRCA1基因相关乳腺癌中占7.8％～13％。在BRCA1基因携带者中,35％～60％的肿瘤组织中可以见到具有髓样癌特征的形态学改变。此外,11％的髓样癌患者存在BRCAI基因的突变。此外,P53基因突变率较高,其中39％～100％的髓样癌中可见体细胞突变,61％～87％存在P53蛋白的聚积。

（三）鉴别诊断

由于髓样癌的诊断重复性差,而且髓样癌、不典型髓样癌及具有髓样癌特征的浸润性导管癌在组织学特征、生物学标记物表达、遗传学改变及分子分型上均存在重叠,因此,逐渐形成不需要区别这些肿瘤的趋势。2012年WHO也建议,将这些肿瘤视为一类,不再需要区分。

1. 富于淋巴细胞的浸润性导管癌

具有浸润性边缘,缺乏合体细胞的形态特点及生长方式,常有胶原化硬化性间质,宽大淋巴浆细胞浸润带分隔肿瘤细胞巢。

2. 化生性癌

部分髓样癌病例可出现鳞状细胞化生及瘤巨细胞,和化生性癌有某些类似之处。但化生性癌缺乏髓样癌的全部诊断标准,有更明显的异源性成分。

3. 淋巴上皮瘤样癌

此型癌通常为浸润性边缘,常有胶原硬化性间质,浸润淋巴细胞中埋有散在或小巢状癌细胞,合体型细胞生长方式少见,更是缺乏成片排列的合体细胞。

4. 淋巴瘤

在冷冻切片及组织固定不良、切片质量不佳时,两者需要鉴别。淋巴瘤缺乏合体细胞及巢状生活方式,两者的免疫组化表型不同。

5.淋巴结转移癌

罕见情况下髓样癌组织内和(或)肿瘤周围,淋巴细胞浸润可出现生发中心。如果肿瘤位置偏腋窝,需要和淋巴结转移癌鉴别。髓样癌缺乏淋巴结的结构。

(四)预后和预测因素

不同观察者差异大,关于患者预后的资料缺乏说服力。

六、黏液癌

黏液癌又称胶样癌,是由细胞学相对温和的肿瘤细胞团巢漂浮于细胞外黏液湖中形成的癌。全部为黏液癌成分者称为单纯型黏液癌;含有其他类型癌(主要是浸润性导管癌)的黏液癌称为混合型黏液癌,诊断时应注明类型。以下主要讲解单纯型黏液癌。

(一)病理诊断

1.大体

肿块呈圆形或分叶状,境界清楚,切面胶样感。

2.光镜

黏液癌至少占肿瘤整体的90%以上(有些学者认为应100%)。单体型黏液癌的癌细胞聚成大小、形状不等的团巢状、梁带状、管状或筛状、微乳头状,像小岛屿样漂浮于黏液池中。少数病例很难找到细胞成分。瘤细胞中等大小,圆形或多边形,胞质较少嗜酸性,一般缺少胞质内黏液。核圆形、卵圆形、深染或泡状,核级多为低、中级别,多形性异型常不明显,核分裂象罕见。大量细胞外黏液被纤维组织分隔形成大小不等的黏液湖/池,其内可见纤细破碎的纤维血管间隔。部分病例的癌细胞呈神经内分泌分化。偶有钙化和砂粒体。周边常见导管原位癌成分。

WHO(2003年)将单纯型黏液癌分为少细胞型及富于细胞型,后者常伴有神经内分泌分化。近年来,有人认为,神经内分泌分化细胞>50%者可称为黏液型神经内分泌癌,其预后比较差,不同于预后好的少细胞型单纯性黏液癌,应该将两者加以区分,并认为单纯性黏液癌只是指少细胞型。

①少细胞型:黏液湖内肿瘤细胞稀少,胞质黏液少,少有神经内分泌分化。

②富于细胞型:更多见于老年女性,黏液湖内富于肿瘤细胞,可有丰富的细胞内黏液,亦可印戒样细胞,可有神经内分泌分化。

③微乳头型:黏液湖中漂浮有大小不等的微乳头状细胞团,外缘呈锯齿状,部分有中央腔隙,与周围黏液之间常有间隙。其核级不同,常为低核级,少数为中-高核级(此型的归属尚无明确意见,和浸润性微乳头状癌的关系罕见有报道)。学者通过观察认为,虽然微乳头型黏液癌的归属及和浸润性微乳头状癌的关系尚不明确,但已有研究表明,高核级微乳头型黏液癌更具侵袭性,在病理报告时应注明微乳头的核级,并作相应的提示。

④混合型:有多少不等其他类型的浸润癌(多为浸润性导管癌)。

3.组化及免疫组化

AB、PAS及黏液卡红染色阳性。ER通常阳性、PR多数阳性,HER2通常阴性(高核级微乳头型可阳性)、Ki67 指数低。内分泌标记物(如 Syn、CgA 等)可阳性。EMA 于微乳头外侧缘阳性。WT1 可阳性。

(二)鉴别诊断

乳腺黏液癌通常发生在老年女性,所以对于年轻女性患者应谨慎诊断为黏液癌。少细胞型黏液癌偶尔镜下几乎完全是黏液,很难找到细胞成分,必须通过广泛取材和切片仔细寻找癌细胞簇。与黏液外溢相关的微浸润/早期浸润性黏液癌的诊断常会遇到困难。黏液型导管内癌导管内的黏液外溢进入间质形成黏液湖,如果连续切片或多处取材后均未发现黏液湖中有癌细胞,一般不能诊断为浸润性黏液癌。另外,还需要和乳腺穿刺等导致的肿瘤细胞移位埋陷相鉴别。学者认为,没有"发现"癌细胞不等于没有癌细胞,特别是在粗针穿刺活检标本或老年女性患者中,间质黏液湖内即便是没有发现明确的癌细胞,也不要轻易排除浸润性黏液癌的诊断,此时可采用不肯定报告,如是粗针穿刺活检标本,需建议临床肿物切除,以进一步评估。另外,微乳头型黏液癌在诊断时需注明细胞的核级,有研究表明高核级者可能预后较差。

1.黏液囊肿样病变

其特征是多发性、充满黏液的扩张导管形成囊肿结构,囊壁被覆不同状态的良性上皮,呈扁平、立方状,可有不同程度的增生。囊内黏液可破入间质形成黏液湖,湖内缺乏漂浮细胞。某些病例导管上皮可脱落游离在黏液中(很难与黏液癌鉴别),常呈线样结构和有肌上皮。

2.伴有间质黏液变性的纤维上皮性肿瘤

纤维腺瘤和叶状肿瘤中的间质发生黏液变性和明显水肿时可以被误诊为黏液癌,特别是在术中冷冻切片和粗针穿刺活检中或上皮有明显增生时。纤维上皮性肿瘤中特有的管内型生长模式、上皮细胞和肌上皮细胞形成的双层结构,以及缺乏黏液癌黏液湖中见到的纤维血管间隔等有助于鉴别。

3.隆乳术后黏液样异物性病变

隆乳填充物(如硅胶及水溶性聚丙烯酰胺凝胶)可在乳腺间质形成强嗜碱性、半透明、有或无折光性的胶样湖。异物性胶样湖内多缺乏漂浮细胞,可见异物肉芽肿反应。临床隆乳术史有助于鉴别诊断。

4.其他伴黏液分泌或黏液样变的疾病

乳腺有诸多疾病均可出现局灶或广泛的黏液分泌或黏液样变(如黏液瘤、产基质的化生性癌等),在粗针穿刺活检日益增多的情况下,可能需要与黏液癌进行鉴别。

七、黏液性囊腺癌和柱状细胞黏液癌

乳腺黏液性囊腺癌是由胞质富含黏液的肿瘤性柱状细胞衬覆囊肿壁形成的恶性病变,类似卵巢或胰腺的黏液型囊腺癌。柱状细胞黏液癌是由胞质内含有黏液的柱状细胞构成的实体性癌,肿瘤细胞形成腺性结构,呈浸润性生长。

(一)病理诊断

1.大体

肿瘤切面呈囊性或实性,切面有黏液感。

2.光镜

癌细胞呈高柱状,细胞形态相对温和,具有丰富的细胞内黏液,核位于基底部,核分裂象罕见。①黏液性囊腺癌:有大小不等的囊腔,腔内充满黏液,可形成大小不等的乳头,局部柱状黏液上皮可有较明显异型性和局部间质内浸润。②柱状细胞黏液癌:由疏密排列不等的圆-卵圆形腺管组成。周围可有导管原位癌。

3.免疫组化

CK7 弥漫阳性,CK20 阴性或灶状阳性。ER、PR 通常阴性,Ki67 指数不等。肌上皮标记物(如 P63、SMMHC 等)阴性。组化 AB、PAS 及黏液卡红染色阳性。

(二)鉴别诊断

1.转移性黏液性囊腺癌

乳腺原发性黏液性囊腺癌十分罕见,排除转移性黏液性囊腺癌(卵巢、胰腺等)后才能考虑原发。由于乳腺并非卵巢等黏液性囊腺癌的早期转移部位,因此在乳腺出现转移病灶以前,患者应出现原发病灶和其他好发转移部位的临床表现。导管原位肿瘤的出现提示病变属于乳腺原发。CK7 和 CK20 的免疫组化染色可以辅助鉴别诊断:多数卵巢和胰腺的黏液性癌呈 CK7 阳性、CK20 阳性;多数肠道肿瘤则为 CK7 阴性、CK20 阳性。

2.印戒细胞癌

印戒细胞癌是指主要或全部由印戒细胞(含有胞质内黏液)构成的浸润性乳腺癌。多为浸润性小叶癌,也见于浸润性导管癌。在 2012 年版 WHO 中将其称为伴印戒细胞分化的癌。

(1)光镜:

有两种类型。①小叶癌型:呈经典小叶癌的浸润方式,细胞核被压于一侧,胞质内有较大的空腔,腔内常有嗜酸性小红球;②导管癌型:形态与胃印戒细胞癌类似,偏位核,胞质内充满嗜酸黏液物质。

(2)免疫组化:

CK7 阳性,CK20 阴性。ER、PR 阳性,Ki67 指数不等。GCDFP-15 及 MG(乳球蛋白)可阳性,组化 AB、PAS 及黏液卡红染色阳性。

(3)鉴别诊断

①转移性印戒细胞癌:多来源于消化道(特别是胃),两者鉴别常遇到困难(特别是在冷冻切片和粗针穿刺诊断),常需要进行免疫组化染色。乳腺印戒细胞癌 CK7、GCDFP-15、MG、GA3TA、ER 和 PR 阳性,CK20 通常阴性,而消化道来源的印戒细胞癌 CK20 通常阳性,其他为阴性。

②噬黏液性组织细胞、噬脂性组织细胞及印戒样组织细胞:乳腺各种反应性病变(包括医源性病变),组织细胞可吞噬黏液、脂质、硅胶(隆乳材料)及手术充物等均可类似于印戒细胞。引流淋巴结内也可出现上述组织细胞和印戒样组织细胞,与转移性乳腺癌(特别是小叶癌)不好区别。需仔细观察全部病变特点。免疫组化染色癌细胞 CK 阳性、CD68 阴性,组织细胞相反。

③黏液癌:黏液癌和印戒细胞癌的混合型在乳腺非常少见。黏液癌虽然可见到印戒细胞,但大部分黏液位于细胞外。

④有胞质内空泡或空腔的非印戒细胞癌:缺乏胞质内黏液,黏液染色有助于鉴别。

八、具有神经内分泌特征的癌

具有神经内分泌特征的癌又称神经内分泌癌,是一类组织学、组织化学、免疫组织化学及电镜下具有神经内分泌特征的癌。至少有一种神经内分泌标记物(如 CgA、Syn、CD56 等)阳性细胞大于 50％ 才能诊断,否则应诊为伴神经内分泌分化的浸润性癌。形态与胃肠道和肺神经内分泌肿瘤类似,多发生在老年女性。

(一)病理诊断

1.大体

浸润或膨胀性生长。产生黏液的肿瘤质软和有黏液样外观。

2.光镜

组织结构各异,可呈实性片状、大小不等的巢状、腺泡状、索梁状(缎带样、性索样),细胞巢索周边瘤细胞可呈栅栏状排列,也可出现类癌样结构,亦可为浸润性导管癌的各种形态。细胞形态多样、分化程度各异,常多种类型细胞混合存在。细胞中等大小,圆-卵圆形,多边形或浆细胞样,也可呈短梭-梭形。胞质嗜酸性颗粒状,也可淡染-透明,有时可见细胞内黏液空泡。核级通常为低-中级别。某些病例细胞多形性异型性比较明显,核分裂增多。肿瘤的间质多少不等,片状分布的肿瘤细胞内及紧密排列的瘤细胞巢之间有纤细的纤维血管间质,某些病例瘤细胞巢之间有宽的硬化性间质,有时可有细胞外黏液,甚至形成间质黏液湖。常见有导管原位癌成分,亦可是导管内实性乳头状癌。

(1)高分化神经内分泌肿瘤(类癌型)

和其他脏器类癌有相似的形态学特点,大多数是低级别和中级别。

(2)梭形细胞型

由一致的梭形细胞构成,形态相对温和,界限不清,胞质嗜酸或淡染,部分胞质内见有小空泡,有的呈印戒细胞样。核级低,呈短-长梭形,染色质细,核仁不明显,核分裂多少不等。

(3)低分化神经内分泌癌/小细胞癌

在组织学和免疫组化特征上与肺的小细胞癌类同。可存在相同细胞特征的原位癌成分。很少见到含有固缩浓染核的肿瘤坏死区。

(4)大细胞型

肿瘤由密集的大细胞团块组成,肿瘤细胞有中度或丰富的胞质,核级高,核分裂多,常有灶状坏死。

(5)伴神经内分泌分化的浸润性癌

约有 30％ 的浸润性导管癌和某些特殊型癌可有神经内分泌分化。

3.免疫组化

CgA、Syn、CD56 和 NSE 可呈不同程度阳性。中-低分化腺泡型神经内分泌癌,CgA 通常阳性。约 50％ 高或中分化神经内分泌癌 CgB 和 CgA 阳性,只有 16％ Syn 阳性,且常有 GCD-FP-15 的表达。小细胞癌 100％ NSE 阳性,约 50％ CgA 和 Syn 阳性;有 20％ 病例表达 TTF1 和 100％ 表达 E-cadherin;CK7、Cam5.2 和 CK19 可阳性,CK20 阴性。绝大多数分化好的神经内分泌癌和＞50％的小细胞癌 ER 和 PR 阳性。约有 33％左右的神经内分泌癌表达 HER2。

4.电镜

有神经内分泌颗粒。

（二）鉴别诊断

1.转移性神经内分泌癌

乳腺小细胞癌 CK7 阳性,CK20 阴性。肺小细胞癌 CK7 和 CK20 均阴性。乳腺中-高分化的神经内分泌癌常有 ER、PR、GCDFP-15 表达。导管内癌的细胞形态和浸润性神经内分泌癌类似。

2.嗜酸细胞癌

CgA 和 Syn 阴性,缺乏神经内分泌颗粒(两者 HE 切片上常很难区别)。

3.浸润性小叶癌

E-cadherin 阴性,小细胞癌阳性。

4.伴神经内分泌分化的癌

神经内分泌标志物阳性的细胞少于 50％。

5.大汗腺癌

通常多形性和异型性更明显,缺乏神经内分泌肿瘤的排列方式,CgA、Syn 阴性,无神经内分泌颗粒,GCDFP-15 阳性。

6.其他类型的浸润性癌

神经内分泌标志物阴性。

（三）预后和预测因素

组织学分级和分期是重要的预后因素,可以采用浸润性导管癌的分级方式。小细胞癌预后不好。

九、浸润性乳头状癌

浸润性乳头状癌从概念上讲是一种表现为乳头状结构(有纤维血管轴心)的浸润癌。文献中很少有报道,缺乏对此类癌的详细描述,也没有诊断标准。学者曾报道过 25 例单纯型浸润性乳头状癌。

（一）病理诊断

1.光镜

常呈膨胀浸润性结节状,具有浸润性边缘。腺体密集,呈具有纤维血管轴心的分支状乳头状,也可呈微乳头、簇状乳头、网状乳头状。细胞学改变与导管内乳头状癌类似,细胞呈柱状-复层柱状或多边形,界限不清或相对清楚,具有无定形胞质,嗜酸性也可淡染,常有胞突。少数为被覆鳞状上皮乳头。核多为中级别核级,呈中度异型和多形性,核分裂象多少不等,也可为高核级。肿瘤内部的间质常比较少,边缘常有明显的纤维组织带,其内有多少不等的炎细胞浸润及含铁血黄素沉着。常见有乳头型、微乳头型和筛状型导管原位癌。混合型可见其他类型的浸润性癌。

2.免疫组化

ER、PR 通常阳性，HER2 可阳性，Ki67 指数不等。

（二）鉴别诊断

1.导管内乳头状癌及包裹性乳头状癌

区别导管原位癌样及结节浸润性乳头状癌与导管内乳头状癌、包裹性乳头状癌可能是非常困难的。事实上，至少他们的一部分实际上可能就是浸润性乳头状癌（见导管内乳头状癌及包裹性乳头状癌）。免疫组化肌上皮标记物（P63、calponin、SMMHC 等）染色可能会有一定的帮助。

2.转移性乳头状癌

主要是和源自卵巢乳头状癌鉴别。其鉴别主要靠临床有原发灶，免疫组化染色，卵巢乳头状癌 CA125、WT1 通常阳性，GCDFP-15、乳球蛋白阴性；乳腺乳头状癌 CA125、WT1 一般阴性，GCDFP-15、乳球蛋白常阳性。

（三）预后和预测因素

预后相对比较好。

十、浸润性微乳头状癌

浸润性微乳头状癌指在类似于脉管的间质裂隙中肿瘤细胞成小簇状排列的浸润性癌，形态和微乳头型导管内癌类似。单纯型极少见。

（一）病理诊断

1.大体

单纯型浸润性微乳头状癌呈分叶状，界限清楚。

3.光镜

类似扩张的脉管腔隙内有癌细胞团，细胞团与周围间质之间留有多少不等的中空间隙，低倍镜形似微小乳头，但缺乏纤维血管轴心。腔隙内癌细胞团排列呈簇状或桑葚状，极向翻转，肿瘤细胞的顶端面对间隙空腔，其外缘常呈锯齿和（或）毛刺状。癌细胞呈立方或柱状，胞质较丰富，呈细颗粒状或均质红染。核常为中级别，也可为高级别，核较大，圆形-卵圆形，有 1 个或多个核仁，核分裂通常不活跃。间质多少不等，可见淋巴细胞浸润、微小钙化或砂粒体。常浸润淋巴管、血管（癌栓）。常伴有导管内癌（常为微乳头或筛状型）。

（1）假腺管型

主要表现为微乳头中央有呈微囊样扩张的假腺腔，类似于扩张的腺管。

（2）黏液型

微乳头之间为黏液湖。

（3）大汗腺型

具有大汗腺细胞特点，呈微乳头状。

（4）混合型

其他类型癌（多为浸润性导管癌）的局部有微乳头状癌成分（注明其占比率）。

3. 免疫组化

EMA 微乳头外缘阳性,E-cadherin 及 p120 微乳头外缘阴性。ER 多数阳性,PR 近半数阳性。HER2 近 1/3 阳性。Ki67 指数高。

（二）鉴别诊断

1. 人为现象

因为制片过程(如固定、脱水等)的某个环节有缺陷,造成癌细胞巢和周围纤维间质分离,形成细胞巢周围的腔隙,给人一种微乳头状癌的假象,这时的癌细胞巢呈更明显的大小不等,有的核异型更显著,其外缘缺乏锯齿或毛刺状的形态,免疫组化染色也没有 EMA 外缘阳性、E-cadherin 表达缺失的特点。浸润性微乳头状癌细胞簇周围的腔隙在制片过程良好时仍会出现,微乳头状结构相对比较一致,其腔隙面呈锯齿或毛刺状,细胞簇中央常可见微囊样扩张的假腺腔。免疫组化染色 EMA 癌细胞簇外缘阳性、E-cadherin 及 p120 表达缺失。

2. 具有微乳头状结构的转移性性乳头状癌

卵巢浆液有原发灶,无导管内癌,免疫表型不同。

3. 脉管内癌栓

脉管之间的距离常比较大,其内癌栓一般没有规则的形状。免疫组化脉管内皮(如 CD34、D2-40)染色有助鉴别。

（三）预后

75% 的浸润性微乳头状癌患者初次就诊时已有腋下淋巴结转移。不管微乳头成分多少,其淋巴结转移率基本相同,且明显高于不伴有微乳头状癌成分的病例,容易出现淋巴-血管侵犯。学者认为,对寻找微乳头状癌成分要有足够的重视,一旦发现微乳头状癌的蛛丝马迹,应该对标本充分地取材切片,更加仔细地寻找淋巴结。对某些有怀疑的病例应进行免疫组化染色,确定是否存在微乳头状癌的存在。不管微乳头状癌成分多少,都应在报告中注明。

十一、伴大汗腺分化的癌

伴大汗腺分化的癌包括具有大汗腺特征的任何类型癌,局灶性大汗腺分化较常见于浸润性导管癌和某些特殊型癌,约有 4% 的乳腺癌可有较广泛的大汗腺分化,只有不到 1% 的浸润性乳腺癌表现为广泛单纯性大汗腺特征,又称浸润性大汗腺癌。

（一）病理诊断

1. 光镜

表现为浸润性癌的各种构型,如巢状、片状,甚至腺管状、微乳头状等。瘤细胞具有大汗腺细胞的典型特征,细胞大,界限清楚,形状不规则。胞质丰富,呈明显嗜酸性颗粒状,亦可呈泡沫状和(或)有大小不等的空泡(可类似小的腺腔),可有顶浆分泌型胞突。核通常为中-高级别,核大(大于正常核的 3 倍以上),呈球形或多形空泡状(少数可深染),染色质粗,核仁显著,1 个或多个,核分裂多少不等。间变型大汗腺癌有更明显的多形性和异型性,有时出现多形肉瘤的形态。可不同程度的坏死。可伴发大汗腺型小叶性肿瘤或导管原位癌。

2. 特染及免疫组化

d-PAS 染色阳性,AB 染色部分可阳性。AE1/AE3、GCDFP-15 及 AR 阳性,ER、PR 常阴

性,HER2 约半数阳性。bcl-2 和 CK5/6 阴性。

(二)鉴别诊断

1.大汗腺腺病及非典型大汗腺腺病

两者的鉴别常有困难,不要轻易诊断为恶性。腺病可见小叶结构,不典型病变为局灶性,有肌上皮。浸润性大汗腺癌有更大的异型性及多形性,无肌上皮。

2.大汗腺型导管原位癌累及腺病

常有乳腺小叶轮廓,有肌上皮存在。可见导管原位癌。

3.嗜酸性粒细胞癌

细胞形态更为一致,GCDFP-15 阴性,线粒体标记物弥漫阳性。

4.非典型假分泌性增生

有泌乳改变,GCDFP-15 阴性,α-乳球蛋白阳性。

5.颗粒细胞瘤

不伴有其他类型的癌及良性增生性病变。CK、EMA、ER、PR 和 GCDFP-15 阴性、S-100 强阳性。

6.富于糖原的透明细胞癌

＞90％的癌细胞胞质透明且富于糖原。缺乏胞质嗜酸的大汗腺样细胞。

7.转移性肾癌

某些透明细胞大汗腺癌组织内有显著淋巴细胞或淋巴浆细胞浸润,容易误诊为淋巴结转移性肾癌。

十二、化生性癌

化生性癌包括一组有异源性成分的癌,其特点是肿瘤性上皮向鳞状细胞和(或)间叶成分(梭形细胞、骨、软骨及横纹肌等)分化。肿瘤可以完全由化生成分构成,也可以是癌与化生成分混合组成。

(一)鳞状细胞癌

鳞状细胞癌完全或绝大部分(＞90％)是由鳞状细胞癌构成的浸润性癌。

1.病理诊断

(1)光镜

常表现为囊性病变,囊腔衬覆角化和(或)非角化鳞状细胞,可形成大乳头状,细胞具有程度不同的多形性和异型性。肿瘤细胞呈片状、条索状和巢浸润至周围间质内,其前沿部分常出现鳞状梭形细胞。棘细胞松解型鳞状细胞癌表现为不规则腔隙周围排列有不典型鳞状细胞,呈假腺管或假血管肉瘤样改变。常有明显间质反应及炎细胞浸润。

(2)免疫组化

ER、PR、HER2 通常阴性。CK5/6、CK14、HCK 及 P63 阳性。EGFR 可阳性。

2.鉴别诊断

(1)乳房区皮肤及其附属器鳞癌与转移的鳞状细胞癌

诊断乳腺原发性鳞状细胞癌需要首先排除乳房区(包括乳头、乳晕)(特别是表皮样囊肿)起源和转移的鳞状细胞癌。乳腺浸润性鳞癌累及皮肤时常很难与原发于皮肤的鳞癌相鉴别,如果肿瘤主体位于乳腺内,而且临床病史提示乳腺肿块先于皮肤溃疡出现,可以考虑为乳腺原发性鳞癌。导管内鳞癌或囊性成分中有原位鳞癌,对确定是乳腺原发性鳞癌非常有帮助。乳腺转移性鳞癌最常见的来源是肺、食管等,一般都会有原发病灶。

(2)鳞状细胞化生

见鳞状细胞化生。鳞化广泛显著时要考虑鳞癌。粗针穿刺活检诊断时需要更加小心。

(3)血管肉瘤

棘细胞溶解型鳞状细胞癌又称为假血管肉瘤样癌。这种类似于血管肉瘤的形态提示其具有上皮特点,是由于鳞状上皮成分变性而形成互相吻合的假血管样腔隙所致,腔隙衬覆细胞的CK和其他上皮标记物阳性,F-8、CD31或CD34阴性,可见到典型鳞癌区,有角化细胞。

(4)低分化鳞状细胞癌与低分化浸润性导管癌

低分化鳞状细胞癌细胞界限清楚,可出现细胞间桥和少量角化细胞。CK5/6、CK14、P63阳性,CK7/8、18阴性。

(5)低分化鳞状细胞癌与髓样癌

髓样癌细胞可呈多边形、梭形,核空,核仁常明显,且可伴有鳞化,与鳞癌有相似之处。但髓样癌由合体状细胞组成,缺乏细胞间桥、推挤式肿瘤边缘及有明显淋巴细胞浸润。

(6)鳞状细胞癌与黏液表皮样癌

见黏液表皮样癌。

(二)腺鳞癌

腺鳞癌是具有腺癌(常见有腺/管状结构)和鳞状细胞癌二者特点的浸润性癌。只有局灶性鳞状细胞分化不属于此类癌。此类型包括黏液表皮样癌(见黏液表皮样癌)。

1. 病理诊断

具有腺癌和鳞癌的形态学特征及免疫组化变型。

2. 鉴别诊断

(1)乳腺癌伴鳞化和鳞状细胞癌及腺鳞癌

各型乳腺癌中如有少量局灶性鳞化区,应诊断为乳腺癌伴鳞化(鳞状细胞分化),若癌组织大部分为鳞癌(超过50%时),则应诊断为鳞状细胞癌、腺鳞癌或鳞癌伴某型癌分化。

(2)鳞状细胞癌、腺鳞癌与多形性癌

后者可以有鳞癌和腺鳞癌的形态,但伴有大量的奇异型肿瘤性巨细胞。鉴别的重要意义在于后者比鳞癌和腺鳞癌更具有侵袭性。

(三)低级别腺鳞癌

低级别腺鳞癌又称汗腺样鳞状细胞肿瘤、浸润性汗腺样腺瘤,是一种和皮肤汗腺肿瘤形态类似的低级别化生性癌。

1. 病理诊断

(1)光镜

①肿瘤由具有鳞状上皮特点的腺管和实性上皮细胞巢组成,由浸润性生长、在小叶间和

（或）小叶内杂乱无章地分布排列。

②小腺管分化好，呈不规则形、逗号样和蝌蚪状，常有程度不同的鳞状上皮化生。实性细胞巢有更明显的鳞状细胞特征，细胞无明显异型性，可见角化珠或者形成鳞状上皮囊腔。

③小腺管周围常有纤维瘤病、洋葱皮样间质增生，富于温和的梭形细胞，或为胶原性玻璃样变，偶尔有骨化钙化灶，可有多少不等的炎细胞。可伴有硬化性病变（如复杂性硬化性增生）、腺肌上皮瘤及导管原位癌等。

（2）免疫组化

HCK 及 P63（常见外层细胞）阳性。ER、PR、HER2、P53 通常阴性，Ki67 指数低。

2. 鉴别诊断

（1）乳头浸润性汗管瘤性腺瘤

两者形态及生长方式类似，主要从部位上鉴别。前者发生在乳头乳晕区。虽有时可累及近乳头/乳晕区的乳腺小叶，但一般不浸润乳腺深部组织。后者发生在乳腺实质，主要在乳腺小叶间和小叶内浸润。

（2）腺病

低级别腺鳞癌可在小叶间和（或）小叶内浸润，腺管分化好，免疫组化有相似之处（CK5/6 及 P63 可阳性）容易与腺病混淆（国内罕有报道）。但其腺管不规则，常拉长，呈逗号样和蝌蚪状，且常有程度不同的鳞状上皮化生和有角囊肿，周围间质呈纤维瘤病样。SMA、calponin 阴性（无肌上皮）。

（3）小管癌

两者都呈小管状，均可有成角的小腺管，亦可出现促纤维反应性间质，形态学上有相似之处。小管癌的小腺管常比较密集，常出现带尖角的小腺管，低级别腺鳞癌的小腺管常拉长，呈逗号样和蝌蚪状；小管癌的小腺管呈开放性，衬覆单层上皮细胞，且具有柱状细胞特点，常有胞突，低级别腺鳞癌的小腺管常有 2 层或多于 2 层的细胞，亦可呈实性小管，具有小汗腺伴鳞化的特点；免疫组化染色，小管癌 CK5/6 及 P63 阴性，低级别腺鳞癌 CK5/6 及 P63 阳性。小管癌周围常伴有平坦上皮不典型增生、导管内癌或小叶性肿瘤，而低级别腺鳞癌可伴有间质增生或硬化性病变等。

3. 预后和预测因素

局部切除后可复发，很少转移。

（四）梭形细胞癌

梭形细胞癌是一种中-高级别以非典型梭形细胞为特征的浸润性癌。

1. 病理诊断

（1）光镜

①肿瘤有显著的梭形细胞成分，排列呈片状、束状、编织状。

②梭形细胞密集，有中、重度多形性及异型性。

③局部可见上皮样细胞或鳞状化生细胞。

④缺乏其他间叶性异源性成分，常有程度不同的炎细胞浸润。

（2）免疫组化

梭形细胞 AE1/AE3、CK5/6、CK14 及 P63 常阳性。CD10 及 SMA 可阳性。ER、PR、HER2 通常阴性，Ki67 指数不等。

2.鉴别诊断

2010 年 WHO 指出本组肿瘤形态谱系一端可能是梭形细胞鳞癌，另一端是肌上皮癌，它们之间没有可以区分的明确标准。学者认为，梭形细胞癌中可以有梭形细胞鳞癌及肌上皮癌的某些形态及免疫组化表型。

（1）恶性叶状肿瘤

特别是复发性恶性叶状肿瘤缺乏上皮成分或穿刺标本没有穿到上皮的时候，诊断会遇到困难。恶性叶状肿瘤也会有局灶性 CK 及 P63 阳性，诊断时应注意。

（2）肉瘤

乳腺原发性肉瘤极为罕见，只有完全排除梭形细胞癌及恶性叶状肿瘤后才能考虑。

（五）纤维瘤病样化生性癌及其他低级别梭形细胞化生性癌

纤维瘤病样化生性癌是一种低级别梭形细胞化生性癌，以温和的梭形细胞为特点，形态与纤维瘤病非常类似。其他低级别的梭形细胞化生性癌还包括结节性筋膜炎样、反应性肉芽组织样、瘢痕组织样等多种形态。

1.病理诊断

（1）光镜

①纤维瘤病样化生性癌：形态类似于软组织的纤维瘤病，大于 95％ 的肿瘤组织是由温和的梭形细胞组成，间质有不同程度的胶原化，梭形细胞常呈波浪状、交错束状，呈指突状延伸浸润乳腺组织。梭形细胞胞质淡嗜酸性，与周围界限不清，细胞核长梭形，无明显异型性，染色质细小而弥漫分布，核分裂罕见。局部常见有短梭形上皮样细胞丛状聚集（类似于血脊管分布）。

②其他低级别梭形细胞化生性癌：有占优势的梭形细胞区，常排列比较疏松，可呈交错束状、波浪状、羽毛状、车辐状及毛细血管状结构，可围绕残留腺管呈环状或同心圆样浸润。梭形细胞温和，异型性不明显，核分裂多少不等，常有鳞化和肌上皮分化。常缺少明确的癌成分。间质常有透明变或黏液样改变。可类似于结节性筋膜炎、反应性肉芽组织、瘢痕组织及低级别的软组织肿瘤等的各种组织形态改变。

③可有灶状上皮化分和（或）导管原位癌。

（2）免疫组化

需用一组 CK 标记物。AE1/AE3、CK5/6、34βE12、vimentin、P63、SMA 阳性，P53、S-100、CD117、bcl－2 少数阳性，ki67 指数低，ER、PR、c-erbB-2、CK7、EMA、CAM5.2、E-cadherin、desmin、CD34、CD68、HMB45 通常阴性。

2.鉴别诊断

乳腺低级别梭形细胞化生性癌的诊断是乳腺病理诊断的一个难点和陷阱，容易被误诊（特别是冷冻和粗针穿刺活检）。其诊断思路是只要出现乳腺占位性梭形细胞病变，不管细胞多么温和（肉芽组织样、瘢痕样、结节筋膜炎样、纤维瘤病样、假血管瘤样间质增生样、炎性假瘤样及低级别的软组织肉瘤样等）都要想到低级别梭形细胞化生性癌的可能，在诊断任何软组织梭形细胞病变和肿瘤（包括叶状肿瘤）之前，必须排除低级别梭形细胞化生性癌。对怀疑的病例多取材仔细寻找上皮分化的证据和进行免疫组化染色（CK、P63 阳性是低级别梭形细胞化生性癌的特点）。

（1）乳腺纤维瘤病

具有和其他部位的纤维瘤病类似的形态和浸润性生长的特点，呈指状浸润邻近的乳腺实质，缺乏簇状分布的上皮样细胞巢。免疫组化 β-catenin 核阳性（异位表达），SMA 也可灶性阳性，CK、P63、ER、PR 阴性。

（2）结节性筋膜炎

乳房区的结节性筋膜炎通常部位表浅，虽可累及乳腺，但极少发生在乳腺实质内。乳腺压结节性筋膜炎和其他部位的有类似的形态，呈蟹足状浸润周围组织，常见有核分裂象。SMA 阳性，CK 阴性。

（3）手术/穿刺后反应性肉芽组织和梭形细胞结节

通常有手术、穿刺或外伤史，常有比较多的血管和炎细胞。SMA 阳性，CK 阴性。

（4）间质假血管瘤样增生

有纤维瘢痕性间质背景，梭形细胞通常被覆在裂隙状腔隙上，上皮性标记物阴性。

（5）肌成纤维细胞瘤/炎性肌成纤维细胞瘤

肌成纤维细胞瘤主要发生在男性。肉眼和镜下肿瘤界限一般清楚。CK、P63、calponin、SMMHC 阴性，desmin、actin 阳性，ER、PR 多有表达，CD34、bcl－2、CD99 少有表达。炎性肌成纤维细胞瘤有更多的炎细胞，ALK 通常阳性。

（6）腺肌上皮瘤

以两层细胞结构的腺管为特点，内衬上皮细胞，周围有明显增生的肌上皮细胞，肌上皮呈梭形和（或）多边形上皮样，胞质透明，也可红染呈肌样细胞。有些病例增生的肌上皮融合呈片状。CK8/18、P63、calponin、SMMHC 阳性。

（7）伴有梭形细胞及鳞化的良性病变

某些医源性病变（如穿刺）可有明显反应性梭形细胞增生伴鳞化，导管内乳头状瘤梗死机化过程也可伴显著梭形细胞及伴鳞化，这类病变均可类似于梭形细胞癌，但他们具有其他相应病变的特点，梭形细胞 CK、P63 阴性。

（8）促纤维增生性乳腺癌

有明显浸润性癌成分，间质增生的梭形细胞一般比较局限，间质梭形细胞 CK 及 P63 阴性。

（9）肌上皮癌（梭形细胞型）

梭形细胞癌常伴有肌上皮分化（SMA、P63 等阳性），因缺少明确的上皮成分，两者的鉴别常遇到困难。肌上皮癌的肌上皮标记物呈弥漫性阳性，其周围常有肌上皮明显增生的导管，鳞化少见。梭形细胞癌则有更广泛的 CK 阳性。

（10）低级别梭形细胞肉瘤（包括纤维瘤肉瘤、肌成纤维细胞肿瘤、纤维组织细胞肿瘤、平滑肌肉瘤、神经源性肉瘤、滤泡树突细胞肉瘤等）

乳腺原发性肉瘤十分罕见，在诊断低级别梭形细胞肉瘤之前，必须排除低级别梭形细胞化生性癌及叶状肿瘤。上述低级别肉瘤有形态温和的梭形细胞,易与乳腺低级别梭形细胞化生性癌混淆。免疫表型上,某些肉瘤也会出现局灶上皮和间叶双表达,如纤维组织细胞肿瘤、肌成纤维细胞肿瘤、平滑肌瘤肉瘤,树突细胞肉瘤等可同时有 CK 表达,使鉴别有更大的困难。间叶性肿瘤缺乏像纤维瘤病样化生性癌的上皮样细胞团。部分 CK 虽可阳性,但阳性程度有限而且局限,P63 通常阴性。相反,相应间叶性标记物却有更强和弥漫的阳性。

(11)低级别叶状肿瘤

有良性上皮成分,梭形细胞 CK、P63 阴性。

(12)导管周间质肿瘤

包括导管周间质增生和低级别导管周间质肉瘤,有特殊的组织结构特点,腺管周围有袖套状梭形细胞浸润,CD34 和 CD117 可阳性,CK、P63 阴性。

3.预后和预测因素

具有纤维瘤病、结节性筋膜炎样形态的低级别梭形细胞化生性癌较其他化生性癌有较好的预后,通常只会出现局部复发,而罕见有转移。

(六)伴间叶分化的化生性癌

伴间叶分化的化生性癌又称上皮/间叶混合型化生性癌、产生基质的癌及癌肉瘤等。肿瘤通常由间叶成分(包括骨、软骨、横纹肌等)和癌组织滤泡混合组成。

1.病理诊断

(1)光镜

①具有浸润性癌灶,同时见异源性间叶成分,上皮与肉瘤样成分间可有移行过渡。上皮成分可只占肿瘤的少部分或几乎找不到上皮成分。

②上皮成分多为浸润性导管癌,也可为黏液癌、鳞癌等。间叶成分呈多样性,从形态较温和的梭形细胞、软骨和骨组织,到呈明显恶性的骨-软骨肉瘤、纤维肉瘤、恶性纤维组织细胞瘤、平滑肌肉瘤、血管肉瘤等肉瘤样改变。可有一种以上肉瘤样成分混合。

③产生基质的化生性癌细胞周围有软骨黏液样基质,间质内可出现破骨细胞样巨细胞。

(2)免疫组化

上皮和间叶成分均可显示 vimentm 阳性。间叶成分中 AE1/AE3、HCK 及 P63 常阳性(可为灶性)。软骨样成分 S-100 常阳性,CK 可阳性。间叶成分中 ER、PR、HER2 通常阴性,Ki67 指数不等。明显恶性的间叶成分可无任何上皮性标记物阳性,S-100、actin、P63 可阳性。

2.鉴别诊断

(1)乳腺原发性肉瘤

比化生性癌更为罕见。其和化生性癌的肉瘤样成分非常类似,单从形态上区别两者十分困难。此类型的化生性癌可以出现各种各样肉瘤样改变,同一例中可以出现多种肉瘤样图像,某些病例甚至找不到上皮成分,其上皮和肉瘤样成分并不是都表达上皮性标记物,而某些间叶性肉瘤有时也可有上皮性标记物的表达,不管免疫组化染色结果如何,当乳腺出现一个癌肉瘤样或肉瘤样图像时,首先应该考虑的诊断是化生性癌,排除化生性癌及恶性叶状肿瘤后才能考虑诊断为肉瘤。乳腺化生性癌中的肉瘤样成分的免疫表型亦呈多样性,同一病例可有多种间叶性标记物(如 vimentin、S-100、actin)的表达。必要时多取材,仔细寻找上皮成分、上皮和肉瘤样成分的移行过渡区、导管内癌,对诊断化生性癌都有帮助。腋下淋巴结有转移是癌特点。

（2）多形性腺瘤

文献中不断见有乳腺良、恶性多形性腺瘤的报道,有人认为其中一些病例实际上是化生性乳腺癌,对两者进行鉴别有时比较困难。诊断多形性腺瘤必须首先排除化生性癌的可能性。多形性腺瘤没有各种形态的癌成分,且常出现被覆2层上皮导管或小管状结构及相移行的梭形细胞肌上皮区,化生性癌缺少。

（3）恶性叶状肿瘤

特别是取材局限和复发的病例,上皮成分少的时候需要鉴别。恶性叶状肿瘤的上皮通常为良性（也可为肿瘤性增生）,可有拉长裂隙样腺体。脂肪肉瘤的出现更多地提示为恶性叶状肿瘤。恶性叶状肿瘤的间叶成分CD34及bcl-2常阳性,虽然亦可表达CK及P63,但往往是局灶性的。

（4）促纤维增生性乳腺癌

部分浸润性乳腺癌（包括某些术前穿刺、麦默通、肿物切除活检和复发的病例）间质纤维组织明显增生,细胞密集,甚至可以出现多形性、异型性及核分裂增多等假肉瘤样图像,也可有坏死,容易被误诊为肉瘤样癌。但其间质的增生一般比较局限,多形性和异型性也不如肉瘤样癌明显,亦无异常核分裂和肿瘤性坏死,癌和间叶成分之间没有移行过渡,局部有时可见到异物性巨细胞。

（5）伴有破骨细胞样巨细胞的化生性癌与伴有破骨细胞样巨细胞的非化生性癌

非化生性癌间质内也可有出血、含铁血黄素沉着及血管增多和出现破骨细胞样巨细胞,其和化生性癌的区别主要是缺乏化生性成分,如梭形细胞、肉瘤样或骨及软骨样组织等,再有,破骨细胞样巨细胞和癌成分分离。

（6）真性癌肉瘤

在WHO乳腺肿瘤组织学分类中,将癌肉瘤作为乳腺化生性癌的一个类型的诊断名词,是指间叶成分明显为恶性的化生性癌,也就是说这里的"癌肉瘤"是指癌肉瘤型的化生性癌,并不是真正（理论上）的癌肉瘤。见诸国内外文献,大部分诊断癌肉瘤实际上就是肉瘤样/化生性癌。在乳腺出现真性癌肉瘤极为罕见,从理论上讲乳腺癌肉瘤是指癌和肉瘤分别起源于乳腺上皮和间叶组织的肿瘤,间叶成分不表达上皮性标记物,其包括恶性叶状肿瘤上皮恶变、纤维腺瘤上皮及间质均恶变等。其形态存有原来疾病的背景,癌和肉瘤成分界限分明,缺乏移行过渡形态,上皮和间叶性成分分别表达上皮或间叶性标记物。

3. 预后和预测因素

有证据显示,与其他乳腺癌相比,化生性乳腺癌对常规辅助化疗反应不敏感,临床结局差。

第七节　纤维上皮性肿瘤

纤维上皮性肿瘤起源于终末导管小叶单位特化性间质。由上皮和间质两种成分组成异源性肿瘤，两种成分均可有良性和恶性，从而形成不同的组合形式。分类上主要有纤维腺瘤和叶状肿瘤两大类。

一、纤维腺瘤

纤维腺瘤由上皮和间质有规律的增生构成的良性肿瘤，是女性最常见的良性肿瘤。

（一）临床表现

可见于任何年龄，最常见于年轻女性。多为孤立无痛性肿块，多数肿物小于 3cm，界限清楚、质硬、活动。少数情况也可多发，并可累及双侧乳腺。

（二）病理诊断

1. 大体

肿瘤界限清楚或有包膜，切面实性、膨胀性、质韧，略呈分叶状和裂隙样，少数肿瘤有黏液样变性，无坏死，可有钙化。

2. 光镜

界限清楚或有薄层纤维包膜。

①特化性间质及腺管有序增生，卷入非特化性间质，比例均匀，分布规律，有 2 种生长方式：管内型（间质增生呈叶状压迫导管）及管周型（间质增生围绕开放的导管）。前者增生的腺管受挤压拉长、弯曲，呈串珠或裂隙状，后者腺管呈开放式圆形或卵圆形。腺管被覆上皮、肌上皮 2 层细胞。

②间质为疏松结缔组织（富于酸性黏多糖），也可部分或全部为致密纤维结缔组织（缺乏弹力纤维），梭形细胞分布均匀、密度相对一致。亦可有不同程度的黏液样变或透明变，可有营养不良性钙化（特别是在绝经后的女性）；偶有间质巨细胞，软骨、骨、脂肪、平滑肌化生。

③上皮细胞呈扁平-立方-柱状，少有导管上皮的增生及大汗腺化生，鳞化更为少见。肌上皮亦可有不同程度的增生。间质细胞呈梭形，形态温和，核分裂罕见。偶见胞质内包涵体（为actin 细丝）。

④偶有小叶性肿瘤或导管原位癌。

3. 免疫组化

上皮细胞表达 ERα，间质细胞表达 ERβ，PR 在两者均可表达。

（三）分型及恶变

1. 组织学亚型

（1）囊内型

纤维腺瘤位于高度囊状扩张的导管内，囊壁衬覆立方上皮或柱状上皮。

（2）复杂型

可伴有乳腺增生病的各种表现,如纤维囊肿病(包括见到＞3mm 的囊)、硬化性腺病、乳头状大汗腺化生、上皮钙化及肌上皮增生等。

（3）幼年性(细胞性)

多发于 20 岁以下的女性,特别是青春期少女,也可见于其他年龄。肿瘤生长快,体积常较大。通常为胶原性间质,富于细胞,呈管周型生长式。上皮和(或)肌上皮常旺炽性增生,呈实性、筛状及乳头状等。可见核分裂象,少见坏死。肿瘤体积非常大者可称之为巨大纤维腺瘤。

（4）黏液样变型

间质有广泛显著黏液样变,可有成纤维细胞增生。

（5）梗死型

伴出血和梗死性坏死,可有不同程度机化。

（6）硬化型

肿瘤纤维胶原化、透明变钙化,可残存裂隙样扁平上皮。

（7）纤维腺瘤病

界限不清,肿瘤周围有腺病、囊肿病等,两者移行。

（8）黏液样纤维腺瘤

有人认为黏液样纤维腺瘤发病年龄较大(50～60 岁),系特化间质内的间质细胞分泌的黏液样基质积聚渗透非特化间质形成肿块所致,其内仅有少量间质细胞。肿块的内在结构缺乏规律性,腺体结构与普通型纤维腺瘤类似。另外,常混有脂肪组织及常见有大汗腺化生。

2.纤维腺瘤恶变

（1）纤维腺瘤内癌

原发纤维腺瘤内癌非常少见,多为周围导管/小叶原位癌累及纤维腺瘤,以小叶原位癌多见,也可是导管原位癌。极少情况下伴有浸润性癌。

（2）纤维腺瘤间质肉瘤变

在纤维腺瘤基础上,局部间质细胞出现明显多形性、异型性,核分裂象多,呈肉瘤样改变。

（3）纤维腺瘤上皮和间质均恶变

此类极为罕见。

后两种情况可视为恶性叶状肿瘤变。

（三）鉴别诊断

纤维腺瘤源于特化间质内的成纤维细胞的肿瘤性增生,并形成肿块,腺体和非特化间质陷入肿块内,间质与腺体两者协调一致,分布规则,缺乏异质性,形成有序的内部结构(不同区域的间质特征和腺体密度一致)。间质从纤维胶原化到黏液样变,其内成纤维细胞形态温和,腺体呈特征串珠样改变,被覆上皮细胞无明显增生。病变如果出现内部结构紊乱,间质与腺体分布不协调,间质细胞密度增加、分布不均,有明显异质性改变,腺管明显扩张、分支和不规则,导管增生性病变,出现完整或复杂的小叶结构、大量脂肪组织及有浸润性边缘时,应考虑为叶状肿瘤。

1. 叶状肿瘤

幼年性(细胞性)纤维腺瘤与良性叶状肿瘤的鉴别常出现困难。叶状肿瘤多见于年龄大者,肿瘤内部结构紊乱,呈明显异源性改变,常有浸润性边缘,间质过增生及出现叶状结构,细胞有不同程度的不典型性,核分裂象增加,可有坏死。有广泛间质假血管瘤样间质增生时应考虑为叶状肿瘤。幼年性(细胞性)纤维腺瘤为纤维性间质,腺体与间质的分布有序,缺乏异质性、叶状结构及间质过度增生。黏液样变型纤维腺瘤腺体间质分布规律,间质黏液内缺乏细胞或分及异型性。

2. 小管癌

小管比较一致,呈浸润性生长,无肌上皮,有硬化性间质。

3. 腺管型腺瘤

腺管型腺瘤由形状大小比较一致的小管组成。纤维腺瘤与腺管型腺瘤两者之间有一定关系,形态学特征可互相重叠。

4. 黏液腺癌

特别是在冷冻切片及粗针穿刺诊断时,区别两者有一定困难。黏液腺癌呈浸润性生长,无肌上皮。

5. Carney 综合征

此病有家族史,乳腺出现小叶样和结节状黏液变,伴内分泌亢进、心脏黏液瘤、皮肤色素病。

6. 错构瘤

此病常有小叶样结构及脂肪组织,无弯曲拉长的腺管的增生。

7. 青春期乳腺肥大

乳腺呈弥漫性增生、扩大。

8. 浸润性癌(包括化生性癌)

有浸润癌的典型特点。

(四)预后及预测因素

大多数纤维腺瘤被完全切除后不复发。青春期患者可能在先前肿瘤切除的邻近部位或其他部位出现新的病灶。复杂型纤维腺瘤发展为浸润性癌的危险性轻度增加。

二、叶状肿瘤

叶状肿瘤可原发,也可继发于纤维腺瘤,表现为间质及上皮紊乱性增生,间质常有过度增生,可形成叶状结构,具有局部复发潜能。以往恶性叶状肿瘤又称叶状囊肉瘤。

(一)临床表现

在西方国家,叶状肿瘤占所有乳腺原发肿瘤的 0.3%～1%、纤维上皮肿瘤的 2.5%,好发于中年女性(平均年龄为 40～50 岁,较纤维腺瘤者大 15～20 岁)。在亚洲国家,叶状肿瘤的发病年龄较早(平均年龄为 25～30 岁),其在乳腺原发性肿瘤中所占比例也较高。恶性比良性的发病年龄稍大。多为单侧质硬、无痛性肿块。以前叶状肿瘤的体积一般都比较大,目前更常见直径 2～3cm 的肿瘤,但平均大小仍为 4～5cm。该类肿瘤在短期内可生长较快。肿块较大者可有皮肤变薄、表面静脉曲张的表现。

(二)病理诊断

1. 大体

叶状肿瘤常比较大,边界清楚,但无明确包膜。表面呈结节状。切面呈实性分叶状,常见弯曲裂隙及囊腔。可有出血、坏死或出血性梗死。

2. 光镜

其组织学特征是形态改变的异质性、内部结构排列的紊乱性、间质相对腺体过度生长、形成叶状结构及有浸润性边缘。

(1)结构特点

在病变的不同区域,间质和腺体之间的关系及组织学特征均不相同,表现出明显的异质性。部分病变区域与纤维腺瘤相似,在其他更多区域,肿瘤性间质增生破坏原有纤维腺瘤的有序结构,并侵犯邻近乳腺组织,致使变形的小叶和脂肪组织杂乱分布于叶状肿瘤内。肿瘤性间质增生刺激陷入的腺体,使其无序生长,形成不规则的导管分支及扭曲变形的小叶,导致出现间质和腺体结构的紊乱和无序分布。形成叶状结构是叶状肿瘤的一个特点,但许多真正的叶状肿瘤的叶状结构并不明显,甚至可缺乏叶状结构。

(2)间质特点

间质过度增生是叶状肿瘤最重要的特征。间质增生(包括细胞及细胞外基质)具有异质性,其范围及细胞密度差异很大,多数间质增生均同时含有富细胞区和少细胞区,并且两种区域相互混杂。少数间质细胞稀少(其密度较纤维腺瘤还要低)。常见有近腺管区细胞更为密集,形成袖套样结构。细胞外基质的特性在叶状肿瘤的不同区域亦常呈异质性。其间质细胞可呈任何类型良或恶性的间叶分化,最常表现为成纤维细胞性或肌成纤维细胞性分化,以及其形成的假血管瘤样间质增生改变。还可呈脂肪瘤样、软骨样、骨样和血管样分化。核分裂象在不同病例、同一病例不同区域之间变化很大,某些病例确实很少见核分裂象。虽然通常核分裂象易见于近腺管处间质增生细胞,但在远离腺管的间质细胞中出现核分裂象及异常核分裂象更有诊断意义。

(3)腺体特点

其腺管的构型和上皮细胞形态的变化各异。常以管内型生长方式显现,腺管拉长、不同程度扩张和分支增多,其结构复杂紊乱、形状不规则。腺管被覆上皮、肌上皮 2 层细胞,腺上皮细胞常较大(与纤维腺瘤比较),胞质更为丰富,细胞核及核仁也较突出,更容易见到核分裂象。另外,腺上皮常有明显的柱状上皮变。亦可见到导管内增生性病变的各种改变(柱状细胞增生,旺炽性导管增生,平坦上皮不典型性、不典型导管增生及导管原位癌)、小叶瘤变(不典型小叶增生及小叶原位癌)及反应性细胞的异型性。亦可见鳞状上皮及大汗腺化生(较纤维腺瘤更常见)。肿瘤浸润破坏小叶,致使小导管和腺泡相互散离,腺管扭曲。

(4)其他特点:常浸润周围乳腺组织及脂肪,可有不同程度的坏死

3. 免疫组化

间质细胞 SMA、CD34、bc12 及 CD10 呈不同程度阳性。恶性叶状肿瘤的间质细胞 P63/

P40 及 CK 可有阳性,但常为局灶性,良性及交界性一般为阴性。

(三)组织学分级及恶变

1.分级

2012 年 WHO 指出,虽然叶状肿瘤有几种分级方法,但最常用的是根据肿瘤边缘情况、间质细胞丰富程度、间质细胞异型性、间质细胞核分裂活性、间质过度生长和恶性异源性成分,将乳腺叶状肿瘤分为良性、交界性和恶性 3 个级别。为了避免过诊断,诊断时要综合分析,不能过分强调某一项指标(特别是核分裂指数)而确立恶性诊断。为了使分级准确,必须观察足够的切片(按肿瘤最大直径切开,至少每 1cm 切 1 个蜡块),而且需要根据细胞最丰富的区域及最旺炽的结构改变进行分级。间质过度生长是指至少 1 个低倍视野(4 倍物镜×10 倍目镜,视野面积为 $0.19mm^2$)下只有间质,看不到上皮成分。2012 年 WHO 还指出,叶状肿瘤出现分类/分级表中一个以上的特征者并不少见,对这些病例进行分类/分级可能存在困难和带有主观性。此外,虽然没有一项指标可一致性地将叶状肿瘤定为恶性,但一般只要存在恶性异源性成分就足以诊断为恶性叶状肿瘤,即使缺乏其他恶性病变的特征。

(1)良性

通常为膨胀性生长,界限清楚,间质无过度增生,间质细胞数量轻度增多,密度相对一致,腺管和裂隙周围常见局灶性间质细胞密度增加,间质细胞无或有轻度异型,核分裂少(<1~4个/10HPF),可有良性异源性间质成分(如脂肪、骨、软骨及横纹肌等),通常无出血和坏死。

(2)交界性

肿瘤边缘尚清楚,常有局部浸润,通常无间质过度增生或非常局限,间质中度富于细胞,其密度常不一致(部分区域较纤维腺瘤稀疏),间质细胞轻-中度异型性,核分裂常见(5~9 个/10HPF),无恶性异源性间质成分,出血和坏死不明显。

(3)恶性

肿瘤边界不清,呈浸润性生长,常见灶状-广泛间质过度生长,间质高度富于细胞,有中-重度细胞多形性及异型性;核分裂明显增多(>10 个/10HPF),类似于纤维肉瘤的间质改变最常见,亦可有脂肪肉瘤、软骨-骨肉瘤和肌源性肉瘤等异源性间质成分,常有明显出血坏死。

2016 年乳腺分叶状肿瘤专家共识进一步强调,分级时应该更关注病变中细胞最丰富的区域,而且提出了鉴别间质富于细胞及间质细胞异型程度的诊断标准。①间质富于细胞:轻度为缺乏间质细胞核的重叠,中度为部分间质细胞核重叠,高度为很多间质细胞核重叠;②间质细胞异型性程度:轻度为细胞核大小有轻度差异,染色质均匀,细胞核轮廓规则;中度为细胞核大小差异增大,细胞核膜不规则;重度为细胞核显著多形性,染色质深,细胞核轮廓不规则。

部分学者认为,乳腺叶状肿瘤的生物学行为难以预测,即便是组织学良性的叶状肿瘤也可能复发,甚至复发成恶性叶状肿瘤和梭形细胞化生癌。所以主张最好使用低级别叶状肿瘤(强调有复发潜能)及高级别(恶性)叶状肿瘤 2 级分类法,避免在乳腺叶状肿瘤的诊断中使用"良性"一词。鉴于目前仍无法通过组织形态学特征来准确预测其生物学行为,故有人建议将叶状肿瘤分为低级别或高级别两类,而避免诊断为良性叶状肿瘤。

2.恶变

叶状肿瘤内癌是指叶状肿瘤内(多见于恶性叶状肿瘤)存在恶性上皮性肿瘤成分,其比纤维腺瘤更为常见(因为叶状肿瘤增生的间质细胞与纤维腺瘤的不同,可刺激上皮增生),包括原位癌(导管或小叶)及浸润性癌(多为浸润性导管癌)。

(四)鉴别诊断

最重要的应将恶性叶状肿瘤明确无误地诊断出来。至于幼年性纤维腺瘤(细胞性纤维腺瘤)与良性叶状肿瘤(特别是早期)的鉴别常遇到困难,对于这类病例,实在难以区分时,没有必要强求做出明确的诊断。当纤维上皮性肿瘤间质过度生长,间质细胞密度不一致,富细胞区和少细胞区相混杂出现时或出现充分发育成形的叶状结构时,几乎总是叶状肿瘤。间质出现异源性成分,有明显假血管样间质增生,间质细胞有较明显异型性,核分裂象增多,特别是远离腺体的间质细胞出现核分裂象时,强烈提示叶状肿瘤的可能。当纤维上皮性肿瘤中间质和腺体的比例出现明显的区域性差异时或出现腺分布体结构紊乱,腺管扩大,小叶构型扭曲,导管上皮增生性病变,广泛大汗腺和(或)鳞状上皮化生时,首先要考虑叶状肿瘤。当有浸润性边缘,浸润破坏周围乳腺组织时,要高度怀疑叶状肿瘤。

1."叶状结构"的诊断问题

叶状结构的出现是诊断叶状肿瘤的重要指标之一,但并非必要条件。乳腺其他病变一般不会出现充分发育成形的叶状结构,但许多真正的叶状肿瘤,其叶状结构并不明显,而有些叶状肿瘤根本没有叶状结构。因而,不能仅依据叶状结构来诊断叶状肿瘤。叶状结构必须具有以下特征方可诊断为叶状肿瘤:体积较大,呈膨胀性构型,边缘形状不同于其周围囊腔,其间质常具有异质性。纤维腺瘤中小导管轻度扩张可能产生叶状结构突入囊腔内的假象,但其外形与其周围腔隙一致。也不要将纤维腺瘤内出现的间质小结节误认为叶状结构。另外,由于制片等原因,致使纤维腺瘤(特别是管内型)散离,亦可类似叶状结构。

2.间质过度增生的诊断问题

间质过度增生常伴随着细胞密度增加,是诊断叶状肿瘤的重要指标之一,亦并非必要条件。由于取材等原因也有可能会遗漏间质过度增生的部分。某些叶状肿瘤根本就缺乏间质过度增生。另外,叶状肿瘤的不同部位,其间质细胞的密度及形态差别相当大,有的区域甚至比典型的纤维腺瘤还"良性",而其他部分就明显恶性。

3.幼年型(细胞性)纤维腺瘤

叶状肿瘤与幼年型(细胞性)纤维腺瘤两者形态上有重叠,即便是乳腺病理专家按 WHO 标准进行诊断,也只有少数病例能使专家们达到完全一致的意见。幼年型(细胞性)纤维腺瘤内在结构分布有序,为纤维性间质,缺乏异质性;无间质过度生长、叶状结构及拉长扩张的腺管,周围有间质细胞密集区。虽然间质富于细胞,但缺乏多形性和异型性,缺乏异源性间叶成分和广泛鳞化,大多数病例核分裂象罕见(少数可有增多),一般无浸润性边缘。鉴别十分困难的病例,可谨慎采用"良性纤维上皮性肿瘤"这个诊断术语。

4.化生性癌

化生性癌缺乏拉长裂隙样或扩张的腺管,及其周围无间质细胞密集区和叶状结构,通常无脂肪肉瘤样成分,上皮性标记物及 P63 阳性可与良性和交界性叶状肿瘤鉴别,但恶性叶状肿瘤的间质细胞也可有 CK 和 P63 的表达,但往往是灶性。

5.原发或转移性肉瘤

排除叶状肿瘤和癌后才能诊断。无上皮细胞成分,转移者有原发病灶。

6.囊内纤维腺瘤和显著黏液变的纤维腺瘤

缺乏间质过度增生、叶状结构及拉长裂隙样,或扩张腺管周围有间质细胞密集区的特点,间质细胞无异型性,核分裂罕见。

7.叶状肿瘤内原位癌与普通增生的鉴别

叶状肿瘤中的导管增生可能特别旺炽并可有反应性异型性,因此,除非具有极其明确的组织学证据表明低级别导管原位癌的存在,否则原则上应避免诊断为低级别导管原位癌累及叶状肿瘤。

(五)临床与病理联系

由于叶状肿瘤是异质性肿瘤,肿瘤不同区域的变化差异很大,特别是诊断不典型的病例,必须按要求(大的肿瘤需按最大面切开,每 1cm 取 1 块)有足够的取材,而且一定要取到肿瘤的交界部位,有时需要取更多的块数。由于粗针穿刺所获得的材料有限,常不能代表病变的全貌,常难以区别具有管内型结构的细胞型纤维腺瘤、富于细胞的纤维腺瘤与叶状肿瘤。粗针穿刺标本中的纤维腺瘤片段可类似叶状结构,叶状肿瘤局部亦可类似纤维腺瘤。若粗针穿刺标本中显示有纤维上皮性病变,对于其间质富于细胞者(特别是管内型结构者)、间质细胞有较明显异型者、间质细胞核分裂增多者、上皮显著增生者及病变边缘不规则者,都应警惕叶状肿瘤,并建议手术切除全部病变。即使没有发现良性上皮成分,也要考虑到叶状肿瘤的可能性。没有确切的把握时,可采取保守的报告形式(如:纤维上皮肿瘤,不能排除为叶状肿瘤;又如:纤维上皮肿瘤,考虑为叶状肿瘤,不能确定良恶性;又如:梭形细胞病变,叶状肿瘤待排除),并建议手术切除病变以进一步诊断。

(六)预后及预测因素

所有叶状肿瘤均可复发,良性、交界性和恶性的局部复发率分别为 10%～17%、14%～25% 和 23%～30%,在预测肿瘤复发的病理组织学特征中,手术切缘状态最为有价值。有人认为,复发风险主要取决于切除范围。若局部广泛性切除肿瘤,复发的风险降低。复发性叶状肿瘤常较原发肿瘤更具侵袭性,镜下间质成分更显著(上皮成分少甚至缺如),形态学可出现去分化特征,异型性更明显。远处转移基本仅见于恶性叶状肿瘤,最常见转移部位为肺和骨。虽然 Ki67、P53、CD117、EGFR、VEGF、P16、HOXB13 等的表达与叶状肿瘤的分级有关,但尚没有发现哪一种生物学标记物具有足够的预后、预测价值。

三、错构瘤

1.概述

错构瘤是由紊乱排列的乳腺组织(导管、小叶、纤维结缔组织、平滑和软骨等)组成的良性病变,由于该病大多数含有腺体与间质两种成分,因而也属于纤维上皮性肿瘤范畴。

2.诊断要点

①肉眼查看的肿瘤呈圆形或椭圆形,有薄而完整的包膜;切面灰白至黄色(与纤维、脂肪组

织含量有关）。②镜下查看的肿瘤主要由乳腺腺体（小导管及腺泡）、纤维结缔组织及脂肪组织组成，有时可含透明软骨、平滑肌等，可有不同类型的畸形血管。③小叶性错构瘤：由分枝状小导管和小叶组成，其背景为不同比例的纤维结缔组织及脂肪组织。④腺脂肪瘤：脂肪组织占绝大部分者。⑤软骨脂肪瘤：脂肪组织内含透明软骨岛，腺体成分少者。⑥平滑肌错构瘤：间质平滑肌显著者。

第八节　乳头肿瘤

一、乳头腺瘤

乳头腺瘤是发生于乳头部导管的一种少见的良性肿瘤，其发病率在乳腺良性肿瘤中不足1％。其好发于40～50岁女性，病程长，生长缓慢；肿瘤体积小，一般在2cm以内。肿瘤的生长方式是导管上皮细胞活跃增生，并沿导管分支呈芽孢状向周围间质突出，形成复杂的腺瘤样结构，因此肉眼和镜下观察常无包膜，边界也不清。部分肿瘤上皮增生仅局限于单个扩张乳管内，呈乳头状瘤样生长，与周边组织界限清楚，可见包膜。由于其生长方式的不同，不同学者观察角度各异，导致命名繁多，如旺炽性乳头状瘤病、活跃性乳晕导管乳头状瘤、糜烂性腺瘤病、乳头乳头状瘤病、乳头管腺瘤、乳头腺瘤。镜下主要表现为导管上皮腺瘤样增生，其乳头状增生仅为病变一小部分，因此只有乳头腺瘤的名称能反映该肿瘤的本质。

（一）病理诊断

1.大体

乳头表面糜烂、溃疡。肿瘤位于乳晕下，为质硬的小结节，直径很少超过1.5cm。切面实性，可见小囊。

2.光镜

病变位于乳头集合导管区，病变界限相对清楚。主要有3种组织学类型，常混合存在。①腺病型（最常见类型）：集合管周围腺管增生，集合管受压和（或）囊性扩张，发芽增生的腺管具有腺上皮和肌上皮两型细胞。形成腺病、硬化性腺病的图像。间质呈黏液样，可见粗大胶原束或弹力纤维增生。②上皮增生型（乳头状瘤病型）：集合管和增生腺管的上皮呈旺炽性增生，常呈实性、复杂乳头状。可伴有不典型增生、坏死和出现核分裂象。增生腺上皮可延伸至乳头表面，替代鳞状上皮（临床上为糜烂，类似于Paget病）。鳞状上皮内Toker细胞（一种具有透明胞质的细胞，可能是来源于表皮内的乳腺导管上皮细胞）增生（形态和Paget细胞类似）。③硬化假浸润型：间质纤维化硬化，挤压增生腺管，使之扭曲变形，呈假浸润改变（类似于浸润性癌）。④可有鳞状上皮化生、大汗腺化生、囊肿等。⑤偶有导管内癌、浸润性导管癌或浸润性小叶癌。

3.免疫组化

增生上皮CK5/6阳性，腺管及假浸润上皮巢周围有肌上皮（P63、calponin等阳性），P53、

HER2 阴性,Ki67 指数近表面高。

(二)鉴别诊断

乳头腺瘤形态复杂呈多样性,旺炽性增生的上皮细胞核可增大,泡状或过染,有明显核仁,核质比率增加,核分裂增多(可能是一种反应性改变),亦可以出现坏死及假浸润现象,免疫组化的帮助常有限,旺炽性增生的上皮细胞 CK5/6 表达可不明显,假浸润的上皮巢/小管周围可缺少肌上皮(P63、calponin 等阴性),容易过诊断。乳头腺瘤发生高级别导管原位癌及伴发浸润性癌的概率很低,在考虑恶性诊断时,没有确切把握,一定要采用保守的诊断方式。

1.导管原位癌

可采用普通导管增生与导管原位癌的鉴别标准。乳头腺瘤增生上皮核大,有明显核仁,核质比率增加,核分裂增多,旺炽性增生的导管中央出现坏死,均不能作为诊断恶性的依据。乳头腺瘤导管内的坏死通常位于近表皮区,范围少且程度轻,坏死周围有数层普通增生的上皮(与旁边没有坏死的普通导管增生的上皮类似)。导管原位癌的坏死范围广,程度重,坏死的周围是癌细胞,某些导管只有 1～2 层细胞。可伴有乳头 Paget 病。

2.浸润性癌

浸润性癌很少发生在乳头大导管开口处,缺乏乳头湿疹样或结痂性改变。呈弥漫浸润性生长,细胞异型性明显,无肌上皮,常有明显促纤维性间质及坏死。乳头腺瘤假浸润只局限在病变内,其底部可能界限不清,但通常不会累及更远的组织。腺管及细胞巢内上皮类似于普通导管增生上皮,有肌上皮,周围间质常呈硬化性改变。

3.乳头 Paget 癌(Paget 病)

临床容易误诊,组织学表皮内有 Paget 细胞是其特点。绝大多数乳头佩吉特癌都有导管内癌存在,所以,在那些导管内增生病变不易确定良恶性时,Paget 癌的存在有助于导管内癌的诊断。Paget 细胞需和乳头腺瘤增生 Toker 细胞鉴别。Toker 细胞分布在表皮的棘细胞层内,在基底层细胞内罕见。Toker 细胞较 Paget 细胞小,胞质透明,可含有黑色素,核温和,呈规则圆形。Paget 细胞在表皮各层均可分布,在基底层也常明显,细胞大,核不规则,有异型性。

4.导管内乳头状肿瘤

乳头腺瘤如有明显的乳头状增生伴显著的导管扩张,必须与中央型导管内乳头状瘤鉴别。后者局限于单一扩张的输乳管或近乳头的大导管中,形成复杂的树枝乳头状结构,有纤维血管性轴心,周围缺乏出芽增生的小腺管。而乳头腺瘤常累及多个输乳管,周围小腺管增生,缺乏复杂树枝乳头状结构和血管轴心。

5.乳晕区的硬化导管增生

在组织学形态学上两者有类似之处,但是是不同的疾病。乳晕区的硬化导管增生的病变部位在乳晕区,是纤维组织及腺管增生性病变,有更明显的纤维硬化区,中央往往有瘢痕硬化及弹力纤维变性区。乳晕区的硬化导管增生的治疗通常保留乳头,而乳头腺瘤的治疗通常需切除乳头不同。

6.乳头汗腺瘤样腺瘤

此病以汗腺样小管或细胞条索浸润性生长为特点。缺乏腺病样腺管增生、上皮旺炽性增生及大导管内的乳头状增生病变,无腺上皮向乳头皮肤表面延伸。

二、乳头汗管瘤性腺瘤

乳头汗管瘤性腺瘤又称浸润性乳头汗管瘤性腺瘤、软骨样汗管瘤样腺瘤。发生在乳头/乳晕区,有汗腺样分化的良性肿瘤,局部呈浸润性生长,常复发但不转移。多发生于40岁左右女性,在乳头内或乳晕下可触及散在的硬结。最佳的治疗方法是肿瘤扩大切除。

(一)病理诊断

1.光镜

①大小一致的汗腺样小管或细胞条索呈浸润性生长,可浸润真皮、平滑肌、神经及乳晕下乳腺实质。小腺管排列杂乱,常常成角,呈逗点状、泪滴状。

②小腺管由两层或多层细胞组成,也可形成实性小腺管和细胞条索,细胞形态温和,呈基底细胞样,胞质少,核小而一致,核分裂象罕见,缺乏肌上皮。

③间质富于细胞、硬化或呈水肿状,可有黏液样变。

④可见比较广泛鳞状上皮分化及角化性囊肿形成。表皮可呈假上皮瘤样增生及角化过度。

2.免疫组化

CK5/6、CK14、34βE12阳性,P63(特别是外层细胞与鳞化上皮)阳性,Calponin、SMA、ER、PR、GCDFP-15、HER2均阴性。

(二)鉴别诊断

1.乳头腺瘤

此病在临床常有乳头糜烂和溢液,病变以大导管的乳头状增生为主,缺乏逗点状小腺管,鳞化见于浅表处,腺管有肌上皮,间质少。

2.低度恶性腺鳞癌

两者形态类似,但发生部位不同。乳头汗管瘤性腺瘤发生在乳头,可累及乳晕下乳腺组织。低度恶性腺鳞癌在乳腺实质内浸润,而很少见乳晕下乳腺组织及乳头病变。

3.小管癌

常有导管内癌成分,为具有柱状细胞特点的开放性小管,缺乏基底样细胞、鳞化、角囊肿。CK5/6、P63阴性。

三、乳头 Paget 病

乳头 Paget 病是指乳头的鳞状上皮内出现恶性腺上皮细胞(佩吉特细胞),病变可蔓延至乳晕及其周围皮肤。常与癌伴发(非特殊类型浸润性导管癌和导管原位癌)。

(一)病理诊断

1.大体

乳头糜烂,湿疹样,表面可有痂,亦可有溃疡形成。乳晕区及实质内可能触及肿块。

2.光镜

可分为经典型、鲍温样型及天疱疮样型。

①表皮内弥漫分布单个或成群的恶性细胞(Paget 细胞),通常在基底部数量更多,细胞数量可以很少,也可多至取代表皮内的大部分角朊细胞。罕见形成管状结构。可侵犯附属器上皮。

②Paget 细胞体积大,圆形或卵圆形,胞界清楚,细胞周围常有空晕(制片细胞收缩所效)。胞质丰富,淡染、透明或双嗜性,常含有黏蛋白(约 40%),也可含有黑色素。核大,圆形,染色质细胞颗粒状,核仁清楚,核分裂象易见。

③真皮内有不同程度的毛细血管扩张和慢性炎症。

④常见病变深部的导管原位癌,约 1/3 有浸润性癌。

3.免疫组化

如 CK7/8/18、CAM5.2、HER2 阳性。CEA、EMA、P53、ER、PR、AR、GCDFP-15、S-100 可阳性,CK20 通常阴性。组织化学染色:AB、PAS 和糖原染色可能阳性。

(二)鉴别诊断

1.表浅浸润性恶性黑色素瘤

此病没有导管内癌和浸润性癌。黏液阴性,HMB45 阳性。CEA、CK、EMA、HER2、ER、PR 通常阴性。

2.Bowen 病

此病没有导管内癌和浸润性癌,黏液阴性,CK7、HER2、ER、PR 阴性。

3.角朊细胞透明变

此病细胞大、核小,胞质空泡状,黏液阴性。

4.Toker 细胞

Paget 细胞和 Toker 细胞在免疫表型上有诸多相似之处,有人认为 Toker 细胞可能是那些不伴癌的 Paget 病的起源细胞。两者的区别见乳头腺瘤。

5.乳头湿疹

此病具有湿疹的病变特点,无原位癌和浸润癌。

6.乳头腺瘤

乳头 Paget 病与乳头腺瘤的临床特征相似,病理鉴别不困难。

参考文献

[1] 黄启福. 病理学 [M]. 8 版. 北京: 科学出版社, 2017.

[2] 陈杰. 临床病理科诊断常规 [M]. 北京: 中国医药科技出版社, 2013.

[3] 步宏, 李一雷. 病理学 [M]. 9 版. 北京: 人民卫生出版社, 2018.

[4] 王国平, 李娜萍, 吴焕明. 临床病理诊断指南 [M]. 2 版. 北京: 科学出版社, 2013.

[5] 赵岳, 杨惠玲. 高级病理生理学 [M]. 北京: 人民卫生出版社, 2018.

[6] 黄玉芳, 王世军. 病理学 [M]. 3 版. 上海: 上海科学技术出版社, 2018.

[7] 王阳. 人体病理生理学研究 [M]. 北京: 中国纺织出版社, 2018.

[8] 张根葆. 病理生理学 [M]. 2 版. 合肥: 中国科学技术大学出版社, 2017.

[9] 陈平圣, 冯振卿, 刘慧. 病理学 [M]. 2 版. 南京: 东南大学出版社, 2017.

[10] 田新霞, 柳剑英. 病理学实习指南 [M]. 2 版. 北京: 北京大学医学出版社, 2017.

[11] 步宏. 病理学与病理生理学 [M]. 4 版. 北京: 人民卫生出版社, 2017.

[12] 黄晓红, 谢新民. 病理检验技术 [M]. 北京: 人民卫生出版社, 2017.

[13] 丁运良, 丁凤云. 病理学与病理生理学 [M]. 3 版. 南京: 江苏凤凰科学技术出版社, 2018.

[14] 王谦. 病理学基础 [M]. 北京: 中国中医药出版社, 2016.

[15] 钱睿哲, 何志巍. 病理生理学 [M]. 北京: 中国医药科技出版社, 2016.

[16] 赵成海, 于艳秋. 病理生理学 [M]. 上海: 上海科学技术出版社, 2016.

[17] 高青. 外科手术麻醉与病理诊断 [M]. 昆明: 云南科技出版社, 2016.

[18] 王哲, 杨文涛, 步宏. 肿瘤病理知识问答 [M]. 北京: 人民卫生出版社, 2016.

[19] 丁凤云. 病理与病理生理学 [M]. 北京: 人民卫生出版社, 2016.

[20] 马跃荣, 苏宁. 病理学 [M]. 2 版. 北京: 人民卫生出版社, 2016.

[21] 崔静, 赵建龙. 临床病理解剖学 [M]. 北京: 人民卫生出版社, 2016.

[22] 庞庆丰, 李英. 病理学与病理生理学 [M]. 北京: 化学工业出版社, 2016.

[23] 黄玉芳, 刘春英. 病理学 [M]. 北京: 中国中医药出版社, 2016.

[24] 陈杰, 周桥. 病理学 [M]. 3 版. 北京: 人民卫生出版社, 2015.

[25] 贾丛伟, 张婷婷. 病理学要点速记 [M]. 北京: 北京大学医学出版社, 2015.

[26] 王建枝, 钱睿哲. 病理生理学 [M]. 3 版. 北京: 人民卫生出版社, 2015.

[27]廖松林.现代诊断病理学手册[M].2 版.北京:北京大学医学出版社,2015.

[28]刘红.病理检验技术[M].2 版.北京:高等教育出版社,2015.

[29]徐云生,张忠.病理与病理检验技术[M].北京:人民卫生出版社,2015.

[30]李玉林.病理学[M].8 版.北京:人民卫生出版社,2013.

[31]刘彤华.诊断病理学[M].3 版.北京:人民卫生出版社,2013.

[32]王建枝,殷莲华.病理生理学[M].8 版.北京:人民卫生出版社,2013.